食品の機能性表示と世界のレギュレーション

Nutraceutical and Functional Food Regulations
in the United States and Around the World, Second Edition

Edited by **Debasis Bagchi**

津谷 喜一郎・池田 秀子・長澤 道行　監訳

薬事日報社

原著を出版したデラウェア州法人の ELSEVIER INC.（本社所在地：360 Park Avenue South, New York, NY 10010, USA）との契約に基づき、翻訳版を出版する。

This edition of Nutraceutical and Functional Food Regulations in the United States and Around the World by Debasis Bagchi is published by arrangement with ELSEVIER INC., a Delaware corporation having its principal place of business at 360 Park Avenue South, New York, NY 10010, USA.

監訳者の序

　本書は、Debasis Bagchi ed, "Nutraceutical and functional food regulations in the United States and around the world", Second edition, Elsevier, 2014 の日本語訳である。監訳者が精読した結果と翻訳にいたる経緯をふまえて、日本語タイトルは『食品の機能性表示と世界のレギュレーション』とした。原著の編者であるドゥバシス・バグチはインド系アメリカ人であり、経歴については本書 531 頁をご覧いただきたい。機能性食品の自然科学・社会科学的側面を研究する人物として世界的に著名であり、2008 年に発行された本書第 1 版（邦訳書はない）は、海外市場を開拓するために各国のレギュレーションの違いを知りたい産業界、より良いレギュレーションを築きたい行政担当官、機能性食品の基礎から臨床にわたる幅広い領域の研究者、さらには合理的な健康食品の使用を求める消費者などから、必読書とされてきた。第 1 版発行後から 2010 年代前半は、世界的にも健康食品分野のレギュレーションが変化した時期であり、論点が多彩になったこともあって、第 2 版が刊行された。

　第 2 版の本訳書は、日本で食品の新たな機能性表示制度が 2015 年 4 月 1 日に始まってから約半年たった時点での発行となる。そこでここでは、(1) 本書の概要、(2)「機能性表示食品」制度設立の背景と経緯、(3)「機能性表示食品」制度の概要、(4) 監訳者らのこれまでの研究と本書翻訳へいたる経緯、(5) 監訳者らの研究と本書の意義との関係、(6) 翻訳の方針、について述べることとする。

(1) 本書の概要

　本書は、機能性食品、ニュートラシューティカル、サプリメント、健康食品、あるいは代替医療製品などと呼ばれる経口的に摂取される製品群について、「クレーム」(claim) という重要概念を中心に、各国の制度・レギュレーションを説明している。また、これらの製品の将来の可能性と課題についても取り上げている。

　全体で 30 章から成り、第 I 部から第 VIII 部に分けられ、各領域の著名な専門家が執筆している。このうちの第 IV 部に、各国のレギュレーションとして全 19 章が当てられており、米国（4 つの章）、カナダ、EU（2 つの章）、日本（2 つの章）、オーストラリア、ロシア、インド（2 つの章）、中国、韓国、アフリカ諸国、環太平洋アジア諸国、マレーシア、国際条約が取り上げられている。これだけ多様な国と地域について、本分野におけるレギュレーションを一挙にまとめて解説した類書はこれまで日本に存在しない。読む章が多いほど得られる知見も増えるが、時間のない方はまず第 I 部を読まれた後、関心ある国やトピックの章を読まれることをお勧めする。

(2)「機能性表示食品」制度設立の背景と経緯

　日本における食品の機能性表示は、食品衛生法の下、栄養機能食品と特定保健用食品の 2 つをサブカテゴリーとする「保健機能食品」に認められてきた。栄養機能食品は、ビタミン、ミネラル、オメガ-3 系脂肪酸を含有し（2015 年 8 月現在 20 種）、「栄養機能表示」

が認められる。国が定めた規格基準等に適合すれば許可申請や届出をせずに表示ができる。特定保健用食品（トクホと略す。英語では Food for Specified Health Use であり、関係者には世界的に FOSHU で通じる）は、関与成分と呼ばれる生理学的機能成分を含有し、「保健の用途表示」と「疾病リスク低減表示」が認められる。国による審査を経て許可を取得することが必要である。

　これに対し、健康に良いと称して販売されている、その他の「いわゆる健康食品」には固有の法制度が長い間存在せず、食品全般あるいは医薬品など他領域からの規制が及ぶことを除くといわばレギュレーションの空白状態にあった。他方で、農林水産物等の生鮮食品は、トクホの対象ではあるが、栄養成分が環境や生産地の影響を受けることもあり実際には許可が得られにくい状態にあった。

　そこで、とりわけこれらの状態を解消させることを狙って新たな機能性表示制度を認めたのが、2015（平成 27）年 4 月 1 日に施行された食品表示法に基づく「機能性表示食品」（Food with Functional Claim: FFC）といえる。なお、この制度設立の背景にあるのは、「アベノミクス」の一環である規制改革実施計画（2013 年 6 月 14 日閣議決定）である。

> 特定保健用食品、栄養機能食品以外のいわゆる健康食品をはじめとする保健機能を有する成分を含む加工食品及び農林水産物について、機能性の表示を容認する新たな方策をそれぞれ検討し、結論を得る。なお、その具体的な方策については、民間が有しているノウハウを活用する観点から、その食品の機能性について、国ではなく企業等が自らその科学的根拠を評価した上でその旨及び機能を表示できる米国のダイエタリーサプリメントの表示制度を参考にし、企業等の責任において科学的根拠のもとに機能性を表示できるものとし、かつ、一定のルールの下で加工食品及び農林水産物それぞれについて、安全性の確保（生産、製造及び品質の管理、健康被害情報の収集）も含めた運用が可能な仕組みとすることを念頭に検討を行う。

　読者は、ここで「米国のダイエタリーサプリメントの表示制度を参考に」とあるのに留意されたい。所管官庁である消費者庁は、この閣議決定を受けて、「食品の新たな機能性表示制度に関する検討会」を 2013 年 12 月に設立した。監訳者の 1 人である津谷は、この検討会の委員を務めた。同じく池田は、第 3 回会議で参考人として「米国におけるダイエタリーサプリメントの安全性確保について」と題した報告を行った。計 8 回の会議の後、7 月 30 日に報告書が公表され、基本方針が明らかとなった。2015 年 3 月 30 日に「機能性表示食品の届出等に関するガイドライン」によって具体的事項が示され、4 月 1 日から届出が始まった。

(3)「機能性表示食品」制度の概要

　機能性表示食品は、保健機能食品の第 3 番目のカテゴリーとして位置づけられた。身体の構造・機能に対する生理学的作用を表示することが認められるが、従来のカテゴリーとの最大の違いは届出制をとる点である。たしかに、国の許可なしに食品事業者の責任において表示を行い消費者の責任においてそれを選択する点では、栄養機能食品と共通するが、

販売前に届出が必要になる点で異なる。機能性表示食品の要点を以下に示す。

1) 届出制と情報開示：事業者は安全性、品質、機能性等に関する資料を、最終製品販売予定日の60日前までに消費者庁長官に届け出る。これらの情報は、一部の情報を除いて原則として消費者庁と届出者のそれぞれのwebsiteで公開される。前者では、一般向け公開情報と有識者向け公開情報にわけて公開されている。

2) 対象食品：食品全般。ただし、アルコール飲料、ナトリウムや糖分を過剰摂取させる食品を除く。

3) 対象者：健常人から生活習慣病等の疾病に罹患する前の人（境界領域の人）。ただし、未成年者、妊産婦（妊娠計画中の者を含む）、授乳婦は対象外。

4) 対象成分：特定の保健の目的に資する成分で、作用機序が考察され、直接的または間接的な定量確認と定性確認が可能な成分。

5) 機能性のエビデンス：以下のいずれかの方法によって実証する。
   ⅰ）最終製品を用いた臨床試験の実施
   ⅱ）最終製品または機能性関与成分に関する研究レビューを行い、「エビデンス総体」（body of evidence）を対象とし、エビデンスの総合性（totality of evidence）の観点からエビデンスを明らかにする。

　Table 1には、これらのエビデンスを「つくる」臨床試験とシステマティック・レビューについてまとめた。なお、消費者庁の検討会報告書やガイドラインには「研究レビュー」という用語が使われているが、ここではより世界的で一般的な用語である「システマティック・レビュー」[1]を用いた。

　Table 2は、日本で1991年に制度化されたトクホ、2015年に制度化された機能性表示食品、米国で1994年に制定されたダイエタリーサプリメント健康教育法（Dietary Supplement Health and Education Act: DSHEA）に基づくdietary supplementの3種をレギュレーションの面から比較した。

6) 表示：身体の部位とともに身体の構造・機能についての表示ができる。消費者の誤認や誤使用を避けるため、一定事項の表示も求められる。「本品は、事業者の責任において特定の保健の目的が期待できる旨を表示するものとして、消費者庁長官に届

Table 1
臨床試験 and/or システマティック・レビューが必要

臨床試験	システマティック・レビュー
・最終製品を用いる ・特定保健用食品の試験方法に準拠 ・CONSORTチェックリストを様式として使用 ・日本国内試験をUMIN-CTRに事前登録することが必要。海外で行われた試験をICTRPとリンクしている登録機関に登録することで代えることも可能 ・試験終了日から1年以内に公開 ・経過措置： 新制度の施行から1年以内に開始する試験の登録は省略できる	・最終製品または機能性関与成分を用いる ・サプリメント形状以外の製品は、観察研究の論文でもよい ・PRISMAチェックリストの使用が原則 ・エビデンス総体/GRADEシステムの使用が推奨 ・UMIN-CTR / PROSPEROへの登録を推奨 ・経過措置： 新制度の施行から1年以内にPRISMA準拠に原則差し替える

Table 2
健康食品/ dietary supplement の3つのシステム

Japan トクホ(FOSHU)	Japan 機能性表示食品(FFC)	USA Dietary Supplement
・対象：一般食品 ・消費者庁による許可 ・食品安全委員会と消費者委員会による審査 ・関与成分が定量可能 ・臨床試験 ・査読付き論文として掲載されることが条件 ・身体の構造/機能表示 and/or 疾病リスク低減表示 ・情報開示：なし ・トクホのマーク (ラベル)	・対象：一般食品 ・市販前の60日前までに消費者庁へ届け出 ・事業者による販売 ・事業者責任による選択 ・消費者責任による選択 ・機能性関与成分が定量・定性確認可能 ・臨床試験 and/or 研究レビュー ・身体の構造/機能表示 ・情報開示：あり ・届出番号 (ラベル)	・対象：錠剤やカプセルにしている食品 ・市販後30日以内にFDAへ届け出 ・事業者責任による販売 ・消費者責任による選択 ・FDAの免責表示 ・Dietary成分 ・査読付き論文として掲載されることは不要 ・身体の構造/機能表示and/or 疾病リスク低減表示 ・情報開示：なし ・Dietary Supplement Label Database (DSLD) が存在する。

出されたものです。ただし、特定保健用食品と異なり、消費者庁長官による個別の審査を受けたものではありません。」など。

このように、米国制度の不十分な点を補った、事前の届出、システマティック・レビューの採用、情報の開示が新制度の3大特長といえよう。報道によると2015年8月14日までに届出件数は300件を超えており、消費者庁のwebsiteでは78件が受理されている。そのうち28品目が発売されており、1件は届出が撤回されている。

ただし、監訳者は、新制度の開始後すぐに国民の注目が集まったというよりは、日に日に認識が高まっているという印象を抱いている。実際に製品が市販され流通するようになって理解が広まっており、最近では新制度の問題や課題も各方面から声が上がるようになった。われわれが接する人々の中でも、この制度をより深く理解したいという方がここ最近にいたって増えている。本訳書は当初、制度開始の4月に合わせて刊行する予定であったが、作業の遅れにより半年ずれたことで時宜を得たものとなり、かえって幸運であった。

(4) 監訳者らのこれまでの研究と本書翻訳へいたる経緯

健康食品に関する監訳者らの研究を紹介することを通じて、なぜ監訳者が本書を翻訳するにいたったかを説明する。なお、一般財団法人医療経済研究・社会保険福祉協会(社福協)の協力による研究が多い。

1) 2006　欧米健康食品視察調査

社福協の自主研究である。池田が参加した。欧米の健康食品に対する安全性・有効性・表示に関する取り組みと実態を視察調査し、これらとハーモナイズされた日本の制度構築の参考とすることを目的とした。この視察調査には本書で追悼文が献じられている大濱宏文も参加した。2006年10月末にレギュレーション機関、研究機関、業界団体など、欧州6ヶ所、米国9ヶ所を訪問し議論を行い、『社福協欧米健康食品視察報告書』が発行された。日本で初めてシステマティックに海外の健康食品のレギュレーションや製造・販売の実態が調査された研究である。

2) 2007－2008　特別用途食品および栄養療法のエビデンス等に関する情報の収集整理業務

2007年度の厚生労働省からの受託研究「特別用途食品及び栄養療法のエビデンス等に関する文献情報等収集の基本的要件等の収集整理」と「特別用途食品及び栄養療法のエビデンス等に関する情報の網羅的検索調査業務」を引き継ぎ、2008年は社福協の自主研究として行ったものである。津谷・池田、大濱が参加した。リサーチクエスチョンを明示し、海外6つ、国内7つのデータベースを用いて検索を行い、1万7,113編の文献から3段階のスクリーニングを行った。全203件、すなわち、i) 低たんぱく質食品：43件、ii) アレルゲン除去食品：25件、iii) 無乳糖食品：21件、iv) 総合栄養食品：15件、v) 個別評価型病者用食品32件、vi) 乳児用調製粉乳：49件、vii) えん下困難

者用食品：18件、の第3者のコメント付きの構造化抄録が作成され、社福協と独立行政法人国立健康・栄養研究所のwebsiteで公開された。健康食品関連のエビデンスに関しては、日本で最初のシステマティック・レビューである。

3) 2008　IADSA Scientific Forumでの健康食品の臨床試験と倫理の講演

　国際サプリメント業界団体連合会（International Alliance of Dietary/Food Supplement Associations: IADSA，イアッツァと発音される）は、先の欧米視察調査の訪問先でもある健康食品の世界的な業界団体である。池田、大濱は、そのScientific Councilのメンバーであり、そこで臨床試験と倫理の講演をしてくれという話が津谷に回ってきた。津谷は、長崎大学熱帯医学研究所が開催する"Nagasaki International Course on Research Ethics"で2005年から毎年ファシリテーターをしている。そのコースでは米国国立衛生研究所（National Institutes of Health: NIH）で開発された「臨床試験における8つの倫理的要件」[2,3]が基本として教えられる。そこでこの講演を引き受けることとし、2008年4月28日に"Ethical issues in obtaining human data"と題し、日本を含む東アジア伝統医学や健康食品などの代替医療の臨床試験における倫理の「相対主義」（relativism）と「普遍主義」（universalism）の話に加えて、健康食品に関係づけて「8つの倫理的要件」について講演した。健康食品の臨床試験の倫理については初めて聞いたという声が多く、この領域では世界的にも臨床試験の認識やエビデンスをどう「つくる」かの認識が薄いことを感じた。

4) 2010　日本学術会議・日本衛生学会・日本公衆衛生学会とのプロジェクト

　日本人は「いわゆる健康食品」に多額のお金を費やすが、その有効性は不明確で、有害事象も起きている。欧米では、先の視察調査報告書にあるようにそれなりのレギュレーションが存在する。日本でも何らかのレギュレーションが作られるべきではないか。当時、大濱は日本健康食品規格協会理事長で日本学術会議連携会員でもあったため、日本のアカデミアを代表する機関である日本学術会議の「提言」を通じてそのことを国民に伝えてもらうのが良いであろうということになった。

　そこで、日本医学会加盟の2つの学会の年会でシンポジウムを開催した。第1は、第79回日本衛生学会・学術総会である。2009年4月1日に、日本学術会議パブリックヘルス分科会・日本衛生学会合同公開シンポジウム「健康食品の効き目とリスクー誰が何を決めるかー」を開催した。津谷、石見佳子、香山不二雄、大濱、松永澄夫による5つの講演と議論がなされた。第2は、第69回日本公衆衛生学会総会である。2010年10月28日に、日本学術会議パブリックヘルス科学分科会・日本公衆衛生学会合同公開シンポジウム「パブリックヘルス問題としての健康食品」を開催した。津谷、大濱、唐木英明、光石忠敬、水谷雅彦による5つの講演と議論がなされた。双方とも好評で、法制度化が必要という機運が盛り上がり、「提言」を作成しようとしたが不成立に終わった。残念であった。

5) 2010　健康食品の経済的評価に関する研究

社福協の自主研究で、津谷・池田・長澤、大濱が参加した。先のシステマティック・レビューの方法を健康食品の経済評価の研究に対して用いたものである。「健康食品を用いて医療費を削減する」としばしば評される。しかし、それにエビデンスはあるのだろうか？すでに日本の相補代替医療のコストは3.5兆円であり、その中で健康食品は2兆円近いものであることが報告されていた[4]。経済評価には、費用面だけでなく、その健康食品が「効いて」いることも重要になる。国内外の健康食品の経済評価文献のシステマティック・レビューを行い、調査対象として37成分を抽出し、データベース検索とハンドサーチにより970編の研究を収集し、書誌情報からのスクリーニングで52編を抽出しさらに抄録と本文のスクリーニングを経て、成分の組み合わせを含め28成分の構造化抄録を作成した。5段階のグレーディングを行った上で、『健康食品の経済的エビデンスレポート－健康食品の経済評価エビデンスレポートと28の構造化抄録－』を作成した。

なお、この研究と関連させて、米国で公表されたLewin groupのHealth impact study Ⅰ－Ⅳ．2005－2007の質評価が行われた。結果は先に述べた2010年10月の第69回日本公衆衛生学会総会で「健康食品は医療費を低減するか？－米国のLewin研究を批判的に読む－」と題して報告され、研究の質は全体的に低いことが明らかになった（http://www.f.u-tokyo.ac.jp/～utdpm/poster/2010/2010_koushuueisei_kikuta_Lewin.pdf）。

6) 2011 International Conference and Exhibition on Nutraceuticals and Functional Foods（ISNFF）での「健康食品のボキャブラリーと法」の講演

　津谷は、医療経済が研究テーマの1つで、Health Technology Assessment（HTA）の制度や具体的な費用対効果の研究を行っている。日本はレギュレーションとしてのHTAは世界でも例外的に遅く、ようやく2016年4月から国レベルでの「試行的」導入が計画されている。韓国では、HTAの専門機関である「国立エビデンス・ベース・ヘルスケア協力研究院」（National Evidence-based healthcare Collaborating Agency: NECA）が2009年に設立されている。その初代院長のDae Seog HEOから"Glucosamine: same evidence, different policy"と題した表を頂いた。それは、グルコサミンが、医療用医薬品か一般用医薬品か食品かと、保険償還されているか否か、の3×2の分割表でそれぞれのセルに国名が書いてある。大変、興味深い。

　そうした折、表記のISNFFの第4回年次大会が開催され、そこでの講演を依頼された。どうも日本では、「エビデンス・ベース」（evidence-based）の考え方が健康食品の領域ではあまり広がらない。そこで"Health claim and evidence in health food in Japan: vocabulary and law"と題して、日本では製品表示の用語を合法すれすれにするボキャブラリーの「技」こそが腕の見せ所で「エビデンス・ベース」の研究が量も少なく質も低いこと、一方で先に述べたようなシステマティック・レビューのプロジェクトも一部存在することを話した。講演を終えた後、インド人のような座長が握手を求めてきた。それが、今回の訳本の原著の編者であるドゥバシス・バグチであった。そしてその際頂いたのがその第1版であった。読んでみるとなかなか面白い。世界のエビデンス・ベースの動きも

よく捉えられていた。日本に紹介できたらよいなと感じた。

7) 2011－2012　健康食品の制度化への障壁に関する研究

社福協と東京大学との共同研究で、津谷・長澤と、池田、大濱が参加した。日本の健康食品分野は薬事法、健康増進法、食品衛生法、景表法、JAS法など諸法律が関わっているが、包括的な法制度は存在しない。また、健康食品に関する議論は、部分的な制度の細かな改定などに終始することが少なくなかった。そこで、広汎かつ根本的な視野からおよそ健康食品に関する制度分析を行った。報告書では、現行制度の重複と空白が混じる枠組みを説明した上で、有識者へのヒアリングとインタビューで明らかになった包括的制度化に対する障壁を分析し今後の制度設計を考察した。包括的制度の欠如が健康食品の有効性と安全性にどのように現れているかを分析し、輸出産業化という視点を持ち込むことが有効性と安全性を向上させる鍵となることを提案した。

8) 2011－2014　健康食品の安全性・品質確保に関する研究

社福協の自主研究で、池田、大濱が参加した。健康食品の安全性と品質確保は一定のエビデンスのもと、最終的には消費者の信頼に応えるものである必要がある。専門家20名で構成される「健康食品の安全性及び品質確保のための研究会」（Research on Quality and Safety of Health Food: RQSHF）を設置し、健康食品の安全性確保のための科学的な検証方法を研究し、「健康食品原材料の安全性自主点検スキーム（RQSHF版スキーム）」を開発して中間報告という形で公表した。さらに2014年9月に『学名でひく食薬区分リスト』を刊行した。食薬区分などの日本のレギュレーションの英語訳も含まれ、国内外で活用されている。

これらの研究等を経て、津谷・池田・長澤はバグチの原著と出逢い、日本人にも広く読まれることが有益であると考えるにいたった。そしてその第2版が2014年3月に刊行されるのを機に、社福協の協力の下、翻訳を開始することになったのである。なおその後、同書の1刷は発売後2週間で売り切れたという知らせも届き、関係者の士気を高めた。

(5) 監訳者らの研究と本訳書の意義との関係

ここで改めて、監訳者らのこれまでの研究が、本訳書が有する意義とどのような関係にあるかをまとめる。2点挙げることができる。

1) (4)で述べた監訳者らの研究等はすべて、「エビデンス・ベース」の基本的方針に基づいてなされたものである。これとの関係で、本書において着目していただきたいのもエビデンスという視点である。本書では有効性と安全性に関するレギュレーションが説明されているが、その背景には、健康食品についてどこまでのエビデンスを要求するか、どのようにエビデンスをつくらせるか、医薬品と食品の性質の差をどう反映させるかといったエビデンスに関する議論があることに注意しながらお読みいただきたい。

先に述べた消費者庁の「食品の新たな機能性表示制度に関する検討会」において、津谷は「エビデンスに基づく機能性表示」の基本方針をもって臨んだ[5]。特別用途食品・栄養療法、健康食品の経済評価、の研究で用いたシステマティック・レビューの考え方と方法は、幸いにして今回の制度に取り込まれることとなった。2004 年に公表された GRADE という考え方[6] が、その後 GRADE Working Group (http://www.gradeworkinggroup.org/) とともに進化し、システマティック・レビューにも徐々に使われるようになってきた。それは日本の『Minds 診療ガイドライン作成の手引き 2014』[7] にも取り入れられている。これらが、「機能性表示の届出等に関するガイドライン」に大幅に取り込まれることとなったのである。

　システマティック・レビューでは、出版バイアスに対して常に注意が払われる。どんなに高度な生物統計学的手法を使っても、もともとポジティブな結果しか発表されなければエビデンス総体は偏ったものになる。これを防止するのが臨床試験登録制度 (clinical trial registry) である[8]。ところが医薬品と異なり、日本の健康食品の製造業者の多くが特許出願をしないため、その製品に係る独占的排他権が付与されておらず、出願公開も当然なされていない。このため、臨床試験登録制度を今回の食品の機能性表示制度に取り込むかどうかについては一部抵抗がみられたことを一言しておく。「システマティック・レビュー」なる用語が、今年の 4 月以降、日本の健康食品業界にも広く知れわたるようになったのも重要な変化であると考えている[9]。

2) 2011 年 4 月に開始された、健康食品の制度化への障壁に関する研究の最終提言の 1 つは、日本の健康食品の輸出産業化であった。健康食品に輸出産業化という視点を持ち込むことが有効性と安全性を向上させる鍵となることを指摘し、輸出産業化には逆襲のメイドインジャパンの発想で臨むことの必要性も説いたが、実現は易しいものではない。リーガルリスク対策等を含めた、相応の慎重さも求められるからである。

　まずは輸出先のレギュレーションをよく理解することから始めることが肝要であり、そのための一助として、多くの国を網羅する本書は役立つと考えている。特に、植物や植物成分の使用をめぐる最新のレギュレーションは注目に値する。なお、植物製品については第 10 章（米国）と第 14 章（EU）が詳しく、第 21 章、第 23 章その他の章でも扱われている。

(6) 翻訳の方針
　最後に、今回の翻訳の方針について述べる。各章について、それぞれの得意分野の観点から最適と思われる人物に、訳者を担当していただいた。そのすべての訳文を監訳者が確認し、修正と訳注づけを行った。監訳者 3 名のうち津谷は、臨床薬理学をベースにエビデンス関連を専門とし、池田は健康食品領域に 20 年以上携わり特に GMP を専門とし、長澤は法学者として法制度関連を専門とする。また、原著に含まれている誤記等を直し、日本人に読みやすくなるように工夫を施し、最新の情報を補うことをドゥバシス・バグチに伝え、快諾された。

一定の用語について訳語の統一を図る作業を含めて、訳者・監訳者会議と監訳者会議を重ねた。どの翻訳本にもそれぞれの苦労が隠れているものだが、本書の完成までに予定以上の時間を要したのは、食品領域と医薬品領域での用語の区別と整理、各国制度の区別と整理、が主な理由である。さらにこれらが同時に重なることで、掛け算のように複雑になっているが、わかりやすく一貫性を持たせることに苦心した。また、たとえば植物に関する用語として herb, botanical, plant などが使用されているが、当該国において法令上の意味づけがまだ決着していない等の事情も翻訳をより難しくしている。しかし、正確さを保たせたままで専門外の方にもできるだけ読みやすくなるように、全章において努めた。津谷は、WHO が 1984 年に出版した "Traditional medicine and health care coverage" を WHO 勤務時の 1980 年代末から 1994 年にかけて翻訳し、ようやく 1995 年に『世界伝統医学大全』として出版したことがある。各国で伝統医学の制度体系が異なり難儀したが、同年に「日本翻訳文化大賞」をいただいた。この苦労は、今回の健康食品でも同じであった。

　各国の通貨単位による額は、読者の理解に資するため、円に換算した額も併記させた。為替レートは単純さを優先させて、1 ドル＝100 円、1 ユーロ＝120 円、1 リンギット＝30 円、1 ルピー＝2 円、1 ウォン＝0.1 円、1 元＝15 円とした。また、protein という言葉は、医学・栄養学上「タンパク質」を指す。ひらがな表記の「たんぱく質」は protein ではなく、食品の栄養表示に用いられる粗タンパク質（便宜的なタンパク質量）を意味する。しかし、この区分で全頁を訳し分けると煩雑になるため、日本の表示制度を記述する場合を除き、タンパク質も粗タンパク質もすべて「タンパク質」とカタカナ表記させた。

　予想される本書の読者は、レギュレーター（行政関係者）、法曹界、産業界、アカデミア、一般消費者である。ただ、レギュレーターといっても消費者庁・厚生労働省・農林水産省だけでなく、他の省庁や地方公共団体にも需要があり、産業界といっても健康食品業界のみならず、一般用医薬品（OTC）業界、医薬部外品業界、漢方生薬業界に直接関係し、さらにその他の業界にも参考になることが多いと考える。今回の機能性表示制度には積み残された課題もあり、施行後 2 年を目途に再検討することが予定されている。この点、意見を異にする人々が本音をぶつけ合うことが制度をより良くするきっかけとなることが多いので、特定の立場には立っていない本書は、いろいろな立場の人にとって有益であると考えている。

　翻訳の期間中支援をいただいた、一般財団法人医療経済研究・社会保険福祉協会の本田清隆、清水浩一、株式会社薬事日報社の河邉秀一、江草智子の各氏に謝意を表する。関係者一同、多くの方々にとって本書が待ちかねた出逢いとなり、さまざまな方面で役に立つ機会が星空のごとく煌めかんことを願う。

2015 年旧七夕の日に
津谷喜一郎、池田秀子、長澤道行

文献

1) 唐文涛、小島原典子、河合富士美、津谷喜一郎．診療ガイドラインとシステマティック・レビュー．薬理と治療 2014; 42: 189-97.
2) Emanuel EJ, Wendler D, Grady C. What makes clinical research ethical? *JAMA* 2000; 283(20): 2701-11.
3) Emanuel EJ, Wendler D, Killen J, Grady C. What makes clinical research in developing countriesethical? The benchmarks of ethical research. *J Infect Dis*. 2004; 189(5): 930-7.
4) 津谷喜一郎．日本の相補代替医療のコストは 3.5 兆円－生存研「代替医療と国民医療費研究会」平成 14-16 年度研究から－．生存科学 2006; 17A: 101-31.
5) 津谷喜一郎．食品の新たな機能性表示制度で求められるエビデンスのあり方．薬理と治療 2014; 42(11): 837-9.
6) GRADE Working Group. Quality of evidence and strength of recommendations. BMJ 2004; 328(7454): 1490-7 [日本語訳：津谷喜一郎，中山健夫，島村治子．エビデンスの質とお勧め度のグレーディング．薬理と治療 2006; 33(12): 1241-54].
7) 福井次矢，山口直人（監修）．Minds 診療ガイドライン作成の手引き 2014．医学書院、2014 [http://minds4.jcqhc.or.jp/minds/guideline/handbook2014.html].
8) 津谷喜一郎．システマティック・レビューと臨床試験登録制度とスポンサー．薬理と治療 2015; 43(5): 627-31.
9) 津谷喜一郎（編）．いろいろな分野のエビデンス－温泉の RCT から国際保健のシステマティック・レビューまで－．ライフサイエンス出版，2015.

日本語訳の読者へ

　ニュートラシューティカル製品とサプリメントのイノベーション、マーケティング、そしてその使用は、急成長中の領域である。2000年代となり、多くの新たなニュートラシューティカル製品と機能性食品が世界中の市場に登場し、広範にわたる安全性と有効性を示すようになってきた。2012年の市場調査によると、世界のニュートラシューティカル製品の市場規模は、2018年までに2,500億ドル（約25兆円，1ドル＝100円）に達すると推計されている。そのうち、プロバイオティクスは単独でも396億ドル（約3兆9,600億円）に達し、心臓の健康に関わるサプリメントは152億ドル（約1兆5,200億円）になると見込まれている[1]。

　このようにニュートラシューティカル製品の市場が大幅に拡大している一方で、製品に付されるクレーム表示が新しい製品の増加に追いついていない。そのため、クレーム表示と安全性に関するレギュレーションの発展が必要である。また、さらなる研究を通じた有効性のチェックによって、人に対する安全性を高め、厳密な品質管理も行う必要がある。すなわち、ニュートラシューティカル製品と機能性食品を消費者が入手するまでの過程は、厳格でなければならない。

　本訳書『食品の機能性表示と世界のレギュレーション』の原著は、2014年3月に発行された。それぞれの分野に造詣の深い専門家たちにより執筆され、北米、英国、欧州、オーストラリア、アジア、アフリカ、さらに環太平洋諸国の国々を対象に、それらの国・地域のニュートラシューティカル製品とサプリメントのレギュレーションを解説し、特徴について述べている。また、マーケティング、最新の適正製造規範、一般に安全と認められる物質の状況、分析バリデーションを含むバリデーション、有害事象報告、知的財産、ブランド構築、許可制などについても取り上げている。さらに、世界貿易機関のレギュレーションが世界の食品サプライチェーンに与える影響についても議論している。

　日本は、「機能性食品」の先駆者であり、指導的立場にある国とみなされている。また、レギュレーションの観点からは、2つの特徴を持つことでも知られている。1つは、1991年に特定保健用食品が制度化されたこと、もう1つは、「いわゆる健康食品」が広く使用されているにもかかわらずそれに対する特定のレギュレーションがないことである。私が本書の第2版の発行を準備していた2013年の初頭に、長年の友人である、監訳者の1人の池田秀子氏と故・大濱宏文氏から、日本にも制度の空白に新たな制度を設ける時期が来ており、その理解を広めるためにも第2版の日本語訳の発行を希望する旨の申し出をいただいた。

　その後、日本では2013年6月に「規制改革実施計画」と「日本再興戦略」が閣議決定され、同年12月に消費者庁に「食品の新たな機能性表示制度に関する検討会」が設置され、翌2014年7月にかけて議論が進行することとなった。原著の原稿は2014年の初頭にできあがり、3月発行の前に池田氏とその関係者に送られた。それをもとに翻訳作業を始めていただいた。この過程で、原著に記載されたことのいくらかは日本における新しい制度設

計に役に立つことになったかもしれない。

　日本では、機能性表示食品のガイドラインが近々公表され、4月から機能性表示制度がまさに実施されるとのことである。日本のみなさんが新制度について学び、それを有効に活用していくにあたって、本訳書が一助となることを心から願う。また、日本におけるレギュレーションがより良いものへと発展し、消費者、業界に利益をもたらし、さらにそれが世界へフィードバックされると、この第2版の意義も高まるであろう。本訳書が日本で広く読まれることを期待する。

2015年3月

ドゥバシス・バグチ　PhD, MACN, CNS, MAIChE

1) Global Health Movement Drives Market for Nutraceuticals to $250 bn by 2018; Probiotics to Touch $39.6 bn and Heart Health Ingredients Near $15.2 bn. iReach by PR Newswire, 19 Nov. 2012, available at http://www.prnewswire.com/news-releases/global-health-movement-drives-market-for-nutraceuticals-to-250-bn-by-2018-probiotics-to-touch-396-bn-and-heart-health-ingredients-near-152-bn-180021771.html, accessed 5 Mar. 2015.

本書を私の最愛の甥、ニール・ナンダに捧げる

大濱博士を偲んで

　大濱宏文博士には、本書に玉稿（第 16 章）をお寄せいただきました。しかし残念ながら、第 2 版の出版を見届けずに、2013 年 9 月 18 日にお亡くなりになりました。この 20 年間、大濱博士は日本と世界のニュートラシューティカル・機能性食品分野のレギュレーションに多大な貢献をされてきました。さらに、ニュートラシューティカル・機能性食品の研究にも大きく寄与されました。大濱博士は卓越した方でした。私の親友であり、人間として素晴らしい方であり、また優れた科学者でした。編著者を代表して、我々の愛する故・大濱宏文博士に心からの感謝と敬意を表します。ご冥福をお祈りいたします。

目　次

監訳者の序 ………………………………………………………………………………… i
日本語訳の読者へ ………………………………………………………………………… xi
第2版（2014）の序文 …………………………………………………………………… xxi
第1版（2008）の序文 …………………………………………………………………… xxv

第Ⅰ部　はじめに

第 1 章　ニュートラシューティカルと機能性食品：現行規範の枠内に踏みとどまるか、それとも嵐の中を突き進んで先駆者となるか ……………………… 3
第 2 章　ニュートリションサプリメントと機能性食品：機能性の意義と世界のレギュレーション ………………………………………………………… 13
第 3 章　ニュートラシューティカル、機能性食品、サプリメントの世界市場参入とレギュレーション ……………………………………………………… 37

第Ⅱ部　製造規範の遵守と分析バリデーション

第 4 章　自然健康製品とGMP ………………………………………………………… 49
第 5 章　ニュートラシューティカルのためのCGMP ……………………………… 57

第Ⅲ部　安全性評価の重要性

第 6 章　機能性食品、ダイエタリーサプリメント、クレーム表示の障壁を崩す … 69
第 7 章　ダイエタリーサプリメントとニュートラシューティカル産業におけるNSFインターナショナルの役割 ………………………………………… 97

第Ⅳ部　各国のレギュレーション

第 8 章　米国の食品クレーム表示に関するFDAの見解 …………………………… 113
第 9 章　米国の機能性食品とダイエタリーサプリメントにおける栄養・健康関連クレーム ……………………………………………………………… 133
第 10 章　ハーブ・ダイエタリーサプリメントの安全性評価と品質保証 ………… 143
第 11 章　FDA規則を通じたメディカルフードの理解 …………………………… 161
第 12 章　カナダの自然健康製品に関するレギュレーションと最新の政策イニシアティブ ………………………………………………………………… 175

第13章	フードサプリメント、強化食品、栄養療法食品、ヘルスクレームに関するEUのレギュレーション……193
第14章	EUの植物由来ニュートラシューティカル（フードサプリメント、強化食品、機能性食品）：ニュートリションクレーム・ヘルスクレーム規則に焦点をあてて……211
第15章	日本の機能性食品制度の歴史と現状……245
第16章	日本における健康食品と保健機能食品……251
第17章	オーストラリアにおける補完医薬品のレギュレーション……285
第18章	ロシアにおけるニュートラシューティカルと機能性食品のレギュレーション……293
第19章	インドにおけるニュートラシューティカルと機能性食品に関するレギュレーション……309
第20章	インドにおけるニュートラシューティカル、機能性食品、ダイエタリーサプリメントのレギュレーション……323
第21章	中国における健康食品の原材料とクレームに関するレギュレーションの経緯……341
第22章	韓国における健康機能食品のレギュレーション……369
第23章	アフリカにおける植物薬、機能性食品、ニュートラシューティカルとレギュレーション……381
第24章	環太平洋地域アジア諸国における機能性食品のレギュレーション……395
第25章	マレーシアにおける機能性食品のレギュレーションと開発動向の概要……437
第26章	WTOと食品レギュレーション：サプライチェーンへの影響力……451

第V部　ペットフード分野

第27章	ペットフード産業における機能性成分とレギュレーション……469

第VI部　バリデーション

第28章	ニュートラシューティカル産業におけるバリデーションの取り組み……477

第VII部　有害事象報告

第29章	ニュートラシューティカル、機能性食品、ダイエタリー・フード・ヘルスサプリメントの有害事象報告と世界のレギュレーション……491

第Ⅷ部　知的財産、ブランド構築、商標、許可制

第 30 章　　知的財産、ブランド構築、商標、許可制：ニュートラシューティカルと機能性食品の場合 ･･･ 499

索引 ･･ 513
原著の著者一覧 ･･ 527
バグチ博士略歴 ･･ 531
訳者一覧 ･･ 532
監訳者略歴 ･･ 533

第 2 版（2014）の序文

　ニュートラシューティカルとサプリメントの開発と販売は、今日最も急速に成長を遂げている領域の 1 つである。最近、一部の医薬品にみられる価格の上昇や薬物毒性が、世界の人々をより費用のかからないニュートラシューティカルや機能性食品へと駆り立てている。

　しかし、評価を決定づけるのは、ニュートラシューティカル、ハーブ成分、あるいは機能性食品の新製品が、人の健康に有益さをもたらしてくれる新しくかつ独特なものとして受け入れられるかどうかである。ニュートラシューティカル市場は急成長しているため、既に認められているヘルスクレームの数が、次々と販売される新製品に追いついていない。クレームの適用と安全性を確保する施策の構築が必要である。さらに、広範囲の研究に基づく有効性の確認と、人の安全性を確保するための厳密な品質管理が必要である。

　この領域においても、米国そして世界各国でレギュレーションが敷かれており、本書は、その顕著な特徴を多くの興味深い章で扱った。欧州では、欧州食品安全機関（European Food Safety Authority: EFSA）が、ヘルスクレームの科学的根拠の必要性、健康食品に対する新たな規制の必要性を強調して久しい。EFSA は、栄養療法製品、ニュートリション、アレルギー専門パネルに、ヘルスクレームの科学的評価に関する追加の指針案の作成を求めている。そもそも、健康に関わる問題には厳格な科学的実証が求められるため、ニュートリションクレーム・ヘルスクレーム規則（Regulation 1924/2006）が、ヘルスクレームは EFSA による適切な方法での高水準の科学的検証を経た場合にのみ許可されるとしているのである。レギュレーションによって、ヘルスクレームの科学的検証に必要な研究の質、関連性、範囲を評価する適切な結果判定方法を明確にし、もって消費者を保護すべきである。

　日本には、特定保健用食品制度がある。特定保健用食品とは、特定の保健の目的が期待できる成分（関与成分）が同定され、臨床試験によって生理学的機能に影響を与えることが確認され、厚生労働省[訳注1]により保健の用途の表示が許可された食品である。たとえば、骨の健康に関する特定保健用食品は 3 つに分類される。「ミネラルの吸収に役立つ食品」、「ミネラルの吸収を助け、お腹の調子を整える食品」、「骨の健康が気になる人に役立つ食品」である。このように、日本では食事に特定保健用食品を適切に取り入れることで、栄養を通じて骨の健康を増進することが可能になる。他の国々においても、同様の制度が導入されてきている。

　市場統計によると、機能性食品とニュートラシューティカルの世界市場は、従来の加工食品をしのぐ勢いで成長している。米国栄養評議会（Council for Responsible Nutrition）は消費者調査を毎年実施しており、2012 年にはアメリカ人の 68％がダイエタリーサプリメント（またはニュートリションサプリメント）を摂取していると報告した。2009 年調査

訳注 1　2009 年 9 月以降の所管官庁は、消費者庁である。

では65％、2010年調査では66％、2011年調査では69％と、一貫性もみられる。2012年の調査結果によると、利用者の約76％が「常用している」と回答したのに対して、18％が「たまに利用する」、6％が「季節によって利用する」と回答した。「常用している」と回答した利用者は、2009年調査では73％、2010年調査では74％、2011年調査では77％であった[1]。グローバル・インダストリー・アナリシス社の報告では、ニュートラシューティカルの世界市場の規模は、2015年までに2,430億ドル（約24兆3,000億円）になるとしている[2]。

　この分野の第一線で活躍している専門家の方々の多大なる貢献により、第2版を出版する作業は成功を収めることができた。本書は、専門家を集めて、北米、英国、欧州、オーストラリア、アジア、アフリカ、環太平洋諸国における健康食品のレギュレーション面について解説している。他にも、市場分析、最新の適正製造規範（Current Good Manufacturing Practice: CGMP）の遵守、一般に安全と認められる（Generally Recognized As Safe: GRAS）状況、分析試験のバリデーション、有害事象報告、製造工程管理におけるバリデーション、知的財産権、ブランド構築、商標、許可制、世界貿易機関（World Trade Organization: WTO）のレギュレーション枠組みが世界の食品サプライチェーンに及ぼす影響などを検討している。これらすべてがⅧ部構成、全30章において展開される。

　第Ⅰ部「はじめに」では、アンソニー・L・アルマダ氏、アミタヴァ・ダス博士、チャンダン・K・セン教授が、ニュートラシューティカルと機能性食品に対する世界のレギュレーションとその重要性について述べた。アルマダ氏は、特に市場参入の機会と将来の方向性について説明した。また、アンドリュー・シャオ氏は、世界市場の参入におけるレギュレーションの顕著な特徴に焦点を当てた。

　第Ⅱ部「製造規範の遵守と分析バリデーション」は、食品分析の著名な研究者であるディガンバール・チャハル氏、デブ・クマール・ナス氏、チャンドラ・S・イーヴァニー氏が執筆した。ここでは、GMPおよびCGMPの遵守がダイエタリーサプリメントに対する消費者の信頼に及ぼす影響について詳しく述べられている。

　第Ⅲ部「安全性評価の重要性」は、ジョージ・A・バードック博士、イオアナ・G・キャラビン博士、グレタ・ホウラハン氏、エドワード・ヴィズミアラ氏が執筆した。バードック博士とキャラビン博士は、機能性食品・ニュートラシューティカル業界におけるGRASの重要性を強調している。ホウラハン氏とヴィズミアラ氏は、ダイエタリーサプリメント・ニュートラシューティカル業界におけるNSFインターナショナルの役割について検討している。

　第Ⅳ部「各国のレギュレーション」は、自国のダイエタリーサプリメントと機能性食品に関するレギュレーションを専門とする世界的にも有名な方々が担当した。ジェームズ・E・ホードリー博士とJ・クレイグ・ローランズ博士は、米国の食品表示に関して、ヘルスクレームに対する食品医薬品局（Food and Drug Administration: FDA）の見解に光を当てた。指導的立場にある栄養科学者のサンジヴ・アガルウォル博士と著名な規制関連コンサルタントのシュタイン・ホルドヴィック氏とサンドラ・モラール氏は、米国の機能性食品とサプリメントのニュートリションクレームに着目した。ピーター・P・フュ博士とチン

スー・シャ氏は、ハーブを用いた米国のダイエタリーサプリメントの安全性確保と品質保証に対する批判的評価の重要性を示した。クラウディア・A・ルイス氏とミッシェル・C・ジャクソン氏は、メディカルフードについてFDA規則に沿って詳しく説明した。

ジョン・R・ハリソン博士とアール・R・ネストマン博士は、カナダのレギュレーションの基本原則と自然健康製品管理局（Natural Health Products Directorate）が主導する政策の実例を報告した。

著名で高い専門性を持つ2チームが、欧州のレギュレーションを論じた。13章でパトリック・コペンズ博士とサイモン・ペットマン氏が、14章でオム・P・グラティ博士、ピーター・ベリー・オタウェイ博士、パトリック・コペンズ博士が、欧州連合（European Union: EU）において植物由来食品、機能性食品、強化食品、フードサプリメントに表示されるヘルスクレームについて解説した。

日本のレギュレーションも、著名な専門家による2つの章が当てられている。15章で清水誠博士が、日本の制度の歴史と現状を概説した。16章で大濱宏文博士、池田秀子氏、森山浩義博士が、健康食品に関する日本の制度全般について述べ、特定保健用食品制度の複雑な面を説明した。

オーストラリアのレギュレーションはディリップ・ゴーシュ博士が、ロシアのレギュレーションはヴィクトル・A・トゥテリャン博士、ボリス・P・スハノフ博士、アラ・A・コチェツコヴァ博士、スヴェトラーナ・A・シェヴェレヴァ氏、エレーナ・A・スミルノヴァ博士が詳しく検討した。

インドのレギュレーションも、定評のある専門家が担当した。19章でラジ・K・ケセルヴァニ氏、アニル・K・シャーマ氏、F・アーマッド博士、ミルザ・E・ベーグ氏が、20章でアルリ・V・クリシュナラジュ氏、キラン・ブパティラジュ氏、クリシャヌ・セングプタ博士、トリムルトゥル・ゴラコチ氏が概説した。

中国のレギュレーションは、チュン・フー博士が幅広く論じ、韓国のレギュレーションは、ジ・イェオン・キム博士、セオン・ジュ・キム博士、ヒュオン・ジョー・リー博士により重要な点が示された。

アフリカ大陸の植物薬、ニュートラシューティカル、機能性食品のレギュレーション状況を論じたのは、ティーシャン・バホルン博士、ヴィドゥシ・S・ニールギーン・ブジュン博士、マユリ・ドゥノー氏、オケジー・I・アローマ博士である。

環太平洋地域8ヶ国（台湾、香港、韓国、マレーシア、インドネシア、シンガポール、フィリピン、タイ）の機能性食品に関するレギュレーションは、ジェルジー・ザヴィストースキー博士が担当し、多様な法律、規則、指針等について幅広く記した。なお、マレーシアのレギュレーションについては、テクチャイ・ラウ博士が独立の章を執筆している。

オケジー・I・アローマ博士は、WTOのレギュレーション枠組みが食品サプライチェーンに与える影響を総括した。

第V部「ペットフード分野」は、この分野の専門家であるニキタ・マッギ氏、ジェニファー・ラドセヴィッチ博士、ナンシー・E・ローソン博士が執筆し、厳しくなっているペットフードのレギュレーションについて概説した。

第Ⅵ部「バリデーション」は、読者の要望に応えて第2版に新しく加えられた。バリデーションの取り組みは、大変重要な課題である。チャンドラ・S・イーヴァニー氏とデブ・クマール‐ナス氏が執筆し、批判的な見方と段階的な解決方法が大切であることを示唆している。

　第Ⅶ部「有害事象報告」は、アンドリュー・シャオ博士が担当した。ニュートラシューティカル・機能性食品の摂取による有害事象を報告することが世界的に重要になってきている。機能性食品、ダイエタリーサプリメント、フードサプリメント、ヘルスサプリメントによる有害事象の報告に関する各国のレギュレーションについて述べている。

　第Ⅷ部「知的財産、ブランド構築、商標、許可制」では、ライトン・K・チョン氏、ローレンス・J・ウデル氏、バーナード・W・ダウンズ氏が最新情報を興味深く提供した。

　ニュートラシューティカルと機能性食品には、健康増進と疾病予防に対する重要な将来性が認められる。しかし、人類に最適な健康と治療上の利益をもたらすためには、医療関係者、栄養専門家、規制関連毒性学者などが戦略的に協力し合って、適切なレギュレーションを導きだす必要がある。

文献

1）http://www.crnusa.org/prpdfs/CRNPR12-ConsumerSurvey100412.pdf.
2）http://www.prweb.com/releases/nutraceuticals/dietary_supplements/prweb4563164.htm.

第 1 版（2008）の序文

　昔から植物は、人や動物の疾病の予防・治療薬の貴重な資源として活用されてきた。ヒポクラテスは、健康のための適切な食品利用と、その治療効果との関連について有名な格言を残した。

　　汝の食事を薬とし、汝の薬は食事とせよ。

ヒポクラテス（紀元前 460 – 377 年）

　食品と医薬品のこの親密な関係は、アメリカにおける医薬品の法律上の定義にも認められる。連邦食品医薬品化粧品法 201 条(g)(1)によると、「医薬品」とは、概ね以下の通りである[1]。「食品を除く」(other than food) という文言が入っていることに留意してほしい。

- 人もしくは他の動物において疾病の診断、治癒、緩和、治療または予防に用いることを意図したもの。
- 人もしくは他の動物の身体の構造または機能に影響を及ぼすことを意図したもの（食品を除く）。

　この 10 年間に、消費者は、栄養と健康との関連を認識して「ニュートラシューティカル」と「機能性食品」について語る機会が増えた。その一方で、医薬品に対する過度の依存を避けたり、処方薬を時に不必要で高額な場合があるとしたり、医薬品の利点について副作用の分を割り引いて考えたりするようになった。さらに、食事がいかに病気、医療費、高齢化社会に影響を与えるかということについて理解が広まり、機能性食品と自然健康食品の市場が作り上げられてきた。

　市場統計によると、機能性食品とニュートラシューティカルの世界市場は、従来の加工食品をしのぐ勢いで成長している。米国栄養評議会が行った世論調査によると、2007 年には米国人の 52％ がダイエタリーサプリメントを常用しており、2006 年の 46％ に比べて増えている[2]。米国におけるダイエタリーサプリメントと機能性食品の消費額は、それぞれ 224 億ドル（2 兆 2,400 億円）と 314 億ドル（3 兆 1,400 億円）であり、1994 年の額の倍以上に達しているという報告もある[3]。

　自然食品業界は、さまざまな課題に直面している[4]。製品の有効性、すなわち製品に付されるクレームを根拠づけるために、広範囲にわたる安全性試験を行う必要がある。これには、急性、亜急性、亜慢性、慢性または長期の毒性試験や、遺伝毒性、生殖毒性、催奇形性の試験のほか、*in vitro* と *in vivo* の両方における分子レベルでの作用機序に対する試験などがあり、さらに特定の適応症に対する動物モデルでの試験と、人での有効性のための臨床試験も行う必要がある。

　本書は、専門家を集めて、北米、英国、オーストラリア、ニュージーランド、アジア、ブラジル、アフリカ、環太平洋諸国における健康食品のレギュレーション面について解説

することを試みた。市場分析、CGMPの遵守、分析試験のバリデーション、知的財産権、ブランド構築、商標、許可制などについても言及している。WTOのレギュレーション枠組みが世界の食品サプライチェーンに及ぼす影響も検討される。GRAS状況、トレーサビリティとナノテクノロジーの技術に基づいたニュートラシューティカルの安全性評価と保証についても論じる。

この分野の第一線で活躍している専門家の方々の多大なる貢献により、本書は完成の日の目を見ることができた。

第Ⅰ部「はじめに」では、アンソニー・L・アルマダ氏、オスモ・ハンニネン教授、チャンダン・K・セン教授が、ニュートラシューティカルと機能性食品に対する世界のレギュレーションとその重要性について述べた。アルマダ氏は、特に市場参入の機会と将来の方向性について説明した。

第Ⅱ部「販売規制の壁」は、クリス・ノーナン氏、W・パトリック・ノーナン氏、アンネ・V・マーハー氏が執筆した。ノーナン両氏は、新規サプリメント成分の届出手続によくみられる失敗について説明し、米国における販売の成功に役立つ戦略について論じた。マーハー氏は、連邦取引委員会がどのような方法で科学的根拠の妥当性を評価しているかを説明し、どのような基準で法を執行しているかについて多くの実例を挙げている。

第Ⅲ部「製造規範の遵守と分析バリデーション」は、食品分析の著名な研究者であるリチャード・クローリー博士、リビー・H・フィッツジェラルド博士、ダリル・サリヴァン博士が執筆した。クローリー博士とフィッツジェラルド博士は、CGMPの遵守が消費者のダイエタリーサプリメントに対する信頼に及ぼす影響について強調した。サリヴァン博士とクローリー博士は、健康食品とダイエタリーサプリメントの分析方法の開発およびバリデーションの概要を説明した。

第Ⅳ部「安全性評価の重要性」では、ジョージ・A・バードック博士、イオアナ・G・キャラビン博士、ポール・A・ラシャンス博士が、機能性食品・ニュートラシューティカル業界におけるGRASの重要性について考察した。ラシャンス博士は、テロまたは製品偽造の手段として、製品に対し密かに化学物質が混入されたり、微生物による危害が加えられたりすることを防止するために、ニュートラシューティカルと医薬品のトレーサビリティの概念を報告した。

第Ⅴ部「各国のレギュレーション」は、自国のダイエタリーサプリメントと機能性食品に関するレギュレーションを専門とする世界的にも有名な方々が担当した。ジェームズ・E・ホードリー博士とJ・クレイグ・ローランズ博士は、米国の食品表示に関して、ヘルスクレームに対するFDAの見解に光を当てた。指導的立場にある栄養科学者のサンジヴ・アガルウォル博士と著名な規制関連コンサルタントのシュタイン・ホルドヴィック氏とサンドラ・モラール氏は、米国の機能性食品とサプリメントのニュートリションクレームに着目した。オケジー・I・アローマ博士は、WTOのレギュレーション枠組みが食品サプライチェーンに与える影響を総括した。

ステファニー・マルチレス博士、メロディー・ハーウッド博士、アール・R・ネストマン博士は、カナダのレギュレーションの基本原則と、自然健康製品管理局が直面している

主要な問題の例を報告した。パトリック・コペンズ博士ら、オム・P・グラティ博士とピーター・ベリー・オタウェイ博士の著名な2チームは、欧州連合（European Union: EU）における機能性食品に関する法制度と、植物由来の機能性食品、強化食品、フードサプリメントのヘルスクレームを詳細に論じた。ステファン・A・ラックマン博士は、欧州と英国における食品に関する法令について説明し、それらがニュートラシューティカルと機能性食品にどう適用されるかについて考察した。

　ディリップ・ゴーシュ博士、リネッテ・R・ファーガソン博士、マーゴット・A・スキナー博士は、オーストラリアの医療用品局（Therapeutic Goods Administration）とニュージーランドの医薬品医療機器安全管理局（Medicine and Medical Devices Safety Authority）が補完医薬品の評価において果たしている役割について簡潔に論じた。大濱宏文博士、池田秀子氏、森山浩義博士は、日本の食品・健康食品のレギュレーションを概観した上で、特定保健用食品制度の複雑な面を詳細に説明した。ソウル科学技術大学のジ・イェオン・キム教授、韓国食品医薬品庁のセオン・ジュ・キム博士、ソウル大学のヒュオン・ジョー・リー教授は、韓国のレギュレーションについて詳しい最新情報を述べた。アッシュリー・ロバーツ氏とレベッカ・ロガーソン氏は、中国市場の規制と法制度について論じた。

　ヴィクトル・A・トゥテリャン氏とボリス・P・スハノフ氏は、ロシア連邦における生物学的活性を持つフードサプリメントとその品質、安全性、有効性および登録手続きについて紹介した。カンサ・シェルケ博士、クリストファー・ヒュー博士は、インドの食品とニュートラシューティカルのレギュレーションの歴史的背景と現状に関して詳細に説明した上で、業界が将来抱える課題について展望を示して締めくくった。

　ティーシャン・バホルン博士とオケジー・I・アローマ博士は、アフリカ大陸の植物薬、ニュートラシューティカル、機能性食品のレギュレーション状況を中心に論じた。マリア・フィグエイレド‐トレド博士とフランコ・M・ラジョロ博士は、ブラジルのサプリメントと機能性食品の販売に関連する法制度を説明した。ジェルジー・ザヴィストースキー博士は、環太平洋地域8ヶ国（台湾、香港、韓国、マレーシア、インドネシア、シンガポール、フィリピン、タイ）の機能性食品に関する多様な法律、規則、指針等について幅広く記した。

　第Ⅵ部「ニュートラシューティカルと機能性食品における知的財産、ブランド構築、商標、許可制」では、ライトン・K・チョン氏、ローレンス・J・ウデル氏、バーナード・W・ダウンズ氏がこれらの最新情報を提供した。マーシャルガースタイン＆ボルン法律事務所が知的財産とブランド構築の課題についてさらに論じた。

　ニュートラシューティカルと機能性食品には、健康増進と疾病予防に対する重要な将来性が認められる。しかし、人類に最適な健康と治療上の利益をもたらすためには、医療関係者、栄養専門家、規制関連毒性学者などが戦略的に協力し合って、適切なレギュレーションを導きだす必要がある。

文献
1）21 U.S.C. 321(g)(1).
2）http://www.nutraingredients-usa.com/news/ng.asp?n580363-crn-ipsos-survey.
3）Nutrition Business Journal, 2007 Industry Overview, July/August 2007.
4）Nutrition Business Journal Feb/March, XII (2/3): 1-31, 2007.

第I部

はじめに

第1章

ニュートラシューティカルと機能性食品：現行規範の枠内に踏みとどまるか、それとも嵐の中を突き進んで先駆者となるか

Nutraceuticals and Functional Foods: Aligning with the Norm or Pioneering Through a Storm

アンソニー・L・アルマダ
　　ヴィタルゴ・グローバルサイエンス LLC　デイナポイント，カリフォルニア州，米国
Anthony L. Almada
　　Vitargo Global Sciences, LLC, Dana Point, California, USA

　栄養産業界は世界的に成功を収め、かなりの経済的活況を呈している。「ニュートラシューティカル」(nutraceutical) という言葉は、いまだ栄養産業界・科学界の特殊用語のレベルにとどまっており、法律上の定義がないが、本章では以下のように定義する。ニュートラシューティカルとは、食事を補充・補完して生理学的もしくは治療的な効果をもたらすことを目的とする物で、食品中に存在しもしくは人の代謝により新たに生成される生理活性物質、植物それらの構成成分からなる物、または一般的な飲食料品形態ではなくカプセル剤や錠剤などの固形剤もしくはエタノール抽出液などで供給されるビタミン・ミネラルである。「機能性飲食料品」(functional food and beverage) も同様に、栄養産業界・科学界で用いられている法律上の定義がなされていない用語である。その定義は上記と同様であるものの、1回飲みきり型の飲料、発酵乳製品、棒状スナックなどの一般的飲食料品の形態をとる。本章ではこれらニュートラシューティカルと機能性食品を総称して「NFx」と呼ぶことにする。生物学的観点からの NFx の目的は、栄養学的効果無しでまたは栄養学的効果に加えて、生理学的効果または治療的効果をもたらすことである。

1.1 神話から信仰とドグマへの変化

　NFxへの消費者の期待は、生理学的機能や代謝機能が維持・改善されるという魅力を含んでいる。消費者の期待は、疾病・症状の予防から治療、さらには治癒にまで至る。「天然さ」の追求、「セルフケア」を行いたいという意欲、およびインターネットやソーシャルメディアというバーチャルであらゆることを教えてくれる情報源に、ほぼ自由かつ無制限にアクセスできることで、新しいタイプの企業や消費者が生まれている。わずかなエビデンスや科学的なみせかけにすぎず、危険な場合があるにもかかわらず、生理活性物質が誕生し、ブランドが生まれ、製品が販売され、新たな消費者層が形成される。

　NFxの世界では、科学の萌芽から一時的流行やトレンドが生じる場合が多い。1981年、カナダ人研究者チームがグリセミック指数（glycemic index: GI）を開発した。GIとは、炭水化物を含有する食品、サプリメント、または飲料が血糖動態に及ぼす影響を生理学的に測定するものである[1]。「高い」GI値を示すNFxは、含有するグルコースを「より高速で」血中に運搬すると広く信じられ、「低い」GI値を示すNFxは「より低速で」グルコースを運搬すると信じられている。しかしGIは、血中に入るグルコースの消化吸収速度を反映していない[2~5]。むしろ、正確に言えばGIは、一定の時間または時間範囲内に、グルコースが（腸経由で、および肝臓での糖新生によって）血中に入った量から、（主に骨格筋や肝臓などの組織内への初期取り込みによって）血中から出ていった量を差し引いた最終結果に過ぎない。しかし、直接的なエビデンスがまったくない、または矛盾する直接的なエビデンスが存在するにもかかわらず[2~5]、多くのNFxの権威者や販売業者は、GIはグルコースの血中への吸収速度に相関する、または低GI値のNFxは炭水化物の「緩慢な燃焼」と同義であると述べている[6~8]。

　GIと同様に流行に支えられて、NFxカテゴリーへ最近参入したものとして、通称「グルテンフリー」が挙げられる。これらのNFxは「グルテンフリーと謳ってはいるが、実際は、グルテンを含有しないわけでもグルテンが除去されたわけでもない。最終的な消費形態においてグルテン含有量が20ppm未満であれば、このように表示できるのである。米国では、2012年以降、食品中の小麦アレルゲンが未申告であったため、米国食品医薬品局（Food and Drug Administration: FDA）によって、17製品の回収が命じられた[9]。同時期、カナダ保健省によって、グルテン含有が未申告の13製品の回収が命じられた[10]。ほとんどの「グルテンフリー」認証では、市販後に認証製品の各ロットに対するグルテンの定量試験が通常義務づけられていないことも報告されている。このような状況下で、（一般的に高価な「グルテンフリー」製品を購入する）グルテン過敏性やセリアック病の患者は、安心して製品を使用できるか。また、製造施設内で製造や表示に誤りや脱落があった場合や、バイオテロ行為が実行されてグルテンフリーと表示されたNFxがグルテン豊富（rich）となった場合には、どうなるのであろうか。

　本書の第1版では以下のとおり書いた。

　　著者が見るところ、NFx製品が堅調で持続可能な収益を達成する（またはすでに達成した

かは、(1) 消費者の使用感、(2) 発行部数の多いメディアでの記事掲載の増加、のいずれかによって決まる。

　この文を見直してみると、重要な語句である「持続可能な」と「いずれか」を強調して表現しなかったことには若干問題があったことに気づく。数多くの NFx の作用を伝える語句 (低血糖、グルテンフリー、アサイーベリー、プロバイオティック、抗酸化、スーパーフルーツ、抗炎症、ココナツ水、オメガ-3 脂肪酸など) は、健康に良いまたは望ましい効果に関連づけられ、中程度から広範囲の消費者認知度を得ている。しかし、堅実で持続可能な (または増加する) 収益を挙げているものはほとんどなく、若干でも説得力のあるエビデンスを基に裏づけられているものとなるとさらに少ない。

1.2　付加価値それとも幻想？

　筆者らが行った市場調査と科学的調査によると、プラセボまたは陽性対照 (positive control) (適切な薬剤など) とのランダム化比較試験 (randomized controlled trial: RCT) が最低 1 回実施され、統計学的に有意な結果として、プラセボより優れている、陽性対照と同等、または陽性対照よりもやや優れている NFx 製品—個々の生理活性成分ではなく、消費者が購入して摂取する最終形態のもの—は、いまだに 0.1% 未満である。さらに、このような RCT が査読つき専門誌で発表されたという基準を加えると、条件を満たす NFx の割合は激減する。より大きな不安を招くのは、毎年北米で実施される約 250〜300 件の NFx の RCT のうち、(発表または出版により) 公表されるのはごく一部にすぎない、という調査結果である。この結果から、出版バイアスが蔓延し、データ隠蔽 (data suppression) が珍しくないという、きわめて不安な事実が明らかとなった。残念なことに、NFx 製品の臨床試験データの伝達に関わる研究者に対する「言論抑制」(gagging) は、NFx を販売する株式公開企業や多国籍企業にも達している。臨床試験データの「埋葬」(burial) の背景には、データの所有権 (および関連する知的財産権) を臨床試験の主催者 (sponsor) のみに帰属させる臨床試験受託機関による試験の増加がある。

　臨床試験登録制度の導入 (http://clinicaltrials.gov/; http://www.controlled-trials.com 等)[訳注1]によって、出版バイアスが減り、報告の完全性が高まったが、これは適切なタイミング (60 日間の猶予期間内で、最初の被験者を試験に組み入れる前) で臨床試験登録を要求する生物医学誌に限定される。NFx に関する多数の論文を受け入れる雑誌の大部分は、論文掲載の選択基準として臨床試験登録を義務づけていない (他方で、いわゆる「エリート」誌は、多くの NFx 論文にみられる非厳密さや被験者数の設定理由のあいまいさでは、自誌では認められていないとおそらく主張するだろう)。NFx に関する相当数の登録臨床試験の結果が試験完了後に公表されていないことをふまえると、臨床試験登録のみでは研究結果の透明性を伝えるには不十分であると示唆される。とはいうものの、NFx 論文の掲載に応じ

訳注1　日本には、UMIN-CTR (http://www.umin.ac.jp/ctr/index-j.htm) などがある。

る雑誌の編集者が臨床試験登録を要件として課すことによって[11]、その水準は向上すると考えられる。

　NFx の重要性と有用性を定義するのは、収益、株価、年間製品導入数でも、計算上の業界の年間成長率でもない。NFx は、製品に記載されたベネフィットに合致する、あるいはそれ以上の、好ましく、目に見える効果を生み出すことで消費者に役立つべきである。便通の改善と LDL コレステロールの低下に用いられるプロバイオティックの飲料や固形剤は、多数の熱心なブランド支持者を得る製品となる可能性がある。NFx 製品の供給は、それ自体、以下の 4 つの基準を満たす消費者向け製品の提供を中心とした、公衆衛生の取り組みと見なせるだろう。

1. 従来型の飲食料品カテゴリーの主要製品と少なくとも同等の優れた忍容性と快適度（hedonics）（固形製品の場合は、優れた忍容性、容認できる服用回数、摂取／えん下の容易さ）
2. 系統的な臨床試験の増加による、消費者と科学界のいずれにとっても妥当な有効性の実証
3. 現に多くの人が抱く、満たされていないニーズ（unmet needs：アンメット・ニーズ）または十分に満たされていないニーズ（undermet needs：アンダーメット・ニーズ）との合致
4. 小売価格が入手しやすい範囲内に維持されること

　「あなたのために良い」と称する飲食料品への嫌悪感は、多くの消費者の購入意欲を大きくそぐ可能性がある。むしろ実際に今までの製品と同等以上に優れていると体感できれば、消費者の試食・試飲や再購入に劇的な影響を与えるであろう。摂取後の体感も、特に胃腸症状に関連する場合にはきわめて重要である。胃腸への効果を目的とする NFx 製品（プレバイオティクスやシンバイオティクス、食物繊維、抗 Helicobacter pylori 剤など）は、胃腸障害を引き起こす可能性が非常に高い。固形剤は、頻回摂取や、大型の剤形（大型の錠剤やカプセル剤など）を必要としない方法で供給されなければならない。液剤は、計量が容易で口当たりが良くなければならず、マスキング剤や苦味を消す物質の使用を考慮すべきである。粉末剤は、通常の保存条件下で、混合性が良く、非吸湿性でなければならない。天然物や無糖に対する関心の高まりは衰えることがなく、NFx の組成についても、腸での忍容性が高く、口当たりのよい素材として、天然でノンカロリーまたは低カロリーの食物繊維や高甘味度の甘味料などが探求されている。

　NFx 製品に対する一群の臨床試験の必要性は、どれだけ強調しても十分ではない。NFx 製品について消費者が有していない要素の 1 つは、NFx 製品の表示、味およびブランドへの信用である。ある特定の消費者向け製品が、たとえ 1 回の臨床試験であっても、良くデザインされた RCT（ただし、試験中に用いられる摂取回数や用量が当該製品で表示されている使用法に一致し、多大な費用がかからない）によって裏づけられたとすれば、そのブランドの資産価値は消費者によって新しい水準にまで高められるであろう。1 回の RCT

を実施するのに10万ドル（約1,000万円，1ドル＝100円）以上の予算が必要であるというのは、広く信じられている誤解である。少なくとも1回のRCTで有効性が示されているNFxの普及率は、0.1％未満であるという筆者らの研究結果をふまえれば、12〜20例の標本サイズのRCTパイロット試験（クロスオーバー試験をデザインする場合には、その半分の標本サイズ）であっても、差別化につながるであろう。NFxの売上げによる収益を資金源として、より大きな標本サイズで長期にわたる追跡調査を実施することによって、エビデンスの基盤を築くことができるだろう。NFx企業のマーケティング、広告、宣伝および販売への資金配分を考慮すると、初期段階の企業でさえ通常、臨床研究に投資できる可能性は高い。これは経済的な問題ではなく、エビデンスに基づいたNFx製品への投資に対する経営幹部のコミットメントが必要である。医薬品業界や生命科学業界とは異なり、NFx企業を率いる個人の大部分は科学的知識に乏しく、科学を忌避しており、販売、マーケティング、事業開発力を通じて地位を高めてきた。このことは、製品固有の臨床科学の知見を収益につなげる方法についての無知と相まって、臨床研究への投資に対する抵抗をさらに強めた。

　製品固有の臨床科学の知見を収益化する際、きわめて重要な要素は、肯定的な結果の公表（国内外の科学学会や医学学会での口頭・ポスター発表）や、RCT論文の発表（理想的には、関連分野の雑誌で中程度以上のインパクトファクターを持つ、査読つき雑誌上での発表）である。これは、印刷媒体（新聞や雑誌など）での記事掲載、オンライン上の発表（健康／医学ニュースに焦点を合わせたウェブサイト）、報道（テレビやラジオ）に結びつく戦略的広報活動の主軸となりうる。記事によって、科学がNFxのブランドに関連づけられると、消費者の間で話題になり、認知度が高まり、需要と試買が加速する可能性がある。ブログやソーシャルメディア（フェイスブック、ツイッター、インスタグラム）などの消費者発信型コンテンツの出現によって、購買行動に大きく影響する新形態のメディアが発展している。ニールセンが56ヶ国の2万8,000人以上を対象に行った最近のオンライン調査では、全世界で平均70％の人々が、オンライン上の消費者による評価（「友人と家族による推薦」に次いで第2位）を信頼できる情報源として信用する一方で、ソーシャルネットワーク上のスポンサー提供広告を信用する割合は、全世界の回答者の3分の1超にとどまった[12]。

　戦略的なイノベーションの実現には、消費者のアンメット・ニーズとアンダーメット・ニーズを対象者の属性と紐づけて鋭敏に認識する必要がある。（容易には判明しない、または消費者が認識していない）潜在的ニーズは、有望な探求対象である可能性もあるが、多くの場合、より集中的な働きかけが必要となる。アンメット・ニーズの一例は、刺激剤を使用せずに体脂肪量を再現性良く、選択的に減少させるNFxであろう（そのような特徴が確固たるエビデンスに裏づけられたNFxは存在していないようであるが）。アンダーメット・ニーズの一例は、季節性アレルギー症状の発現を予防したり、速やかに治療したりするNFxであろう（このような製品は大量に存在するが、それらの有効性はきわめて変動的か、疑わしいかのいずれかである）。消費者層と市場規模は、イノベーションの方向性を考慮する際の重要な要素である。強皮症やマッカードル病といった希少疾病への適

用を目的とした NFx 製品は、社会に貢献し賞賛に値するが、主要収入源として位置づけた場合には、不十分な利益しか上げられない可能性がある。このような方向性を追求する場合には、十分な投資収益率を確保するために、小売価格を高く設定する必要も生じるだろう。

　消費者にとっての費用（NFx のベネフィットを得るために消費者が支払うべき価格）は、資金配分前に決定される必要がある。これは国により異なる。価格は、どの社会経済的人口層に製品ニーズを位置づけるかについて、市場細分化効果をもつであろう。高価格／プレミアム価格の NFx 製品に起こりうる興味深い現象の 1 つに、バンドワゴン効果（bandwagon effect）がある[13]。これは商品を購入する消費者の数が増加するに従って、消費者需要も増加するとされる現象である。有名人や、メディアが注目する著名人が製品を派手に消費したり公然と勧めたりすると、この現象がよく生じる。NFx のイノベーションと商品化の収益化戦略の一環として、特定製品の専属契約者やイメージキャラクターを起用する際には、その製品のイメージに合った人物を慎重に選ぶ必要がある。特に、個人的／医学的な理由（糖尿病に罹患しているまたは過去にニキビがあった有名人）、職業上の理由（故障に苦しむ現役のまたは引退したプロフットボール選手、クリケット選手、オリンピック金メダリストが、ある NFx によって運動能力が改善され、または痛みを感じずに競技できるようになり、その NFx を支持している）などである。

1.3　ブランド崩壊をもたらす地雷と兵器

　16 ヶ月間の開発期間を経て、ある NFx が誕生した。開発期間に実施された 1 回の小規模な RCT では、急速な満腹感とカロリー消費効果の増大、食事との同時摂取による血糖反応の鈍化が認められた。その試験結果がまとめられ、その国の生物医学学会で発表された。さらに、戦略的なマスコミ向けイベント、それに続く全国的な広告と宣伝活動が紙面、放送、オンデマンド、オンライン、および直接的な方法で実施された。当該 RCT の論文は、査読終了間近で出版を目前に控えている。8 ヶ月後、その年間売上予測は 1,500 万ドル（約 15 億円）を超え、累計売上は目標の 1,000 万ドル（約 10 億円）を上回っていた。冬期休暇後の早朝、一流法律事務所から、優先扱いの封書が CEO の机に直接届けられた。CEO の不在中、3 時間にわたって文書は開封されずにいた。正午直前に CEO は年が明けて初めて会社に出勤し、顧問弁護士の執務室近くを通りかかった。明らかに青ざめて動転した顧問弁護士を見て、CEO は大丈夫かと尋ねた。顧問弁護士は、CEO の入室直前に、会社に届けられた訴状を無言で CEO に手渡した。それは、不当表示（体重減少と脂肪減少、血糖コントロール改善）を請求理由とする集団訴訟（class action）であった。CEO は訴状を自分の机に持ち帰り、別の緊急便の封書に気づいた。良い知らせであることを願いつつ、CEO は封書を開け、2 ページの通知書を取り出した。最初のページの冒頭に記された「侵害警告」の語に、CEO は愕然とした。さらにその下に記されていたのは、自社にとって非常に馴染み深い物質名、すなわち、目覚ましい成功を収めている自社の NFx 製品に含まれる 3 つの（推定）生理活性物質の内の 1 つであった。こちらは、特許権侵害訴訟（pat-

ent infringement）だ。

　このシナリオでは 2 つのエピソードが 1 日に凝縮されていたが、これらのエピソードのいずれかが、非常に多くの中堅から大手の NFx 企業を襲ってきた。小児の認知機能向上を主張する朝食用シリアルの根拠のない表示[14]から、脂肪含有量と「健康に良い」を誤って関連づけた特徴づけ[15]、休眠中の特許権を利用した特許権侵害訴訟[16]に至るまで、あまり勤勉とはいえない NFx 企業を、迫り来る脅威が待ち構えているように思われる。すべての NFx 企業にとって、NFx 製品のメッセージやクレーム表示の内容に厳密に合致するエビデンス基盤の収集、自主的な調査（成立しそうな特許権の継続的監視を含む）は、必要不可欠な予防的措置である。

1.4　機会はすぐそこに：先駆的な流れの先へ

　栄養産業界や科学界は、ゲノミクスからリピッドミクス、プロテオミクス、メタボロミクスまで、多様な「オミックス」（-omics）基盤に興味や好奇心を持ち続けている。このオミックスへの人気集中によって、消費者との関連性に対する展望は近視眼的な状況が続いていると考えられる。消費者にとっては、個別化されたオミックスの特性に大きな興味を持つのは先駆的な消費者のみであり、そのような消費者は全体のごく一部に過ぎない。個別化されたバイオメトリックスプロファイリングによる個別化栄養の幻想は、消費者にとっての利益、すなわち優れた健康と生体機能への新しく確証された道筋とは無関係である。栄養産業界において、オミックス中心のビジネスモデルへの統合の評価に値するのは、消費者に関連する評価項目を用いて、オミックスに基づく NFx の介入を従来の NFx の介入に対して比較する試験である。たとえば、慢性的な顔面ニキビの成人コホートを対象としてオミックスに基づくバイオメトリックスプロファイリングを行うことにより、有効性が期待される上質な NFx 製品の開発につながる可能性がある。次に、（適切なウォッシュアウト期間を設けた）クロスオーバー試験デザインによって、被験者はそれぞれの期間中に、オミックスに基づく NFx 製品を摂取しながら通常の食事を継続するか、または初期のエビデンスに基づく食事の介入を受けたとする。もしも、この試験結果において、容易に定量可能なアウトカム指標で NFx 介入群の優越性が示された場合、その経済的・生物学的な派生効果は、産業界と消費者に甚大な影響を与えるであろう。この第 2 版を執筆中の現時点では、このような研究結果は発表されていない。近い将来、このような発表があることを願う。

　はるかに費用と時間をかけず、おそらくリスクもより低いが、実行の忍耐力と「変化の巨匠」（change meister）としての優れた手腕を要する方向性として、破壊的な先駆性がある。その一例として、腸内または全身作用を発揮するには、生きている、ないしは生育可能な微生物を必要とすると広く信じられているプロバイオティクスが挙げられる。このような認識を強化するために、プロバイオティクスの「いわゆる企業連合」（"cartel"）は、価値連鎖（value chain）全体にわたって、膨大な知的・金銭的資本を投資してきた。しかし、最初に用いられた「生物」剤の 1 つは、ヒトの便から抽出された *Lactobacillus acidophilus*

という微生物を熱殺菌して得られたもの（Lacteol）であり、他の熱殺菌された微生物と同様に[19,20]、さまざまなRCTが公表されている[17,18]。「死んだ」プロバイオティックに関して新たなエビデンスが得られつつあり、エビデンスがある生きているプロバイオティック株を経口投与した場合、そのごく一部しか生存能力を維持した状態で大腸下部に到達できないという研究結果[21]が出ていることで、先駆的に主導してきたブランドが、生きているプロバイオティクスの企業連合による強い風潮に対抗して、非常に困難で険しい道程を乗り切れる可能性がある。

　NFxとカフェイン利用を関連づけた別の方向性として挙げられるのは、製品表示とは異なり、製品中に天然カフェインが含まれておらず、逆に合成カフェインが含まれていることを見抜く新たな分析手法の開発である[22]。このような、先駆的で競合性が生じにくい方向性は、成功した場合、NFx製品よりもはるかに大きな影響をもたらす可能性がある。

1.5　結論

　ニュートラシューティカルや機能性食品への期待は並外れて大きい。しかし、業界にとっては、持続可能で堅調な利益を生み出し、多数の熱心なブランド支持者と十分な投資収益をもたらすような製品を開発するための困難も、同様に大きい。信頼できるエビデンスに基づくNFx製品が少数であることを考えると、消費者に関連する概念を現実へと融合させるために、産業界と学界とが提携する機会の創出は不可欠である。企業が事業を開始する時点から、知的財産権に関する戦略を組み込んでおくことも同様に重要である。この知的財産戦略は、攻撃（そのための十分な運用資金と監視）と防御（先手を打っておく）の双方で実施しなければならない。現在この業界は、消費者と医学界双方から自信に欠けるとみなされているが、予防や治療に役立つ、または生活の質（QOL）を向上させることのできる栄養製品の裏づけを提供することで、業界は消費者の信頼を手に入れることができる。さらに、科学を通じて利益と知的財産を確保することで、業界は発展することができる。最近発表された論文[23]で、ケロッグ社の社員と、長年にわたってNFx臨床試験を担当した業界コンサルタントの研究者は、価値連鎖を通じたNFx製品の持続的な提案や追求には、エビデンスに基づく評価基準、レギュレーション、および消費者を巻き込む領域の標準化と調和が不可欠であることを明瞭に論じている。

文献

1) Jenkins DJ, Wolever TM, Taylor RH, Barker H, Fielden H, Baldwin JM, et al. Glycemic index of foods: a physiological basis for carbohydrate exchange. *Am J Clin Nutr* 1981; 34: 362-6.
2) Schenk S, Davidson CJ, Zderic TW, Byerley LO, Coyle EF. Different glycemic indexes of breakfast cereals are not due to glucose entry into blood but to glucose removal by tissue. *Am J Clin Nutr* 2003; 78: 742-8.
3) Eelderink C, Moerdijk-Poortvliet TCW, Wang H, Schepers M, Preston T, Boer T, et al. The glycemic response does not reflect the in vivo starch digestibility of fiber-rich wheat products in healthy men. *J Nutr* 2012; 142: 258-63.
4) Eelderink C, Schepers M, Preston T, Vonk RJ, Oudhuis L, Priebe MG. Slowly and rapidly digestible starchy foods can elicit a similar glycemic response because of differential tissue glucose uptake in healthy men. *Am J Clin Nutr* 2012; 96: 1017-24.
5) Almada AL. Carbohydrate and muscle glycogen metabolism: exercise demands and nutritional influences. In: Bagchi D,

Nair S, Sen CK, editors. *Nutrition and enhanced sports performance. muscle building, endurance, and strength*. London: Elsevier; 2013. p. 333-40.
6) http://www.nestle.co.nz/asset-library/documents/.../glycemic_index.pdf [accessed 14.08.13].
7) http://www.extendbar.com/blog/low-glycemic-snack-foods [accessed 12.08.13].
8) Glycemic index diet. What's behind the claims http://www.mayoclinic.com/health/glycemic-index-diet/MY00770 [accessed 18.08.13].
9) http://www.fda.gov/Safety/Recalls/default.htm [accessed 14.08.13].
10) http://www.hc-sc.gc.ca/ahc-asc/media/advisories-avis/index-eng.php?cat = 4 [accessed 14.08.13].
11) Huser V, Cimino JJ. Evaluating adherence to the International Committee of Medical Journal Editors' policy of mandatory, timely clinical trial registration. *J Am Med Inform Assoc* 2013; 20: e169-74.
12) Nielsen Newswire. Consumer trust in online, social and mobile advertising grows. http://www.nielsen.com/us/en/newswire/2012/consumer-trust-in-online-social-and-mobile-advertising-grows.html; 2012 [accessed 20.08.13].
13) Leibenstein H. Bandwagon, snob, and Veblen Effects in the theory of consumers' demand. *Quart J Econ* 1950; 64: 183-207.
14) Ellison JP. Recent Kellogg class action settlement is a reminder that litigation over advertising claims often comes in several waves.
http://www.fdalawblog.net/fda_law_blog_hyman_phelps/2013/05/recent-kellogg-class-action-settlement-is-a-reminder-that-litigation-over-advertising-claims-often-c.html; 2013 [accessed 20.08.13].
15) Manatt Phelps and Phillips, LLP. (2013). Got settlement? Muscle Milk suit settles for $5.3 million. http://www.lexology.com/library/detail.aspx?g = 2345287b-24f0-4453-8d45-10b44d04315e [accessed 20.08.13].
16) Stump E, Almada A. Patent trolls strike supplements. *Nutr Bus J* 2013; 18: 36-7.
17) Halpern GM, Prindiville T, Blankenburg M, Hsia T, Gershwin ME. Treatment of irritable bowel syndrome with Lacteol Fort: a randomized, double-blind, cross-over trial. *Am J Gastroenterol* 1996; 98: 1579-85.
18) Salazar-Lindo E, Figueroa-Quintanilla D, Caciano MI, Reto-Valiente V, Chauviere G, Colin P, for the Lacteol Study Group. Effectiveness and safety of Lactobacillus LB in the treatment of mild acute diarrhea in children. *J Pediatr Gastroenterol Nutr* 2007; 44: 571-6.
19) Shinkai S, Toba M, Saito T, Sato I, Tsubouchi M, Taira K, et al. Immunoprotective effects of oral intake of heat-killed *Lactobacillus pentosus* strain b240 in elderly adults: a randomised, double-blind, placebo-controlled trial. *Br J Nutr* 2013; 109: 1856-65.
20) Hirose Y, Murosaki S, Yamamoto Y, Yoshikai Y, Tsuru. T. Daily intake of heat-killed *Lactobacillus plantarum* L-137 augments acquired immunity in healthy adults. *J Nutr* 2006; 136: 3069-73.
21) Wutzke KD, Berg D, Haffner D. The metabolic fate of doubly stable isotope labeled heat-killed *Lactobacillus johnsonii* in humans. *Eur J Clin Nutr* 2008; 62: 197-202.
22) Zhang L, Kujawinski DM, Federherr E, Schmidt TC, Jochmann MA. Caffeine in your drink: natural or synthetic? *Anal Chem* 2012; 84: 2805-10.
23) Marinangelia CPF, Jones PJH. Gazing into the crystal ball: future considerations for ensuring sustained growth of the functional food and nutraceutical marketplace. *Nutr Res Rev* 2013; 26: 12-21.

第2章

ニュートリションサプリメントと機能性食品：機能性の意義と世界のレギュレーション

Nutritional Supplements and Functional Foods: Functional Significance and Global Regulations

アミタヴァ・ダス，チャンダン K. セン
オハイオ州立大学メディカルセンター，デービス心肺研究所外科部
コロンバス，オハイオ州，米国
Amitava Das and Chandan K. Sen
Davis Heart and Lung Research Institute, Department of Surgery,
The Ohio State University Medical Center, Columbus, Ohio, USA

2.1　はじめに

　200年前、白糖（processed sugar）は薬局でしか手に入らなかった[1]。現在では白糖は最も販売が成功した栄養化学物質の1つであり、消費者は幼い頃から日常的に摂取している。しかし、今日私たちが食べている食品は、白糖のように製粉や加工により栄養価が低下したものが多い[2]。かといって、健康的でバランスの良い食事をしようとすれば、時間がかかる。今日のライフスタイルでは、これらの欠点を補うために、ダイエタリーサプリメントと機能性食品がある意味必要である[3~6]。

　ダイエタリーサプリメントとは、日常の食事のみでは十分に摂取されない可能性のあるニュートリエントの補充を目的とする製品である。ダイエタリーサプリメントは、食品として分類される国もあるが、医薬品や自然健康製品として分類される国もある。また機能性食品という用語は、新たな成分やその他の成分を添加して、それらを補充するもので、身体機能の向上と健康の改善をもたらすものを指す[7]。これらのタイプの食品は、加工食品と、健康を増進するための成分を加えて価値を高めた食品から成る。機能性食品または機能性食品成分の探究は、今日の食品業界における先進的動向の1つである。

　昔ながらの小麦やライ麦で焼かれたパンや、オートミール、魚、発酵乳製品、ベリー（液果）と果実（ワインなどの発酵品を含む）、オリーブ油は、ヨーロッパ諸国の日常の食事

を構成する基本的な食品であった。しかし現在の食事にこれらはほとんどといってよいほど含まれていない。代わりに含まれているのは、精製された炭水化物（ショ糖にいたっては、もはや分析学的レベルである）と植物油に含まれる過剰なn-6系脂肪酸である。アメリカ大陸とアジア・オセアニアでも同様の傾向が強く見られる。以前必要とされていた厳しい肉体労働は、長時間の静的な筋肉活動で済むデスクワークや交感神経の緊張増大と内分泌系のアンバランスな状態が伴うライフスタイルに置き換わった。その結果として、けたはずれのメタボリック症候群の発症率をもたらした。過体重と肥満に伴って生じるメタボリック症候群は、多くの国の医療システムにとって深刻な負担となっている[8]。糖毒性と脂肪毒性は他の毒性より多く見られ、私たちの代謝の主要調節因子であるインスリン分泌に害を及ぼす[9]。

食品が健康維持と疾病治療に役割を果たすという考えは、古代文明にさかのぼる。インドのアーユルヴェーダや中国の経典、ユダヤ教とキリスト教の旧約聖書（モーゼ書とダニエル書）、ギリシャ（ヒポクラテス）、イスラム教（コーラン）、フィンランド（カレワラ）などの文化の古文書から、この考え方について知ることができる。残念ながら、製粉やその他の食品の工業的精製法が近年進歩したこととマーケティングの商業的傾向により、古くからの知識は注目されなくなった。こうした状況のもとで「白いことは美しい」という誤解が生じている。精製され加工された食品には、植物から得られるニュートリエントの含有量が減少して、ごく微量であることが多い。天然物の中にはさまざまな植物化学物質（phytochemicals）が混在し、それによって生理活性を有しているのであり、これは近代西洋薬に見られるような「1つの活性成分」仮説とは正反対のものである。すなわち、植物化学物質の生理活性は単一成分によって生じるものではなく、他のさまざまな成分と組み合わさって発揮されるものである。食事から得られる植物化学物質は、人の健康と疾病の調節に重要な役割を果たす[10]。現代人は自然が提供する必須で保護作用のある化学物質を利用せずに、容易に食事を構成することができる。このため、全世界における流行病ともいえる過体重と肥満は、先進国や裕福な国において[11]だけでなく、開発途上国でも富裕層においてかつてない規模で広がり、一方では貧困層が飢餓に苦しんでいる[12]。

「ニュートラシューティカル」（neutraceutical）という言葉は、ニュージャージー州クロフォードにある医療イノベーション財団の創立者兼理事長であるステファン・L・デフェリーチェ博士が「栄養」（nutrition）と「薬剤」（pharmaceutical）を組み合わせて作りだした用語であり[13]、生理学的作用を示す食品または食品成分（food ingredients）を指す。ニュートラシューティカルは、既存の法制度上の食品区分にも医薬品区分にも入りにくく、この2つの間のグレーゾーンに入ることが多い[184]。ニュートラシューティカル製品は一般的に、健康増進、「最適栄養」（optimal nutrition）、身体面・精神面の双方での能力向上、疾病リスク要因の低減を包含する[185]。「生理学的機能性食品」（physiologically functional foods）または単に「機能性食品」（functional foods）という用語は、宇宙旅行に必要な栄養を考える文脈では30年ほど前から用いられている[14]。

一般の人を対象とする現代の機能性食品の概念は、1980年代初めに日本の学術団体によって提唱され、特定保健用食品（Food for Specified Health Use）として最初に制度化さ

れた[15,16]。ヨーロッパ機能性食品科学（Functional Food Science in Europe: FUFOSE）協調行動の目標は、特定のニュートリエントが生理学的機能に良い影響を与えるという科学的基礎を置くエビデンスを用い、ヨーロッパにおける機能性食品の科学的概念のコンセンサスを導くことであった[186]。その成果から機能性食品の「実用的定義」（working definition）が提案された。すなわち、食品は健康と安寧（well-being）や疾病リスクの低減に関連する、適切な栄養学的効果以上の有益な効果を、身体の1つ以上の標的機能に及ぼすことが十分に実証され得た場合に、機能的であるとみなすことができる。機能性食品は依然として食品でなければならず、食事で通常消費される量でその効果を達成しなければならない[186]。機能性食品の意図やクレームを裏づける確固とした科学的基礎は、生物学的反応に関係するマーカーや、疾病を介して発現するマーカーを用いたヒト試験から得られるエビデンスによって提供することができる。高度機能表示（enhanced function claims）（Aタイプ）と疾病リスク低減表示（reduced risk of disease claims）（Bタイプ）の2つのタイプのクレームは、これら2種類のマーカーに直接関連して提案された。次に、欧州連合の新しい協調行動が、FUFOSEで定義された原則の継承と発展に取り組んだ[186]。クレームの科学的エビデンスの評価過程（Process for the Assessment of Scientific Support for Claims: PASS-CLAIM）構想はこうして確立された[17〜29]。国際生命科学研究機構（International Life Sciences Institute: ILSI）の欧州支部とPASSCLAIM構想は、食品のクレームを支持する科学的エビデンスの評価を指示された。なお、ILSIは、栄養、食品の安全性、毒性、環境に関連する科学的問題の理解を推進して公衆衛生に役立てることを目的として1978年に設立された世界的な非営利法人である。また、学界、政府、業界、公的機関から専門家を集めて公衆衛生問題の解決策を模索している[15,30]。国によっては、マーケティングにおいて健康増進に関連する特性を表現できるが、疾病リスク低減に関してはできないところもある。

　日本において、特定保健用食品の販売は制度として認められている。特定保健用食品の関連範囲は薬理学、医学、食品、栄養にわたる。専門家の中では、特定保健用食品においても、高度に精製・濃縮された機能性成分を通常の食品に含ませているため、安全性の問題を考慮することがきわめて重要であるとの議論がある[31]。日本において、特定保健用食品はヘルスクレームが表示可能な唯一の[訳注1]食品製品（成分ではない）のカテゴリーであり、身体の構造・機能（生理学的機能）に作用する機能性成分によって構成されている[31]。これらの食品は、健康の維持・増進、または胃腸の調子や血圧などの健康状態の管理を期待する人々によって、特定の保健用途のために消費されることを意図されている[31]。したがって特定保健用食品の対象は健康な人々だけでなく、疾病になる前の段階であったり、境界領域にある人々である。特定保健用食品が販売される場合には、提案される特定の保健用途の安全性と有効性が厳密に評価された後に、国の許可が必要である[16,31]。

　機能性食品に対する注目度が高まって世間で議論されており、おそらくは近いうちに、

訳注1　2013（平成25）年6月に食品表示法が制定された。同法に基づく食品表示基準に機能性表示が規定され、2015（平成27）年4月から販売前届出制をとる機能性表示食品が認められたため、唯一ではなくなった。

機能性食品の販売と消費を管理する標準的なグローバルポリシーが打ち出されるであろう。このプロセスを支えるさらなる研究が必要であることは明らかである。世界の食習慣はきわめて多種多様であるため、研究はさまざまな文化的背景において実施されなければならない。試験する場合は、食生活全体を基準とし、機能性食品はわずかな構成要素とするのが望ましい。

本章の目的は、伝統的食品とその成分を機能性食品とダイエタリーサプリメントの研究対象にすることの重要性について概観を示すことである。いくつかの例を選び論じる。さまざまな国における機能性食品の販売と消費に対するレギュレーションについて簡潔に述べる。

2.2　保健行動と食品市場

保健行動とは、良好な健康状態を得る、維持するもしくは回復するために、または病気を防ぐために人がとる行動すべてを意味する。保健行動には人の健康信条が反映される[32]。米国防疫センター（Centers for Disease Control and Prevention: CDC）によると、罹病率と死亡率から見た慢性疾患の要因は、運動不足、栄養不良、喫煙、過度のアルコール摂取の4つの健康リスク行動である[33]。研究によると、健康的なライフスタイル行動を1つ以上継続した場合に平均余命が延びている[34]。保健行動は適切な介入により変化させることができる[35～37]。良い例がフィンランド東部にある。そこでは、30年前に報告された統計によると、心血管疾患の罹病率と死亡率が世界で最も高かった。北カレリアプロジェクト（North Karelia Project）[38,39]は、フィンランド東部での心血管疾患の罹病率と死亡率を過去30年間にわたり継続的に低下させるのに成功した[40]。人々の保健行動をどのように変化させることができるかについては種々の理論がある。人にはそれぞれ相違があり、変化を受け入れる意欲も年齢や文化によって異なるため、並行してさまざまなアプローチを実施するべきである。保健行動を変化させるためのアプローチの一覧を **Table 2.1** に示す。

Table 2.1　保健行動はさまざまな面を強調することで変えることができる

健康信条	リスクにさらされて、変化が役立つと確信する場合に人は変化する
消費者	市場、すなわち価格や入手しやすさ、見た目をもとに人は選択する
行動意志	他の人の例を見聞きすると、変化しようとする意欲が生まれる
イノベーションの普及	新しい考えや習慣は、まず少数の人々に少しずつ浸透した後で大多数の人々に受け入れられる
コミュニケーションによる説得	提供された情報を理解して興味がわいた場合に人は変化する
セルフコントロール	人は自分自身について検討し、各自で対策を講じる
自己効力感	個人的な理由で変化を求める意志が強ければ人は変化する
問題行動	食品選択が上手になるように社会が働きかければ問題行動は減る
ソーシャル・マーケティング	マーケティングの出発点は社会的受容性である
社会的学習	人は変化を起こす主体であるが、変化を受ける対象でもある

[41]を改変

(1) 食品の健康増進特性を助長させる可能性

　食品のより良い機能性は、さまざまな方法で助長することができる[15]。身体の分子的機構をより良く理解することは、栄養、ライフスタイル、健康に及ぼす影響も含めた遺伝性素因と生活の質（quality of life: QOL）との関係を確立するのに役立つ[41]。機能に関わるゲノミクスやメタボロミクスなどの新技術からは、人におけるニュートリエントの必要量や食品に対する生物学的反応の多様性を研究するヒントが得られる[41]。たとえば機能性食品の分野で行われた広範な研究から、アントシアニンには抗炎症・抗発がん作用や、心血管疾患予防、肥満管理、糖尿病軽減の特性があることが確認された。アントシアニンは動物を引きつける色素として、植物にとって重要であると考えられている[42]。農業の一部門として多種類の植物の自然品種が栽培されている。自然品種には貴重な栄養成分が存在するという理解が進んだため、小麦の古代品種のように栽培が復活されることもある。カロテンを産生する遺伝子を米に組み込んだように、植物への遺伝子の組み込みが可能である。逆の操作で不健康な成分を低下させたり取り除いたりすることもできる。また、ビタミンやミネラルの添加による強化で、食品や飲料の調整も可能である。さらに、有害であると証明された成分を取り除くこともできる。たとえば、卵からコレステロールを取り除くことがあげられる。古代から発酵は消化率を高め、貯蔵に役立つことから最終的な食べ物や飲み物の生産に用いられてきた。発酵に用いる菌は、消費者の感染に対する抵抗性を高めるためにも役立つ。プロバイオティクスとプレバイオティクスに関わる生物学については良く理解されている。アスリートやフィットネス志向の一般消費者向けの製品に行われているように、有益な化学物質により飲料を強化することも可能である。

1) 食物繊維

　紀元前4世紀から全粒粉食品に健康増進の特性があることは知られていたが、食物繊維や他の生理活性物質がこの特性をもたらす成分として同定されたのは1970年代であった[43]。「食物繊維仮説」（fiber hypothesis）は1970年代に実施された観察研究で、食物繊維を豊富に含む食品を食べるアフリカの人達が、心血管疾患や大腸がんなどの多くの欧米の疾病に罹患していないことが判明し、注目されたことから発展した[44,45]。

　自然植物食品の主成分は、さまざまな種類の食物繊維であることが多い[47〜49]。食物繊維は、胃を拡張させることにより、満腹感と食物摂取を終了させる1つの鍵となる調節シグナルとして重要である。食物繊維は腸内容物の容積も増大させるが、これは腸の運動性と吸収や排便などの機能のために必要である。食物繊維成分は多くの役割を果たすことから、機能性食品とサプリメントの開発における出発物質として最重要グループに属すると考えられる[50]。食物繊維と全粒粉は小児期の便秘の治療にも使用されている[51]。食物繊維は人の消化酵素による（加水分解）消化に抵抗性のある食用植物細胞残余物や、多糖類、リグニン、これらの関連物質から成る[187]。グリセミック指数（glycemic index: GI）を低下させる目的で、パンに高繊維質の小麦粉や純粋の食物繊維を添加することについて、論文報告がある[52]。日本の食品成分表には動物性や植物性組織中の食物繊維含有量が収載され

第I部　はじめに

ているが、多くの国で重合度 10（DP-10）未満の糖類（イヌリン、オリゴフルクトース、Fibersol-2、ポリデキストロース、フラクトオリゴ糖、ガラクトオリゴ糖など）を食物繊維に含めている。これらの短鎖オリゴ糖は、AOACインターナショナル（Association of Official Analytical Chemists International）の公認法では食物繊維として認められず、米国食品医薬品局（U.S. Food and Drug Administration: FDA）、米国農務省、食糧農業機関（Food and Agriculture Organization: FAO）、世界保健機関（World Health Organization: WHO）も、栄養表示においてこの判断に従っている[187]。イギリスの栄養表示では、食物繊維という用語は非でんぷん性多糖類に変更された[187]。このため米国穀物化学者学会（American Association of Cereal Chemists）は、現行の定義が引き続き妥当であるか評価し、必要に応じて定義を修正して更新するよう、科学者による専門委員会に委任した[187]。食物繊維は食品に通常期待される以外の特定の機能を加える場合や、添加物として使用する場合には、機能性食品としてみなすことが可能である[187]。たとえば食物繊維には整腸作用があり、ビフィズス菌や乳酸菌による腸の刺激を促進、冠動脈の状態を改善し、コレステロールを低下させ、グルコース代謝とインスリン反応を改善し、血中脂質を低下させ、がんの予防に寄与する[187]。

また食物繊維は、腸内細菌叢で多数の代謝反応の基質としての役割を果たす。成分の中には短鎖脂肪酸があり、これらの脂肪酸は大腸の粘膜細胞に必要なエネルギー源となる。これらの成分はまた、肝臓での代謝調節、すなわち内因性コレステロール合成にも寄与する[53]。食物繊維は腸内細菌叢におけるリグナン産生の出発物質である[54]。リグナンは細菌叢自体と粘膜細胞再生の重要な制御因子である。吸収されたリグナンはステロイドホルモンなどの代謝反応に寄与し、ホルモンに関連するがん細胞増殖を抑制する[54]。リグナンや他のポリフェノールは心血管系の健全な状態に有益な作用をもたらす主要物質とみなされている[55,56]。菜食主義の人達の食事は、腸内細菌叢の特性を変え、病原細菌数を著しく減少させることが知られている[57]。さらにポリデキストロースや可溶性トウモロコシ繊維の摂取により、成人の腸内細菌叢が改善されることが明らかになっている[58]。食物繊維はきわめて重要であるといえる[55,59]。ヨーロッパの中央部や北部のいくつかの国では、すべての食事で黒いライ麦パンを食べるのが一般的である。ライ麦パンは食後グルコース反応を低下させる[59]。さらにライ麦パンは、血清コレステロール値の中等度の増加が認められる男性において、血清総コレステロールと低比重リポ蛋白（LDL）コレステロールを低下させる[60]。ライ麦は食物繊維を豊富に含有している[46,61,62]。ライ麦は利益をもたらすというデータがこのように数多くそろっており、ライ麦はパンに含まれる機能性食品であると自信をもって言うことができるだろう。

オートミールは、ヨーロッパのいくつかの国と北米では、伝統的で一般的な朝食である[63〜65]。カラスムギにはβ-グルカンとして可溶性繊維が豊富に含まれている[66〜68]。β-グルカンは食後高血糖と脂質血症を軽減・予防することができ、言い換えると、朝食などの通常の食後の糖毒性と脂肪毒性を低下させることができる。カラスムギから単離された食品用のβ-グルカンが血糖値と血中インスリン値を低下させる効果については、いくつかの研究が行われている[69〜71]。また、カラスムギ由来のβ-グルカンは、高コレステロール

血症の被験者の血中総コレステロール値と LDL コレステロール値も低下させた[69〜72]。カラスムギ製品はデータが豊富にあるため、機能性食品としての要件を満たすであろう[73]。

現在注目を集めているものとしては、プロバイオティクス、すなわち生菌によるフードサプリメントと、プレバイオティクス、すなわち難消化性の食品成分がある。人気のあるこれらのコンセプトの対象は胃腸内細菌叢である。西欧社会でプロバイオティクスの摂取は古くから推奨されてきたが、一般的にプレバイオティクス、特に難消化性オリゴ糖が注目され始めたのはごく最近である[74〜77,188]。

2）キシリトール

樹木の基礎物質は炭水化物ポリマーである。この大量の炭水化物を実際に幅広く利用するならば、明らかに世界の食糧不足の解消に大いに役立つであろう。残念なことに人の腸におけるセルロースの消化率は低いが、セルラーゼ（セルロース分解酵素）を用いた技術はよく知られている。反芻動物ではルーメン細菌によってセルロースの利用が可能となっている。樹木の糖質の中には食品成分として広範に利用されているものがある。カバノキは五炭糖を大量に含有する。フィンランドではアルコール基を持つキシリトールが 40 年間にわたり広く研究されている。キシリトールは他の多価アルコール甘味料と同じく、自然に発生する糖アルコールである。キシリトールには甘味があるが、ショ糖とは少し違う味である。キャンディやチューインガムにショ糖の代わりにキシリトールを添加すると、ショ糖を含有する製品に比べて口内細菌増殖が低く抑えられる。このように、キシリトールは口腔の健康状態を効果的に管理する可能性がある[78〜82]。さらに、キシリトールには 12 歳以下の小児の急性中耳炎を予防する効果があるとの報告もある[83]。キシリトールの健康上の利益を示すデータは十分あるものの、この天然の糖を機能性食品として分類することはできない[訳注2]。キャンディやチューインガム中のキシリトールの含有量が少ないため、機能性食品としての基本的要件を満たしていないからである。

3）ポリフェノール

種子、液果、果実、根には、他の有用な成分とともに保護的な役割を持つポリフェノールがある[84,85]。聖書にはバルサム（芳香性含油樹脂）についての記載がある。逸話としてではあるが、フィンランド人の伝統的治療法では、皮膚の創傷治療にマツやトウヒ（唐檜）の樹脂を用いて効果を上げていた。食事から得られるポリフェノールが人の健康に及ぼす影響については、過去 10 年間にかなり研究が進んだ。退行性疾患、特に心血管系疾病やがんの予防に果たすポリフェノールの役割は、エビデンスの全体性から見て支持されている。その生物学的機能に加え、キウイ果実由来ポリフェノールはグルテン非含有パンの製造に用いられている[86]。ポリフェノールの抗酸化特性は広く研究されているが、ポリフェノールの作用メカニズムは酸化ストレスの調節以外にもあることが明らかになっている[87]。ポリフェノールの作用として可能性のある酸化促進、抗酸化またはその他の多くの

訳注 2　日本では、特定保健用食品として許可されている

第Ⅰ部　はじめに

生物学的作用が、植物由来の食品や飲料に富む食事によってもたらされる健康上の利益の主要因であること、またはこれに寄与していることは、今後間違いなく証明されていくであろう[88]。したがって、ポリフェノールの場合は、今のところ機能性食品としては弱い。

4）抗酸化物質

1970年代、80年代にフリーラジカル生物学の分野が発展するにつれ、酸素フリーラジカルがいかに人の健康に害を与えている可能性があるかを示す論文が何百報も発表された[89〜92]。この分野は急速に拡大し、1980年代後半には *Free Radical Biology & Medicine* などの専門誌が創刊されるに至った。学界は素早く解決策を検討した。その結果、フリーラジカルの有害作用を防ぐことのできる化学物質として抗酸化物質の研究が急増した[93〜96]。抗酸化物質は、酸化基質の濃度に比較して低濃度である場合、その基質による酸化を顕著に遅らせたり防いだりする物質である[116]。多くの物質が *in vivo* で抗酸化作用を持つことが *in vitro* や生化学研究によって示唆されたが、証明されたものはほとんどなかった。抗酸化療法は1980年代の半ばから後半にかけて新しい専門用語となり、文献を見ると、人の疾病で抗酸化療法に反応しないケースは実験設定上ではほとんどないかのような印象であった[97〜106]。基礎研究者たちが *in vivo* でのフリーラジカルに対する抗酸化生物学に伴う精妙さを理解しようとしている一方で、臨床における抗酸化物質の有効性を試験するため、きわめて多くの臨床試験が開始された[107]。臨床試験が有意義であるかどうかは、試験される実践的仮説の根拠となる基本原理を包括的に理解しているかによる。このことから、臨床において抗酸化物質の有効性を調べる上での多くの弱点が明らかになった。最初の試験結果は期待はずれであった[108]。前向き疫学調査により、抗酸化作用のあるビタミンの中で特にビタミンEの摂取増大に伴い、心血管系疾病リスクが減少することが示唆された。しかしランダム化試験の結果では、この所見は裏づけられなかった[109]。抗酸化物質の分野での広範な研究にもかかわらず、ランダム化試験では、抗酸化物質が健康に対する利益に関連するとの直接的な実験によるエビデンスは得られなかった[110]。一般的に抗酸化物質は安全であるとみなされている[111]。この考えは、一次予防における β-カロテンの大規模ランダム化臨床試験で「β-カロテンの使用に伴う有益な効果は認められず、有害である可能性がある」と報告されたことで急速に変化した。当時、心血管系疾患の予防におけるビタミンCの役割について、疫学研究と臨床試験のデータは決定的でも十分でもないことが示された。心血管系疾患の予防における抗酸化ビタミンの広範な使用に対して警告が出された[112]。抗酸化物質のパラドックスはこうして生まれた[113]。

1990年代中頃には2つの重要な領域での進展により、想像以上にフリーラジカル生物学は複雑であるとの主張が、裏づけられた。第1の進展は、抗酸化物質が局所的な条件と環境条件で実際には酸化促進剤のように作用する可能性があることで[114〜123]、第2の進展は、フリーラジカルとその誘導体が、細胞伝達物質として生理学的に有益な機能を実際に果たしている可能性があることであった[124〜125]。この結果、哺乳類における酸化還元（レドックス）シグナル伝達という新たな学際的な分野が開けた[126〜128]。細胞生物学における基礎的な調節機構として、レドックスに基づくシグナル伝達と遺伝子発現の調節が明らか

になった。タンパク質中に存在するシステイニル残基の側鎖官能基である CH_2-SH を介して、電子流（electron flow）がそのレドックスを検知する特性を持つことが突き止められた[126]。この新規の学際的分野を支援するため、新たに *Antioxidants & Redox Signaling* 誌（www.liebertpub.com/ars）が創刊された。この10年間に3,000報を超える論文がレドックスシグナル伝達について発表されている。人の健康を維持するための適切な抗酸化ニュートリエントの探索は依然として進行中であるが、組織内でのレドックス状態の調節が治療目的で効果的に用いられる可能性は明らかである[129~133]。抗酸化物質などのレドックス活性物質の場合、機能性食品としてやや強い。レスベラトロール[134,135]、クルクミン[136~139]、トコトリエノール[140~142]等の抗酸化物質の評価は急速に高まっている。さらに、食用液果では有望な結果が示されている[143~145]。果実と野菜は抗酸化物質が豊富であるため、FDA基準を満たす食品のパッケージは、今や「低脂肪で果実と野菜が多い食事は、ある種のがんのリスクを低減させる可能性があります」とのクレームを表示することができる[146]。果実と野菜を組み合わせて摂取すると抗酸化能の相乗効果が生じ、慢性疾患に有益であることが示されている[147]。

5）不飽和脂肪酸

　魚は、アジア諸国（日本、インド洋沿岸部など）、ヨーロッパ諸国（フィンランド、ノルウェーなど）、地中海諸国、グリーンランドや北米の先住民が伝統的に常食していた。グリーンランドのイヌイットには冠動脈性心疾患の発症率が低いことから、魚食と魚油摂取による利益が新しく認識された[148,149]。多数の研究が示すように、魚食は心血管系疾患のリスクを低減させる[150,151]。n-3系脂肪酸は血小板凝集を抑制し、血清トリグリセリド値を低下させ、心筋梗塞による突然死のリスクを低減させるため、心血管の健康に有益である[150~152]。内陸の湖や河川から得られる淡水魚も n-3系脂肪酸を含有しており、現在の知見によれば、魚を含む食事の有益な効果がこれで説明される[153~155]。魚油中の n-3系脂肪酸は食後の高脂血症を低下させることが判明している[156]。運動と n-3系多価不飽和脂肪酸（polyunsaturated fatty acid: PUFA）摂取との組み合わせは効果的である[157]。海産物由来の n-3系 PUFA はマウスの誘発性肥満を抑制することから、脂肪組織細胞の増加を低下させる[158]。食事による長鎖 n-3系 PUFA 摂取は、ラットによる実験ではショ糖誘発性のインスリン抵抗性を抑制する[159]。現在の欧米型の食事には n-6系多価不飽和脂肪酸が大量に含まれているため、n-3系 PUFA／n-6系 PUFA 比が低い。アラキドン酸は事実上エイコサペンタエン酸に匹敵する[160]。n-3系脂肪酸はアマなどのいくつかの植物や脂質にも含まれている[161]。アマや脂質は、少なくとも成人において、体内でエイコサノイド[訳注3]の出発物質として用いることのできる α-リノレン酸の重要な供給源である。魚油カプセルは、心血管疾病を予防するダイエタリーサプリメントとして市販されている。n-3系脂肪酸の摂取は、糖尿病とメタボリック症候群の患者の血中トリグリセリド値とコレステロール値の低下に役立った[162,163]。心血管系疾患以外にも、不飽和脂肪酸は炎症に関連した生

訳注3　アラキドン酸由来の生理活性物質

物学で重要性を増しつつある。

6）微量栄養素

微量栄養素とは、生物が少量必要とするニュートリエントである[164～173]。これにはミネラルやビタミンといった化学元素や化学成分などがある。ミクロミネラルすなわち微量元素には、少なくとも鉄、コバルト、クロム、銅、ヨウ素、マンガン、セレン、亜鉛、モリブデンが含まれる。これらは人体がきわめて少量（通常100mg未満/日）を必要とする、食事から得られるミネラルである。一方、マクロミネラルは大量の摂取を必要とする。なお、ここでいう「ミネラル」は、地質学での取り扱いと異なることに注意されたい。また、ビタミンは、ある生物が健康のために微量を必要とするが、体内で合成することができないため食品から摂取しなければならない有機化学物質である。ビタミンはミネラル代謝の調節因子としてのホルモン様機能から、細胞や組織の増殖・分化の調節因子としてまでの多様な生化学的機能を持ち、なかには抗酸化物質として機能するものもある。

20億人を超える人々（すなわち世界中の3人に1人）が、一種の栄養障害としての微量栄養素欠乏となっている（http://www.micronutrient.org）。最も発症頻度の高い欠乏の中には深刻な影響をもたらすものがある。

1. ビタミンA欠乏：開発途上国では300万人近い未就学年齢の小児がビタミンA欠乏のため盲目である。
2. 鉄欠乏性貧血：開発途上国では、妊産婦の死亡4人中1人の原因である。穀物粉に鉄を添加する費用は年間1人当たり20セント（約20円）である（世界銀行推定）。
3. ヨウ素欠乏：世界で精神遅滞を引き起こす主要な原因である。ヨウ素欠乏のため、20億人以上の小児が知能指数（IQ）低下と精神遅滞を発症している。ヨウ素塩を提供する費用は年間1人当たり10セント（約10円）と推定されている。
4. ビタミンE、亜鉛、マンガンの欠乏も重大な懸念を引き起こしている。

微量栄養素欠乏は、食品の強化や補充などの介入にかかる費用が少額なことと、食事が多様であるため、先進国においてほとんど知られていない。最も患者が多いのは南アジアとサハラ以南のアフリカである。

7）植物ステロール

高い血中コレステロール値は心血管系疾患のリスクがあることを示す。血中コレステロールは内因性または外因性によるものである。血中コレステロール値は食事、特に摂取される脂肪のタイプと量に影響される。完全菜食主義者の食事にはコレステロールが含まれていないため、心血管系疾患のリスクを下げる場合がある[174]。完全菜食主義者の食事をするメリットについては、本章の引用文献を参照してほしい。近年、植物ステロール・スタノールを（脂肪酸エステルとして）含有する植物油スプレッドが開発された。植物ステロール・スタノールを添加したスプレッドについて実施されたさまざまな臨床試験か

ら、これらのスプレッドがコレステロールを低下させる特性は一般的な植物油スプレッドよりはるかに高いことが明らかになった[189]。植物ステロールは小腸で食事性コレステロールと胆汁性コレステロール双方の吸収を低下させ、結果としてコレステロール排泄を促進する[175,189]。スタノールを強化した植物性マーガリンはフィンランドで最初に市販され、現在では数ヶ国において主要な食品である。米国では、植物ステロールは一般に安全と認められる（Generally Recognized As Safe: GRAS）という評価を得ている。

8) プロバイオティクス

発酵乳製品は多くの国で長年にわたり主要な食品として消費されてきた。インドでは、牛は人の健康に寄与するため、社会で特別な位置づけを与えられている。以前は保存が容易でなかったため、乳の大部分は発酵乳として消費されていた。発酵は有害な細菌による腐敗を抑え、乳製品の保存可能期間を延ばす。乳酸菌は発酵特性とプロバイオティック特性により食品バイオテクノロジーに重要な役割を果たし、私たちの生活の質（QOL）に良い影響を与えている。人の正常な腸内細菌叢は複雑で、通常安定した生態系である。腸内細菌叢はいくつかの代謝機能と細菌感染への抵抗性により、人にとって重要である。抗菌薬の服用は正常な腸内生菌叢を乱し、その結果、腸内細菌の定着抵抗性の低下や代謝活性の変化を招くことがある。抗菌薬による治療は胃腸障害を引き起こし、腸内細菌叢における乳酸菌の減少や消失を招く可能性もある。乳酸菌は正常な嫌気性グラム陽性腸内細菌叢の構成要素であり、乳酸や酢酸、過酸化水素、抗菌物質の産生を介して、定着抵抗性の維持に寄与している可能性がある。数多くの研究により、胃腸管内の潜在的病原菌に対する乳酸菌の防御作用が認められている[190]。この乳酸菌の防御作用により、ある種の抗菌薬は乳酸菌と併用投与される。

この他にも発酵後に摂取される食品がいくつかある。伝統的なライ麦パンは発酵食品である。カラスムギや魚における発酵効果はあまり知られていないものの、以前からごく一般的に利用されてきたが、実際に何が起こっているかはほとんど解明されていない[176]。スウェーデンでは、今でも発酵させた魚が国民的な伝統料理である。

発酵食品の中でも発酵乳製品の研究データは特に多い。これらのデータをさらに発展させることができれば、発酵乳製品が機能性食品として正当化されて、日々の食事に役立つ可能性がある。衛生的水準の低い国へ旅行する人には、乳酸菌製剤を持参するよう勧める。

2.3 安全性と有効性についての研究の必要性

なによりも先に、ダイエタリーサプリメントと機能性食品の長期的・短期的安全性が、前臨床試験と臨床試験で確立される必要がある[177～181]。米国では、「従来型の」食品や医薬品（処方せん・OTC）とは別枠組みのレギュレーションでダイエタリーサプリメントを位置づけている[191]。1994年のダイエタリーサプリメント健康教育法（Dietary Supplement Health and Education Act: DSHEA）によると、ダイエタリーサプリメント製造業者には、ダイエタリーサプリメントが安全であることを市販前に保証する責任がある。FDAには、

安全でないダイエタリーサプリメントに対して市販後に措置を講じる権限を与えている[191]。一般的に、製造業者はダイエタリーサプリメントを製造・販売する前に、FDAに登録したりFDAから許可を得たりする必要はないが、ダイエタリーサプリメントに表示する情報が真実であり、誤認を招くおそれがないようにしなければならない[191]。市販後のFDAの権限には、ダイエタリーサプリメントの有害事象の自発報告や製品情報（表示、クレーム、添付文書、付属文献）を通じた安全性モニタリングがある。連邦取引委員会（Federal Trade Commission）にはダイエタリーサプリメントの広告についての規制権限がある[192]。

　もしある特定のダイエタリー構成成分に機能性表示ができる地位を与えることが、新薬の承認に必要とされている程度の厳格な審査に対する報奨と考えるならば、より多くの適切に行われた比較臨床試験が今後必要となることは明らかである。しかし、食品では外見に明白な違いがある場合、二重盲検介入試験を実施する困難さを認識することが重要である。疫学研究によると、アドヴェンティスト（Adventist）キリスト教再臨派信者は食事内容に多くの異なる点があるために、他のアメリカ人より健康リスクが顕著に低い[182]。試験が適切な検出力を持つには、十分に長期で、しかも十分に大きな母集団で実施しなければならない。食品は試験成分を実生活に合わせた量で含有していなければならず、同時にその量で選択したマーカーにより測定可能な効果が得られなければならない。食品中の化学物質の特性を明らかにするには化学的環境の素地が重要であることから、これらの試験は異なる文化的背景で実施する必要がある。食事による成果は明らかに身体活動状態に関連するため、試験では被験者の身体活動性も説明する必要がある。メタボリック症候群の背景となる病態生理は、糖毒性や脂肪毒性、言い換えれば、特に膵臓からのインスリン分泌中におこる血中濃度の変動が内分泌系に負担を与えることにおそらく起因している。グルコースと脂肪酸の代謝はいくつかの調節レベルで相互関連する[9]。食品のヘルスクレームは、適切で許容可能な研究結果で裏づけられるべきである。このエビデンスは医薬品の場合と同等に厳格であるべきとの意見もある。しかし、食品は既知と未知の化学物質の混合物であり、すべての食品は食事全体の一部分として食され、したがって完全に説明することは難しく、そのレベルの厳格さの達成は困難であろう。伝統的な経験と研究結果とを組み合わせることにより健康的な食品は開発され、新たな予防的アプローチに至り、おそらく治療的アプローチにも至るであろう。

(1) ダイエタリーサプリメント健康教育法

　FDAは、ダイエタリーサプリメントの表示について多くの質問を受ける。これまでこの分野で活動してきた結果ともいえよう[193]。ダイエタリーサプリメントの表示に関連する重要な出来事をいくつか以下に挙げる。

- 1. 1990年の栄養の表示と教育に関する法律（Nutrition Labeling and Education Act）により、連邦食品医薬品化粧品法は多くの重要な点が改正された。とりわけ、ダイ

エタリーサプリメントを含むほとんどの食品に栄養表示を義務づけた。
2. 1994年のダイエタリーサプリメント健康教育法（DSHEA）によっても、連邦食品医薬品化粧品法は改正された。「ダイエタリーサプリメント」が定義され、ダイエタリーサプリメントに対する追加的な表示要件や任意の表示について定めた。
3. FDAは、DSHEAの施行規則を制定し、食品分類の記載、栄養表示、成分表示、ニュートリエント含有クレーム・ヘルスクレームなどに関する規定を設けた（1997年9月23日，62 FR 49826）。FDAはダイエタリーサプリメントに用いられる抽出物の栄養表示に関して同規則を改正した（1998年6月5日，63 FR 30615）。
4. FDAは、鉄を添加したダイエタリーサプリメントの表示には警告文が必要であるという規則を設けた（1997年1月15日，62 FR 2218）。この規則では、30mg以上を含有するサプリメントに単位用量包装も義務づけたが、この要件については2003年に訴訟が提起され、判決を受けて削除された。
5. FDAは、ダイエタリーサプリメントと一般食品の表示要件を変えるために規則を改正した（2003年7月11日，68 FR 41434）。これにより、栄養表示へのトランス脂肪の明示が義務づけられた。ダイエタリーサプリメントがトランス脂肪を0.5g以上含有する場合、そのことをラベルの成分表示パネル（Supplement Facts panel）にある飽和脂肪の項目の下の別の行に、2006年1月1日までに記載することが義務づけられた。

なお、FDAの指導要領文書には法的拘束力はなく、あるトピックについてのFDAの現在の考え方を示しており、特定の法令が引用されていない限り推奨にすぎない[194]。文書中の「べきである」（should）という文言は、ある事柄が推奨されるまたは期待されるという意味であり、命じるという意味ではない[194]。

1996年、アメリカ人はダイエタリーサプリメントに65億ドル（約6,500億円）を費やしており、これは1990年の総計32億ドル（約3,200億円）のほぼ2倍にあたる。成長著しいこの業界の製品の大部分は自然健康食品であり、FDAと医学界がかなり注目している。この状況で生じる主な疑問は、FDAと医学界の注目が、公衆の健康と安全性を守るための合理的な努力であるのかという点である。疑い深い人たちは、これはFDAと医学界が協調して医薬品業界と医学界の金銭的利益を守るための努力である、と言っている。双方とも、この点を興味深い議論にしている。サプリメントに費やされた数十億ドルは、そうでなければ医薬品や医師に費やされていたであろう。FDAの1998年4月27日付概況報告書によると、FDAは、「1994年に制定されたDSHEAに基づいて、ダイエタリーサプリメントの表示にどのようなタイプのクレームを用いてよいか、用いてはいけないかを製造業者に明らかにする」目的で、ダイエタリーサプリメントの表示に関するレギュレーションを変えることを考慮している[195]。DHSEAは、サプリメントに関するFDAのレギュレーション枠組みを確立したものであり、ダイエタリーサプリメント製造業者に対し販売可能な製品についてさらなる自由を提供しただけでなく、消費者に対しても以前より多くの情報を提供した[195]。過去数年間にサプリメントの販売が激増したのは、これらの自由

によるところが大きい[195]。

(2) コーデックス：食品・サプリメント規格の国際的調和

　健康食品の基準の調和または統一化をめざす最大の動向としては、ローマに本拠を置く国際食品規格委員会（Codex Alimentarius Commission：コーデックス委員会）がある。コーデックス委員会は、国際連合の2専門機関である食糧農業機関（FAO）と世界保健機関（World Health Organization: WHO）によって1962年に設立された組織である。米国コーデックス事務局によると、目的は、コーデックス委員会を「消費者の健康的・経済的利益を推進すると同時に、食品の公正な国際貿易を促進するための国際機構」にすることであった[196]。コーデックス委員会は150を超える加盟国と国際組織から成り、会議を開催して食品の安全性や貿易の問題に関する情報や考えを交換する[196]。コーデックス委員会の加盟国はFAOとWHOの加盟国でもあり、FAOによると世界人口の98％を占める[196]。簡単にいうと、食品規格とは、規格、実施基準（codes of practice）、ガイドライン、その他の推奨文書の集合体である[197]。これらには、きわめて全般的なものと、きわめて個別的なものとがある。ある食品または食品群に関連する詳細な要件を扱うものがある一方で、製造工程の運用・管理や、食品の安全性と消費者保護のための政府のレギュレーションに関わるものもある[197]。

　コーデックス委員会の規格・基準は、消費者、食品生産者・加工業者、各国の当局、食品貿易にとっての国際的な評価基準となっている[198]。コーデックス委員会は食品生産者・加工業者の考え方だけでなく、エンドユーザーである消費者の意識にも多大な影響を与えてきた[198]。その影響はすべての大陸に広がり、公衆衛生の保護と公正な食品取引に大きく寄与した[198]。コーデックス委員会のシステムは、すべての国が国際的共同体に参加して食品規格を策定し、調和させ、どのように世界規模で実施するかを確実にするためのユニークな機会を提供する[198]。衛生加工基準（hygienic processing practices）を管理する規格や、この基準の遵守に関する推奨文書の作成などに関わることもできる[198]。1985年の国連決議39/248では、消費者の健康保護に対する食品規格の重要性が強調され、消費者を保護する方針を詳述し強化して用いるためのガイドラインが採択された[198]。このガイドラインには、以下の記述がある。

　　　食品に関する国の方針や計画を策定する場合、政府は食品の安全確保のため、すべての消費者の必要性を考慮し支援すべきであり、また可能な限り、…コーデックス委員会の食品規格を採用し、この規格がない場合には、一般的に認められている他の国際的食品規格を採用すべきである。

　現在、コーデックス委員会の食品規格には200を超える規格があり、表示や添加物、分析・サンプリング方法、食品の輸出入検査・認証、食品中の農薬、汚染物質などの問題を網羅している。栄養・特殊用途食品についても扱っており、これにフードサプリメントが

含まれる[198]。

コーデックス委員会栄養・特殊用途食品部会（Codex Committee on Nutrition and Foods for Special Dietary Uses: CCNFSDU）はドイツが議長国となっており、以下の任務を果たしている[199]。

1. 全体委員会から与えられた特定の栄養に関する問題を研究し、一般的な栄養に関する問題について助言する。
2. すべての食品の栄養的側面に関し、原則規定の草案を適切に作成する。
3. 必要に応じて他の部会と協力し、特殊用途食品の規格、ガイドラインまたは関連文書を作成する。
4. コーデックス規格、ガイドライン、関連文書等に包含される栄養的側面に関する規定を検討、必要に応じて修正し、専門的見地から支持する。

本部会では、以下に示すカテゴリーのフードサプリメントについては扱わない。それらは、ハーブ、アミノ酸、濃縮物、代謝物、その他、必須でないニュートリエントである。

1990年代初頭にCCNFSDUは、ビタミン・ミネラルサプリメントのガイドラインの検討を開始した。第26回CCNFSDU会議（ドイツのボンで2004年11月1日～5日に開催）で部会はビタミン・ミネラルのフードサプリメントのガイドライン案の作成作業を完了し、全体委員会での採択に向けて提出した。ガイドラインは2005年7月4日～9日にローマで開かれた第28回総会で採択された。ガイドラインはビタミンとミネラルの双方または一方を含有するサプリメントにのみ適用されるものであり、これらの製品は食品としてレギュレーションの対象になる。ガイドラインではビタミンとミネラルの供給源の安全性、純度、生物学的有用性とともに、ビタミンとミネラルサプリメントの成分を扱う。ガイドラインはサプリメント中のビタミンとミネラルの上限値を定めていないが、製造業者からの推奨とする、サプリメントの1日摂取量当たりのビタミンとミネラルの最大量を設定するための基準を提供している[200]。この基準によると、最大量は一般に認められた科学的データに基づき科学的なリスク評価によって設定されるべきであり、消費者グループによって異なる感受性の違いを必要に応じて考慮すべきである[200]。ガイドラインは、ビタミン・ミネラルサプリメントの包装と表示も対象としている[200]。米国政府はその立場を公表した（http://www.cfsan.fda.gov/～dms/dscodex.html）。米国政府は、安全であり、真実で誤認を招くおそれがないように表示されたダイエタリーサプリメントに対する消費者の選択とアクセスを支持している[200]。DSHEAは、米国の消費者が多様なダイエタリーサプリメントを入手できるよう保障している[200]。ビタミンとミネラルのフードサプリメントに関するコーデックス委員会のガイドラインは、米国の消費者がサプリメント製品を入手する際に何ら影響を与えない。しかしこれに対して、コーデックス委員会では科学に基づくガイドラインがまだ不十分なために、米国製造業者は国際市場において不利な影響を受けている[200]。コーデックス委員会の食品規格の現在の形態では、ダイエタリーサプリメントの販売と消費をめぐる国際的管理が大いに欠けていることは明らかである。日本のよ

うな個別の国々が、残りの国々よりもはるかに先行しているようである。

　1991年に、日本の厚生省は特定保健用食品（Food for Specified Health Use）を制度化した[201]。当時の栄養改善法に基づき、特別用途食品の中に特定保健用食品というカテゴリーを追加することによって行われた。しかし「機能性」という語は、医薬品の定義の中に身体の構造または機能に影響を及ぼすことが目的とされているという文言があることから、ここでは用いられなかった[201]。厚生大臣による特定保健用食品の許可制は、クレームが医学または栄養学に基づいて実証されている場合に、食品が健康状態の維持に役立つ、すなわち特定の保健の用途に適するとのクレームの表示を許可する制度である[201]。したがって特定保健用食品の許可を得るには、科学的文書、すなわち食品またはその成分の健康効果、食品摂取に関する臨床的・栄養学的エビデンス、安全性と安定性のバリデーション、同定のための分析方法とその結果を示す文書が必要である[201]。当初はこれらの必要性のために特定保健用食品に興味を示す事業者は多くなかったが、その後厚生省が振興のために規制緩和措置をとったことから、特定保健用食品市場は拡大している[201]。1999年12月時点で累計許可品目数は171であり、調査によると総売上高は、1997年の13億ドル（約1,300億円、1ドル＝100円）から1999年の22億ドル（約2,200億円）へと増加した[201],[訳注2]。

　日本では、当初、身体機能を調節する機能を以て疾病予防に寄与する食品が「機能性食品」（functional foods）とされていた[201]。しかし現在では、科学的検証に基づき、通常の栄養効果以上の生物学的効果についてのクレームを持つ食品と広く理解されている[201]。日本には多種多様な「いわゆる健康食品」（so-called health foods）が存在するが、これらが機能性食品であるかないかは、個別に判断されるべきものである[201]。いわゆる健康食品の中でも、ビタミンとミネラルが特に注目を集めている[201]。その機能性については多くの学術論文で報告されているが、サプリメントの形状は錠剤またはカプセルであると通常認識されているため、製品の形状が機能性食品の定義の重要な要素であると解する場合には、これらが機能性食品といえるかどうかについて、いくらか議論の余地がある[201]。1999年の（特定保健用食品を除く）健康食品の市場規模は75億ドル（約7,500億円）であった[201],[訳注3]。日本での活況は正しい方向を向いており、さらに発展する適切な足がかりを他の国々に提供しているようである。

（3）サプリメント業界団体の国際的連携

　国際サプリメント業界団体連合会（International Alliance of Dietary/Food Supplement Associations: IADSA）は1998年の創設以来、6大陸における50を超えるダイエタリーサプリメント業界団体の連合へと発展してきた[202]。現在、IADSAの加盟団体に所属している企業は9,500社を超える。組織としてのIADSAの効果は、世界中のレギュレーション当局、消費者団体、学術団体、企業等の間での情報とアイディアを交換する機能に基づいている。

訳注2　2014年は約6,350億円である。
訳注3　2014年は約1兆1,700億円である。

栄養、健康的な老化、公共政策に関する 2007 年報告が発表された[183]。国際的視点でダイエタリーサプリメントのレギュレーションを考える IADSA ワークショップが 2007 年 4 月 17 日に日本の横浜で開催された。ワークショップには東南アジア諸国連合、中国、欧州連合、日本、メキシコ、米国からの当局関係者を含め、学術団体や業界団体、産業界の代表が 300 人近く出席した。ワークショップの最後のまとめとして、日本健康・栄養食品協会理事長の林裕造博士と国立医薬品食品衛生研究所安全性生物試験研究センター長の井上達博士が、食品のグローバルなレギュレーションの進展やフードサプリメントと機能性食品の利益と将来的な応用の展望について語った。開会の辞では IADSA のランディー・デニン会長が以下のように述べた。

> ダイエタリーサプリメントのレギュレーションには世界中で多様なアプローチがとられているものの、これらの基盤となっている原則は次第に一貫性が高まってきていることがワークショップで示された。IADSA は、このグローバルなワークショップの成果に基づいて、対話を増やし各国レベルでのさらに詳細な議論を後押しするものである。

IADSA の主な活動は以下を含む[202]。

- ダイエタリーサプリメントに関するレギュレーションと政策の情報を速やかに提供し、新たな進展の認識と理解を確かなものにする。
- 特にビタミン・ミネラルサプリメント、添加物、ヘルスクレームに関するコーデックスの食品規格イニシアティブに関連して、グローバル・レギュレーション問題への戦略と行動を調和させる。
- 新たなダイエタリーサプリメント団体の設立促進と各国における既存団体への支援により、世界中の業界団体のネットワークを拡大し、深化させる。
- ダイエタリーサプリメント市場を支えるレギュラトリーサイエンスに関する対話を促進するため、世界的・地域的なイベントを開催する。

国際的なレギュレーション機関の決定や方針がダイエタリーサプリメント企業に及ぼす影響が増大しつつある。これらの機関にはコーデックス委員会、WHO、FAO がある。IADSA はこれらと緊密に連携し、ダイエタリーサプリメント業界の見解がその方針策定の際に確実に考慮されるように取り組んでいる[203]。

謝辞
チャンダン・K・センは、米国国立衛生研究所（National Institutes of Health）から部分的な資金を得た（Grant NS42617）。

文献
1) Brillat Savarin A. *Physiologie du gout* (J-F Revel), Paris; 1965.
2) Tovey FI, Hobsley M. Milling of wheat, maize and rice: effects on fibre and lipid content and health. *World J Gastroenterol* 2004; 10: 1695-6.

3) Burdock GA, Carabin IG, Griffiths JC. The importance of GRAS to the functional food and nutraceutical industries. *Toxicology* 2006; 221: 17-27.
4) Choi YM, Bae SH, Kang DH, Suh HJ. Hypolipidemic effect of lactobacillus ferment as a functional food supplement. *Phytother Res* 2006; 20: 1056-60.
5) Olmedilla-Alonso B, Granado-Lorencio F, Herrero-Barbudo C, Blanco-Navarro I. Nutritional approach for designing meat-based functional food products with nuts. *Crit Rev Food Sci Nutr* 2006; 46: 537-42.
6) Sieber CC. Functional food in elderly persons. *Ther Umsch* 2007; 64: 141-6.
7) http://www4.agr.gc.ca/AAFC-AAC/display-afficher.do?Id=1171305207040&lang=eng.
8) Fitch K, Pyenson B, Iwasaki K. Metabolic syndrome and employer sponsored medical benefits: an actuarial analysis. *Value Health* 2007; 10(Suppl. 1): S21-8.
9) Poitout V, Hagman D, Stein R, Artner I, Robertson RP, Harmon JS. Regulation of the insulin gene by glucose and fatty acids. *J Nutr* 2006; 136: 873-6.
10) Jatoi SA, Kikuchi A, Gilani SA, Watanabe KN. Phytochemical, pharmacological and ethnobotanical studies in mango ginger (Curcuma amada Roxb.; Zingiberaceae). *Phytother Res* 2007.
11) Hill JO, Peters JC, Wyatt HR. The role of public policy in treating the epidemic of global obesity. *Clin Pharmacol Ther* 2007.
12) Yoon KH, Lee JH, Kim JW, et al. Epidemic obesity and type 2 diabetes in Asia. *Lancet* 2006; 368: 1681-8.
13) Kalra EK. Nutraceutical-definition and introduction. AAPS *pharmSci* 2003; 5(3): E25.
14) Dymsza HA. Nutritional application and implication of 1,3-butanediol. *Fed Proc* 1975; 34: 2167-70.
15) Ashwell M. Concepts of Functional Foods. ILSI Europe Concise Monograph Series 2002.
16) Ohama H, Ikeda H, Moriyama H. Health foods and foods with health claims in Japan. *Toxicology* 2006; 221: 95-111.
17) Aggett PJ, Antoine JM, Asp NG, et al. PASSCLAIM: consensus on criteria. *Eur J Nutr* 2005; 44(Suppl. 1): I5-30.
18) Asp NG, Contor L. Process for Assessment of Scientific Support for Claims on Food (PASSCLAIM): overall introduction. *Eur J Nutr* 2003; 42(Suppl. 1): I3-5.
19) Contor L, Asp NG. Process for the assessment of scientific support for claims on foods (PASSCLAIM) phase two: moving forward. *Eur J Nutr* 2004; 43(Suppl. 2): II3-6.
20) Cummings JH, Antoine JM, Azpiroz F, et al. PASSCLAIM - gut health and immunity. *Eur J Nutr* 2004; 43(Suppl. 2): II118-73.
21) Cummings JH, Pannemans D, Persin C. PASSCLAIM - Report of First Plenary Meeting including a set of interim criteria to scientifically substantiate claims on foods. *Eur J Nutr* 2003; 42(Suppl. 1): I112-9.
22) Howlett J, Shortt C. PASSCLAIM - report of the second plenary meeting: review of a wider set of interim criteria for the scientific substantiation of health claims. *Eur J Nutr* 2004; 43(Suppl. 2): II174-83.
23) Mensink RP, Aro A, Den Hond E, et al. PASSCLAIM - Diet-related cardiovascular disease. *Eur J Nutr* 2003; 42(Suppl. 1): I6-27.
24) Prentice A, Bonjour JP, Branca F, et al. PASSCLAIM - Bone health and osteoporosis. *Eur J Nutr* 2003; 42(Suppl. 1): I28-49.
25) Rafter J, Govers M, Martel P, et al. PASSCLAIM - diet-related cancer. *Eur J Nutr* 2004; 43(Suppl. 2): II47-84.
26) Riccardi G, Aggett P, Brighenti F, et al. PASSCLAIM - body weight regulation, insulin sensitivity and diabetes risk. *Eur J Nutr* 2004; 43(Suppl. 2): II7-46.
27) Richardson DP, Affertsholt T, Asp NG, et al. PASSCLAIM - Synthesis and review of existing processes. *Eur J Nutr* 2003; 42(Suppl. 1): I96-111.
28) Saris WH, Antoine JM, Brouns F, et al. PASSCLAIM - Physical performance and fitness. *Eur J Nutr* 2003; 42(Suppl. 1): I50-95.
29) Westenhoefer J, Bellisle F, Blundell JE, et al. PASSCLAIM - mental state and performance. *Eur J Nutr* 2004; 43(Suppl. 2): II85-117.
30) Erdman Jr JW, Balentine D, Arab L. et al. Flavonoids and Heart Health: proceedings of the ILSI North America Flavonoids Workshop, May 31-June 1, 2005, Washington, DC. *J Nutr* 2007; 137: 718S-737S.
31) Saito M. Role of FOSHU (food for specified health uses) for healthier life. *Yakugaku Zasshi* 2007; 127: 407-416c.
32) http://medical-dictionary.thefreedictionary.com/health+behavior.
33) http://www.cdc.gov/features/livelonger/.
34) Ford ES, Zhao G, Tsai J, Li C. Low-risk lifestyle behaviors and all-cause mortality: findings from the National Health and Nutrition Examination Survey III Mortality Study. *American Journal of Public Health*, published online ahead of print August 18, 2011.
35) Kinzie MB. Instructional design strategies for health behavior change. *Patient Educ Couns* 2005; 56: 3-15.
36) Colella C, Laver J. Setting the stage for changing health behavior. *Nurse Pract* 2005; 30: 68-70.

37) Nieuwenhuijsen ER, Zemper E, Miner KR, Epstein M. Health behavior change models and theories: contributions to rehabilitation. *Disabil Rehabil* 2006; 28: 245-56.
38) Pietinen P, Nissinen A, Vartiainen E, et al. Dietary changes in the North Karelia Project (1972-1982). *Prev Med* 1988; 17: 183-93.
39) Puska P, Koskela K, Pakarinen H, Puumalainen P, Soininen V, Tuomilehto J. The North Karelia Project: a programme for community control of cardiovascular diseases. *Scand J Soc Med* 1976; 4: 57-60.
40) Pietinen P, Lahti-Koski M, Vartiainen E, Puska P. Nutrition and cardiovascular disease in Finland since the early 1970s: a success story. *J Nutr Health Aging* 2001; 5: 150-4.
41) http://www.nestle.com/media/newsandfeatures/insight-life-sciences.
42) He J, Giusti MM. Anthocyanins: natural colorants with health-promoting properties. *Annu Rev Food Sci Technol*. 2010; 1: 163-87.
43) Slavin J. Whole-grains and human health. *Nutr Res Rev* 2004; 17: 99-110.
44) Trowell H. Ischemic heart disease and dietary fiber. *Am J Clin Nutr* 1972; 25: 926.
45) Trowell H. The development of the concept of dietary fiber in human nutrition. *Am J Clin Nutr* 1978; 31: S3.
46) Katina K, Laitila A, Juvonen R, et al. Bran fermentation as a means to enhance technological properties and bioactivity of rye. *Food Microbiol* 2007; 24: 175-86.
47) Dikeman CL, Fahey GC. Viscosity as related to dietary fiber: a review. *Crit Rev Food Sci Nutr* 2006; 46: 649-63.
48) Rock CL. Primary dietary prevention: is the fiber story over? *Recent Results Cancer Res* 2007; 174: 171-7.
49) Rose DJ, DeMeo MT, Keshavarzian A, Hamaker BR. Influence of dietary fiber on inflammatory bowel disease and colon cancer: importance of fermentation pattern. *Nutr Rev* 2007; 65: 51-62.
50) Keenan MJ, Zhou J, McCutcheon KL, et al. Effects of resistant starch, a non-digestible fermentable fiber, on reducing body fat. *Obesity (Silver Spring)* 2006; 14: 1523-34.
51) Stewart ML, Schroeder NM. Dietary treatments for childhood constipation: efficacy of dietary fiber and whole grains. *Nutr Rev* 2013; 71(2): 98-109.
52) Scazzina F, Siebenhandl-Ehn S, Pellegrini N. The effect of dietary fibre on reducing the glycaemic index of bread. *Br J Nutr* 2013; 109(7): 1163-74.
53) Wong JM, de Souza R, Kendall CW, Emam A, Jenkins DJ. Colonic health: fermentation and short chain fatty acids. *J Clin Gastroenterol* 2006; 40: 235-43.
54) Adlercreutz H, Heinonen SM, Penalvo-Garcia J. Phytoestrogens, cancer and coronary heart disease. *Biofactors* 2004; 22: 229-36.
55) Hallmans G, Zhang JX, Lundin E, et al. Rye, lignans and human health. *Proc Nutr Soc* 2003; 62: 193-9.
56) Linko AM, Juntunen KS, Mykkanen HM, Adlercreutz H. Whole-grain rye bread consumption by women correlates with plasma alkylresorcinols and increases their concentration compared with low-fiber wheat bread. *J Nutr* 2005; 135: 580-3.
57) Zimmer J, et al. A vegan or vegetarian diet substantially alters the human colonic faecal microbiota. *Eur J Clin Nutr* 2012; 66(1): 53-60.
58) Hooda S, et al. 454 pyrosequencing reveals a shift in fecal microbiota of healthy adult men consuming polydextrose or soluble corn fiber. *J Nutr* 2012; 142 (7): 1259-65.
59) Hagander B, Bjorck I, Asp NG, et al. Rye products in the diabetic diet. Postprandial glucose and hormonal responses in non-insulin-dependent diabetic patients as compared to starch availability in vitro and experiments in rats. *Diabetes Res Clin Pract* 1987; 3: 85-96.
60) Leinonen KS, Poutanen KS, Mykkanen HM. Rye bread decreases serum total and LDL cholesterol in men with moderately elevated serum cholesterol. *J Nutr* 2000; 130: 164-70.
61) Bertram HC, Duarte IF, Gil AM, Knudsen KE, Laerke HN. Metabolic profiling of liver from hypercholesterolemic pigs fed rye or wheat fiber and from normal pigs. High-resolution magic angle spinning 1H NMR spectroscopic study. *Anal Chem* 2007; 79: 168-75.
62) Landberg R, Linko AM, Kamal-Eldin A, Vessby B, Adlercreutz H, Aman P. Human plasma kinetics and relative bioavailability of alkylresorcinols after intake of rye bran. *J Nutr* 2006; 136: 2760-5.
63) Andersson M, Ellegard L, Andersson H. Oat bran stimulates bile acid synthesis within 8 h as measured by 7alpha-hydroxy-4-cholesten-3-one. *Am J Clin Nutr* 2002; 76: 1111-6.
64) Brighenti F, Casiraghi MC, Ciappellano S, Crovetti R, Testolin G. Digestibility of carbohydrates from rice-, oat- and wheat-based ready-to-eat breakfast cereals in children. *Eur J Clin Nutr* 1994; 48: 617-24.
65) Pick ME, Hawrysh ZJ, Gee MI, Toth E, Garg ML, Hardin RT. Oat bran concentrate bread products improve long-term control of diabetes: a pilot study. *J Am Diet Assoc* 1996; 96: 1254-61.
66) Murphy EA, Davis JM, Brown AS, Carmichael MD, Ghaffar A, Mayer EP. Oat beta-glucan effects on neutrophil respiratory burst activity following exercise. *Med Sci Sports Exerc* 2007; 39: 639-44.

67) Queenan KM, Stewart ML, Smith KN, Thomas W, Fulcher RG, Slavin JL. Concentrated oat beta-glucan, a fermentable fiber, lowers serum cholesterol in hypercholesterolemic adults in a randomized controlled trial. *Nutr J* 2007; 6: 6.
68) Reyna-Villasmil N, Bermudez-Pirela V, Mengual-Moreno E, et al. Oat-derived beta-glucan significantly improves HDLC and diminishes LDLC and non-HDL cholesterol in overweight individuals with mild hypercholesterolemia. *Am J Ther* 2007; 14: 203-12.
69) Biorklund M, van Rees A, Mensink RP, Onning G. Changes in serum lipids and postprandial glucose and insulin concentrations after consumption of beverages with beta-glucans from oats or barley: a randomised dose-controlled trial. *Eur J Clin Nutr* 2005; 59: 1272-81.
70) Braaten JT, Wood PJ, Scott FW, Riedel KD, Poste LM, Collins MW. Oat gum lowers glucose and insulin after an oral glucose load. *Am J Clin Nutr* 1991; 53: 1425-30.
71) Tapola N, Karvonen H, Niskanen L, Mikola M, Sarkkinen E. Glycemic responses of oat bran products in type 2 diabetic patients. *Nutr Metab Cardiovasc Dis* 2005; 15: 255-61.
72) Braaten JT, Wood PJ, Scott FW, et al. Oat beta-glucan reduces blood cholesterol concentration in hypercholesterolemic subjects. *Eur J Clin Nutr* 1994; 48: 465-74.
73) Theuwissen E, Mensink RP. Simultaneous intake of beta-glucan and plant stanol esters affects lipid metabolism in slightly hypercholesterolemic subjects. *J Nutr* 2007; 137: 583-8.
74) Boehm G, Stahl B, Jelinek J, Knol J, Miniello V, Moro GE. Prebiotic carbohydrates in human milk and formulas. *Acta Paediatr Suppl* 2005; 94: 18-21.
75) Cashman KD. A prebiotic substance persistently enhances intestinal calcium absorption and increases bone mineralization in young adolescents. *Nutr Rev* 2006; 64: 189-96.
76) Corcoran BM, Ross RP, Fitzgerald GF, Stanton C. Comparative survival of probiotic lactobacilli spray-dried in the presence of prebiotic substances. *J Appl Microbiol* 2004; 96: 1024-39.
77) Schoonen M, Smirnov A, Cohn C. A perspective on the role of minerals in prebiotic synthesis. *Ambio* 2004; 33: 539-51.
78) Burt BA. The use of sorbitol- and xylitol-sweetened chewing gum in caries control. *J Am Dent Assoc* 2006; 137: 190-6.
79) Granstrom TB, Izumori K, Leisola M. A rare sugar xylitol. Part I: the biochemistry and biosynthesis of xylitol. *Appl Microbiol Biotechnol* 2007; 74: 277-81.
80) Granstrom TB, Izumori K, Leisola M. A rare sugar xylitol. Part II: biotechnological production and future applications of xylitol. *Appl Microbiol Biotechnol* 2007; 74: 273-6.
81) Kitchens DH. Xylitol in the prevention of oral diseases. *Spec Care Dentist* 2005; 25: 140-4.
82) Ly KA, Milgrom P, Rothen M. Xylitol, sweeteners, and dental caries. *Pediatr Dent* 2006; 28: 154-63 discussion, 192-158.
83) Azarpazhooh A, et al. Xylitol for preventing acute otitis media in children up to 12 years of age. *Cochrane Database Syst Rev* 2011; (11)): CD007095.
84) Duthie GG, Gardner PT, Kyle JA. Plant polyphenols: are they the new magic bullet? *Proc Nutr Soc* 2003; 62: 599-603.
85) Manach C, Scalbert A, Morand C, Remesy C, Jimenez L. Polyphenols: food sources and bioavailability. *Am J Clin Nutr* 2004; 79: 727-47.
86) Sun-Waterhouse D, et al. Kiwifruit-based polyphenols and related antioxidants for functional foods: kiwifruit extract-enhanced gluten-free bread. *Int J Food Sci Nutr* 2009; 60(Suppl 7): 251-64.
87) Scalbert A, Johnson IT, Saltmarsh M. Polyphenols: antioxidants and beyond. *Am J Clin Nutr* 2005; 81: 215S-7S.
88) Halliwell B. Dietary polyphenols: good, bad, or indifferent for your health? *Cardiovasc Res* 2007; 73: 341-7.
89) Dormandy TL. Free-radical reaction in biological systems. *Ann R Coll Surg Engl* 1980; 62: 188-94.
90) Emanuel NM. Kinetics and free-radical mechanisms of ageing and carcinogenesis. *IARC Sci Publ* 1985; : 127-50.
91) Harman D. Prolongation of life: role of free radical reactions in aging. *J Am Geriatr Soc* 1969; 17: 721-35.
92) Slater TF. Free-radical mechanisms in tissue injury. *Biochem J* 1984; 222: 1-15.
93) Cordier JF. Oxidant-antioxidant balance. *Bull Eur Physiopathol Respir* 1987; 23: 273-4.
94) Frankel EN. The antioxidant and nutritional effects of tocopherols, ascorbic acid and beta-carotene in relation to processing of edible oils. *Bibl Nutr Dieta* 1989: 297-312.
95) Godin DV, Wohaieb SA. Nutritional deficiency, starvation, and tissue antioxidant status. *Free Radic Biol Med* 1988; 5: 165-76.
96) Halliwell B. How to characterize a biological antioxidant. *Free Radic Res Commun* 1990; 9: 1-32.
97) Clemens MR. Antioxidant therapy in hematological disorders. *Adv Exp Med Biol* 1990; 264: 423-33.
98) Grimes JD, Hassan MN, Thakar J. Antioxidant therapy in Parkinson's disease. *Can J Neurol Sci* 1987; 14: 483-7.
99) Hearse DJ. Prospects for antioxidant therapy in cardiovascular medicine. *Am J Med* 1991; 91: 118S-21S.
100) Jackson MJ, Edwards RH. Free radicals and trials of antioxidant therapy in muscle diseases. *Adv Exp Med Biol* 1990; 264: 485-91.

101) Muller DP. Antioxidant therapy in neurological disorders. *Adv Exp Med Biol* 1990; 264: 475-84.
102) Rice-Evans CA, Diplock AT. Current status of antioxidant therapy. *Free Radic Biol Med* 1993; 15: 77-96.
103) Schiller HJ, Reilly PM, Bulkley GB. Tissue perfusion in critical illnesses. Antioxidant therapy. *Crit Care Med* 1993; 21: S92-102.
104) Uden S, Bilton D, Guyan PM, Kay PM, Braganza JM. Rationale for antioxidant therapy in pancreatitis and cystic fibrosis. *Adv Exp Med Biol* 1990; 264: 555-72.
105) Yoshikawa T, Naito Y, Kondo M. Antioxidant therapy in digestive diseases. *J Nutr Sci Vitaminol (Tokyo)* 1993; 39: S35-41 Suppl.
106) Youn YK, LaLonde C, Demling R. Use of antioxidant therapy in shock and trauma. *Circ Shock* 1991; 35: 245-9.
107) Hennekens CH. Antioxidant vitamins and cancer. *Am J Med* 1994; 97: 2S-4S discussion 22S-28S.
108) Clifton PM. Antioxidant vitamins and coronary heart disease risk. *Curr Opin Lipidol* 1995; 6: 20-4.
109) Jha P, Flather M, Lonn E, Farkouh M, Yusuf S. The antioxidant vitamins and cardiovascular disease. A critical review of epidemiologic and clinical trial data. *Ann Intern Med* 1995; 123: 860-72.
110) http://www.foodinsight.org/Resources/Detail.aspx?topic=Functional_Foods_Fact_Sheet_Antioxidants.
111) Meyers DG, Maloley PA, Weeks D. Safety of antioxidant vitamins. *Arch Intern Med* 1996; 156: 925-35.
112) Lonn EM, Yusuf S. Is there a role for antioxidant vitamins in the prevention of cardiovascular diseases? an update on epidemiological and clinical trials data. *Can J Cardiol* 1997; 13: 957-65.
113) Bland JS. The pro-oxidant and antioxidant effects of vitamin C. *Altern Med Rev* 1998; 3: 170.
114) Halliwell B. The antioxidant paradox. *Lancet* 2000; 355: 1179-80.
115) Bowry VW, Ingold KU, Stocker R. Vitamin E in human low-density lipoprotein. When and how this antioxidant becomes a pro-oxidant. *Biochem J* 1992; 288(Pt 2): 341-4.
116) Halliwell B. Vitamin C: antioxidant or pro-oxidant in vivo? *Free Radic Res* 1996; 25: 439-54.
117) Laughton MJ, Halliwell B, Evans PJ, Hoult JR. Antioxidant and pro-oxidant actions of the plant phenolics quercetin, gossypol and myricetin. Effects on lipid peroxidation, hydroxyl radical generation and bleomycin-dependent damage to DNA. *Biochem Pharmacol* 1989; 38: 2859-65.
118) Podmore ID, Griffiths HR, Herbert KE, Mistry N, Mistry P, Lunec J. Vitamin C exhibits pro-oxidant properties. *Nature* 1998; 392: 559.
119) Spencer JP, Jenner A, Butler J, et al. Evaluation of the pro-oxidant and antioxidant actions of L-DOPA and dopamine in vitro: implications for Parkinson's disease. *Free Radic Res* 1996; 24: 95-105.
120) Truscott TG. Beta-carotene and disease: a suggested pro-oxidant and anti-oxidant mechanism and speculations concerning its role in cigarette smoking. *J Photochem Photobiol B* 1996; 35: 233-5.
121) Wolff SP, Spector A. Pro-oxidant activation of ocular reductants. 2. Lens epithelial cell cytotoxicity of a dietary quinone is associated with a stable free radical formed with glutathione in vitro. *Exp Eye Res* 1987; 45: 791-803.
122) Wolff SP, Wang GM, Spector A. Pro-oxidant activation of ocular reductants. 1. Copper and riboflavin stimulate ascorbate oxidation causing lens epithelial cytotoxicity in vitro. *Exp Eye Res* 1987; 45: 777-89.
123) Yeh S, Hu M. Antioxidant and pro-oxidant effects of lycopene in comparison with beta-carotene on oxidant-induced damage in Hs68 cells. *J Nutr Biochem* 2000; 11: 548-54.
124) Carlson JC, Sawada M. Generation of free radicals and messenger function. *Can J Appl Physiol* 1995; 20: 280-8.
125) Llamas R. [Hydrogen peroxide, the 2d messenger for insulin action on the metabolism of glucose and fat bodies in adipose tissue. Its effects on adrenaline lipolysis]. *Gac Med Mex* 1984; 120: 109-12.
126) Sen CK. Redox signaling and the emerging therapeutic potential of thiol antioxidants. *Biochem Pharmacol* 1998; 55: 1747-58.
127) Sen CK, Packer L. Antioxidant and redox regulation of gene transcription. *Faseb J* 1996; 10: 709-20.
128) Sun Y, Oberley LW. Redox regulation of transcriptional activators. *Free Radic Biol Med* 1996; 21: 335-48.
129) Biaglow JE, Miller RA. The thioredoxin reductase/thioredoxin system: novel redox targets for cancer therapy. *Cancer Biol Ther* 2005; 4: 6-13.
130) Friedlich AL, Beal MF. Prospects for redox-based therapy in neurodegenerative diseases. *Neurotox Res* 2000; 2: 229-37.
131) Kinnula VL, Fattman CL, Tan RJ, Oury TD. Oxidative stress in pulmonary fibrosis: a possible role for redox modulatory therapy. *Am J Respir Crit Care Med* 2005; 172: 417-22.
132) Pennington JD, Wang TJ, Nguyen P, et al. Redox-sensitive signaling factors as a novel molecular targets for cancer therapy. *Drug Resist Updat* 2005; 8: 322-30.
133) Roy S, Khanna S, Nallu K, Hunt TK, Sen CK. Dermal wound healing is subject to redox control. *Mol Ther* 2006; 13: 211-20.
134) Athar M, Back JH, Tang X, et al. Resveratrol: A review of preclinical studies for human cancer prevention. *Toxicol Appl Pharmacol* 2007.

135) Holme AL, Pervaiz S. Resveratrol in cell fate decisions. *J Bioenerg Biomembr* 2007.
136) Campbell FC, Collett GP. Chemopreventive properties of curcumin. *Future Oncol* 2005; 1: 405-14.
137) Maheshwari RK, Singh AK, Gaddipati J, Srimal RC. Multiple biological activities of curcumin: a short review. *Life Sci* 2006; 78: 2081-7.
138) Singh S, Khar A. Biological effects of curcumin and its role in cancer chemoprevention and therapy. *Anticancer Agents Med Chem* 2006; 6: 259-70.
139) Thangapazham RL, Sharma A, Maheshwari RK. Multiple molecular targets in cancer chemoprevention by curcumin. *Aaps J* 2006; 8: E443-e449.
140) Packer L, Weber SU, Rimbach G. Molecular aspects of alpha-tocotrienol antioxidant action and cell signaling. *J Nutr* 2001; 131: 369S-73S.
141) Sen CK, Khanna S, Roy S. Tocotrienol: the natural vitamin E to defend the nervous system? *Ann NY Acad Sci* 2004; 1031: 127-42.
142) Theriault A, Chao JT, Wang Q, Gapor A, Adeli K. Tocotrienol: a review of its therapeutic potential. *Clin Biochem* 1999; 32: 309-19.
143) Erlund I, Freese R, Marniemi J, Hakala P, Alfthan G. Bioavailability of quercetin from berries and the diet. *Nutr Cancer* 2006; 54: 13-7.
144) Freese R. Markers of oxidative DNA damage in human interventions with fruit and berries. *Nutr Cancer* 2006; 54: 143-7.
145) Juranic Z, Zizak Z. Biological activities of berries: from antioxidant capacity to anti-cancer effects. *Biofactors* 2005; 23: 207-11.
146) Food and Drug Administration - Center for Food Safety and Applied Nutrition Code of Federal Regulations: Title 21, V 2. Available at: http://www.cfsan.fda. gov/~lrd/cf101-78.html.
147) Liu RH. Potential synergy of phytochemicals in cancer prevention: mechanism of action. *J Nutr* 2004; 134: 3479S-85S.
148) Dyerberg J. Coronary heart disease in Greenland inuit: a paradox. Implications for western diet patterns. *Arctic Med Res* 1989; 48: 47-54.
149) Jorgensen KA, Hoj Nielsen A, Dyerberg J. Hemostatic factors and renin in Greenland Eskimos on a high eicosapentaenoic acid intake. Results of the Fifth UmanaK Expedition. *Acta Med Scand* 1986; 219: 473-9.
150) Kris-Etherton PM, Harris WS, Appel LJ. Fish consumption, fish oil, omega-3 fatty acids, and cardiovascular disease. *Arterioscler Thromb Vasc Biol* 2003; 23: e20-30.
151) Wang C, Harris WS, Chung M, et al. n-3 Fatty acids from fish or fish-oil supplements, but not alpha-linolenic acid, benefit cardiovascular disease outcomes in primary- and secondary-prevention studies: a systematic review. *Am J Clin Nutr* 2006; 84: 5-17.
152) Sands SA, Reid KJ, Windsor SL, Harris WS. The impact of age, body mass index, and fish intake on the EPA and DHA content of human erythrocytes. *Lipids* 2005; 40: 343-7.
153) Agren JJ, Hanninen OO. Effect of moderate freshwater fish diet on erythrocyte ghost phospholipid fatty acids. *Ann Med* 1991; 23: 261-3.
154) Sen CK, Atalay M, Agren J, Laaksonen DE, Roy S, Hanninen O. Fish oil and vitamin E supplementation in oxidative stress at rest and after physical exercise. *J Appl Physiol* 1997; 83: 189-95.
155) Vidgren HM, Agren JJ, Schwab U, Rissanen T, Hanninen O, Uusitupa MI. Incorporation of n-3 fatty acids into plasma lipid fractions, and erythrocyte membranes and platelets during dietary supplementation with fish, fish oil, and docosahexaenoic acid-rich oil among healthy young men. *Lipids* 1997; 32: 697-705.
156) Agren JJ, Hanninen O, Julkunen A, et al. Fish diet, fish oil and docosahexaenoic acid rich oil lower fasting and postprandial plasma lipid levels. *Eur J Clin Nutr* 1996; 50: 765-71.
157) Smith BK, Sun GY, Donahue OM, Thomas TR. Exercise plus n-3 fatty acids: additive effect on postprandial lipemia. *Metabolism* 2004; 53: 1365-71.
158) Ruzickova J, Rossmeisl M, Prazak T, et al. Omega-3 PUFA of marine origin limit diet-induced obesity in mice by reducing cellularity of adipose tissue. *Lipids* 2004; 39: 1177-85.
159) Ghafoorunissa Ibrahim A, Rajkumar L, Acharya V. Dietary (n-3) long chain polyunsaturated fatty acids prevent sucrose-induced insulin resistance in rats. *J Nutr* 2005; 135: 2634-8.
160) Whelan J, Li B, Birdwell C. Dietary arachidonic acid increases eicosanoid production in the presence of equal amounts of dietary eicosapentaenoic acid. *Adv Exp Med Biol* 1997; 400B: 897-904.
161) Schuman BE, Squires EJ, Leeson S. Effect of dietary flaxseed, flax oil and n-3 fatty acid supplement on hepatic and plasma characteristics relevant to fatty liver haemorrhagic syndrome in laying hens. *Br Poult Sci* 2000; 41: 465-72.
162) Caterina RD, Madonna R, Bertolotto A, Schmidt EB. Omega-3 fatty acids in the treatment of diabetic patients: biological rationale and clinical data. *Diabetes Care* 2007; 30(4): 1012-26.
163) Satoh N, Shumatsu A, Kotani K, Sakane N, Yamada K, Suganami T, et al. Purified eicosapentaenoic acid reduces small

dense LDL, remnant lipoprotein particles, and C-reactive protein in metabolic syndrome. *Diabetes Care* 2007; 30(1): 144-6.
164) Drain PK, Kupka R, Mugusi F, Fawzi WW. Micronutrients in HIV-positive persons receiving highly active antiretroviral therapy. *Am J Clin Nutr* 2007; 85: 333-45.
165) Karp SM, Koch TR. Mechanisms of micronutrient deficiency. *Dis Mon* 2006; 52: 208-10.
166) Neumann CG. Symposium: food-based approaches to combating micronutrient deficiencies in children of developing countries. Background. *J Nutr* 2007; 137: 1091-2.
167) Rennie KL, Livingstone MB. Associations between dietary added sugar intake and micronutrient intake: a systematic review. *Br J Nutr* 2007; 97: 832-41.
168) Livingstone MB, Rennie KL. Added sugars and micronutrient dilution. *Obes Rev* 2009; 10 (Suppl.1): 34-40.
169) Shenkin A. The key role of micronutrients. *Clin Nutr* 2006; 25: 1-13.
170) Shenkin A. Micronutrients in health and disease. *Postgrad Med J* 2006; 82: 559-67.
171) Visioli F, Hagen TM. Nutritional strategies for healthy cardiovascular aging: focus on micronutrients. *Pharmacol Res* 2007; 55: 199-206.
172) Volpe SL. Micronutrient requirements for athletes. *Clin Sports Med* 2007; 26: 119-30.
173) Webb P, Nishida C, Darnton-Hill I. Age and gender as factors in the distribution of global micronutrient deficiencies. *Nutr Rev* 2007; 65: 233-45.
174) Key TJ, Appleby PN, Rosell MS. Health effects of vegetarian and vegan diets. *Proc Nutr Soc* 2006; 65: 35-41.
175) John S, Sorokin AV, Thompson PD. Phytosterols and vascular disease. *Curr Opin Lipidol* 2007; 18: 35-40.
176) Darbre A, Norris FW. Vitamins in germination; determination of free and combined inositol in germinating oats. *Biochem J* 1956; 64: 441-6.
177) Gardiner P. Dietary supplement use in children: concerns of efficacy and safety. *Am Fam Physician* 2005; 71: 1068-71.
178) Knight J. Safety concerns prompt US ban on dietary supplement. *Nature* 2004; 427: 90.
179) Morrow JD, Edeki TI, El Mouelhi M, et al. American Society for Clinical Pharmacology and Therapeutics position statement on dietary supplement safety and regulation. *Clin Pharmacol Ther* 2005; 77: 113-22.
180) Yen PK. Food and supplement safety. *Geriatr Nurs* 2005; 26: 279-80.
181) Ziker D. What lies beneath: an examination of the underpinnings of dietary supplement safety regulation. *Am J Law Med* 2005; 31: 269-84.
182) Melby CL, Toohey ML, Cebrick J. Blood pressure and blood lipids among vegetarian, semivegetarian, and nonvegetarian African Americans. *Am J Clin Nutr* 1994; 59: 103-9.
183) Richardon DP, Group IS. Nutrition, health ageing and public policy. Brussels: International Alliance of Dietary Food Supplement Associations (IADSA); 2007. pp. 1-71.
184) Kauhanen J, Myllykangas M, Salonen JT, Nissinen A. *Kansanterveystiede*. 2nd edn. Porvoo: WSOY; 1998.
185) Gulati OP, Berry Ottaway P. Legislation relating to nutraceuticals in the European Union with a particular focus on botanical-sourced products. *Toxicology* 2006; 221 (1): 75-87.
186) Contor L. Functional food science in europe. *Nutr Metab Cardiovasc Dis* 2001; 11 (4 Suppl): 20-3 2001 Aug.
187) Prosky L. When is dietary fiber considered a functional food? *Biofactors* 2000; 12 (1-4): 289-97.
188) Swennen K, Courtin CM, Delcour JA. Non-digestible oligosaccharides with prebiotic properties. *Crit Rev Food Sci Nutr* 2006; 46(6): 459-71.
189) Ntanios FY, Duchateau GS. A healthy diet rich in carotenoids is effective in maintaining normal blood carotenoid levels during the daily use of plant sterol-enriched spreads. *Int J Vitam Nutr Res* 2002; 72(1): 32-9.
190) Lidbeck A, Nord CE. Lactobacilli and the normal human anaerobic microflora. *Clin Infect Dis* 1993; 16(Suppl 4): S181-7.
191) http://www.fda.gov/Drugs/GuidanceComplianceRegulatoryInformation/ImportsandExportsCompliance/ucm297872.htm.
192) http://ods.od.nih.gov/Health_Information/ODS_Frequently_Asked_Questions.aspx.
193) http://www.fda.gov/Food/GuidanceRegulation/GuidanceDocumentsRegulatoryInformation/DietarySupplements/ucm2006823.htm.
194) http://www.fda.gov/downloads/Regulatoryinformation/Guidances/UCM291085.pdf.
195) http://voicesweb.org/archive/sn/fdaherbs1198.html.
196) http://www.naturalproductsinsider.com/articles/2000/04/solidarity.aspx.
197) http://www.fao.org/docrep/008/y7867e/y7867e04.htm.
198) http://www.fao.org/docrep/008/y7867e/y7867e01.htm.
199) https://www.ccnfsdu.de/.
200) http://www.fda.gov/Food/GuidanceRegulation/GuidanceDocumentsRegulatoryInformation/DietarySupplements/

第Ⅰ部　はじめに

　　　　ucm113860.htm.
201）http://www.nutraingredients.com/Research/Functional-foods-in-Japan.
202）http://www.nmif.no/filestore/Pdf/TheGlobalalliance.pdf.
203）http://www.iadsa.org/page.php?key＝general,56dac28b5c1e06e0307e219ccf86fa31b285cc01,0,1.

第3章

ニュートラシューティカル、機能性食品、サプリメントの世界市場参入とレギュレーション

Global Market Entry Regulations for Nutraceuticals, Functional Foods, Dietary/Food/Health Supplements

アンドリュー・シャオ
ハーバライフ・インターナショナル社　ロサンゼルス，カリフォルニア州，米国
Andrew Shao
Herbalife International of America, Inc., Los Angeles, California, USA

3.1　はじめに

　消費財のレギュレーションを考えるための方針は、消費者の利益や自由なアクセス（選択）と、リスク（安全性）との間で適切にバランスをとるものでなければならない。この方針は医薬品、医療機器、食品、サプリメント、またはニュートラシューティカルにせよ、製品区分にかかわらず適用されるべきである。新しく有望ながん治療法に対して副作用がまったくないことが要求されるなら、人へのリスクは最小限となるかもしれないが、そのような治療法は市場化されることはないだろう。したがって、消費者が得る利益はほとんどない。対照的に、試験を経ておらず効果が乏しく安全性に対する配慮も欠いている医療機器の販売が許される場合は、消費者はこの機器に自由にアクセスできるが、リスクとの適切なバランスが成り立っていない。

　ここでは市場参入について述べるが、グローバルなレギュレーションは消費者アクセスとリスクとの適切なバランスを目指すべきである。ニュートラシューティカルや機能性食品、サプリメントが市場参入するための具体的要件は、各国の全体的なレギュレーションの枠組みの中で決められる。大部分の国でこれらの枠組みは、食品、または処方せんが不要なOTC（over the counter）医薬品を含む医薬品に対する枠組みに基づいている。食品のようにみなされる製品は届出制（notification system）や登録制の適用となる傾向があるが、医薬品のようにみなされる製品は市販前承認制が適用される傾向がある。本章ではグロー

第I部　はじめに

バルに用いられている多様なアプローチを比較対照し、これらのアプローチがアクセスとリスクとの適切なバランスの達成に役立っているかを検討する。

3.2　市場参入規制

世界の大多数の国で、食品（一般食品と機能性食品を含む）とサプリメント（ニュートラシューティカルを含む）は食品として区分されている。ある地域や国では、サプリメント（例：米国、欧州連合（European Union: EU）、東南アジア諸国連合（Association of South East Asia Nations: ASEAN））やニュートラシューティカル（例：インド）を管理する特別の一連のレギュレーションが存在し、これらは食品に対するレギュレーションの枠組みから派生している。これらの国の大部分では、市場に新製品を投入するには何らかの届出または登録が必要である（Table 3.1）。このアプローチは、ほとんどの国で医薬品に対しては市販前承認アプローチが必要であることと対照的であり、医薬品と比較して安全性リスクが相対的に低い食品区分の製品に対して適切性を有している。

Table 3.1　食品・サプリメントに対する各国のレギュレーション

国・地域	届出制／登録制
アルゼンチン	登録制
ASEAN	届出制または登録制
オーストラリア	届出制（リストへの収載）
ブラジル	登録制
カナダ	登録制
チリ	届出制
中国	登録制
コロンビア	登録制
米国	届出制または無し
日本[訳注1]	無し
メキシコ	届出制
ロシア	登録制
EU	届出制または無し

（1）成分のポジティブリストとネガティブリスト

市場に新製品を投入する際の安全性と容認性の評価は、まず成分から始まる。世界の大多数の地域では、製造に用いられる賦形剤（添加物）の安全性と容認性は確立された食品添加物ルールで規制されている。米国[1]（一般に安全と認められる（Generally Recognized As Safe: GRAS）[2]など）やEU[3]には十分に確立された食品添加物ルールがあるが、自国

訳注1　正確には、特定保健用食品については許可制である。また、2015年4月から始まっている機能性表示食品は届出制である。

にそのような確立したアプローチがない国々の多くはコーデックス食品規格（Codex Alimentarius）[4]を用いている。したがって新製品の市場への新規参入を評価する場合には、ほとんどのレギュレーション当局は、有効成分や主要成分の安全性と容認性に焦点を当てている。

多くの国では、当局は評価の指針として、成分について正式に定められた「ポジティブリスト」ないし（and/or）「ネガティブリスト」か、それらから派生したリストを評価の際の規準として使用している。これらのリストは、その名称が示しているように、どの成分が食品・サプリメントで使用可能と考えられるのか、あるいは使用できないとされているのかを示している。ポジティブリストだけを採用する国もあれば、ネガティブリストだけの国もあり、双方を用いる国もあれば、リストを用いずにより幅広いアプローチをとっている国もある。それらのリストにどのようにして成分を加えるかについての基本的な考え方は、世界各国さまざまであり、それらのリストが果たしている正式な役割もまた同様に、各国さまざまである。明らかに安全性に問題があるとされる成分、たとえば毒性作用でよく知られる植物はネガティブ（食品には使用が認められない）リストに収載され、また、ある成分は有害作用（adverse effect）に関する推測や認識（十分な根拠がない場合が多い）でネガティブリストに収載されることがある。ビタミンやミネラルのように本質的に安全であることが知られている成分は、ほぼポジティブリストに収載されているが、その本質的な安全性から収載が省略されていることもある。当局の多くは、食品とサプリメントに使用できる植物について別にリストを定めている。新規植物や他の新規成分は正式な評価後にケースバイケースでポジティブリストに加えられることもある。ある成分が新規とみなされるか否かは、それぞれの国や地域の方針やレギュレーションによる。

オーストラリアでは医療用品局（Therapeutic Goods Administration: TGA）が、サプリメントを補完医薬品（complementary medicines）というカテゴリーに位置づけて、賦形剤（添加物）や活性成分など使用可能な成分のポジティブリストを定めている[5]。このリストにはビタミン、ミネラルや植物が収載されている。中国[6]はポジティブリストとネガティブリストの双方を採用している国の一例である。中国のポジティブリストには、食品、医薬品、機能性食品に添加可能な成分が収載されており、別に禁止成分のネガティブリストがある。カナダはユニークなモノグラフ制度を採用しており、すでに確立されたモノグラフに合致する成分は、自然健康製品（Natural Health Product: NHP）として販売に至るまでの過程が容易であるが、モノグラフがまだ作成されていない成分の場合は、より正式な申請プロセスを経なければならない[7]。

EUでは欧州委員会（European Commission）が食品とフードサプリメントに使用可能なビタミンとミネラルの成分リストを公表している[8]。1997年5月以前に人が相当程度の量を（significant degree）摂取したことのない成分はノーベルフード（novel food）と判断され、販売業者は使用に向けた申請をしなければならない[9]。欧州委員会のウェブサイトでは、色分けされた4つのマークを付して、成分が新規でない、新規である、フードサプリメントにのみ使われてきた、いまだ不明瞭であることをわかりやすく表示している[10]。植物を含む他の生理学的物質（physiologic substance）については、使用可能な成分に関する統一

ルールはいまだ存在しない。その結果、いくつかの加盟国はそれぞれ異なるポジティブリストを作成した。たとえば、イタリア[11]、デンマーク[12]、チェコ共和国[13]では、それぞれ食品やサプリメントに添加可能な生理学的物質のポジティブリストが確立された。ロシアはEU非加盟国であるが、ポジティブリストを採用している[14]。

米国ではFDAがGRAS成分のリストを保有している[2]。多くの場合、これらの成分はダイエタリーサプリメントにも容認されているが、FDAはサプリメント用成分に関する特定のポジティブリストを保有していない。サプリメントへの使用を認めない成分については、規則等を設けたり[15,16]、警告状を出したりして[17~19]、このような成分のダイエタリーサプリメントへの含有を認めないこと、国民にとって安全でないことを示している[20]。米国では新規ダイエタリー成分（New Dietary Ingredient: NDI）についてはFDAへの届出が必要である。一方「従来からの」ダイエタリー成分であるグランドファザー成分（grandfathered ingredients）（1994年10月以前に市販されていた成分）に関しては届出が不要である。しかし、グランドファザー成分の正式なリストは米国には存在しない。

南米では国によって状況が異なり、リストを採用しない国（たとえばアルゼンチン、チリ、コロンビア）もあれば、ポジティブリストを採用する国（たとえばブラジル）も、ポジティブリストとネガティブリストの双方を採用する国（たとえばベネズエラ）もある。

Table 3.2　ポジティブ、ネガティブ成分リストを採用している国・地域

国・地域	ポジティブリスト	ネガティブリスト	その他
アルゼンチン			
オーストラリア	○		
ブラジル	○		
カナダ			モノグラフシステム
チリ			
中国	○	○	
コロンビア			
メキシコ	○		
パラグアイ			
ロシア	○		
米国			GRAS、新規成分、従来からの成分
ウルグアイ			
ベネズエラ	○	○	
EU	○		ノーベルフード
イタリア	○		
デンマーク	○		
チェコ共和国	○		
ASEAN			限定的リスト

ASEANでは伝統医薬品（traditional medicines）とヘルスサプリメント（health supplement）に使用可能な物質の限定的リストの作成を目指している[21]。

各国で採用されている、それぞれの異なったタイプのリストの概要をTable 3.2に示す。

(2) 植物

植物に関してはレギュレーション、品質、安全性に関して独特の課題を提示することがあり、そのため、多くの市場で厳しく規制される傾向にある。一部の当局側の理解不足とサプライチェーンの透明性の欠如に加えて、ビタミン、ミネラルに比べ強いエビデンスが少ないため、当局のこの成分カテゴリーに対する信頼度が低い。したがって、多くの国でポジティブリストに収載される植物はきわめて限られている。ブラジルでは食品および医薬品のレギュレーション当局である国家衛生監督局（Agência Nacional de Vigilância Sanitária: ANVISA）が、水またはエタノールで抽出された植物のみを食品に使用することを認めており、各製品はケースバイケースで評価される[22]。メキシコでは連邦衛生リスク対策委員会（Federal Commission for the Protection against Sanitary Risk: COFEPRIS）が、植物のポジティブリストとネガティブリストを保持している[23]。本委員会は最近、イヌリンやアロエなど、長期にわたる安全な使用経験を持つある種の植物について、治療を目的とする使用が実証されているとの見解に基づき（したがって医薬品であり食品には容認できないとして）、ネガティブリストに追加するよう提案した[24]。EUでは欧州食品安全機関（European Food Safety Authority: EFSA）が植物一覧表（botanicals compendium）を発表した[25]。これには毒物、習慣性物質、向精神性物質、他の懸念される物質を含有すると報告された植物のリストが含まれる。植物一覧表は規制を目的とする文書ではないが、EUのネガティブリストの一種として解釈することも可能である。しかし、植物に関する独自のポジティブリストとネガティブリストを発表し更新を続けているEU加盟国もある。イタリアには植物とその健康上の利点のポジティブリスト[26]と、禁止植物のリストがある[26]。ベルギーは1つのリストに植物とキノコについて使用可能なものと不可能なものをともに示しており、そのいくつかの植物については最大許容摂取レベルを設定している[27]。ドイツには植物の評価用に指導要領として当局が国内で用いてきたリストがある[28]。

これらの国々においてある植物が食品としてポジティブリストに収載されるか、あるいはネガティブリストに収載されるかは、薬効ありと認識されるか否かによる所が大きい。植物は、生理学的機能に影響を与えるという科学的データがある場合に、薬効ありと判断されうる。可能な場合には、そのような生理活性を示す最小投与量が決められる。標準モノグラフ（compendial monograph）訳注2など、この評価を支持する多くの容認可能な科学的資料が検討される。別の判断材料はこの成分が新規であるか否かであり、この場合はEUのノーベルフード・カタログ（novel food catalog）が参考資料として用いられている。また、すでに使用可能な他の物質に当該植物が適合し（たとえば、添加物として）、製品として

訳注2　伝統的植物製剤が収載されるモノグラフ集

安全かどうかも検討される。

　公的なリストによって規制を行う場合は、ネガティブリストを作成する方がよいだろう。ネガティブリストはポジティブリストに比べて少ない掲載数で済むので維持が容易であり、また、消費者が幅広い種類の製品にアクセスできることにもなる。ポジティブリストによって、容認される成分を制限してしまうと、業界が新規製品を市販できる可能性がいくらか狭められる結果となる。ほとんどの食品とサプリメントの成分が本質的に安全であることを考えれば、消費者アクセスとリスクのバランスを最も適切にとるのはネガティブリストである。

(3) 届出制か登録制か

　国によっていくらか異なるが、届出制とは通常、製品の上市またはその意図をレギュレーション当局に報告させることを意味する。届出内容は製造業者、製品形態、製法、表示に関する情報で構成されることが多く、これらが当局による必要最小限の審査対象になることもある。製品の成分はポジティブリスト（存在する場合）から採用されなければならない。製品が市場に参入できたという事実は必ずしも当局が承認ないし許可した、あるいは認可したことを意味したりその構成要素となるものではない。当局は届出に対して質問したり、受理しない権限を持っている。届出により、新製品が当局所有のリストに収載されることとなる。届出によるアプローチは市販前に必要な資源が最小限であることから、新製品の市場化のために業界と当局の双方にとって最も効率的であることが多い。このアプローチを採用することで、当局は適正製造規範（Good Manufacturing Practice: GMP）や有害事象報告などによる重要な市販後活動の執行に資源を集中させることもできる。したがって、これらリスクの低い食品カテゴリーを扱うアプローチとしては、届出がふさわしい。

　登録アプローチは、届出アプローチと異なり、登録書類（registration dossier）の様式に従った詳細な情報の提供を要し、より厳しい審査、さらに審査の長期化がもたらされることが多い。典型的な登録書類には最終製品の詳細な規格や、成分の安全性と有効性を担保するエビデンス、分析証明書、安定性試験の実施（消費期限の設定を担保する）、製品の表示、自由販売証明書（certificate of free sale）、GMPの認証または遵守文書など、届出アプローチよりもはるかに詳細な情報が必要とされる。このアプローチでは、当局が新製品を詳細に調査することができるが、採用しているほとんどの国では登録完了までに数ヶ月から数年を要しており、資源を要するプロセスとなっている。登録に長期間かかる理由は、登録はその製品を承認することなどに匹敵することからくる当局の資源不足や重荷を招くことである。このアプローチの欠点は、製品が引き起こす可能性のあるリスクとは無関係に市販されるまでの時間が長いことと、他の領域の行政活動に必要な人員がさらに減ることである。届出制と登録制の比較を **Table 3.3** に示す。

　EUは届出制を採用している地域の一例である[29]。個々の要件は27の加盟国によって異なるが、23ヶ国は新製品の市場参入に際して届出に基づくアプローチを組み入れることを

Table 3.3　食品、サプリメント、ニュートラシューティカルの届出と登録

	届出制	登録制
ポジティブ・ネガティブ成分リストとの該当性	要	要
GMP 適合性	遵守に期待	公的証明書等が必要
表示	要	要
詳細な製品規格	不要	要
分析証明書	不要	要
クレームの根拠[#1]	届出がなされると期待	要
消費期限の根拠	不要、または届出がなされると期待	要
自由販売証明書	不要	要
影響	市販後の調査と管理が重要 行政が数多く処理できる 市場への迅速な参入	市販後の調査と管理を低減 行政に相応の資源が必要 市場への参入の遅れ

[#1] クレームが許可されている国の場合

Table 3.4　ASEAN 加盟諸国におけるヘルスサプリメント市場参入の現行制度

	ブルネイ	カンボジア	インドネシア	マレーシア	フィリピン	シンガポール	タイ	ベトナム
市販前登録	なし	あり	あり	あり	あり	なし	あり	あり
予定評価期間								
2ヶ月未満								○
2〜3ヶ月間			○		○			
6ヶ月間							○	
6〜12ヶ月間		○		○				

選択した。新製品の届出を任意にしている国は、オーストリア、オランダ、スウェーデン、イギリスである。

　10 加盟国を擁する ASEAN は、伝統医薬品とヘルスサプリメントのレギュレーションの調和に向けた最終段階にある[30]。現時点では、登録か届出かは加盟国による（Table 3.4）。他の地域と同様、加盟国ごとに具体的な要件も異なる[31]。計画では 2013 年までに調和させて、2015 年までに施行する。ASEAN は、市場に参入するヘルスサプリメントに対し、登録制を採用し、その一環として製品の品質、安全性、有効性に重点を置く包括的な登録書類の提出を求めるだろう。

　米国では、製品に新規ダイエタリー成分（NDI）が含有されていない限り、製品の届出は不要である[32]。新製品が NDI を含有している場合は、製品の市販開始 75 日前までにFDA への届出が必要である。届出の基本的内容は、製造業者または販売者による製品中の NDI がその意図する使用条件下で安全であることの立証である[33]。

ラテンアメリカにおける食品とサプリメントの市場参入要件はさまざまであり、メキシコやチリでは届出制が採用されているが、コロンビアやブラジル、アルゼンチンでは登録制が採用されている。ブラジル（ANVISA）[34]や中国（国家食品薬品監督管理局 State Food and Drug Administration: SFDA）[6]、台湾（台湾食品医薬品局 Taiwan Food and Drug Administration: TFDA）[35]では、動物試験ないし人の臨床試験を製品登録要件として求めている。この要件は有効性のクレームが意図されている製品におおむね限られている。

オーストラリアとカナダでは、サプリメントとニュートラシューティカルを食品よりも医薬品に近いカテゴリーに区分している。オーストラリアの医療用品局は、サプリメントを補完医薬品というカテゴリーに位置づけている[36]。このカテゴリーで必要とされる市販前承認は、他の国々における食品とサプリメントの登録に類するが[37]、GMP などの他の具体的要件は食品より医薬品に近い傾向がある。カナダではカナダ保健省（Health Canada: HC）がサプリメントを自然健康製品というカテゴリーに区分している[38]。カナダ保健省は NHP に医薬品的または治療的なクレームを許容しているため、新製品参入に対してより厳格なアプローチを採用している。カナダでの NHP の承認過程はリスクに基づいており、カナダ保健省は最も高いリスクを示す製品には最大限の市販前審査を行っている。

世界中のさまざまな国や地域に多様な個別のシステムが存在する一方で、新たな食品、サプリメントあるいはニュートラシューティカル製品を市販するためのアプローチには若干の例外はあるものの3つの基本的なアプローチに従う傾向がある。届出に基づくアプローチは、市販前に必要な資源、消費者のアクセス、消費者の安全について、最適のバランスをとる。しかし、重要なことは、市販前要件の有無にかかわらず、市場での製品の安全性と品質を保証する厳密な市販後調査を実施することである。

文献

1) FDA. (2012). Food additives. Retrieved January 15, 2013, from http://www.fda.gov/Food/FoodIngredientsPackaging/FoodAdditives/default.htm.
2) FDA. (2012). Generally Recognized as Safe (GRAS). Retrieved January 15, 2013, from http://www.fda.gov/Food/FoodIngredientsPackaging/GenerallyRecognizedasSafeGRAS/default.htm.
3) European Commission. Food additives and flavourings. Retrieved January 15, 2013, from http://ec.europa.eu/food/fs/sfp/flav_index_en.html.
4) JECFA. About Codex. Codex Alimentarius Retrieved January 15, 2013, from http://www.codexalimentarius.org/scientific-basis-for-codex/jecfa/en/; 2013.
5) Therapeutic Goods Administration. (2007). Substances that may be used in Listed medicines in Australia. Retrieved January 15, 2013, from http://www.tga.gov.au/pdf/cm-listed-substances.pdf.
6) SFDA. Regulations on Supervision of Functional Foods (Draft for Approval). Retrieved January 15, 2013; 2009.
7) Natural Health Products Directorate. Compendium of Monographs. Drugs and Health Products Retrieved January 15, 2013, from http://www.hc-sc.gc.ca/dhp-mps/prodnatur/applications/licen-prod/monograph/index-eng.php; 2009.
8) European Commission. Commission Regulation (EC) No 1170/2009 of 30 November 2009 amending Directive 2002/46/EC of the European Parliament and of Council and Regulation (EC) No 1925/2006 of the European Parliament and of the Council as regards the lists of vitamin and minerals and their forms that can be added to foods, including food supplements. Official Journal of the European Union L314/36, 2009.
9) European Commission. Novel foods and novel food ingredients. Food and Feed Safety Retrieved January 15, 2013, from http://ec.europa.eu/food/food/biotechnology/novelfood/index_en.htm; 2012.
10) European Commission. Novel Food catalogue-Search. Food and Feed Safety Retrieved January 15, 2013, from http://

ec.europa.eu/food/food/biotechnology/novelfood/nfnetweb/mod_search/index.cfm.
11) Ministero della Salute. Altri Nutrienti E Altre Sostanze Ad Effetto Nutritivo O Fisiologico. Retrieved January 15, 2013, from http://www.salute.gov.it/imgs/C_17_pagineAree_1268_listaFile_itemName_4_file.pdf.
12) Ministerialtidende. Bekendtgørelse om tilsætning af visse andre stoffer end vitaminer og mineraler til fødevarer. Retrieved January 15, 2013, from https://www.retsinformation.dk/Forms/R0710.aspx?id = 137299; 2012.
13) SBÍRKA ZÁKONŮ. Kterou se stanoví požadavky na doplňky stravy a na obohacování potravin, 2008.
14) Customs Union Commission. Uniform sanitary and epidemiological and hygienic requirements for products subject to sanitary and epidemiological supervision (control), 2010.
15) FDA. Final rule declaring dietary supplements containing ephedrine alkaloids adulterated because they present an unreasonable risk. 2004; 69: 6788-6854.
16) CFSAN, C. f. F. S. a. N., Office of Food Additive Safety. FDA Response to OVOS Natural Health Homotaurine Petition. Department of Health and Human Services, Food and Drug Administration, Washington, DC; 2011.
17) FDA. FDA Advises Dietary Supplement Manufacturers to Remove Comfrey Products From the Market 2001.
18) FDA. February 28, 2003 Warning Letter to Powerhouse Supplements 2003.
19) FDA. Letter to Health Professionals regarding safety concerns related to the use of botanical products containing aristolochic acid, 2001.
20) FDA. Consumer Advisory: Kava-Containing Dietary Supplements May be Associated With Severe Liver Injury, 2002.
21) ASEAN. Guiding Principles for Inclusion of Active Substances into the Restricted List for Traditional Medicines and Health Supplements (TMHS), 2010.
22) ANVISA. Novos Ingredientes Aprovados. Retrieved January 15, 2013, from http://portal.anvisa.gov.br/wps/content/Anvisa + Portal/Anvisa/Inicio/Alimentos/ Assuntos + de + Interesse/Novos + Alimentos + e + Novos + Ingredientes/29bd7700401adec6b403b654e035b7cb; 2009.
23) COFEPRIS. What is the COFEPRIS? Retrieved January 15, 2013, from http://www.cofepris.gob.mx/Paginas/Idiomas/Ingles.aspx; 2011.
24) Asociacion Nacional de la Industria de los Suplementos Alimenticios. ANAISA Noticias. Retrieved January 15, 2013, from http://www.anaisa.mx/;2013.
25) European Food Safety Authority, E. Compendium of botanicals reported to contain naturally occuring substances of possible concern for human health when used in food and food supplements. *EFSA J* 2012; 10(5): 2663.
26) Ministero della Salute. Disciplina dell' impiego negli integratori alimentari di sostanze e preparati vegetali (G.U. 21-7-2012 serie generale n. 169), 2012.
27) Belgian Health, F. C. S. a. E. Food supplements - Enriched foodstuffs. Retrieved January 15, 2013, from http://www.health.belgium.be/eportal/foodsafety/foodstuffs/foodsupplements/index.htm?fodnlang = en#Plants; 2012.
28) The Federal Office of Consumer Protection and Food Safety (BVL). Entwurf einer Liste für die Kategorie "Pflanzen und Pflanzenteile". Retrieved January 15, 2013, from http://www.bvl.bund.de/SharedDocs/Downloads/01_Lebensmittel/stoffliste/stoffliste_pflanzen_pflanzenteile.html?nn = 1406620; 2010.
29) European Commission. Directive 2002/46/EC Of The European Parliament And Of The Council, 2002.
30) ASEAN. Harmonization of Standards and Technical Requirements in ASEAN. Retrieved January 15, 2013, from http://www.asean.org/news/item/harmonization-of-standards-and-technical-requirements-in-asean; 2012.
31) ASEAN. Profile of Definition, Terminology, and Technical Requirement of Traditional Medicines and Health Supplements among ASEAN Member Countries 2006.
32) FDA. Draft Guidance for Industry: Dietary Supplements: New Dietary Ingredient Notifications and Related Issues. Retrieved January 15, 2013, from http://www.fda.gov/food/guidancecomplianceregulatoryinformation/guidancedocuments/dietarysup-plements/ucm257563.htm; 2011.
33) FDA. New Dietary Ingredients in Dietary Supplements-Background for Industry. Retrieved January 15, 2013, from http://www.fda.gov/Food/DietarySupplements/ucm109764.htm; 2012.
34) ANVISA. Registration of Products: Manual covering procedures for registration and exemption from registration of imported products. Retrieved January 15, 2013, from http://www.anvisa.gov.br/eng/food/registration.htm; 2000.
35) TFDA. Food and Drug Administration, Department of Health. Retrieved January 15, 2013, from http://www.taiwan.gov.tw/ct.asp?xItem = 25613&ctNode = 1957&mp = 999; 2012.
36) TGA. The regulation of complementary medicines in Australia-an overview: Pre-market assessment. Retrieved January 15, 2013, from http://www.tga.gov.au/industry/cm-basics-regulation-overview.htm#pre; 2012.
37) TGA. Australian Guidelines for Complementary Medicines (ARGCM) Part II: Listed Complementary Medicines, 2011.
38) Health Canada. Natural Health Products. Retrieved January 15, 2013, from http://www.hc-sc.gc.ca/dhp-mps/prodnatur/index-eng.php; 2012.

第Ⅱ部

製造規範の遵守と分析バリデーション

第4章

自然健康製品と GMP
Natural Health Products and Good Manufacturing Practices

ディガンバール・チャハル
規制関連コンサルタント　ミシサガ，オンタリオ州，カナダ
Digambar Chahar
Consulting Regulatory Affairs Scientist, Mississauga, Ontario, Canada

4.1　概観

　自然健康製品（Natural Health Product: NHP）は消費者の健康と安寧（well-being）に役立つことから、消費者は自身の健康のために安全で効果的な改善策として選択できる。自然健康製品の製造業者は、全製品が確実に適正製造規範（Good Manufacturing Practice: GMP）に準拠して製造されるように GMP を既に採用しているか、あるいは採用に向けた過程にあり、これによって製品の安全性と品質が必要な規則に適合することを確保している。

　NHP（米国でいうダイエタリーサプリメント）とは、日常の食事を補完する目的で、「ダイエタリー成分」（dietary ingredient）すなわちビタミン・ミネラル、ハーブその他の植物、アミノ酸、酵素、抽出物、濃縮物などの物質を含有する、錠剤、カプセル、ソフトジェルカプセル、液体、粉末、棒状の形状の製品である。

(1) 誰が GMP を適用するのか？

- 製造業者、包装業者、表示業者（labeler）、流通業者
- 倉庫・保管施設業者

　NHP またはダイエタリーサプリメントは、GMP に従って製造、保管、流通されなければならない。

(2) GMPとは何か？

GMPとは、製品の品質と安全性について効果的で包括的なアプローチを確保する目的で作られた手順・ルール（SISPQC）と、製品の試験、製造、保管、取扱い、流通のための基準と実践である。

SISPQCとは何の略号か？

- 安全性（Safety）
- 完全性（Integrity）
- 効力（Strength）
- 純度（Purity）
- 品質（Quality）
- 組成（Composition）

GMPや危害分析重要管理点（Hazard Analysis and Critical Control Points: HACCP）プログラムの実施により、消費者に対して、製品の製造、包装、流通を通して検査と確認が一貫して維持されているという保証を与える。

(3) GMPの重要な要素

- 場所
- 人
- 製造工程
- 製品

(4) 場所

- 構造設備は、清潔で整頓されていなければならない。接触面は効果的な清掃を行うことができ、NHPの汚染を防ぐように設計されていること。
- 機械設備の接触面は、効果的な清掃が可能で、使用目的に応じて機能し、NHPの汚染を防ぐように設計されていなければならない。

(5) 人

- 従業員は教育、訓練、または各自の職務を遂行する経験によって適格性を持たなければならない。
- 品質保証においては、販売のための各製品の出荷、使用する原料・包装材料の出荷、全操作手順の承認、製造方法と規格の把握、返品されたすべての製品の再販売前の審

査、各苦情の調査について責任を負う。

(6) 製造工程

- 衛生プログラムには、構造設備、機械設備の効果的な清掃や、物質の取扱い、従業員の健康と衛生的行動に関する文書化された手順が含まれる。
- 業務には次の事柄に関するシステムがある。
  - すべての原料や包装材料を審査して出荷する。
  - 水は飲料に適したもので、カナダ飲料水水質ガイドライン（Guidelines for Canadian Drinking Water Quality）または該当する規則に適合していること。
  - トレーサビリティ確保のため、各バッチに対しバッチ記録書の作成を徹底する。
  - 各最終包装品をロット番号と使用期限で管理する。
  - 正しい表示であることを確認、管理する。
  - 品質に関する合意が契約書にある。

(7) 製品

- 純度、量、薬用成分の同一性、力価、試験方法が記載された規格書が全製品に用意されている。
- 最終製品の規格に適合するように、全ロットが試験検査されなければならない。
- 輸入業者は以下の簡素化された検査プログラムを用いてもよい。
  - 各製品の最初のロットが十分に検査されている。
  - 次回製造の各ロットが以下の項目を満たしている。
    - 実際の検査結果の分析証明書が審査されている。
    - 入手時にロットがわかりやすく確認される。
    - 輸送、保管状況が製品に有害な影響を与えない。
- 十分な確認検査が、少なくとも供給業者1社に対し毎年1ロット、1剤形ごとに実施されている。
- 製品が推奨保存条件下で規格を満たしていることが、安定性試験の結果より確認される。
- サンプルが、製品の使用期限後1年間にわたり、推奨保存条件下で保管されている。製品の検査を十分に実施するための、十分な量のサンプルを保存している。
- 製品記録は、製品の使用期限の1年後まで保存されている。
- 回収手順が文書化されており、実際に適切であることが擬似回収（mock recall）の訓練の実施により確認されている。
- 滅菌NHPは、滅菌の確保のため、隔離された独立区域で科学的に証明された方法を用い、訓練を受けた従業員の監督下で製造・包装されている。

(8) GMP・HACCP の利点

　GMP・HACCP プログラムの実施には多くの利点があり、製品の品質が大幅に向上し、収益と消費者の満足度が向上する。GMP・HACCP の遵守によるいくつかの利点を以下に挙げる。

- 不遵守に起因する再作業と制裁が減少し、また効率の向上により、運営コストが減少する。
- 消費者の満足度が向上する。NHP の安全性に対する確約を示す組織は、従業員や株主、規制当局、ライバル企業から継続的な敬意が得られる。
- GMP・HACCP は安全性に関わる標準作業手順（standard operating procedure: SOP）などの文書のすべてにわたるため、従業員の作業効率が向上して失敗が減る。

4.2　GMP の手続き：製造業者の検討事項

　米国では、ダイエタリーサプリメントのための GMP に関する規則が 2007 年に施行されて以来、食品医薬品局（Food and Drug Administration: FDA）が、ダイエタリーサプリメント製造業者に対して、GMP の手続きを点検することを優先事項とするべきであることをきわめて明確にしている。現在までに明らかにされた違反の数で示されるように、製造された製品の品質を確保するための手順の欠如は深刻である。

　新しいプロトコールは、GMP に完全準拠したシステムを備えるために必要な包括的な要素を製造業者に提示する。製造工程の全側面において、以下の事柄を含む SOP を整えるべきである。

- 従業員
- 機械設備・器具の清掃・無菌性に関する要件
- さまざまな製造段階の工程管理システム
- 適切な包装、表示、保管条件
- 製造記録原本（master manufacturing record）とバッチ記録（batch record）
- 製品苦情を扱うプロセス
- 徹底した記録管理

　GMP は、追加作業を実施させるために雇用した第三者に確実に GMP に一致する作業を実施させることを、製造業者の責任としている。第三者には委託製造業者や第三者検査機関などがあり、製造業者はこれらの第三者が製品のための適切な試験方法など、その業務の品質を確保するためのプロセスを備えていることを事前に審査するべきである。

　ダイエタリーサプリメントのための GMP では、試験方法は科学的に妥当（valid）でなければならないと規定されており、これはその試験方法に信頼できる結果が得られる再現性があることを意味する。契約による社外試験や社内試験で数多くのバリデートされた方

法を実施することができるが、これらの試験方法はある特定の食品に対して開発され、バリデートされたものであることが多い。したがって、必ずしもダイエタリーサプリメントに対して応用可能であるとは限らない。AOAC インターナショナル（Association of Official Analytical Chemists International）公認法や薬局方、公定書（compendium）その他で公認された方法であっても、試験機関はその方法がその製品のために適切であることを立証しなければならない。

製造業者が委託検査機関を利用する場合、検査機関での試験結果の一貫性に影響を及ぼす可能性のあるプロセスと SOP の検討や、検査機関の現場を視察することにより、検査機関の能力を担保することができる。製造業者は選定した検査機関について適正評価を行ったことを示さなければならず、検査機関が原料や最終製品を適切に試験する能力を有することを確認しなければならない。必要とされるさまざまな試験が、すべて同一の検査機関で実施できる可能性は少ないことを考慮しておかねばならない。検査機関の選定にあたっては、それぞれの機関の専門性を判定するべきである。最終製品の有効性や安全性、一貫した高い品質を担保するためには、このスクリーニングが重要である。

ダイエタリーサプリメントの製造や試験で規範遵守へ向けて確実な活動が実施されている一方で、適切な試験を行わずにデータ改ざんに頼る検査機関も依然として存在する。このようなことが行われているかどうか判定するため、既知のサンプルを検査機関に提供して、そのデータが既知の結果と一致するか照合することを、製造業者に推奨する。このスクリーニングに役立つと考えられるサンプルの活用例を以下に挙げる。

- 標準品（特徴の明確な材料）を購入し、このサンプルのみを検査機関に送付する。検査機関に標準品の純度を測定するよう依頼し、検査機関が材料濃度を正確に検査できるかどうかを判定する。
- 存在するはずがないことを製造業者が知っている別の化合物の存在を、検査機関に検査するよう依頼する。検査機関がその化合物を検出しなかったと報告するならば、検査機関の公正さを示すよい目安となる。
- 製造業者が成分量を知っている最終製品の試験を検査機関に依頼し、製造業者のデータと検査機関の分析結果とを比較する。

今や GMP という基準が製品のライフサイクルすべてに行き渡っているため、ダイエタリーサプリメントにおける GMP の遵守レベルは向上しつつあり、消費者に対しより高い安全を保証している。製造業者が、自社製品は健康に関する限り最高水準で製造・試験されているという自信から得るものは大きいであろう。

高品質の製品製造を成功させる鍵は、GMP・HACCP プログラムなどの優れた品質管理システムの活用である。

(1) 品質管理システムの概要

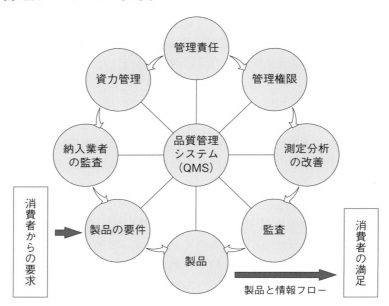

Figure 4.1　品質管理システムの概要

(2) GMP・HACCP 工程の流れ

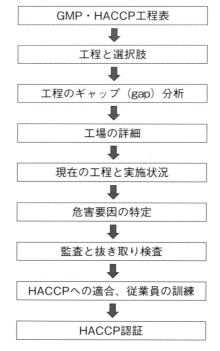

Figure 4.2　GMP・HACCP 工程の流れ

4.3 結論

　医薬品やニュートラシューティカルの製造業は、国の規制を受けており、品質と基準設定の重要性が増しつつある業種である。安全な医薬品や食品を供給するためには、文書作成を実施する必要性と重要性を理解することがきわめて大切である。ここに述べたアプローチとレギュレーションが、製造の品質を維持・向上させるための参考として役立つことを期待する。繰り返すが、文書作成はGMPのきわめて重要な部分を占めるものであり、品質保証と品質管理機能の可視性を高めるであろう。

参考文献

http://www.nutritionaloutlook.com/article/dietary-supplement-testing-how-detect-%E2%80%9Cdry-labbing%E2%80%9D-3-10235.

http://www.nutritionaloutlook.com/article/testing-dietary-supplements-face-unpredictable-microorganisms-2-10229.
　http://www.qualityandcompliance.com/pdfs/QuickNote%20-%20NHP%20GMP_February%202009.pdf.

http://www.gulfsouthmachine.com/Quality%20Control/Quality%20System%20Management.jpg.

http://www.fda.gov/food/dietarysupplements/default.htm.

http://hc-sc-gc.ca/dhp-ps/prodnatur/imdex-eng.php.

第5章

ニュートラシューティカルのためのCGMP
Current Good Manufacturing Practices for Nutraceuticals

デブ・クマール–ナス，チャンドラ・S・イーヴァニー
アポテックス社　トロント，オンタリオ州，カナダ
Deb Kumar Nath and Chandra S. Yee vani
Apotex Inc., Toronto, Canada

5.1　はじめに

　ニュートラシューティカル業界が高品質の製品を製造するために、製造に関するいくつかの基本的な規則やガイドラインがある。しかしこれらのレギュレーションは、多くの場合、製造施設や試験などのためのガイダンスとしては不十分であるといえるかもしれない。ニュートラシューティカル業界は消費者に供給する製品の安全性を保証するため、産業界の専門家、特に医薬品業界の専門家からの有益なガイダンスを求めている。

　また、多くの患者が総合ビタミン剤、抗糖尿病薬、乾癬治療などの一般治療薬や処方薬から代替医療の方向へと向かっているため、ニュートラシューティカルの利用は増加しつつある。したがって、医薬品業界のガイドラインの中には、ニュートラシューティカル業界のガイドラインとしても応用可能なものがある。日米欧医薬品規制調和国際会議（International Conference on Harmonization of Technical Requirements for Registration of Pharmaceuticals for Human Use: ICH）のQ9、Q10、さらにクオリティ・バイ・デザイン（Quality by Design: QbD）のガイドラインに注目して、最小限のガイドラインを実践する可能性について検討してみよう。ゆくゆくは、世界中の規制当局が遅かれ早かれニュートラシューティカルの安全性を確保するために、これらをこの業界用に活用するであろう。

　同様にニュートラシューティカル業界にも、消費される製品の安全性を保証する責任がある。たとえば、ニュートラシューティカルと処方薬との併用には危険が伴い、適切に管理されないと、有害反応を引き起こす可能性がある。

　以下のセクションで、建物、設備、品質管理、材料システム、文書作成に関する最小限の要件を示す。これが完全なガイドラインではないことに注意し、業界には、ある種の特

殊な製品については国際的要件や国ごとの要件を考慮することを推奨する。

なお、次の記載は、ニュートラシューティカルの規範遵守レベルを向上させる実質的な規準を開発し、確立するために、適宜活用することができる。

1. 日米欧医薬品規制調和国際会議（ICH; http://www.ich.org）
   (1) 安定性　Q1A〜Q1F
   (2) 分析バリデーション　Q2
   (3) 不純物　Q3A〜Q3D
   (4) 規格　Q6A〜Q6B
   (5) 医薬品開発　Q8
   (6) 品質リスクマネージメント　Q9
   (7) 製剤クオリティーシステム　Q10
2. 適正製造規範（Good Manufacturing Practice: GMP）
   (1) 欧州連合（European Union: EU）
       EudraLex - Volume 4（GMP ガイドライン）
   (2) 世界保健機関（World Health Organization: WHO）
       植物薬（Herbal Medicine）のための GMP ガイドライン
   (3) ICH
       Q7A
   (4) 国際医薬品査察協定・医薬品査察共同スキーム（Pharmaceutical Inspection Convention and Pharmaceutical Inspection Co-operation Scheme: PIC/S）
   (5) 米国食品医薬品局（U.S. Food and Drug Administration: FDA）
       21 CFR 210（医薬品の製造、加工、包装または保管に関する最新の適正製造規範（Current GMP：CGMP）－総則）
   (6) FDA
       21 CFR 211（医薬品製剤に関する CGMP）
3. 一般的な参照先
   (1) 非経口薬協会（Parenteral Drug Association: PDA; http://www.pda.org）
   (2) 国際製薬技術協会（International Society Pharmaceutical Engineering: ISPE; http://www.ispe.org）
4. 薬局方
   (1) 米国薬局方（http://www.uspnf.com）
   (2) 英国薬局方（http://www.pharmacopoeia.co.uk）
   (3) 欧州薬局方（http://www.edqm.eu）
   (4) 食品用公定化学品集（http://online.foodchemicalscodex.org）
   (5) 医薬品添加剤（Medicine Complete; http://www.medicinescomplete.com/mc/）
   (6) 医薬品添加物ハンドブック

5.2 GMP[1]

(1) 建物[2,5]

　粉末、錠剤、カプセル、液体等のニュートラシューティカルを製造するための建物と他の設備は、消費者の要求やレギュレーションに合う高品質の製品を製造するため、以下の最小限の要件を満たしていなければならない[2]。設備や建物の保守管理（maintenance）は、汚染のリスクを防ぐ方法で計画、実施、記録されるべきである。実験動物の取り扱いを目的とする施設は、製造区域から隔離され、現在施行されている関連規則に適合していなければならない。

1）従業員と材料の流れ

　製造施設と試験施設は製造、包装、保管、検査工程（testing process）を通じ、原材料と製品が一方向に流れるよう設計するべきである。これは、原材料のとり違い（mix-up）や交叉汚染（cross contamination）の可能性を確実に排除するために必要である。企業はこれらの要件を満たすため、原材料と製品の間の適切な物理的間隔を、製造と保管の全段階で設定しなければならない。たとえば、原材料搬入口と従業員入口に対し適切なエアロック（air lock）を設置することにより、GMPエリアと非GMP（non-GMP）エリアを区分し、製造・包装区域から外部環境への直接的な出入りを防ぐことができる。

2）壁と天井

　扉、壁、天井、床には割れ目や隙間があってはならない。木製の扉や壁を用いてはならず、細かい粒が落ちる素材は避けるべきである。理想的には、効果的な清掃・洗浄が可能なエポキシ樹脂の床板を使用するべきである。粉塵が出る製造区域では集塵システムを設置し、回収した粉塵の廃棄手順を作成しておかなければならない。いかなる抽出装置を用いる場合であっても、交叉汚染の可能性を防止すること。

3）暖房、換気、空調システム

　製品が外気や人にさらされる可能性のある製造・包装区域では、適切な換気を行うべきである。空調処理装置（air-handling unit）の末端に高性能微粒子除去フィルター（high efficacy particulate air filter: HEPA filter）を設置することは義務づけられていない。しかし、製造室間で空気の再循環中に交叉汚染が生じることを防止するため、HEPAフィルター、または多種類の製品を扱う施設に対応する、当該企業の適切な規格に見合った空気ろ過装置の使用が推奨される。空調処理装置内に適切な空気ろ過装置がない場合は、暖房・換気・空調（Heating, Ventilation, and Air Condition: HVAC）の設計を支持するリスク評価文書の作成が必要である。

　製造区域や倉庫で使用される照明は防爆性があり、覆いがなされているべきである。

4) ユティリティ

製造に用いる圧縮空気とあらゆるタイプの不活性ガスは、適切な品質のものでなくてはならず、規定の頻度でこれらの空気・ガスの品質を評価する手順が定められていなければならない。製造に用いるすべての液体と気体について、内容物を明確に同定しなければならない。

5) 給水システム

液剤の調整には給水システムが必要である。少なくとも米国薬局方（United States Pharmacopeia）基準の精製水または蒸留水の使用が求められる。企業には、その意図する目的に適切な給水システムを設置するよう求められる。使用する水に適用する衛生処理を実施する必要がある。さらに施設内で製造するか、または外部から購入する精製水に対し、定期的に微生物学的試験と化学的分析を実施するシステムを整えておくべきである。

ニュートラシューティカルを製造するために使用される建物は、施設全体が他と区分され、合成ホルモン薬や細胞毒性薬、変異原性を有する薬剤、抗生剤、ならびに交叉汚染を引き起こす可能性のある特殊な製剤の製造施設と同じ施設の使用を避けるべきである。

安全確保のため、製造区域と倉庫区域への出入りは関係者以外立入禁止にする必要がある。

6) 防虫・防鼠

ニュートラシューティカル業界が製造している化学物質には、周囲の環境から昆虫を誘引する可能性のある物質があることが証明されている。企業は、製造区域や付属の作業区域への有害生物、げっ歯類、昆虫の侵入を防ぐための適切な管理を講じるよう求められている。外部業者に害虫駆除を委託することもできる。

必要な文書は以下の通りである。

- GMPに最小限必要な文書として、ヒトとモノの流れや作業空間の差圧を示す平面図
- 清掃・洗浄と衛生記録
- 防虫・防鼠管理記録
- 温湿度記録

(2) 機械設備（Equipment）[2,5]

製品に接触する付属品を含め、加工工程の機械設備のリストがなければならない[2]。製品の製造、包装、保管に用いる機械設備は、求められる品質特性に適合した設計でなければならず、設置、操作、清掃・洗浄、メンテナンス、適格性評価の作業が可能な区域に配置されなければならない。

製品構成成分、製造工程中の中間製品または最終製品に直接接触する機械設備・付属品の設計と施工に使われる資材は、製品の品質に対して反応性を有したり、添加剤となった

り、好ましくない影響を与えたりするものであってはならない。潤滑剤、冷却材、油など、機械設備を操作するために必要な物質はすべて、製品の原材料、一次包装または製品自体に接触してはならない。これらの物質は受け入れ規格に基づいて購入すべきである。万一これらの物質が製品に接触する場合を考慮して、少なくとも食品グレードの品質でなければならず、該当地域の保健当局から正式に認可されていなければならない。

使用目的に不適切な機械設備は撤去するか、あるいは隔離状態にあることを明示しなければならない。

製造プロセスを制御するためにコンピューターにインストールしたコンピューターシステムは、バリデーションされているものを推奨する。

1) 予防的保守管理（preventive maintenance）

作業に用いる重要な設備には、予防的保守管理手順を実施しなければならない。実施頻度を設定した予防的保守管理プログラムを、重要な機械設備に対して作成して、文書化しておくべきである。

2) 機械設備のID

製造に用いるすべての機械設備に、固有の識別番号をつけるシステムを有するべきである。

3) 製造日誌（log books）

重要な作業工程には製品の識別情報、作業日、清掃・洗浄、これらの作業に従事した従業員を記入する機械設備使用日誌を備えるべきである。

4) 主要機械設備の適格性評価

機械設備は、製造する製品と工程に対して適格でなければならない。主要な機械設備の適格性評価プロセスを示す標準手順書が必要である。

5) 機器のキャリブレーション（calibration）プログラム

重要工程のパラメータの測定や制御に用いる自動機器ないし（and/or）計器は、プログラム文書に従ってキャリブレーションと点検を行わなければならない。キャリブレーションと点検作業は記録と管理がなされているべきである。キャリブレーションの実施に関する頻度と方法、正確性と精度の許容限度、機械設備・機器の確認方法が確立されていなければならない。外部サービス業者が機械設備・機器のキャリブレーションを行う場合は、社内方針の規定に従わなければならない。キャリブレーションに用いる基準は、国内・国際基準をもとにすべきである。

6) 清掃・洗浄

機械設備や器具は、文書化された手順やプログラムに従って清掃・洗浄と保守点検を実

施すべきである。清掃・洗浄方法、必要な清浄度、清掃・洗浄の実施頻度などを記載した文書がなければならない。記録は保管すること。

(3) 従業員[2,5]

従業員の義務と責任を文書化し、各従業員はその文書に署名しなければならない[2]。

1) 適格性

製品の製造と管理（検査）に責任を負う従業員は、臨時従業員を含め、与えられた職務を遂行するのに適格でなければならない。適格性の基準は、その任務の経験や教育、訓練に基づくべきである。

2) 業務責任

一連の業務について、業務責任を説明する手順書を整えておくべきである。製造に関連するすべてのレベルで業務遂行能力を定期的に検討し、評価するシステムがなければならない。

3) 教育訓練

従業員に対して行った業務の教育訓練とその継続的実施について記載したプログラム文書がなければならない。

4) 健康と衛生

製造、検査作業に責任を負う従業員が実施すべき健康・衛生要件に関するプログラム文書が整っていなければならない。

5) 報告体制の組織図

製造と最高品質に責任を負う部門を明確に特定する詳細な組織図が作成・更新されているべきであり、部門間では相互に報告しなければならない。

(4) 品質保証[2〜5]

定められた方針と品質目標に沿う品質管理システムを説明する文書がなければならない。品質部門が製品規格と標準操作手順の承認に責任を負うべきである。

規格や手順、分析方法からのすべての逸脱や不適合について、調査と評価、文書化を保証するシステムがなければならず、その手順は文書で定めておくべきである。規格外であることが確認された分析結果は、逸脱または不適合と判断することができる。

製品苦情に対応するための手順書を定めておかねばならない。

バッチ記録審査と、原材料・最終製品の出荷・合否判定の過程を要約した手順書を整え

第5章 ニュートラシューティカルのためのCGMP

ておくべきである。

　製造工程と分析方法に関して、変更の特定、文書作成、審査、承認などに関する手順書を備えておくことを推奨する。

　品質部門には、供給業者（サプライヤー）と販売業者（ベンダー）の適格性を評価して選定するシステムを整えておくよう推奨する。すべての供給業者について、評価した後に承認するというシステムを確保しなければならず、システムには最終製品の製造に用いる原材料と包装材料の供給業者のリストを含めるべきである。

　以下は、文書作成が必要である。

1. 逸脱記録
2. 変更管理記録
3. 標準作業手順（standard operating procedure: SOP）リスト（SOP索引）
4. 署名原簿
5. トレンド報告
6. リスク評価
7. 記録管理（バッチ記録、調査、分析の方法と報告、方法、規格、SOP等）

(5) 衛生プログラム[2,5]

　製造会社は、安全で衛生的な作業と維持管理を確保するための手順書を作成しておかねばならない。清掃・洗浄手順には、会社の敷地と機械設備・器具のすべてを清掃・消毒するための要件が含まれているべきである。清掃・洗浄過程で用いる洗浄剤・殺菌剤すべてのリストを、その濃度と使用法を含め、整えておくべきである。同様に製造区域や機械設備の清掃・洗浄頻度を定めておくべきである。

(6) 作業[2,5]

　同一施設内で多種類の製品を製造する場合、物理的に、または管理システムにより、製造工程中の製品を明確に識別し隔離することについて説明した手順を定めておくべきである。

　製造区域には、交叉汚染を防ぐ適切な対策を講じておくべきである。

　製造区域への出入りは関係者以外立入禁止とするべきである。

　作業は製造工程に沿って実施されるべきであり、製品の各バッチまたはロットは管理文書に記録されなければならない。製品を既定の規格に確実に適合させるため、製造工程にパラメータを設定して工程管理を確立する必要がある。製造の重要工程では、別の従業員が立ち会って記録を点検するべきである。

　製造工程の重要な段階ごとに時間を定めておくべきである。製品ごとに、最終製品の保管条件と最長保管期間を設定しておかなければならない。

施設で製造する各製品に製品コードを付けることを推奨する。製造記録は、固有のバッチまたは識別番号を用いて番号を付けるべきである。これらの記録には、発行時に日付と署名を記入するべきである。継続的に製造する場合、日付と時間を一緒にした製品コードが固有の識別子となりうる。

包装作業は、該当する包装注文に明記された材料を用い、特定の包装手順に定められた指示に従って実施しなければならない。

(7) 規格[3,4]

すべての原材料と最終製品について規格書を作成し、条件を満たさなければならない[2]。規格どおりであることを確認し、すべての変更は使用する前に品質保証担当者が承認しなければならない。最終製品の同一性（identity）と純度を担保するため、実施する検査について記載した手順書を作成して実践しなければならない。必要であれば、既定の承認済み規格に従って力価を測定しなければならない。

原材料と最終製品の各ロットが規格に適合していることを出荷前に保証するために、手順を定めておかなければならない[3]。

(8) 安定性[3,4]

市販用ロットの製造に使用する予定の工程をシミュレーションし、同一の製造方法を用いて製造した同一の製品について、少なくとも3回のパイロットバッチで安定性試験を実施すべきである。

安定性試験は、最終的な保管と流通用として要求されたものと同じか、または同種の容器施栓系で実施しなければならない。

安定性試験の条件と期間は、製品の保管、流通、使用をすべてカバーする適切なものでなければならない。製品の安定性試験を行うため、安定性用サンプルを用いた分析の頻度を設定しておかなければならない。

(9) サンプル[3,4]

入荷原材料や中間体、中間製品、最終製品に実施すべきサンプリング作業のプログラムについて説明した文書を備えておかなければならない。サンプリングの計画は軍用規格や米国国家規格協会（American National Standards Institute: ANSI）規格などの国際基準に準拠すべきである。企業は、特定の品質合格基準に基づいて製品ロットを合格とするか不合格とするかの推奨を受ける。

(10) 記録[2,5]

記録データの文書作成に際して、文書作成基準（good documentation practice）を説明する手順書を作成しておくべきである[2]。

データの記録は、その作業を実施した本人が作業完了時に作成すべきである。記録データは明確かつ判読可能で、消去不能でなければならない。すべてのデータの訂正は、元データが抹消されない形で実施されるべきである。また、訂正されたデータには訂正した本人が署名と日付を記入すべきである。電子記録については、追跡と査察におけるトレーサビリティを確保するため、少なくとも訂正箇所、訂正日、訂正した個人を特定するシステムを確立しておくべきである。

企業には文書保存期間を定める標準手順書がなければならない。この文書には製造記録、検査記録、配送記録、その他製品の品質管理に不可欠と考えられる記録すべてが含まれる。

(11) 回収[2,5]

製品を効果的に回収するため、規制当局への届出が必要な場合を含め、対応について定めた手順書がなければならない。手順は以下の項目を含むべきである。

- 回収作業の開始と調整に責任を負う従業員
- 回収を実施するための各段階についての説明
- ロットのトレーサビリティのための流通記録の保管
- 必要に応じ、規制当局への届出

5.3 結論

ニュートラシューティカル業界はヘルスケアプロバイダー（health care provider）として完全に規制されているわけではないが、最新の適正製造規範（Current Good Manufacturing Practice: CGMP）を実施することによって、消費者の健康上の利益を守ることが関係者全員の責務である。CGMP はコンプライアンスのレベル向上のみならず、製造工程内での欠陥品や不良品の発生率を低下させることにも役立ち、結果として採算性を向上させる。食品業界における最近の回収は、作業者の適正衛生基準（good personal sanitization practice）や適正清掃・洗浄基準（good cleaning practice）を遵守しなかったために生じた例が多い。ニュートラシューティカル業界は、消費者の保護を強化すると同時に、業界の成長を促進するため、医薬品業界で蓄積された豊富な知識を活用すべきである。本章では、CGMP の実施に係る製造工程と、必要なコストとのバランスを保つためにも、CGMP の主要な事項について簡潔に説明した。

文献

1) Good manufacturing practices, Guidance document, Natural Health Products Directorate, Health Canada; 2006.
2) Good Manufacturing Practice (GMP) Guidelines/Inspection Checklist, February 12, 1997; Updated April 24, 2008 (http://www.fda.gov/Cosmetics/GuidanceComplianceRegulatoryInformation/GoodManufacturingPracticeGMPGuidelinesInspectionChecklist/default.htm).
3) Compendium of Food Additive Specifications, 74th meeting, WHO.
4) Food Chemicals Codex (http://online.foodchemicalscodex.org/online/login).
5) General references: Good Manufacturing Practices (GMP) Guidelines - 2009 Edition, Version (GUI-0001), Health Canada and 21 CFR part 210 and 211.

第Ⅲ部

安全性評価の重要性

第6章

機能性食品、ダイエタリーサプリメント、クレーム表示の障壁を崩す

Breaking Down the Barriers to Functional Foods, Supplements and Claims

ジョージ・A・バードック[*], イオアナ・G・キャラビン[†]

[*]バードック・グループ　オーランド，フロリダ州，米国

[†]アイランド ENT　キーウェスト，フロリダ州，米国

George A. Burdock and Ioana G. Carabin

[*] Burdock Group, Orlando, Florida, USA

[†] Island ENT, Key West, Florida, USA

6.1　はじめに

　歴史的にみれば、食品とは、栄養や楽しみ、満腹感を得るために人間が摂取してきたものである（Table 6.1）。しかし今日の多くの消費者は、「機能性食品」や「ダイエタリーサプリメント」[1]といったカテゴリーも食品としてとらえている。これら付加価値のある食品カテゴリーは、通常食品以上の利益を持つ物質という考え方の延長線上に位置づけられており、たとえば1日当たり推奨摂取量（recommended daily intake: RDI）などが設定されているビタミンやミネラルと同様の公認カテゴリーであるとおそらく思われている。消費者が感じる機能性食品やサプリメントに対する価値は、自身のイメージにも関係してくる。機能性食品やサプリメントを利用している消費者は、自分の能力全体の85～95％が機能している、すなわち85～95％の効率（efficiency）と認識しており、これは自分と周囲の環境とのバランスが良いと感じているレベルである。これが80％未満の場合には、もはや自分自身に対する「心地良さ」（適度なバランス感）がない。さらに低い場合は、「不調感」が生じるため、医薬品などによる何らかの治療の必要が生じる。消費者が健康的なライフスタイルを実践し、体に良い多様な食品を摂取していれば、良好な範囲の中間にあたる効率90％前後でベストと感じられるはずである。しかし、仕事、家庭、社会的責任によるストレスとプレッシャーがあり、不健康な食品を多く摂取し、十分な運動ができていないなら、効率90％という目標維持はほぼ不可能であろう。ところが機能性食品やサプリメントが容易に購入できれば、この目標が達成可能になるであろう。

第Ⅲ部　安全性評価の重要性

Table 6.1　健康管理の進化

紀元前 2000 年	さあ、この根を食べなさい。
西暦 850 年	その根は異教徒の食べ物だ。さあ、この祈りを唱えなさい。
西暦 1000 年	その祈りは迷信だ。さあ、この飲み薬を飲みなさい。
西暦 1940 年	その飲み薬はいんちきだ。さあ、この錠剤を飲みなさい。
西暦 1965 年	その錠剤は効かない。さあ、この抗生剤を飲みなさい。
西暦 2014 年	その抗生剤はもう効かない。さあ、この根を食べなさい。

12）から抜粋

　これら付加価値のある物質を消費する理由としては、高額な処方薬への不安、自然療法への期待、身近な予防的手段の活用（たとえば食物繊維やビタミン・ミネラルの摂取）などがある。いずれにせよ、機能性食品とサプリメントの消費は確実に増大している。定評のあるレザーヘッド食品研究所の発表によると、世界における機能性食品（すなわち特定のヘルスクレームを有する飲食料品）の市場規模は、2010 年に 242 億ドル（約 2 兆 4,200 億円，1 ドル＝100 円）であった[2]。パートナーシップ・キャピタルグロウス社によると、米国の機能性飲食料品の売上高は 2009 年に卸売で 304 億ドル（約 3 兆 400 億円）に達し、サプリメントの売上高は 2009 年に小売で 269 億ドル（約 2 兆 6,900 億円）に達した[3]。機能性食品やサプリメントの市場は巨大というほかはない。

6.2　用語

　食品の配合設計者や販売者にとって、機能性食品やサプリメントという名称は少々特別な意味合いがある。すなわち従来の栄養食品以上に、何らかの健康促進成分を含有する食品ということである。しかし米国では、機能性食品やニュートラシューティカルといった言葉は法令用語ではなく、食品医薬品局（Food and Drug Administration: FDA）は、実際、独創的な用語とみなしている（Table 6.2）。FDA のこの柔軟性に欠けるような（すなわち一般に使われていても容認しない）姿勢は、20 世紀初頭に連邦議会が FDA に対し、あやしげな薬（snake oil）を売る、香具師や「健康十字軍」（health crusader）のたぐいから国民を守るよう命じた結果として生まれた。彼らがすすめるさまざまな食品や虚偽療法のクレームは、今日の私たちから見れば首をかしげるようなものも多く、消費者に危険が及ぶ可能性があった[1,4]。このため FDA は、連邦食品医薬品化粧品法による以下の医薬品の定義に食品の範囲が触れない（したがって消費者を欺く可能性がない）ことを確保するように命じられたのである。

　　連邦食品医薬品化粧品法 201 条(g)(1)(B)：
　　　…人もしくは他の動物において疾病の診断（diagnosis）、治癒（cure）、緩和（mitigation）、治療（treatment）または予防（prevention）に用いることを意図したもの

　　同条(g)(1)(C)：
　　　人もしくは他の動物の身体の構造または機能に影響を及ぼすことを意図したもの（食品

を除く）（太字は筆者）

　食品がニュートリエントである場合、たとえば疾病（壊血病など）を予防したり、栄養障害や栄養失調を治療・予防したり、ビタミン欠乏症などの疾病を治療したりする際に、食品であっても医薬品様の作用をすることがある。このため連邦議会は、「食品を除く」という語句を挿入して、食品を医薬品に対する規制から免除するという切り分けを考えたのである。それを受けて、ニュートリエントに対するレギュレーションの手続きが、別途設けられている[5]。医薬品の定義には、上記に引用した部分以外にも、ヘルスクレームを有しているという理由のみでは必ずしも医薬品とはいえないとの規定が含まれている。この規定により、食品はヘルスクレームを持ちうるという柔軟性が与えられている。食品に認められているクレームを Table 6.3 に示す。

Table 6.2　「法令」（regulatory）用語と「独創的な」（fanciful）用語[#1]の比較

法令用語	独創的な用語
医薬品	ニュートラシューティカル
食品成分、食品添加物、GRAS[#2]	アクアシューティカル
特別用途食品	ハーブサプリメント
メディカルフード	自然食品
ニュートリエントサプリメント[#3]	コスメシューティカル
ダイエタリーサプリメント	機能性食品
化粧品	
クレーム	
ニュートリエント含有クレーム	
ダイエタリーガイダンスクレーム	
ヘルスクレーム（Health Claim: HC）	
条件付きヘルスクレーム（Qualified Health Claim: QHC）	
構造・機能クレーム（Structure Function Claim: SFC）	

[#1] 特に虚偽でもなく誤認されるおそれもないが、独自のまたは創作された名称を指す（21 CFR 133.148(e)(2)）
[#2] 一般に安全と認められる（Generally Recognized As Safe: GRAS）（連邦食品医薬品化粧品法 201 条(s)）
[#3] 「身体の栄養摂取および代謝に必要な物質」（21 CFR 170.3(o)(20)）

Table 6.3　食品・ダイエタリーサプリメントの表示として、健康に関する文言・クレームが 5 種類認められている。

1. ニュートリエント含有クレームとは、特定のニュートリエントが一定量存在することを示す。
2. 構造・機能クレームとは、身体の正常な構造または機能に対してダイエタリー成分が作用することを示す。
3. ダイエタリーガイダンスクレームとは、広義の食品による健康上の利益があることを示す。
4. ヘルスクレームとは、十分な科学的合意（Significant Scientific Agreement: SSA）に支持されており、食事に含まれる成分と疾病リスクまたは健康状態との関連性が FDA によって確認されていることを示す。
5. 条件付きヘルスクレームとは、入手可能で信頼できる科学的エビデンスの重さ（weight of credible scientific evidence）に支持されており、食事に含まれる成分と疾病リスクとの関連の発展性が FDA によって認識されていることを示す。

　なお食品には、「特別用途食品」（21 CFR 105）や「メディカルフード」[6]といったカテゴ

リーも存在する。しかし、これらのカテゴリーには有効性に関する明確な基準がない。後者については、少なくとも一般に安全と認められれば、医薬品のような市販前承認制度もない。

FDA は最近、生理活性を有する（bioactive）食品成分という新しいカテゴリーの可能性に関する意見を取り上げた[2]。GRAS 届出リストにある物質の内、この新しいカテゴリーの例として、植物油ステロールエステルや植物スタノールエステル、ラクトフェリン、フラクトオリゴ糖、魚油（マグロ油など）、ジアシルグリセロール、イヌリンなどがある[2]。この他にも、数年前に食品添加物として許可されたオレストラがある。オレストラは消化過程で吸収されないため、カロリー供給をもたらさない食用油である。興味深いことに、オレストラは「特別用途食品」に当然該当する（少なくとも抗肥満剤として）ようにみえるが認められておらず、ヘルスクレームも有していない。同様に、マーガリンも、トランス脂肪を含有していないため、コレステロールを含有しないバター代用品として有益な効果があるとみなしうる。FDA には、機能性食品について創意に富んだ解釈を行ってこれらにクレームを持たせる機会が十分にあったにもかかわらず、業界はこの問題を取り上げるよう FDA に強く迫ることができなかった。

6.3　あつれき：利害関係者と論点

現時点で機能性食品とサプリメントの利害関係者（消費者・業界・FDA）の関係を見ると、それぞれ他の 2 者との間に緊張関係があり、全体としてこう着状態に陥っている（**Figure 6.1**）。消費者は利益があると考える製品に自由にアクセスできることを要求し、業界は自由に表現する権利を FDA が制限しないよう要求している。FDA はこれらを容易には受け入れず、製品の安全性を担保し、虚偽のまたは誤認されるおそれがある表示を防止して詐欺被害から消費者を守るという任務を遂行している[7]。われわれは、このこう着状態にどのようにアプローチし、どのように解決できるのだろうか？

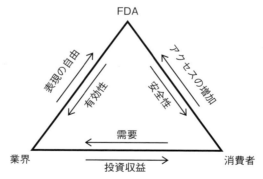

Figure 6.1　機能性食品の利害関係者とそのこう着状態

(1) レギュレーションの生成過程と現状

　一、二世代前の人々は、高齢になると引退して消極的な活動に従事することを受け入れ、次の世代に主役を譲っていたが、現在の若者志向の文化における高齢者（ベビーブーム世代）は高齢化プロセスの受け入れには消極的で、積極的に対抗策を考えている。また、アメリカ人高齢者の増大（2050年までに人口の21％は「高齢者」になる）[8]は、かつて疾病の予防より治療を目指していた医療制度に限界を超えた負担がかかることを意味する。この2つの問題の解決策は、かのヒポクラテス（BC 460～377年）が「食物を汝の薬とせよ」と述べたように、加齢に伴う疾病の必然的な発症の前に、健康的なライフスタイルと食品選択による予防策を実践することである。

　1980年代に日本の厚生省は、人口高齢化問題の重大性と、食生活コントロールによる疾病予防措置に対する重点的取り組みの欠如を認識し、対応策として特定保健用食品（Food for Specified Health Use）を定めた。

> 　　特定保健用食品とは、特定の保健の目的が期待できる成分を含有する食品を指し、人の身体に対する生理学的作用を有するクレームの表示が認められている。たとえば血圧や血中コレステロールなどの健康状態を調整したいと願う人が、健康の維持・増進または特定の保健用途（special health use）のために消費することが意図されている。ある食品を特定保健用食品として販売するためには、安全性と有効性が評価されなくてはならず、クレームの表示には厚生労働省[訳注1]の許可が必要である[9]。

　米国でも、日本と同様の法律が1990年に制定された。栄養の表示と教育に関する法律（Nutrition Labeling and Education Act: NLEA）によって、食品のヘルスクレームが可能となったのである。ところがFDAは可能となる範囲を狭く解釈してこの法律を執行したので、1997年に、FDAの態度を改めさせる目的で、FDA現代化法（Federal Food and Drug Administration Modernization Act: FDAMA）が制定された。1994年には、ダイエタリーサプリメント健康教育法（Dietary Supplement, Health and Education Act: DSHEA）も制定されている。これらに基づいて連邦食品医薬品化粧品法に新たな規定が盛り込まれ、最終的に数種類のタイプのクレームを表示できることが制度化された。また、人々の関心が高まり、製品間での差別化が始まるにつれ、「機能性食品」と「ニュートラシューティカル」という造語が産まれた。前述したように、これらには法令による定義はないが、説得力のあるコンセプトが受け入れられて、いずれも浸透している。

(2) ヘルスクレームとNLEA・FDAMA

　栄養の表示と教育に関する法律（NLEA）は食品がヘルスクレームを有することを認め

訳注1　2009年9月以降は消費者庁

たが、長い間 FDA による抵抗を受けた。FDA は、ヘルスクレームを持つ製品が未承認薬と区別がつかなくなり、詐欺師による虚偽のまたは誤認されるおそれのあるクレームとの世紀にわたる困難な戦いから得た勝利をひっくり返してしまうことになるだろうと主張した。1938 年に連邦食品医薬品化粧品法が制定された際に、ヘルスクレームについて FDA は関わることができなくなったはずだとも主張した。しかし、1984 年にケロッグ社のオールブランががんのリスクを軽減するというクレームが出された際に、FDA は姿勢を改めるべきであるとのかなりの圧力を受けた。その後 NLEA 案が作成され、食品のクレーム表示が合法化される方向が示されたことで、圧力がもはや不要となる可能性があった。しかし FDA は譲歩しなかった。NLEA は、FDA の反対にもかかわらず 1990 年に可決成立したが、意に反する法律に直面させられた FDA は、執行に時間をかけ、制定から 3 年の間施行規則を完成させなかったのである。

　NLEA が現実に執行されるようになると、議論の中心はヘルスクレームに必要な有効性の証明が、「十分な科学的合意」（significant scientific agreement: SSA）基準を満たしているかに移った。SSA 基準とは、この法律では定義が示されていないが、合意に関する科学的発見の連続性として FDA が主張し続けているコンセプトであり、Figure 6.2 の過程を経る[3]。重要な点は医薬品と同様、基準に合致しているかどうかを判定できるのは政府機関のみということであるが、FDA は何をもって SSA 基準を満たすかまでは言及しなかった。ヘルスクレームについてもさらに、FDA による規則の制定が必要であった（規則案作成と意見公募手続を経る）。FDA は 1993 年 1 月に NLEA のヘルスクレームについての施行規則を制定したが、SSA 基準の具体的な要件を定めず、単にケースバイケースの判定になると規定した。科学的意見に違いが存在するヘルスクレームは認めないことも規定した[10]。連邦議会は、これらの内容が立法趣旨に沿わないと判断し、1997 年に FDA 現代化法（FDAMA）を制定して、FDA がヘルスクレームに関する自身の解釈を緩和するように促した。具体的には、適格な学術団体による「権威ある意見」（authoritative statement）に基づくクレームを容認した。これは、一般に安全と認められる（GRAS）物質の安全性判断が専門家パネルによって可能であることと似たものである。FDA はこれにしぶしぶ応じ、飲料水におけるフッ化物、心疾患に対する低トランス脂肪、特定の食品におけるコリンなどがもたらす健康上の利益に対する全米科学アカデミーや国立衛生研究所の意見を容認した。ただし、「ヘルスクレーム」としてではなく「ニュートリエント含有クレーム」

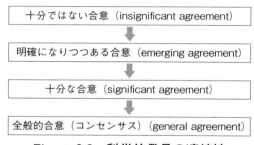

Figure 6.2　科学的発見の連続性

（nutrient content claim）として認め、FDAはこれを「FDAMAクレーム」と称した。FDAはこれらFDAMAクレーム自体については譲歩したが、その手続きについては主導権を手放さなかった。すなわち、クレームはFDAに届け出なければならず、届出から120日の間にFDAが却下や変更のための措置をとらない場合にのみ、使用可能となる[11]。

1999年12月にFDAは、ヘルスクレームについて、具体的な表示内容以前にそもそも当該食品中の物質と疾病との関連性に十分な科学的合意が得られていなければならないというきわめて重要な方針を決めた。この方針を含んだ指導要領としてのガイダンスは一旦作成されたが[12]、2009年1月に新しいガイダンスに差し替えられた[13]。この方針は、以下に引用する21 CFR 101.14(b)（ヘルスクレームの一般的要件としての物質の適格性）に関わっている。

> ある物質がヘルスクレームとしての適格性を有するためには、当該物質が、米国人の一般または特定の（高齢者など）集団においてリスクになっている疾病や健康状態と関連していなければならない。または、ヘルスクレームの表示をしようとする者が、申請書類の中で、米国における疾病または健康状態の現状と当該ヘルスクレームとの関連性について1日摂取量全体を踏まえて説明しなければならず、本条が規定するその他の要件も満たすことを示さなければならない。

ここで述べられている物質と疾病との関連性について、十分な科学的合意を要求することは、法律上の要件を超えている。以下の通り、連邦食品医薬品化粧品法は、「ヘルスクレーム」に対して十分な科学的合意を要求しており、「物質と疾病との関連性」に対しては要求していない（403条(r)(3)(B)(i)）。

> 保健福祉省は、公開されている科学的エビデンス（一般に認められている科学的方法や原理に適合する手法を用いて適切にデザインされた臨床試験（well-designed study）のエビデンスを含む）の総合性（totality）に基づいて、ヘルスクレームを評価できる科学的なトレーニングと経験を積んだ専門家の間に十分な科学的合意が存在する、と判断する場合にのみ、(r)(1)(B)が示すタイプに対応するヘルスクレームについて規則を制定することができる。

FDAの方針は、ヘルスクレームの申請者に医薬品としてのクレームに限りなく近いものを要求することになり、すでに萎縮効果を与えている。医薬品としてのクレームとのわずかな違いは、疾病の発症軽減が健康な集団においてみられるという点のみになっている。たとえば、関節炎患者集団において関節炎症状を軽減するとのクレームは、医薬品としてのクレームになる。そこで健康食品の製造業者は、関節炎発症率を低下させるとのヘルスクレームを申請するには、食品中の関与物質が関節炎発症率を低下させる能力を一般の集団で試験せざるをえない。重要なことは、その集団が既に関節炎を発症していてはいけないということである。この一般集団での試験という要件に伴い、きわめて多数の症例数、より長期にわたる試験期間、複雑な被験者除外基準が必要とされることから、ヘルスクレームを証明するためのコストが飛躍的に増大した[4,5]。

第Ⅲ部　安全性評価の重要性

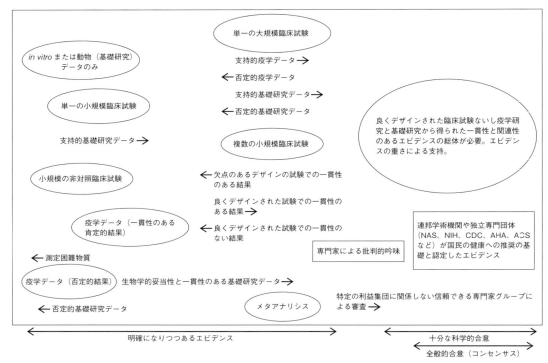

Figure 6.3　十分な科学的合意に至る科学的エビデンスの強さと一貫性を評価するための相関図

　さらに FDA は、「信頼性のあるエビデンス」（credible evidence）がクレームの基礎になるべきであるという裁判所の判示にもかかわらず、「エビデンスの重み」（weight of evidence）という概念に固執し続けた。Figure 6.3 に示す通り、介入的ランダム化比較臨床試験という黄金基準（gold standard）以外に基づいて十分な科学的合意を達成する可能性はきわめて低い[14]。

　現在では 12 のヘルスクレームが認められているが（Table 6.4）、FDA は 1993 年に最初のヘルスクレーム（カルシウムと骨粗鬆症）を認めるまで時間をかけた。また、新たなヘルスクレームは 10 年以上認められていない（ただし、既に認められているヘルスクレームのいくつかは修正された）。これらのヘルスクレームのいずれも、苦渋の決断ではなかったはずである。SSA 基準を受けて新たなデータが要求される前ですら、これらのヘルスクレームは明らかに妥当であると考えられていたのである。

　対照的に、日本の特定保健用食品あるいはその関与成分のリストにはきわめて多くが記載されている（Table 6.5）。

（3）条件付きヘルスクレーム

　前述したように、ヘルスクレームの申請が当局に認められる可能性はきわめて小さく、たとえ認められても時間がかかる。なぜなら、栄養の表示と教育に関する法律（NLEA）

Table 6.4 十分な科学的合意

21 CFR	物質と疾病（健康関連状態）
101.72	カルシウムと骨粗鬆症
101.73	食事脂肪とがん
101.74	ナトリウムと高血圧
101.75	食事飽和脂肪、コレステロールと冠動脈性心疾患
101.76	食物繊維を含有する穀類、果物、野菜とがん
101.77	特に水溶性食物繊維を含有する穀物類、果物、野菜と冠動脈性心疾患
101.78	野菜や果物とがん
101.79	葉酸と神経管欠損
101.80	食事性非う蝕性炭水化物甘味料[訳注2]と虫歯
101.81	ある種の食品中の水溶性食物繊維と冠動脈性心疾患
101.82	大豆タンパクと冠動脈性心疾患
101.83	植物ステロール、植物スタノールエステルと冠動脈性心疾患

Table 6.5 日本の特定保健用食品

ヘルスクレームと関与成分	許可製品数[訳注3]	市場での製品タイプ
おなかの調子を整える食品 　プレバイオティクス：オリゴ糖、ラフィノース、ラクツロース、アラビノース 　プロバイオティクス：乳酸菌、ビフィズス菌類、食物繊維類	336 (350)	清涼飲料水、ヨーグルト、クッキー、テーブルシュガー、豆腐、食用酢、チョコレート、粉末スープ、発酵乳、みそ汁、シリアル
血中コレステロールが高めの方の食品 　大豆タンパク、ペプチド、アルギン酸塩、キトサン、シトステロールエステル	28 (142)	清涼飲料水、ミートボール、ソーセージ、豆乳、スープ、クッキー、マーガリン
血圧が高めの方の食品 　ペプチド類	42 (120)	清涼飲料水、スープ、プロバイオティクス菌を含有する飲料、大豆製品
食後の血中中性脂肪が上昇しにくい食品 　ジアシルグリセロール、シトステロール	9 (70)	食用油脂
ミネラルの吸収を助ける食品 　カゼイン、クエン酸カルシウム、イソフラボン	17 (53)	清涼飲料水、発酵大豆（納豆）、ゼリー
虫歯の原因になりにくい食品 　マンニトール、キシリトール、パラチノース	6 (79)	チョコレート[訳注4]、チューインガム
血糖値が気になり気になり始めた方の食品 　小麦アルブミン、グロブリンタンパク分解物、ポリフェノール類	4 (141)	キャンディ、スープ、飲料

によるヘルスクレーム制度の新設に難色を示していた FDA が、NLEA が制定されたことでまさにそのヘルスクレームの認否を判断する担当となったからである。十分な科学的合

訳注2　糖アルコール
訳注3　（　）内の数値は、消費者庁資料による 2011 年 4 月 1 日のデータ
訳注4　2015 年現在、存在しない。

意（SSA）基準は実際上あまりに厳しく、これにより食品ラベルにおける営利的表現の自由（freedom of commercial speech）が制限されているという主張の下、Pearson 対 Shalala 事件[訳注5]など FDA に対する一連の訴訟が起きた。敗訴判決を受けて、FDA は、表現の自由を侵害しない制度を提供せざるをえなくなった。FDA は、2003年7月に「より良い栄養摂取のための消費者情報イニシアティブ：作業部会最終報告書」（Task Force Final report: Consumer Health Information for Better Nutrition Initiative）を公表し、条件付きヘルスクレーム（QHC）を容認した。ただし QHC は理論的には、明確になりつつあるエビデンス（emerging evidence）によって評価されるため、十分な合意や全般的合意より程度の低いものに当たる（Figure 6.2 を参照）。それゆえ QHC については、FDA は公式に認めるというよりも、裁量権の行使として条件付けの文言を付すという形をとった。

　現在、FDA が認めた QHC には7つの領域があり（Table 6.6）、クレーム内容を支持する科学的エビデンスの強さの評価に応じて FDA が表現を調整している。

Table 6.6　裁量に基づく条件付きヘルスクレーム[#1]

アトピー性皮膚炎関連
部分加水分解乳清タンパク含有乳児用調製粉乳と、アトピー性皮膚炎のリスク減少
がん関連
トマトないしトマトソースと、前立腺がん、卵巣がん、胃がん、膵がん
カルシウムと結腸・直腸がん、カルシウムと再発結腸・直腸がん
緑茶とがん
セレンとがん
抗酸化ビタミンとがん
心血管系疾患関連
ナッツと心疾患
クルミと心疾患
オメガ-3 脂肪酸と冠動脈性心疾患
ビタミン B 群と血管疾患
オリーブ油由来の一価不飽和脂肪酸と冠動脈性心疾患
認知機能関連
ホスファチジルセリンと認知機能障害・認知症
糖尿病関連
クロミウムピコリネートと糖尿病
高血圧関連
カルシウムと、高血圧、妊娠高血圧症候群、子癇前症
先天性神経管欠損関連
葉酸（0.8mg）と先天性神経管欠損症

[#1] http://www.fda.gov/Food/IngredientsPackagingLabeling/LabelingNutrition/ucm072756.htm（最終アクセス日：2013年5月28日）

　いうまでもなく、FDA のような保守的な政府機関が使う表現（およびそれに伴う FDA の免責表示）は、以下の緑茶とがんの例に見られるように、むしろ他社が利益を得るもの

訳注5　被控訴人のドナ・E・シャレイラは、当時の保健福祉長官である。

でしかないことがある。

　　緑茶の摂取によって、乳がんや前立腺がんのリスクを軽減する可能性がある（may）。このヘルスクレームに関する科学的エビデンスはごく乏しい（very little）ため、緑茶がこのリスクを軽減する可能性についてFDAは同意していない[15]。

　この例でわかるように、この程度の文言しか認めてもらえない現状では、製造業者がヘルスクレームの妥当性を立証するだけの質的、量的データを確保するための意欲は湧かない。現時点では、通常のヘルスクレームが標準であり続けるであろう。

　FDAは虚偽のまたは誤認されるおそれのあるクレームによる詐欺被害から消費者を保護するため懸命の努力を重ねている一方で、FDA自身が消費者の判断を誤らせるという過ちも犯している。消費者調査情報[6]によると、文字でクレームの順位を示す方法、（緑茶のクレームに見られるような）免責や不同意の表示が、消費者に間違った理解をさせていることが多い。以下の3つの問題が生じている。

1. 一部の消費者は、クレームが、それを裏づけるエビデンスの強さというより、製品の品質の良さを反映していると感じている。
2. 一部の消費者は、「B」ランク以下は買うに値しないと感じている。
3. QHCよりも構造・機能クレーム（届出だけで足りる）のほうが好ましいとみなされるといった、ラベル文書についての逆説的効果が生じている。これはおそらく、QHCには玉虫色の表現が少なく、FDAが明らかに距離を取っていること（前記の緑茶のクレームの2番目の文を参照）による。

6.4　DSHEA：構造・機能クレームと新しい安全性基準

(1) 定義の詳細な検討

　ダイエタリーサプリメントの使用は、1980年代前半に急増し始めた。前記と同様にFDAは、ダイエタリーサプリメントが実質的には未承認の食品添加物であると反論する

Table 6.7　ダイエタリーサプリメントの定義

201条　本章の目的を達するために、 略 (ff)「ダイエタリーサプリメント」とは、 　　(1) 食事の補充を目的とする製品（タバコを除く）で、下記のダイエタリー成分を1つ以上含有しているものを指す。 　　　　(A)ビタミン、(B)ミネラル、(C)ハーブその他の植物、(D)アミノ酸、(E)食事の総摂取量を増加させるために食事を補充する目的で人が使用する食事の成分、 　　　　(F)(A)、(B)、(C)、(D)、(E)に記載された成分の濃縮物、代謝物、構成成分、抽出物またはこれらの組み合わせ。 　　略

など、いくつかの方策で素早くこれを抑制しようとした[7]。連邦議会は再度消費者の抗議に応え、ダイエタリーサプリメント健康教育法（DSHEA）を成立させてダイエタリーサプリメントが食品添加物ではなく食品であると宣言し、構造・機能クレームの作成が可能であるとした。ダイエタリーサプリメントが食品であるとの理論的根拠は、定義（連邦食品医薬品化粧品法 201 条 (ff)(1)）に示されているリストから明らかである（Table 6.7）。

この定義は明らかに、合法的に食事に追加されるべきないし追加可能な物質について述べている。特に洞察に満ちている箇所は、(E)食事の総摂取量を増加させるために食事を補充する目的で人が使用する食事の成分である。これにより連邦議会は、そもそもダイエタリーサプリメントを、食事の一部であるべき物質、または食事の一部でありうる物質であると見ていることがわかる。さらに、これらの物質が栄養価（nutritive value）を持つことを必要としなかったことも重要である。これが示唆するのは、ダイエタリーサプリメントは「食品」から抽出しなくともよいことである。言い換えれば、合成により製造することができる（たとえば、かつてヨーロッパで用いられていた、天然物質の合成コンジナー（synthetic congeners）を示すために用いられた「天然と同一」（natural identical）の概念である）。しかしFDAは、この点について明らかに別の解釈をしている。「ハーブその他の植物から得た構成成分・抽出物の合成品（synthetic copy of a constituent or extract）は、ダイエタリー成分であるか」との質問に対し、FDAは2011年7月のガイダンス案で以下のように述べている。

> いいえ。ハーブその他の植物から得た構成成分の合成品は植物の一部分ではなく、法201条(ff)(1)(F)(21 U.S.C. 321(ff)(1)(F)) が規定する植物の「構成成分」に当たりません。同様に、植物抽出物の合成品は実際に植物から抽出されていないため、植物の「抽出物」に当たりません[16]。

合成品はダイエタリーサプリメントではないとする根拠は、エフェドリンアルカロイドに関する規則[17]で初めて示された。

> …さらに、エフェドリン塩酸塩とエフェドリンの他の合成源は、植物の「構成成分」でも「抽出物」でもないため、ダイエタリー成分ではありえず、他のタイプの食品成分にも当たらない。これらの理由から、合成エフェドリンを含有する製品を、ダイエタリーサプリメントとして市販することはできない（法201条(ff)(1)および同条(ff)(3)(B)(21 U.S.C. 321(ff)(1) and (ff)(3)(B))を参照)。

この合成品の問題は疑いなく未解決である。さて、ダイエタリーサプリメントが食事の一部であるべき、または一部であり得るという法の前提は、クレームにも反映されている。すなわちDSHEAは、表示に3種類の「栄養学的な支持の文言」(statement of nutritional support)を使用することを容認しており、FDAの許可は不要である（Table 6.8）。ただし、(1)文言が真実であり誤認されるおそれがなく、文書による説明が可能である、(2)FDAは是認していないことを続けて記載する、(3)その物質が（医薬品の定義に従って）医薬

品でないこと[18]、の条件が必要である。これにより構造・機能クレーム（SFC）が可能となる。（たとえば健康的な骨や尿路機能などの）生理学的機能または構造の維持についてのみ関連しているので、ニュートリエント含有クレームにはならないのである。

Table 6.8　ダイエタリーサプリメントのクレーム

> 403条(r)(6)
> (r)(1)(B)の目的を達するために、ダイエタリーサプリメントへの文言（statement）は、以下のいずれかを満たせば可能である。
> 1. 文言が、古典的な栄養欠乏症に関する利益をクレームとして表示し、米国におけるその罹患率を明らかにし、人の構造または機能に影響を及ぼすことを目的とするニュートリエントまたはダイエタリー成分の役割について説明する。
> 2. 文言が、実証済みのニュートリエントまたはダイエタリー成分が身体の構造または機能を維持するために作用しているという作用機序の特性を示す。
> 3. 文言が、ニュートリエントまたはダイエタリー成分の摂取による全般的な健康状態を説明する。
> ただし、以下の条件を満たさなければならない。
> ・ダイエタリーサプリメント製造者が、このような文言が真実であり誤認されるおそれがないことを実証していること。
> ・文言には、以下の文が太字で目立つように示されていること。「FDAはこの文言に対して評価を実施していない。本製品はいかなる疾病の診断、治癒、治療、予防も目的としていない。」
> ・ダイエタリーサプリメント製造者は、発売後30日以内に、文言が記載されていることを保健福祉省に届け出るものとする。

　歴史的には、食品に構造・機能に関するクレームを持たせることは許されていたが、そのようなクレームは、食品に含まれるニュートリエントに基づいたものであり、ニュートリエントには1日推奨量（daily recommended allowance）のような量が確立されていた[8]。たとえば、牛乳中のカルシウムやオレンジジュース中のカリウムなどである。しかしFDAは2007年1月の通知で、DSHEAに基づいて構造・機能に関するクレームの使用を拡大することに意欲を示した[19]。すなわちFDAは、「カルシウムは骨を強くする」といったタイプ以上のクレームを積極的に検討する考えを示し、当該関与物質が身体の構造・機能を維持する機序によって特徴づけられたSFCも新たに容認することとした。たとえば「食物繊維は規則的な便通を維持させる」といったクレームで、ニュートリエントやダイエタリー成分を摂取することによる一般的な健康状態の改善を説明することができる。この通知の中で、FDAはまた、栄養欠乏症に関連する利益（ビタミンCと壊血病など）の記述をSFCに認めることを示した（ただし、当該栄養欠乏症が米国でいかにまん延しているかについて説明する必要があり、明示的にも暗示的にも疾病（健康状態）に結び付けてはならない）。さらにFDAは「クレームは製品の栄養上の価値（nutritional value）[20]に由来するものでなければならない」[21]と主張した（栄養上の価値のために食物繊維が添加されていると考えている者は、FDAの中でも少数派であるにもかかわらず）。この点は、21 CFR 172.5（食品に添加される物質の量は、意図される物理的、栄養的または技術的効果を食品中で達成するために合理的に必要な量を超えないものとする）との整合性を考える

と、SFCは味、香り、栄養価（nutritive value）または21 CFR 170.3(o)に列挙されている技術的効果のいずれかについて本来の効果をもたらすレベルにおいて達成されなければならないと解釈される可能性が高い。とするとたとえば、ある香料成分は10ppmで必要とされる本来の香りをもたらすが、身体の構造・機能への効果を支持するには最低でも50ppmが必要で、50ppmに増やしても香り自体には変化がない場合、製造業者はやはり10ppmという数値に制限されるのであろうか？ 有効量の方が高い場合（50ppm＞10ppm）は、高い値での安全性の評価（すなわち、GRASまたは食品添加物申請）が必要となるにもかかわらず、製造業者は当局に認められる効果を製品に反映できなくなるだろう。

(2) いわゆる除外規定とFDAAA 912条

ダイエタリーサプリメント製造業者が特に関心を持つ事項は、DSHEAのいわゆる除外規定であろう（連邦食品医薬品化粧品法201条(ff)(3)(B)に組み込まれた）。この規定は単に、ダイエタリーサプリメントが以前に医薬品として用いられていたり、医薬品承認のための治験が行われたりしたことがあってはならないと述べている（Table 6.9）。

Table 6.9　いわゆる除外規定

ダイエタリーサプリメントは、以下を含まない。 (i) 新規医薬品（new drug）として承認されたもの、抗生剤として認定されたもの、生物学的製剤として許可されたもの…。 (ii) 新規医薬品、抗生剤または生物学的製剤のための治験が設定されたもので、実質的に試験が行われ、その事実が公表されており、ダイエタリーサプリメントまたは食品として市販されていなかったもの…。

すなわち、かつて医薬品としての使用が意図された物質のダイエタリーサプリメントへの転換や医薬品のダイエタリーサプリメント版での市販（OTC薬としての使用のように作用が弱いタイプとして販売する）を定義上禁じている。典型的な例は紅麹米（cholestin）の販売であった。これは中国では数世紀、米国では数十年にわたり食品として用いられてきたが、ヒドロキシメチルグルタリル補酵素（HMG-CoA）還元酵素阻害物質（血中コレステロールを低下させる）を含有していることが知られていた。この阻害物質は食品中に自然に存在するものの、メルク社の処方薬であるMevacorの活性成分である合成ロバスタチンと区別できない。この類似性と、製造者が製造工程を調整してHMG-CoA還元酵素阻害物質の濃度を最大限に高めたとの事実に基づき、紅麹米はFDAにより「医薬品」と判定され、ダイエタリーサプリメントとしての販売ができなくなったのである[9]。そこで、ここから得られる教訓が3つある。

1. 製造業者は成分濃度を高めるために設計した工程を用いてはならない。
2. 構成成分がダイエタリーサプリメントとして以前市販されていたものを除き、その特定の構成成分を強調してはならない。
3. 物質が食品サプライ（food supply）の中でただ存在しているというだけでは、以

第6章 機能性食品、ダイエタリーサプリメント、クレーム表示の障壁を崩す

前市販されていたという要件を満たすために十分でない場合がある。

紅麹米/ロバスタチンの事例と類似した事例では、バイオストラトゥム社によるFDAへの請願がある。請願の中で同社は、1999年7月にFDAに申請した新規治験薬（Investigational New Drug: IND）の対象であるPyridorin（ピリドキサミン二塩酸塩）を製造したこと、Pyridorinが1型および2型糖尿病患者を対象に糖尿病性腎症の進行を遅延または予防する薬の候補として治験が行われていたこと、試験が実質的に行われてその事実が公表されていたこと、IND下で治験が設定される前にはダイエタリーサプリメントとしても食品としても市販されていなかったことを示した[22]。FDAは、請願に対する最終判断を下す前に、この物質のダイエタリーサプリメントとしての使用前歴についてのコメントを受け付けているところである。もしFDAがPyridorinを除外規定の対象になると判断し、なおかつバイオストラトゥム社がPyridorinを製品化しないとすると、運命は皮肉な展開をみせるかもしれない。すなわち、Pyridorinがダイエタリーサプリメントに転換されて市販される可能性が永久に除外され、消費者は損失を被るかもしれない。

食品の成分についても、類似した状況が存在する。2007年FDA修正法（Federal Food and Drug Administration Amendments Act of 2007: FDAAA）912条の問題である。912条は一見したところ、長年食品のレギュレーションにおいてとられていた経験則を実定法化したものにすぎないように見える。すなわち、食品（または化粧品）中への医薬品の使用は取るに足らない用法として実質上禁止されてきたのである。たとえば、食肉やわきの下用の消臭剤に抗生剤を添加すると、もしかしたら食肉は賞味期限が延びるかもしれないし、消臭剤は有効性が増すかもしれない。しかし、このような抗生剤の添加は取るに足らない用法であり、逆に抗生剤に対する耐性をもたらす可能性すらあるからである。食品の目的は消費者に栄養を与えることであって治療することではないため、抗生剤だけでなく他の医薬品も同様に食品中への使用が禁止されてきた。しかし、ルールには常に例外が伴う。ここでの例外はCytellinという名の医薬品である。Cytellinは、主成分がコレステロールの吸収を阻害するβ-シトステロールであり[23]、1954年から1982年まで販売されていた。β-シトステロールは他の植物ステロールと同様に現在ではマーガリンに添加され、同じ目的のために市販されている。

912条の文言をより正確に見直してみると、FDAに広く解釈する余地を与えていることがわかる。すなわち、下記の通り、承認済み医薬品と許可済み生物学的製剤だけでなく、未承認の医薬品と未許可の生物学的製剤も対象であることを示す「または」という語が入っている。したがって本条の「医薬品」と「生物学的製剤」は、DSHEAで用いられている「もの」（article）という用語に近い一般名称にまで意味が弱まっていることになり、実質的な治験が行われたあらゆる物質を指していると考えられるのである。

> 承認済み医薬品…、許可済み生物学的製剤…または治験が実質的に行われその事実が公表されている医薬品もしくは生物学的製剤が添加された食品（の販売を禁ずる）。ただし、…

したがって「医薬品」(「生物学的製剤」)の意味を弱めて解釈する場合、912条は医薬品を食品に添加しないという従来からの慣習を法律に成文化しただけでなく、治験が実施されている物質のすべてに対して網を掛けることになる。この広範囲の網は、治験に対して萎縮効果を与えるであろう。たとえば、FDAはヘルスクレームの申請者には、関与物質の有効性を示すに十分な(すなわち二重盲検プラセボ対照比較)介入試験をすることを命じている。さらに、これらの試験が行われていることはFDAの審査過程中に公表される。したがって、ヘルスクレームの申請をすると、網に入ってしまう。しかも、912条は基本的に適用除外を許していない。保健福祉省が規則を通じて免除を付与することができるという例外はあるにはあるが、これは物質が食品の安全性を向上させる場合にのみ適用され、ヘルスクレームには適用されない。そのため、FDAAAを厳格に執行すると思わぬ悪影響が生じる可能性がある。たとえばFDAは、食物繊維(耐糖性のため)、食用油代用品(オレストラなど)、非栄養性甘味料(アスパルテームなど)に将来治験を求める可能性があり、912条を厳格に解釈すると、これらが食品に添加できなくなるであろう。

(3) 安全性基準

ダイエタリーサプリメント健康教育法(DSHEA)の論点の1つは、食品成分に対するのとは異なる安全性基準をダイエタリーサプリメントに設定している点である。この新しい基準は、「無害であるとの合理的な期待」(reasonable expectation of no harm)という概念である。また連邦食品医薬品化粧品法には、「疾病または傷害の重大なまたは不合理なリスク」(significant or unreasonable risk of illness or injury)という表現[24]で組み込まれており(Table 6.10)、疾病または傷害の重大なまたは不合理なリスクがないことが、無害であるとの合理的な期待に相当する。

Table 6.10 不純物含有食品 (adulterated food) の定義におけるダイエタリーサプリメントの安全性基準

402条　食品は、以下の場合に不純物が含有されている (adulterated) とみなされる。
(a)〜(e) 略
(f)(1) 食品がダイエタリーサプリメントであるまたはダイエタリー成分を含有するときは、
　(A) ラベルで推奨されている摂取条件または通常の使用条件の下で、疾病または傷害の重大なまたは不合理なリスクがある場合[#1]。
　(B) それが新規ダイエタリー成分 (new dietary ingredient) であり、疾病または傷害の重大なまたは不合理なリスクがないと合理的に保証できる程度の情報を欠く場合。
　(C) 保健福祉長官が、国民の健康または安全に対する差し迫った危害要因があることを宣言する場合…。

[#1] 法案段階では「重大な**かつ**不合理なリスク」(significant <u>and</u> unreasonable risk)であったが重要な変更がなされた。

この理論的根拠の基本は、ダイエタリーサプリメントを消費するのは本人の選択による

ものであり、食品のように誰もが当然に消費するものではないことにある。選択であるということは、消費者にはいくらかのリスクがあると想定される。多くの点で DSHEA は、ヘルスクレームへの厳しい規制に対する消費者の不満を発散させる安全弁といえる。連邦議会と消費者との間に、暗黙の交渉とでもいえるものが生じた。連邦議会は消費者が継続してダイエタリーサプリメントにアクセスできるよう、以下を約束した。(1) 安全性のエビデンスの閾値を引き下げる。(2) FDA の役割を事前の取締りから事後の取締りへと変更する（すなわち市販前の規制を緩和させる）。(3) ダイエタリーサプリメントは食品であるので、構造・機能クレーム（SFC）を容認する。消費者側の譲歩は、次の通りであった。(1)（安全性の閾値が低いため）ダイエタリープリメントは食品に添加することができない。(2) ダイエタリープリメントの消費は一部の人々における常に明白な自発的行為の結果である（ダイエタリーサプリメントは決して食品の代わりにならない）。(3) ダイエタリーサプリメントには 1 日推奨量が示されるため、消費者はサプリメントの消費には少なくともいくらかのリスクが伴うことを想定する[25]（この点は、21 CFR 190.6(a) に「無害であるとの合理的な期待」として規定された[26]）。ただし、完全なシステムというものは存在しないため、連邦議会は「差し迫った危害要因」(imminent hazard) がある場合の規定を設けて、緊急措置を取る権限を（局長ではなく）省の長官に与えた。

したがって、SFC にとって重要なことは次の通りである。(1) 関与物質は、生理学的機能を保持していなければならない。(2) 関与物質は、「無害であるとの合理的な期待」の安全性基準に従っていなければならない。

今までのところ、DSHEA のもたらした成果には一貫性がない。DSHEA には、1994 年 10 月以前に市販されていたダイエタリーサプリメントの販売の継続を容認するとの規定がある。逆にこれ以前に市販されていなかった物質は、FDA への新規ダイエタリー成分届出（New Dietary Ingredient Notification: NDIN）が必要である。しかし、何が 1994 年 10 月以前に市販されていた物質に当たるかという正確な判断基準は、特に、それがどのような人に対するどのような販売形態を指しているのかについて不明瞭である。反対に、きわめて明瞭なことは、FDA が NDIN の規定を新規ダイエタリーサプリメントに対する実質的な許可制度として活用する意図を持っていることである[27]。1999 年 11 月から 2011 年 11 月までに届出がなされた 715 の物質のうち、約 70% が却下されている。届出を却下するには理由が必要であるが、FDA はそのいくつかを挙げている。(1) 成分が市販のものと試験されたものとで一致しない。(2) 治療に関わる文言を使用している、すなわち成分による疾病の治療や緩和が示されている。(3) 食品という文言が使用されている、すなわち成分が通常食品として示されている。(4) 治験が非経口投与経路で実施されている、などである。しかし、最も多いのは、(5) 十分な安全性データが欠如しているまたは安全性基準を満たしていないという理由であった。

可決成立から 18 年が経過したにもかかわらず、FDA は連邦議会が制定した DSHEA とその中で具体的に示された安全性の新基準である「無害であるとの合理的な期待」を依然として快く受け入れていない。それどころか、安全性の基準はただ 1 つとしながら、ダイエタリーサプリメントに対する「無害であるとの合理的な期待」(reasonable *expectation* of no harm）と、食品成分に対する「無害であるとの合理的な確実性」（reasonable *certainty* of no harm）とでは内容に差はないが区別して運用すると示唆することで、自ら矛盾を抱え込んでしまっている。その結果、NDIN の高い却下率が続いている。それどころか、ダイエタリーサプリメント計画課（Division of Dietary Supplement Program: DDSP）[28]は、2011 年 7 月のガイダンス案で、レッドブック（Redbook）に掲載されている食品添加物に対するよりも困難なルールを設定し、安全性基準のレベルをさらに引き上げた。そのため、NDIN をすんなり受理してもらうための唯一の手立ては、「一般に安全と認められる」（GRAS）としての届出を首尾よく行うことになるであろう。この事態は、記録に残る中で最も痛烈な連邦議会の非難までは受けなかったが、連邦議会から上院議員のハッチ氏とハーキン氏による FDA 長官宛ての文書という形式で通告を受けることとなった[29]。それにもかかわらず、このガイダンス案は依然として FDA のウェブサイトに載っており、DDSP からのお知らせを見ると、安全さを表す定量化されていない因子の提示、広範で不要な試験の実施、ダイエタリーサプリメントと食品の併用を含む総消費推計の提示（食品については製造業者は通常入手できないにもかかわらず）などの要求が含まれている。これらはすべて、「行政府は、危険製品または不純物含有製品に対して迅速な措置を取るべきであるが、不合理な規制の障壁を作って安全な製品および正確な情報を消費者が入手することを制限したり遅延させたりすべきではない」[30]という目的規定が DSHEA に入っているにもかかわらず、進められた。

　しかし、FDA は NDIN の却下率 77％ を維持することで、国民の健康と安全を守っているとの立場を崩していない。却下の理由は、届出書類に外国語文書が含まれていたり、不適切な植物同定、不可解なラベル表示、明らかな医薬品のクレーム（効能効果）という不備があったりしたためであった。しかしこれら以上に却下の理由として多かったのは、安全性の証明が不十分であるという DDSP の判断に基づくものである。しかし、NDIN が問題なく受理された成分が 200 にも満たないにもかかわらず、FDA の推計によれば約 5 万 5,000 のダイエタリーサプリメントが市場に出ているという事実は不思議ではないか？ 製造業者の多くは資本が不足しており、費用のかかる試験を実施するだけの財政基盤に欠けているので、違法が発覚した後の警告状や製品回収によって生じるコストを単にビジネス上の必要経費とみなしてきたかもしれない。特に NDIN の高い却下率に直面した時はなおさらである。届出をしないままダイエタリーサプリメント製品を販売するのは賭けであるが、消費者にとってそれは運任せのビジネスの客体となり被害を受ける立場に置かれるというもっと危険な賭けとなる。FDA が NDIN をあまりにも厳しくしていることが、間接的に製造業者の問題行動を助長しているのである。消費者を保護する目的で厳しくしている水準が、現実には当局が目を通していない不純製品に消費者を潜在的にさらしているという逆効果を招いている。

6.5 近い将来とFDAの今後の方向

(1) 近い将来

　近い将来、立法にもFDA内の動きにも包括的な変化がないとすると、おそらく（条件付き以外の）ヘルスクレームの位置づけは現在のままである。すなわち、それらは健康への利益を示す圧倒的なエビデンスに基づく十分な科学的合意（SSA）の下で認められ、データは公開される。

　しかし、条件付きヘルスクレーム（QHC）は変化が生じる可能性が最も高い分野である。QHCは、営利的表現の自由の問題に大きな変化をもたらす以下の2つの制度改正案に関して、少なくとももう1回は裁判所で争われそうである。(1) 消費者がまぎらわしい文言に困惑しているので、FDAはクレームに対するさまざまなグレード設定を放棄する。あいまいな文言で認めるのではなく、認めるか否かの二者択一にする。(2) FDAは完全な組織内審査システム（その中にはエビデンスに基づく試験センターが多くある）を放棄する。公平な競争条件を作り、GRASでとられているシステムを手本にし、連邦取引委員会（FTC）で採用されている審査システム（関連領域の専門家の知見に基づく十分な信頼できる科学的エビデンス）のような民間専門家の独立パネルによる審査という選択を組み込む。

　変化を求める圧力は高まりつつあり、ニュートリゲノミクス、プロテオミクス、メタボロミクスの進歩により多くの新しい異なるタイプのクレームが作成され、これらに応じて意外に早く変化は訪れるかもしれない。進歩の例としては、スルフォラファン（解毒剤として2型解毒作用を促進する酵素）、ニンニク中のイオウ化合物（胃のニトロソアミン生成を低下させる）、クランベリー中のプロアントシアニジンなどの物質や、特定の部分集団（たとえば、メキシコ系の妊婦は西欧系の妊婦より多量のビオチンを必要とする。また、女性は男性ほど必要としない物質であるコリンの摂取基準が設定された前例がある）に対するヘルスクレームがある。QHCの変化は、レギュレーションの枠組みがまだ十分には確立していないカテゴリーである特別用途食品とメディカルフードが増殖することを防ぐ防御措置にもなるだろう。

　将来のQHCは、全般的な集団を対象にするというより、効果の特定性が高まり特定の部分集団向けとなる可能性もある。これは、どのように臨床試験が実施されるべきかについて再考を迫り、指示に従って摂取すれば関与物質は、消費者すべてにとって安全であるが特定の部分集団にのみ特有の利益をもたらすかもしれない旨の一般的注意喚起（general caveat）を必要とするであろう。

(2) こう着状態を解決するためにFDAが実施しなければならない4つの対策

　Figure 6.1 を思い出していただきたい。この図では機能性食品、ダイエタリーサプリメ

ントなどに関わる当事者である、FDA、業界、消費者間のこう着状態を示した。前述した文章の大部分では、FDA が事態への対応を試みて失敗したことを説明している。これら一時しのぎの試みでは手詰まりとなり、再び時間をかけて司法府の手を借りるしかないかもしれない。問題を即座に解決できるのはやはり FDA のみであり、自身の権限内にある 4 つの対策を実施するだけでよい（Table 6.11）。

Table 6.11　こう着状態を解決するために FDA が実施すべき 4 つのこと

1. 機能性クレームという新しい表示カテゴリーを設定する。
2. 独立した専門家の活用を推進する。
3. 新しい届出制にする。
4. 製造業者の独占期間と投資収益（return on investment: ROI）を確保する。

1）「機能性クレーム」という新カテゴリーの創設

　機能性クレーム（functional claim）は、「基本的な栄養以外の面で健康への利益を提供する」とだけ定義すべきである。FDA はヘルスクレームの発想からの脱却を図る必要がある。機能性クレームの要件は、ヘルスクレーム（HC）または条件付きヘルスクレーム（QHC）の要件と比較して、より現実的で達成可能なものへと緩和される必要がある。

　現時点でビタミンやミネラルのように欠乏が臨床的に明白できわめてわかりやすいニュートリエントは、既に発見されている。これらのニュートリエントの中には、ビタミン C（欠乏により壊血病を招く）、チアミン（欠乏により脚気を招く）、ヨウ素（欠乏により甲状腺腫を引き起こす）、カルシウム（欠乏によりくる病を招く）がある。同様に、欠乏すると（または過剰になると）人々に大きな損害をもたらす食品要素が、ヘルスクレームの制度に多額の費用をかけて組み入れられていることがわかっている（カルシウムと骨粗鬆症、ナトリウムと高血圧、食物繊維とがんなど。Table 6.4 参照）。前述したように、治験の結果から得るヘルスクレームには多額の費用がかかる。特に投資収益が見込まれない場合、これらの試験にかかる費用が基本的に大部分の企業をあきらめさせてしまう。

　FDA は機能性クレームという新しいカテゴリーの実現を推進するために、(1) 物質と疾病の関係性を捨てて、連邦議会が指示したように物質とクレームの関係性を回復させ、(2) バイオマーカーの変化に基づくクレームと、(3) 特定の部分集団へのクレームを容認し、(4) 何よりも柔軟な姿勢をとらなければならない。

　FDA にとって物質と疾病の関連を切断することが必要である。同様に FDA は、関与物質が、人々のすべてまたは大多数にすら同一の作用をもたらすとは限らないことを受け入れなければならない。FDA が物質と疾病の関係性を切断しなければならない理由の 1 つ目は、以下の 3 つがこの関係性にとって本質的に足かせとなっているからである。(1)「疾病」といえるためには、疾病の判断基準を満たさなければならない。しかし、その判断が定まるまでには数十年にわたる議論を要することが多く、議論が政治的・経済的利益により歪められることも多い。(2) 関与物質は「症状」またはバイオマーカーに対してのみ変化を与えることがあり、この変化だけで望ましい結果として迎えられる場合があるかもしれない。(3) 人々のすべてまたは大多数が、ある物質から同一の効果を得ることは期待で

きない。

　何が疾病の構成要素であるかの合意に至るには困難な過程がある。多くの疾病は未知の部分が多く、依然として不明瞭であり、主流の科学者たちの間で満足のいく合意は得られていない（良い例は、現在葉酸欠乏症として認識されているものである）。老化現象や、食品・医薬品の有害反応、原因不明の事象、あるいはもっと悪い事象によるものが、実際は誤りであったという例は枚挙にいとまがない。アルツハイマー病が知られる前に、どれだけ長期間にわたり「早期発症型」老人性痴呆症の診断が行われただろうか？　閉塞性睡眠時無呼吸について意見がまとまる前に、どれだけ多くの中高年が死亡時に原因不明の心血管や神経機能の低下とされていただろうか？　どれだけ長い間、クローン病やグルテン過敏性は「原因不明の消化不良」とみなされていただろうか？

　ある「状態」の中には、もし疾病であると認定された場合に、望ましくない政治的・経済的結果をもたらしかねないものがある。たとえば、新たな病気が判明すると、健康保険、障害者保険、障害年金の拡大が検討される。また慈善団体や研究者によっては、未解決の問題が未解決のまま維持されることで既得権益が保たれる場合があるため、新たな病気が判明するとその存在理由を失い、組織や活動を変更しなければならない事態に直面する。たとえば、マーチ・オブ・ダイムスという財団は運動の対象をポリオ撲滅から「先天性欠損や早産の予防と乳児死亡率低下」[31]へと転換することに成功したが、他の多くの団体でそれほどうまく方向転換が図られるとは限らない。

　バイオマーカー上の変化は、クレーム作成の十分な基礎とみなされるべきである。物質と疾病の関係性を切断せざるをえない理由の2つ目は、バイオマーカーの緩和が疾病の緩和と同じくらい重要となるかもしれないことである。たとえば、高トリグリセリド血症または高コレステロール血症の改善が、冠動脈性心疾患のリスク低減と統計的に有意な関連があることを私たちは知っているが、その他の有益な効果もあるのではないだろうか？　ところが現行制度では、可能性がある最終的な疾病に対する効果が試験されなければならない（下記も参照）。科学界ではホモシステイン値の低下がもたらす有益な効果について論争が続いているが、教養を備えた消費者や臨床医の多くは、これらの数値を低下させる必要性をすでに確信している。というのは、科学者の論争の内容が有効性のみで安全性ではないことを、消費者や臨床医は納得しているのである。血中ホモシステイン濃度を低下させる機会をどうして消費者に与えないのか？　「物質 X は血中ホモシステイン濃度を低下させる」といった真実の言説を、どうしてクレームとして容認しないのだろうか？　FDA や科学界主流派が科学の発展に対応して迅速に動いているとは、消費者はまず考えていないだろう。バイオマーカーと物質との関連性が示されているならば、消費者自身による自身のための決定が容認されるべきであろう。

　すべての消費者が、ある1つの治療から等しい利益を受けることは不可能である。昔からすべての医薬品がすべての患者に同一の量的・質的効果をもたらすわけではないことは知られている。たとえば、アフリカ系アメリカ人に最も効果のある高血圧治療は、白人に効果のある治療とは異なっていることが認識されている。同様に FDA 医薬品評価研究センター（FDA Center for Drug Evaluation and Research）は、作用機序に基づいて医薬品を承

認することはなく、実験結果に基づいて、たとえば「当該医薬品が血圧を低下させたか」を判断する。近年、有効性は、物質の受容体の存在と代謝によって調整されているだけではなく、個人の「～オミックス」(-omics、たとえば、医薬品の代謝に影響を与えるメタボロミックス)、さらに「ニュートラゲノミクス」(nutragenomics、食品に特定の構成成分が存在する場合としない場合など)が、大きな影響を与える可能性がある(たとえば、魚のチラミンやモノアミンオキシダーゼ阻害物質)。人が有している特定の遺伝子の発現量を増加させたり減少させたりする能力にも、影響を与えるかもしれない。数百に上る希少疾患の中には、実際にはまだ理解されていない栄養欠乏や微量栄養素欠乏が患者に生じていることに起因する疾患が存在するのではないか？ FDAは対象者が均一の反応を示すことも、ましてやすべての対象者が反応を示すかも、予測することはできない。だから、基準は単純に、その物質を摂取した時、感受性のある集団においてバイオマーカーが変化を示したかどうかであるべきである。

今こそ、あえて困難な選択をするべき時である。まだ合意は存在しないかもしれないが、説得力のある臨床データと機序に関するデータが存在する場合は、そのクレームを容認すべきである。バイオマーカーの変化や、プロテオミクスやメタボロミクスなどの新しい科学によって得られた説得力のあるデータを受け入れ、特定の部分集団が利益を享受できるようにするべきである。しかし明らかにしておくべきことは、機能性食品は、小さな部分集団にのみ有効である場合があっても、すべての消費者にとって安全でなければならないことである[32]。

2) 独立した専門家の活用の促進

FDAが実施すべき2番目の対策は、独立した専門家パネルの判断を受け入れることである。この考え方については先例が十分にある。食品成分に対する一般に安全と認められる(GRAS)判定は、外部専門家によって既に行われている。また、外部専門家による一般に安全かつ有効と認められる判定は、今は用いられていないが、OTC薬の審査において形を変えて残っている。さらに、多数のFDA諮問パネルも外部専門家による。独立した専門家パネルの活用により、ダイエタリーサプリメントや機能性食品のクレームの審査に要する職員の不足問題の多くが軽減されるであろう。また、2011年に制定された食品安全現代化法(Food Safety Modernization Act)には、対策を支える丁度良い規定が含まれている。すなわち、FDAは専門家に対してクレーム作成の基礎となるエビデンスの提出を要求することができ、十分な量のエビデンスに基づいて判断していない場合には罰則を科すことができる。

3) 新しい届出制を開始

新しい届出制の案では、安全性と有効性に基づくクレームを作成する専門家が、その物質に関する安全性、有効性、それらの根拠を記載した関係者外秘の書類を提出することになる(Figure 6.4)。

FDAは、この専門家の信頼性と支持するデータの信頼性さえ判断すれば足りる(すな

第6章　機能性食品、ダイエタリーサプリメント、クレーム表示の障壁を崩す

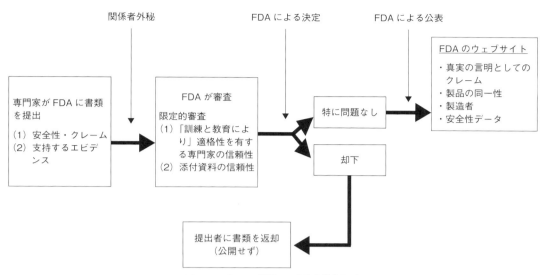

Figure 6.4　新しい届出制の案

わち、裁判所が判示した「信頼性のあるエビデンス」（credible evidence）であり、FDA が現在採用している「エビデンスの重み」（weight of evidence）は不要になる）。書類が説得性を欠く場合は、返却される。再提出することができ、前歴が考慮されることはない。他方で、文書に説得性があると判断される場合、FDA は FDA のウェブサイトに製品名、製造者名、安全性データを掲載し、消費者に知らせる。安全性データはすべて公表され、他の提出者が自分の書類のために参考にすることができる。有効性データは関係者外秘のまま食品マスターファイルに置かれる。したがって、クレームの作成には、常に有効性データが提出されなければならず、有効性クレームの便乗はありえない。

この新しい届出制は、消費者の活力増進に対する社会的要求と営利的表現の自由の保護に応えるものであり、提出される書類が滞る可能性も軽減させるであろう。

4）製造業者の独占期間と投資収益の確保

有効性データが他者に公開されないことは、研究を推進する本質的な燃料である。また、投資収益（ROI）を得る可能性がなければ、研究への意欲は生まれない。もし有効性データが公表されると、ヘルスクレーム（HC）または条件付きヘルスクレーム（QHC）から得られたはずの利益が事実上得られなくなる。繰り返すが、安全性データは公表されるべきであるが、有効性データは少なくとも投資を回収できるまでの間、秘密のまま保持されるべきである（Figure 6.5）。

Figure 6.5 では、提案する方法を太線で示した。すなわち製造業者は研究に投資し、FDA から特に問題なしとの通知を受け取ると、製造、マーケティング、流通を開始して人々の役に立ち、かつ投下資本を回収することができる。しかし、FDA が通知するとともに有効性データを公表すると（通常線を参照）、「海賊版」の製造、マーケティング、流通が開始され、研究費がかかっていないことからはるかに低価格の製品の販売が可能とな

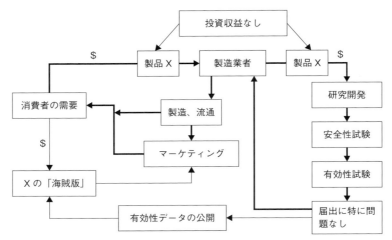

Figure 6.5 有効性データの非公開は、研究を推進する本質的な燃料である。

る。この低価格での販売は、本来の製造業者がさらなる研究を促進するために必要な投資に対する利益を減少させ、将来の新製品の開発を不可能にしてしまう。

　クレームの基盤となる有効性データを開示するレギュレーションは、クレーム作成の意欲をそぐ。FDAが国民の健康に寄与することを真に望んでいるならば、安全性データのみの開示を要件とし、有効性データは医薬品と同様に食品の「マスターファイル」に留めておくべきである。別の企業が同一のクレーム作成を望む場合は、自社データを作成するか、最初の企業にマスターファイルへのアクセスを交渉するべきである。重要なことは、クレームという概念は、医薬品でも機能性食品でも同一ということである。クレームを作成する能力こそが製品の販売をもたらし、製品の販売は研究推進の原動力となる。医薬品にもしマスターファイルがなかったなら、多くの新薬は今日存在していないのではないだろうか？

6.6　考察

　アメリカ人の半分近くが機能性食品、ニュートラシューティカル、ダイエタリーサプリメントに300億ドル（約3兆円）を費やしている最中に、FDAは安全で有効性のある製品を市場に迎えようとする努力をほとんど行っていない。連邦議会による新法制定や法律の執行を求める裁判所の判示に対し、ゆっくりとしかも嫌々ながら対応している。ヘルスクレームに厳格すぎる基準を設定していたために裁判所から合理的な基準を設定するように判示されて作ったQHC制度も、FDAが要求するクレーム文言がまぎらわしいことから、消費者の信頼を得ることができなかった。さらにFDAは、有効性データの公開によりROIを得にくくさせ、新製品の開発を妨げてしまった。FDAが有効性データ公開を医薬品に対しても適用していたなら、多くの新薬は今日存在していないであろう。FDAは消費者を危険な物質や詐欺被害から保護する義務がある一方で、製造業者と協働して有益な物質を市場に送り出し、積極的に消費者の健康改善のために権限を行使する責任がある。

消費者にダイエタリーサプリメントへのアクセスを保障しようとする連邦議会の取り組みに対し、FDA は同様の抵抗を示した。DSHEA は、安全性を示す閾値を下げる（「無害であるとの合理的な期待」）という妥協の産物であり、消費者はいくらかのリスクと自己責任を負うこととなった。FDA は、NDIN に厳格な基準を設け、食品成分の安全性に対する閾値を高くする（「無害であるとの合理的な確実性」）ことで、この取り組みを妨げた。FDA は、これら 2 つの内容に差はないとしつつも区別して運用しているようである。この結果、FDA が却下する蓋然性が高い制度に自社製品の将来を賭けることを望まず、FDA の監視に引っかからないことを望みながら、届出をせずに販売に踏み切るダイエタリーサプリメント製造業者が増えている。

変化を求めて連邦議会と FDA にかけられた圧力が、クレーム表示のまぎらわしい文言を生んで消費者の不満をつのらせ、データを公開する不合理な要求を生んで投資回収の見込みを減らして製造業者の不満をつのらせている。あたかもヘルスクレームとダイエタリーサプリメントのクレームをめぐる混乱が十分でないかのように、今や機能性食品のクレームの問題解消を求める消費者のさらなる抗議が生じている。細かな技術的違いのみならず、消費者には、ある種のクレームと他のクレームあるいは異なるクラスを区別しているビザンチン様式のごとく込み入った複雑な語句（Byzantine wording）を見分ける能力があるという前提によってクレームが多数生まれているという難問を、FDA はその権限内で解決すべきである。

Table 6.12　こう着状態の解決策

	ヘルスクレーム	機能性食品	ダイエタリーサプリメント
安全性の基準	合理的な確実性	合理的な確実性	合理的な期待
食品への添加	可	可	不可
クレームのタイプ	疾病リスク軽減	症状の緩和、バイオマーカー値または臨床所見の変化	構造・機能[#1]
有効性を支持するエビデンスのレベル	黄金基準　複数の介入試験	メタアナリシス[#2]、バイオマーカー値の変化、疫学研究、作用機序のエビデンス、小規模臨床試験	身体の健康な機能や構造の維持に関連する 1 つ以上の説得性のある試験
判定する主体	現行通り	専門家パネルが FDA に届け出る（対応する規則が必要）[#3]	現行通り
公開する情報	安全性、製品の同一性、製造者名（有効性は関係者外秘のマスターファイルに 10 年間以上保管）	安全性、製品の同一性、製造者名（有効性は関係者外秘のマスターファイルに 10 年間以上保管）	現行通り

[#1] 構造・機能クレーム（SFC）は、食品成分にも認めてよい。
[#2] 一般的なイメージとしては、Figure 6.2 の「明確になりつつあるエビデンス」を一貫して示す 2 つ以上の試験と考えてよい。データ内の矛盾は、専門家パネルが納得するように解決されなければならない。
[#3] 届出時の FDA の審査は、(1) 専門家の信頼性（連邦食品医薬品化粧品法 201 条(s)を手本とする）、(2) 提出されたエビデンスの信頼性、の 2 つに限定される。

FDAは、クレームを3つのカテゴリーに整理し直す必要がある（Table 6.12）。すなわち、食品、機能性食品、ダイエタリーサプリメントである。ヘルスクレームを食品に対して容認し、黄金基準（gold standard）を維持するべきであり、健康効果を示す最も高いレベルの立証を要する。新しいカテゴリーである機能性食品は、ヘルスクレームの基準に若干届かなかった物質に相当するであろう。機能性食品にはバイオマーカーや作用機序などに焦点を当てた試験による裏づけが必要であり、疾病リスク低減のエビデンスは必要でない。ダイエタリーサプリメントは、格下げ状態のままで構造・機能クレームしか容認しない。ダイエタリーサプリメントは安全性の「合理的な期待」という低い閾値基準しか満たさないため、食品への添加は許されない。

6.7　結論

　FDAには、業界、消費者、自身の間に生じた摩擦を解消し、負担を軽減する権限と義務がある。機能性食品のカテゴリーを追加し、専門家パネルを活用し、有効性に関する情報を公表しないことで、FDAは、消費者の擁護者とみなされるであろう。FDAは、高齢化とともに多くのニーズを抱える消費者により良い解決策を新たに提供しようとする業界のためにその研究開発を支援することができる。今述べた諸対策にはすべて先例があり、説得力のある理由も付いている。消費者は少なくとも食品に関してはFDAを一枚岩と考えているので、バイオテロリズム、有害食品、不純物含有製品、誤認されるおそれのある表示などから食品サプライを保護するためにFDAが積み上げてきた過去の成果が失われるかもしれない。FDAは信頼が揺らぐ前に、今こそ積極的に事態の打開に取り組むべきである。

謝辞

　ジェイムス・グリフィス博士には本書初版時に論評をいただき、アーリン・モラレス氏とシルビア・アム氏にはこの第2版で技術的支援をいただいた。ここに感謝申し上げる。キャラ・キャラビン氏には忍耐と賢明な助言に対して感謝申し上げる。また、本章の一部は、The Importance of GRAS to the Functional Food and Nutraceutical Industries, *Toxicology* 221: 17-27 として 2006 年に発表済みである。

注

1　ダイエタリーサプリメントは、「ニュートラシューティカル」と呼ばれることもあるが、その違いは Table 6.2 を参照。
2　http://www.leatherheadfood.com/long-may-the-growth-in-functional-foods-continue（最終アクセス日：2013 年 5 月 25 日）。
3　http://www.pcg-advisors.com/marketstatistics（最終アクセス日：2013 年 5 月 29 日）。
4　"The American Chamber of Horrors." http://www.fda.gov/AboutFDA/WhatWeDo/History/ProductRegulation/ucm132791.htm（最終アクセス日：2013 年 5 月 25 日）も参照。
5　21 U.S.C. 343(r)(4). 栄養の表示と教育に関する法律（NLEA）によると、ニュートリエントについては RDI など、有益な効果を発揮する量が確立されなければならない。ただし、食物繊維、（多量のスルフォラファンを含有する）ブロッコリーなどの有益な効果については、今日研究は行われているものの、まだ公的には「有益である」と認められていないため、NLEA の基準を満たしていない可能性

がある。

6 メディカルフードとは、患者の恒常性維持のための食品である。患者を治療するものではないが、低脂肪食品、低塩食品、ダイエット製品といった疾病リスクを低減する目的は、恒常性維持には当たらない（http://www.cfsan.lfda.gov/～dms/ds-medfd.html）（最終アクセス日：2013年5月25日）。

7 連邦取引委員会（Federal Trade Commission: FTC）とFDAは、機能性食品やダイエタリーサプリメントなどの製品販売について管轄が競合している。ただし、1971年の連絡協定（MOU 225-71-8003）によると、広告の規制を主にFTCが担当し、ラベル表示の規制を主にFDAが担当する（http://www.fda.gov/AboutFDA/PartnershipsCollaborations/MemorandaofUnderstandingMOUs/DomesticMOUs/ucm115791.htm）（最終アクセス日：2013年5月26日）。

8 http://knowledgetoday.wharton.upenn.edu/2013/03/can-the-u-s-meet-its-aging-populations-health-care-needs/（最終アクセス日：2013年5月26日）。

9 http://www.mhlw.go.jp/english/topics/foodsafety/fhc/02.html（最終アクセス日：2013年5月13日）。

10 Federal Register 58: 2501-02, 1993.

11 Guidance for Industry: Notification of a Health Claim or Nutrient Content Claim Based on an Authoritative Statement of a Scientific Body (June 11, 1998). http://www.fda.gov/Food/GuidanceRegulation/GuidanceDocumentsRegulatoryInformation/LabelingNutrition/ucm056975.htm（最終アクセス日：2013年5月26日）。

12 Federal Register 74: 3060, 2009.

13 Guidance for Industry: Evidence-Based Review System for the Scientific Evaluation of Health Claims-Final (January 2009). http://www.fda.gov/Food/GuidanceRegulation/GuidanceDocumentsRegulatoryInformation/LabelingNutirtion/ucm073332.htm（最終アクセス日：2013年5月26日）。

14 この図が示された指導指針は今日では用いられていないが、この図はFDAが研究を順位づける際の思考過程を端的に表している。

15 Letter Responding to Health Claim Petition dated January 27, 2004: Green Tea and Reduced Risk of Cancer Health Claim (FDA-2004-Q-0427) dated February 24, 2011. http://www.fda.gov/Food/IngredientsPackagingLabeling/LabelingNutrition/ucm072774.htm（最終アクセス日：2013年5月27日）。

16 Draft Guidance for Industry: Dietary Supplements: New Dietary Ingredient Notifications and Related Issues, July 2011. http://www.fda.gov/Food/GuidanceRegulation/GuidanceDocumentsRegulatoryInformation/DietarySupplements/ucm257563.htm（最終アクセス日：2013年5月27日）。

17 Federal Register 69: 6788-6854, 2004. エフェドリンアルカロイドを含有するダイエタリーサプリメントは不合理なリスクを有するので不純物含有製品に当たることを示す規則。

18 この条件は、食品はどのようなとき医薬品になるか（たとえば、食品による栄養失調症などの疾病の治療、ビタミン欠乏症などの疾病の緩和・予防）という難問は回避している。さらに、「食品、ダイエタリー成分またはダイエタリーサプリメントは、DSHEA 403条(r)(6)に基づいて真実であり誤認されるおそれがない文言が記載されているならば、…ラベル表示に当該文言が含まれているという理由だけで医薬品にはならない」とされている。

19 Draft Guidance for Industry and FDA: Dear Manufacturer Letter Regarding Food Labeling (January 2007). http://www.fda.gov/Food/GuidanceRegulation/GuidanceDocumentsRegulatoryInformation/LabelingNutrition/ucm053425.htm（最終アクセス日：2013年5月27日）。

20 *Nutrilab v. Schweiker*, 713 F.2d 335 (7th Cir. 1983) で示された判断からすると、「栄養上の価値」には、おそらく「味」と「香り」が含まれる。21 CFR 101.14(b)(3)によると、ヘルスクレームの根拠として特定された物質の効果は、味、香り、栄養価（nutritive value）、または170.3(o)に列挙された技術的効果のいずれであってもよく、クレームを正当化するレベルにおいてその特性が保持されていなければならない。ハット[10]は、もしSFCが栄養価に直接関連していなければならないという制限だとすると、執行の実現性が疑わしくなると主張している。したがってFDAは、SFCにも技術的効果への拡大適用を認めるだろう。

21 「栄養価」（nutritive value）とは、成長促進、必須栄養素の損失補充、またはエネルギー供給などのプロセスによって、人の生存を維持させる価値である（21 CFR 101.14(a)(3)）。

22 Federal Register 70: 69976-69977, 2005. Request for Comment on the Status of Pyridoxamine. Letter from Michael A. Chappell, Acting Associate Commissioner of Regulatory Affairs, FDA, to Kathleen M. Sanzo,

Morgan, Lewis & Bockius LLP, responding to Citizen Petition 2005-P-0259 from BioStratum, Inc. (Jan. 12, 2009). FDA-2005-P-0259 (Document ID: FDA-2005-P-0259-0004).

23 http://www.fda.gov/ohrms/DOCKETS/DOCKETS/95s0316/95s-0316-rpt000343-039-appx-E-Ref-27-GRAS-vol268.pdf（最終アクセス日：2008年8月20日）。

24 413条には、「安全であると合理的に期待される」（reasonably be expected to be safe）という表現がある。http://www.fda. gov/opacom/laws/fdcact/fdcact4.htm（最終アクセス日：2013年5月27日）。

25 FDAは、クレームに誤認されるおそれがあるかどうかを判定する際に「合理的な消費者」の基準を用いると述べている。この基準は、かつてFDAの主張に基づいて裁判所が用いていた「知識が不十分で思慮深くなく、だまされやすい消費者」の基準を改めたものである[11]。

26 連邦食品医薬品化粧品法402条(f)(1)(A)および(B)には、「疾病または傷害の重大なまたは不合理なリスク」という表現がある。http://www.fda.gov/opacom/laws/fdcact/fdcact4.htm（最終アクセス日：2013年5月27日）。

27 連邦食品医薬品化粧品法402条(f)(1)(B)を参照。

28 DDSPは、栄養表示およびダイエタリーサプリメント部内にあり、新規ダイエタリー成分届出を担当する。

29 2011年12月22日。

30 108 Stat. 4325 (1994) §2 Congressional findings. http://www.fda.gov/RegulatoryInformation/Legislation/FederalFoodDrugandCosmeticActFDCAct/SignificantAmendmentstotheFDCAct/ucm148003.htm.

31 マーチ・オブ・ダイムス財団の定款から抜粋。http://www.marchofdimes.com/（最終アクセス日：2007年2月3日）。

32 興味深いことに、この考え方は、21 CFR 172.5(c) においてすでに裏から言及されているといってよい。「ニュートリエント物質の安全な使用条件を定める規則が存在するからといって、その物質が人の食生活の補足として有益または必要であると認定されたことにはならない。」

文献

1) Burdock GA. Commentary: FDA must overcome skepticism toward health claims. *The Tan Sheet* 2013; 21(16): 11-2.
2) Rulis, A. Food Safety and Nutritional Risk, Bioactive Food Components. CSL/JIFSAN Symposium on Food Safety and Nutrition. July, 2005.
3) Emord J, Schwitters B. FDLI's food and drug policy forum: do qualified health claims deceive when they are not misleading? perspectives from the European Union and United States. *FDLI* 2012; 2(12): 12.
4) Carabin IG. The clinical aspects of claim substantiation: clinical trial costs. *FDLI Update* 2004a; 39-43 Issue 4.
5) Carabin, IG The clinical aspects of claim substantiation: inclusion/exclusion criteria, screening and baseline evaluations in clinical trials. *FDLI Update* 2004b, Issue 5, p.41-45.
6) International Food Information Council (IFIC). Qualified Health Claims Consumer Research Project Executive Summary http://www.ific.org/research/qualhealthclaimsres. cfm; 2005, site visited 25 Dec 05.
7) Burdock GA. Dietary supplements and lessons to be learned from GRAS. *Journal of Regulatory Toxicology and Pharmacology* 2000; 31: 68-76.
8) Council for Agricultural Science and Technology (CAST). Issue Paper No. 24, nutraceuticals for health promotion and disease prevention. Camire, ME (chair). CAST, Ames, IA; 2003, 16 pages.
9) Kracov DA, Rubin PD, Dwyer LM. Dietary Supplements and Drug Constituents: The *Pharmanex v. Shalala* Case and Implications for the Pharmaceutical and Dietary Supplement Industries. In: Hasler C, editor. Regulation of Functional Foods and Nutraceuticals. Ames, IA: Blackwell Publishing; 2005. p.137-48.
10) Hutt PB. U.S. government regulations of food with claims for special physiological value. In: Schmidl K, Labuza T, editors. Essentials of Functional Foods. Gaithersburg, MD: Aspen Publishers, Inc.; 2000. p.339-62.
11) Walsh EM, Leitzan EK, Hutt PB. The importance of the court decision in *Pearson v. Shalala* to the marketing of conventional food and dietary supplements in the United States. In: Hasler C, editor. Regulation of Functional Foods and Nutraceuticals. Ames, IA: Blackwell Publishing; 2005. p.109-35.
12) Rowe, SB. Round Table Forum, Moderators Comments. In: What is a Nutrient? Defining the Food-Drug Continuum. Georgetown University; March 30, 1999.

第7章

ダイエタリーサプリメントとニュートラシューティカル産業における NSF インターナショナルの役割

NSF International's Role in the Dietary Supplements and Nutraceuticals Industries

グレタ・ホウラハン，エドワード・ヴィズミアラ
NSF インターナショナル　アンアーバー，ミシガン州，米国
Greta Houlahan and Edward Wyszumialal
NSF International, Ann Arbor, Michigan, USA

7.1　市場の概観

　2009 年から 2010 年にかけて米国成人の約半数がビタミン、ミネラル、ハーブなどのダイエタリーサプリメントを摂取し、2011 年の売上高は 300 億ドル（約 3 兆円，1 ドル＝100 円）を超えたと米国疾病管理予防センター（Centers for Disease Control and Prevention）は発表した[1]。

　Nutrition Business Journal の推定では[2]、米国のダイエタリーサプリメントの消費者売上は 2010 年に 281 億ドル（約 2 兆 8,100 億円）に達し、2009 年の売上高に対して 4.4％の伸びを示した。売上の多い主なサプリメントは、マルチビタミン（49 億ドル/約 4,900 億円）、スポーツ栄養粉末と製剤（28 億ドル/約 2800 億円）、ビタミン B 群（13 億ドル/約 1,300 億円）、カルシウム（13 億ドル/約 1,300 億円）、魚油・動物性油脂（11 億ドル/約 1,100 億円）などであった[3]。

7.2　NSF インターナショナルの歴史

　NSF インターナショナル（National Sanitation Foundation International）は国際的な独立した公衆衛生機関であり、食品や水、消費財の産業に対する規格基準（standards）の作成と製品の試験・認証を行い、健康への有害な影響を最小限にとどめ、環境を保護する役割を

担っている。

　NSFインターナショナルは、食品、水、健康科学、消費財、環境の持続可能性、管理システム登録などのさまざまな分野におけるサービスを提供し、人々の健康と環境の保護と改善に貢献している。

(1) 規格基準の作成と第三者認証の歴史

　NSFインターナショナルは衛生と食品安全を標準化することを目的に、1944年にミシガン大学公衆衛生学部内に米国衛生財団（National Sanitation Foundation）として設立された。NSFが、ソーダ水売り場、軽食堂で使用される機器の衛生に関する規格基準を初めて作成する際に確立した合意に基づく透明性の高いプロセスがその後、ダイエタリーサプリメントのためのNSF全米規格（NSF/ANSI Standard 173）など、およそ100に上る公衆衛生と安全性の規格基準をNSFインターナショナルが作成する際のプロセスとなった。NSF全米規格は、基準の適用範囲によって直接的かつ実質的に影響が及ぶ関係者の意見を取り入れながら作成される。このプロセスにより、産業界の代表者、公衆衛生分野の行政官、利用者、消費者の代表が偏りなく参加できる。

(2) 組織の成長

　1944年の設立以来、NSFインターナショナルはスタッフ、事業所、提供するサービスの分野で著しく成長した。今日、NSFでは1,200名以上の従業員が世界150ヶ国におり、水、食品、消費財、ダイエタリーサプリメントなどの産業界において検査、監査、認証サービスを提供している。

(3) NSFによる検査と認証

　世界各国で膨大な数の製品が認証され、NSF認証マーク（Figure 7.1）が付けられている。NSF認証マークは、その製品が品質と安全性基準に適合していることを示している。たとえば、このマークを付けることが認証されたダイエタリーサプリメント製品は、表示、検査、監査の要件を満たしていなければならない。これらの要件の詳細はTable 7.1を参照されたい。

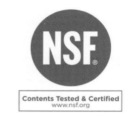

Figure 7.1　NSF認証マーク

第 7 章　ダイエタリーサプリメントとニュートラシューティカル産業における NSF インターナショナルの役割

Table 7.1　NSF 認証のための要件

NSF は NSF/ANSI Standard 173 を作成し、NSF 認証サプリメントの汚染物質検査を行い、表示された原料以外の成分が含まれていないことを確認することで消費者を保護している。認証プロセスでは、以下の要件を求めている。 1. ラベル表示の審査：表示されているものが容器内にあることの確認。 2. 毒性審査：製品設計の確認。 3. 汚染物質審査：表示されていない成分が製品中に含まれていないことや、製品中に許容量を超える汚染物質が含まれていないことの保証。 4. 施設監査：毎年、工場の GMP 監査を行う。 5. 継続的監視：定期的な監査と検査により遵守状況を保証する。

(4) NSF インターナショナルがダイエタリーサプリメントの認証プログラムを開始した理由

　NSF がダイエタリーサプリメント市場に関わり始めたのは、ダイエタリーサプリメント業界の方が彼らの元を訪れたときである。2000 年、ダイエタリーサプリメントの企業は、この業界における規格基準の案を作成するよう NSF にアプローチした。
　その目的は、さまざまな利害関係者と協力して公衆衛生を促進する国内基準を考案することであった。ダイエタリーサプリメントの安全性の詳細は Table 7.2 を参照されたい。これに応じて NSF は主なレギュレーション当局の担当者、業界団体と産業界の代表者からなる作業グループを立ち上げた。その結果が、ダイエタリーサプリメントに対する最初で唯一の国内基準であった。

Table 7.2　サプリメントの安全性に関する Q&A

誰がダイエタリーサプリメントの安全性を保証するのか？ 　　製造業者には、製造したサプリメントが安全であることを保証する法律上の義務がある。医薬品と異なり、ダイエタリーサプリメントは政府が審査した後に消費者に提供されるわけではない。 表示にはどのような情報が必要か？ 　　連邦法では、ダイエタリーサプリメント製品の表示が以下の情報を含むことを求めている。 　　・食品分類の記載（statement of identity） 　　・正味内容量 　　・使用方法 　　・サプリメント成分表（supplement fact）、1 回摂取量（serving size）、量（amount）、有効成分と含有量表示 　　・その他の原材料（多い順に記載） 　　・製造業者、包装業者または流通業者の名称と所在地 サプリメントを使用する前に医療専門家に相談する必要はあるか？ 　　ダイエタリーサプリメントは、どんな状況であってもリスクがまったくないとはいえない。市販薬や処方薬と相互作用を起こす可能性や手術中に望ましくない影響を及ぼすサプリメントもある。また、一部の使用者に有害反応を起こす可能性がある有効成分を含有するサプリメントもある。ダイエタリーサプリメントを服用する前に、医療従事者に確認すること。

> **NSF認証サプリメントを買うべきか？**
> すべてのサプリメント製品の有効成分や含有量が表示通りであるとは限らないことが試験で確認されているため、NSF認証サプリメントを購入することは、今日の健康志向の消費者にとって重要である。NSF認証サプリメントリストは、NSFのホームページで見ることができる。
>
> **なぜNSFで認証されたダイエタリーサプリメントは多くないのか？**
> 製品の認証は任意に行われているため、消費者の需要がなければ、すべての企業が独自の検査や認証を行わない場合がある。一方財政的な理由が障害となっている企業や製造施設がGMP監査を満たせない企業、または製品に問題があって認証を取得できない企業も多くある。
> すべての製品が認証プロセスのラベル表示検査に合格できるとは限らない。不合格であることは、製品表示に示す栄養内容と製品に実際含まれている内容とが一致していないことを意味する。また、製品に重金属が含まれていたり、微生物で汚染されている場合も不合格となる。スポーツサプリメントの場合は、ドーピング禁止薬物検査に合格しなかった場合にも不合格となる。

NSFはダイエタリーサプリメントの全米規格の作成に協力した。この規格はダイエタリーサプリメントの純度と安全性を保証し、製品が規格に適合しているかどうかを検査し認証するものである。この規格を使用してダイエタリーサプリメントを評価・分析し、表示されていない原材料が含まれていないことや農薬などの汚染物質が安全基準を超える濃度で含まれていないことを確認する。同時にその製品の栄養水準が正確に表示されていることを確認して保証する。信頼性をさらに高めるために、本規格は米国国家規格協会（American National Standards Institute: ANSI）によって確認され認定された（NSF/ANSI Standard 173）。ANSIは民間の非営利団体で、米国の任意規格の統一と適合性評価システムの管理・調整を行っている。

NSFが認証したダイエタリーサプリメントのリストはNSFのホームページの「認証済みの製品を検索する（Search certified products）」をクリックすると見ることができる。

7.3 GMPとは

適正製造規範（Good Manufacturing Practice: GMP）にはダイエタリーサプリメント製品の製造に関わる方法、機器、設備、管理について記載されている。GMPを厳格に遵守することで、企業は製造する製品に自信を持つことができる。

(1) GMPレギュレーション

最初にGMPの背景について述べる。食品医薬品局（Food and Drug Administration: FDA）は、米国の栄養製品に対し品質管理基準を確立するために、2007年にGMPに関する規則を定めた。施行日は、従業員500人以上の企業に対しては2008年6月25日、従業員20人から500人までの企業に対しては2009年6月25日、従業員20名以下の企業に対しては2010年6月25日とした。

FDAは、連邦規則でダイエタリーサプリメントの安全性と品質の基準やGMPを規定し

第7章　ダイエタリーサプリメントとニュートラシューティカル産業におけるNSFインターナショナルの役割

ている（21 CFR 111）。米国のダイエタリーサプリメント製造業者、包装業者、流通業者はすべてこの規則を遵守するよう法律によって定められており、遵守しなかった場合のコストは多額である[4]。このことは米国内で流通させるために米国外で製造されたサプリメントも同様である。

遵守できなかった場合には数々の望ましくない結果が起こる。たとえば警告状が届いたり、不良品とされたり、当局による回収、製造行為の差止め、さらに企業のブランドや評判に傷がついたりする。残念なことにここ数年、FDAから出された警告状は大変な数に上り、多くの企業がGMPを遵守できないことに苦慮していることが明らかとなっている。FDAによると、査察（inspection）したダイエタリーサプリメント製造施設の内の4分の1にあたる施設に警告状が出された。

GMPに関する規則が初めて施行された2008年には7件のGMP査察が実施され、その数は2009年には34件に、2010年には84件に増加した[5]。2012年度にはFDAのダイエタリーサプリメント製造施設の査察件数は341件に上り、過去最高となった[6]。これはダイエタリーサプリメント製造業者にとって何を意味するのだろうか。GMP遵守が不可欠であるということである（**Figure 7.2**参照）。

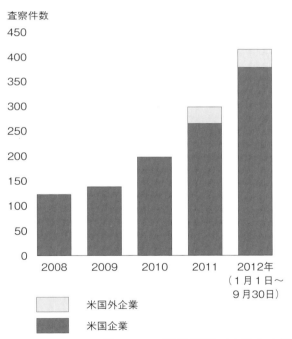

Figure 7.2　FDAまたは州のFDA関係機関が実施した国内外のダイエタリーサプリメント企業に対する査察件数[8]
政府説明責任局（Government Accountability Office: GAO）によるFDAデータの解析。

FDA の担当官は、査察件数の増加の背景にある主な要因は、2010 年にダイエタリーサプリメントに対する最新の適正製造規範（Current Good Manufacturing Practice: CGMP）（サプリメントが製造、包装、保管されるための条件が記載されている）を完全実施したこと、さらに現場の査察担当者の増員により査察が容易になったことを挙げている[7]。

　CGMP が段階的に導入され、査察の過程で FDA は、製造業者が機器のメンテナンス、清掃、消毒を行っていないなどの問題または懸念を指摘した[8]。FDA が問題または懸念を指摘した査察件数の割合は、2008 年は 51％であったが 2011 年には 73％に増加し、これは大部分が CGMP 査察によるものであった。FDA が 2008 年から 2011 年までの査察で問題または懸念を指摘したダイエタリーサプリメントの割合については、**Figure 7.3** を参照されたい。

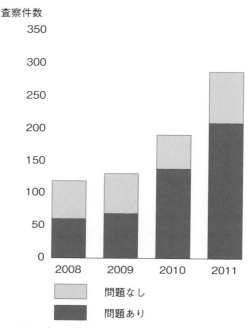

Figure 7.3　2008 年から 2011 年までの査察で FDA がダイエタリーサプリメントに問題を認めた割合[7]

　査察件数の増加に伴い、警告状の数も増え続けている。前述の NSF/ANSI Standard 173 には、GMP についてのセクションがあり、ダイエタリーサプリメント GMP と有害事象報告（adverse event reporting）についての FDA による新たなレギュレーションに言及している（**Table 7.3** 参照）。

Table 7.3　GMP 登録と製品認証の違いは何か？

NSF インターナショナルは、ダイエタリーサプリメント製造業者に対し3つのサービスを提供している。

1. **GMP 登録**：この登録は施設に対するものであり、全製造作業の現地監査（audit）を伴い、ダイエタリーサプリメント産業向け GMP をその施設が遵守していることが確認される。この施設で製造された製品は NSF 登録となり、NSF 認証ではない。したがって NSF 認証マークを付けることはできない。
2. **製品認証**（product certification）：GMP 登録の取得に加え、NSF/ANSI Standard 173 に適合しているかどうかを決定するために、企業は自社製品の評価を受けることもできる。本規格基準では、含有される不純物量を制限し、表示された原材料とそれらの含有量が製品中の原材料の含有量に一致することを求めている。さらに表示されていない原材料が本規格基準で認証された製品に含まれることは認められない。本規格基準に従って NSF に認証された製品は、製品表示に NSF マークを付けることができる。
3. **スポーツ用製品の認証**：特にアスリートが使用することを目的とした製品は、NSF 認証のスポーツプログラムにより評価される。GMP と NSF/ANSI Standard 173 への適合に加え、製品はロットごとに審査され、主なスポーツ団体が禁止するドーピング物質（興奮剤、麻薬、ステロイド剤、利尿剤、β-2 作用薬、β 遮断薬、隠蔽剤など）を含有していないことが確認される。

(2) GMP の遵守

製造業者が不十分な検査しかしていないことは、GMP に関する規則に対する違反理由で最も多いものである。検査は同一性確認検査、原材料供給業者適格性検査、最終製品検査の3つに分けられる。

1) 同一性確認検査

FDA の報告と警告状によれば、いまだに多くの企業が入荷した原材料の同一性をバリデートするための適切な検査方法の開発に十分な時間をかけていない。GMP 要件に適合するために、多くの企業がフーリエ変換赤外分光（Fourier transform infrared: FTIR）光度計や近赤外分光（near-infrared: NIR）光度計などを用いた自社内の検証（verification）技術を使用している[9]。これらの技術は比較的安価で迅速なため、一般的に使用されているが、NSF インターナショナルの監査担当者は、このような手法は、混合物や植物由来の原材料など入荷するすべての原材料を確認するには十分とはいえないとしている。原材料が他の化合物と混合されたものであったり、植物原料に由来する場合、もし適切なバリデートされた方法を使用していないなら、これらの確認手法では植物の種類を誤って同定したり、不純物を検出できない可能性がある。

また、FTIR 光度計や NIR 光度計は、原材料のフィンガープリントやデータパターンを作成する。原材料が複雑であればあるほど、フィンガープリントも複雑になる。このような方法を用いる際に重要な点は、これは多くの企業が困難を感じている点でもあるが、標準物質を確立することである。この標準物質のフィンガープリントは、適切で高品質の材

料をサンプルとして測定したフィンガープリントに類似すべきである。

　企業はこのような標準物質を使用し、入荷する原材料をこれと比較する必要がある。FTIR 光度計や NIR 光度計はどのような原材料であってもスキャンできるといってよいが、原材料と比較するための確立した標準がなければ、入荷する原材料に対し製造者の規格に適合するかどうか判断することは困難である。

　このような標準物質を適切に開発するために、企業は原材料の適切な成分についてのデータベース・ライブラリを構築するため他の手法を用いて確認したサンプルを、いくつか（6つ以上が望ましい）保有するべきである。特に、NIR 機器はさまざまな原材料のロット間にあるきわめてわずかな差を検出するのに十分な感度を持ち、植物を取り扱う場合に特に重要となる場合がある。水分含量やサンプル内の粒径、さらには原材料が収穫された時期などの要因が、結果としてフィンガープリントやデータパターンに影響を及ぼす可能性がある。このため、比較のために複数の標準サンプルを保有することは、こうした要因から生じるきわめて小さな変動を調節し、さらに原材料の規格と正確に適合しているか確認する方法を提供する。

　入荷する原材料を適切に確認すれば、サプライチェーンにおける不良業者から企業自体を守ることもできる。たとえば、NSF の監査担当者は、コンドロイチン硫酸がカラギーナンと呼ばれる安価な代用品で希釈されているケースを目にしたことがある。誤認された原材料が最終製品に入り込んだ場合、処方とラベル表示の同一性、正確性に問題が生じる。繰り返すが、検査はきわめて重要なのである。

2）原材料供給業者適格性検査

　GMP は、ダイエタリーサプリメント製造業者に対して、原材料供給業者の適格性を評価するよう求めている。規則の文言では「適格性の評価」（qualify）が正確に何を意味するのかを詳細に説明していないものの、製造業者が入荷する原材料の分析証明書（Certificate of Analysis: CofA）を検証しなければならないと述べている。しかし、原材料とその分析証明書が製造業者の加工施設に入る前に数多くの人の手を経ていることを考えると、入荷までに汚染や不正行為の機会は数多くある。

　製造業者に至るサプライチェーンに微妙な違いがあるため、分析証明書と原材料規格を単に比較するだけでは十分でない場合がある。分析証明書が常に原材料の品質に対する信頼の証しになるとは限らない。ある原材料の分析証明書が、原材料の製造者が作成した真正の分析証明書ではなく、流通業者が作成した複製の証明書であることは少なくない。NSF の監査担当者は、合成ビタミン E が、より高価な天然ビタミン E として販売されているケースを見たことがある。同様のケースとして、企業は高品質のグルコサミンとして供給していたが、試験をした結果、その分析証明書とは一致しない、はるかに安価なグレードの原材料であることが判明した。供給された物質を確認するための適切な試験は、このような不正行為を排除する。これがダイエタリーサプリメントの主要製造業者が FDA の指導要領たるガイダンスに注意を向け、適切な検査によって分析証明書を検証する理由なのである。

NSF の監査担当者はまた、施設が原材料供給者を適切に特定するのに苦慮しているのをこれまでも見ている。サプライチェーンは通常長く複雑であり、これが原材料を最初に製造したのが誰であるかを特定するのを難しくしている。米国に入ってくる不良原材料について数々の事例が知られるようになり、結果的に新たなルールが設けられることになった。特に FDA 食品安全現代化法（FDA Food Safety Modernization Act）が、米国の施設に汚染された製品が入るのを予防するための供給業者に対する管理点として役割を果たすようになった。

NSF の監査担当者は、可能な限り正確かつより明確に文書の記録をたどることを推奨している。規格と GMP を継続的に遵守するためには、企業は供給業者の適格性の再評価と分析証明書の検証を定期的に実施することが必要である。これを補助するために、米国栄養評議会（Council for Responsible Nutrition: CRN）、米国消費者ヘルスケア製品協会（Consumer Healthcare Products Association: CHPA）、自然製品同業組合（United Natural Products Alliance: UNPA）などの業界団体と多くの加盟団体は、分析証明書と供給業者の適格性に関する業界のガイドラインを作成することを目的として、ダイエタリー成分に関する標準化情報として知られる共同作業を開始した。

3）最終製品検査

製品を購入する消費者はそのブランドに信頼を置き、製品の表示が正確であることを期待している。表示の正確さと、鉛などの汚染物質が有害なレベルにないことを確認するための最終製品検査は、GMP の遵守において最も重要なものである。しかしながら、複雑な最終製品の検査には、多くの企業が自社で保有していない高度な設備、検査方法、さらに専門家が必要である。

最終製品の中には 20 から 50 以上の異なった成分と、ラベル表示を持つものもある。このような場合は、1 回摂取量としてマイクログラムやミリグラムの微量成分を対象として検査や検証をするため、さらに複雑となる。適切な検査方法や機器類の選択が、しばしば課題となることがある。高速液体クロマトグラフィーはさまざまな植物化学物質（phytochemicals）の分析に最適であることが多い。誘導結合プラズマ（inductively coupled plasma: ICP）分析機器はカルシウムなどのミネラル含有レベルを確認するのに理想的である。一方、ICP 質量分析法は微量の重金属汚染物質を測定するのに必要である。脂肪酸を含有する魚油などの製品については、ガスクロマトグラフィー分析機器が必要である。

複雑な独自のブレンド品（complex proprietary blends）を製造する企業は、（1 種類の原材料のみを含有する製品とは対照的に）最終製品と比較する公的規格基準（compendial standard）がないため、さらに大きな課題を抱えている。多くの企業が、社外の認定第三者機関研究所の専門家に設計の評価や検査方法の開発、あるいは最終製品検査の実施さえも依頼する理由である。

最終製品に含有されている異なった化合物を分離したり、さまざまな検査に必要なコストを抑えることが難しい場合もある。検査コストを管理しやすくするためには、まず入荷する原材料について主要な汚染物質検査を行い、次に最終製品に対してラベル表示確認検

査を行う。複雑な最終製品となると検査の数はさらに多くなる。常に原材料の品質を確保し、製造工程における原材料の投入を監視することにより、最終製品検査の焦点を、変性や劣化に最も感度が高いパラメータに合わせることができる。品質確保をシステムに組み込むことにより全体的な検査コストを削減し、GMPの最終目的である高品質な製品のみを製造し販売することを達成する上で大きな効果をもたらすことができる。

開始時の検査：他の第三者GMP登録施設から原材料を調達する、ないし（and/or）原材料を製造工程に投入する前に適切な同一性試験（identity test）と分析証明書のバリデーションを実施するかのいずれかの方法で供給業者の適格性を十分に評価する。その後、機器や適正なシステムが設置されており、一貫して均一な混合と最終製品のための準備が整っているかを確認するために混合工程をバリデートする。

終了時の検査：製造前の原材料の検査に加え、最終製品に含まれる関連マーカー化合物をバリデートするために、企業は製造後の検査を実施しなければならない。最終製品に対する徹底した検査を実施して、製品設計とラベル表示を確認し、有害な汚染物質が許容レベルを超えないよう担保する。

7.4　製造記録原本とバッチ製造記録の作成

　この他に企業がGMPレギュレーションの遵守に苦慮している分野は、製造記録原本（master manufacturing record: MMR）とバッチ製造記録（batch record: BR）の作成であり、14個の要件が連邦規則に定められている。MMRではダイエタリーサプリメントの品質を保証するために必要な製造工程における管理点（control point）、段階（step）または局面（stage）の規格を確認する。これには製造から包装・表示までのすべての加工工程の段階が含まれる。企業はそれらの作成を単なる大量の書類の処理として見ているかもしれないが、追跡可能な正確な記録がなければ、製品の一貫性が実際問題となる。

　最後に、消費者からの苦情の記録とその評価もGMPの範囲である。FDAによると、かなりの数の重篤な有害事象（adverse event）が報告されていない。消費者からの苦情と有害事象の記録は第一歩にすぎず、企業は、製品の欠陥の根本理由を調査し、改善するための適切な解決策を講じなければならない。このプロセスがなければ、継続的な改善を達成することはできない（Table 7.4参照）。

Table 7.4　5つの主な懸念分野

1. 表示と異なる製品内容
2. 不十分な検査レベル
3. 知識の欠如と研修不足
4. 欠陥のあるプラント設計
5. バッチごとの記録の不備

　NSFの監査担当者であるコーバー氏は、「改善が必要であると同時に、企業は遵守に努

めている。企業は GMP に関する規則の規定を理解し、どの部分が自社に不足しているのかを理解することがまず第一歩である」と述べ、さらに「GMP レギュレーションはこれまでの事業のやり方に対する変革であるが、その中身の多くは、事業者に向けてより賢明なアプローチを示している」と述べている。

- 企業は施設に対する小さな改善、すなわちビジネスにほとんど影響のない週末に行うことができる程度の軽微な改善によって、製品フローや生産効率を著しく改善できる。
- あらかじめ製品規格を定義すると、製品の取り違いや再作業を少なくすることにつながる。これによりコストも削減される。
- 企業はまず工程に関わる MMR や BR の文書を作成し、次に作成された文書がレギュレーションに沿っていることを確認する。作成された文書は事業の変革の必要性や消費者の要求に適応できる必要がある。

GMP レギュレーションは企業のビジネス機能を変える場合があるが、最終的な結果として、必ずしも製造コストの著しい上昇を意味するわけではないことを企業は理解するべきである。GMP レギュレーションを受け入れ、賢明で効率のよい事業にしていくための情報を活用する企業は、この市場で長期的に成功する企業である。

5 つの主な GMP 不適合（non-conformance）を検討した後に、おそらく以下のような疑問が出てくるだろう。

- どのように供給者の適格性を判断するのか？
- 標準作業手順（standard operating procedure: SOP）が確立され、整っているか？
- 継続的に検査、監査、研修を行っているか？

これらの重要な質問を自問し、どのようなことを予期しなければいけないかを理解し、それに備えることによって、企業は優位な立場を守ることができ、警告状を受け取らずに済むようになるだろう。

(1) GMP 登録の重要性とその手続き

GMP 登録の取得は、その企業が監査を受け、FDA の GMP に従っていることを示す。NSF の GMP 登録を取得した施設は、継続的に GMP 遵守を確認するために、年 2 回監査を受ける。

NSF-GMP 登録の普及：2002 年に NSF インターナショナルが GMP 登録プログラムを開始して以来、400 社近くの企業が GMP 登録を獲得し、GMP を遵守していることを示している。

NSF-GMP 登録企業：以下のウェブサイトで見ることができる。
http://www.nsf.org/Certified/GMP/Listings.asp? PlantType =

7.5　独立した第三者認証機関の重要性

　前述したように、第三者によるダイエタリーサプリメントの製品認証は、その製品がNSF/ANSI Standard 173 に準拠していることを示す。

　この全米規格は、含有される不純物量を制限し、製品中の原材料とその含有量がラベル表示と一致することを求めている。さらに、記載されていない原材料を本基準で認証された製品に含めることは認められない。NSF が NSF/ANSI Standard 173 に従って認証した製品には、製品ラベルに NSF 認証マークを付けることができる。

（1）ダイエタリーサプリメント製品の認証の増加

　2001 年に NSF インターナショナルがダイエタリーサプリメントの認証プログラムを開始して以来、NSF は数多くの製品を検査し認証してきた。安全でないレベルの汚染物質や医薬品成分を含有するとされる最新のダイエタリーサプリメントについての報道がマスコミで続いているため、ますます多くの消費者が NSF の認証を獲得した製品を求め始めている。

　NSF に代わって実施された調査によると、一般人の 51％ が、自分たちの使っているビタミンやハーブなどのニュートリショナルサプリメントの安全性と品質に対する不安を示した。同じ調査では 73％ が認証された製品または認証マークが付いている製品の方を好むことも判明した。

7.6　今後の展望

　GMP に関する規則は施行されたばかりであり、今後数年間にわたり産業界がこの問題に継続して取り組むことになるだろう。産業界が適切に対応すれば、消費者のために店頭に並ぶ製品の品質向上につながり、ひいてはサプリメント・ユーザーの信頼と消費者としての確信を作り上げることになるだろう。

　マスコミで食品とダイエタリーサプリメントの両方に対する透明性が求められているため、GMP に加えて、ダイエタリーサプリメント製品認証と FDA 食品安全現代化法による規制も消費者に安心感をもたらす上で役立つだろう。

　賢い消費者、執行の強化、説明責任の重要性のすべてが、この 5 年以内のサプリメント業界の発展に影響を及ぼすだろう。企業が GMP レギュレーションに適合し、製品が検査を受け続け、ラベルと容器の中身が確実に一致し、汚染物質が安全でないレベルを超えていないことが証明される限り、将来の見通しは明るい。消費者のための情報は Table 7.5 を、アスリートのための情報は Table 7.6 を参照されたい。

Table 7.5　消費者に役立つ情報

NSF インターナショナルは、消費者のサプリメントに関するよくある疑問に答えを提供している。
- ダイエタリーサプリメントのラベル表示で何を見ればいいのか？
- 企業は実際にどのようなクレームを標ぼうすることができるのか？
- 認証があることで、どのように消費者は保護されるのか？
- サプリメントを摂取している学生とプロのアスリートが特に考慮すべきことはあるか？

http://www.nsf.org/consumer にアクセスすると、答えを見ることができる。

Table 7.6　アスリートに役立つ情報

NSF インターナショナルは、あらゆるレベルでアスリートに対して安全で確認済みのサプリメントを選択するための情報を提供している。
- 消費者、コーチ、アスリートに対するオンライン情報源（http://www.nsfsport.com）
- スポーツサプリメントの検査についてのガイド（http://www.nsf.org/consumer/newsroom/fact_abs.asp）
- NSF スポーツアプリ（http://nsfsport.com/sport_app.asp）

文献

1) Supplement Usage, Consumer Confidence Remain Steady According to New Annual Survey from CRN at, http://www.crnusa.org/CRNPR12-ConsumerSurvey100412.html.
2) Nutrition Business Journal-NBJ's Supplement Business Report 2012 at, http://new-hope360.com/site-files/newhope360.com/files/uploads/2013/04/TOC_SUMM120928.supp%20report%20FINAL%20standard.pdf.
3) Dietary supplements: Onward…and Upward? at, http://www.nutraceuticalsworld.com/issues/2012-04/view_features/dietary-supplements-onwardand-upward/.
4) Ingredient Suppliers Need Their Own GMP Audit Program at, http://www.naturalproductsinsider.com/articles/2013/03/ingredient-suppliers-need-their-own-gmp-audit-pro.aspx.
5) AERs, GMP Inspections Can Be Double Trouble for Product Liability Applicants at, http://www.naturalproductsinsider.com/articles/2011/11/aers-gmp-inspections-can-be- double-trouble-for-product-liability-applicants.aspx.
6) The Tan Sheet, January 21, 2013.
7) United States Government Accountability Office dietary supplement: FDA May Have Opportunities to Expand Its Use of Reported Health Problems to Oversee Products at, http://www.gao.gov/assets/660/653113.pdf (pg. 28).
8) United States Government Accountability Office dietary supplement: FDA May Have Opportunities to Expand Its Use of Reported Health Problems to Oversee Products at, http://www.gao.gov/assets/660/653113.pdf (pg. 26).
9) dietary supplement GMP Weak Spots: An Auditor's Perspective at, http://www.nutritionaloutlook.com/article/dietary-supplement-gmp-weak-spots-auditor%E2%80%99s-perspective-3-10994.

第IV部

各国のレギュレーション

第8章

米国の食品クレーム表示に関するFDAの見解
FDA Perspectives on Food Label Claims in the United States

ジェームズ・E・ホードリー[*], J・クレイグ・ローランズ[†]
[*] EASコンサルティンググループ　アレクサンドリア，バージニア州，米国
[†] ダウ・ケミカル社毒性・環境コンサルティング部　ミッドランド，ミシガン州，米国
James E. Hoadley[*] and J. Craig Rowlands[†]
[*] EAS Consulting Group, Alexandria, Virginia, USA
[†] The Dow Chemical Company, Toxicology and Environment Research and Consulting, Midland, Michigan, USA

8.1　はじめに

　タバコとアルコール飲料以外の製品で、経口摂取を目的に市販される製品は、米国のレギュレーションでは食品か医薬品のいずれかに分類される。連邦食品医薬品化粧品法は、ダイエタリーサプリメントを食品とみなしている。ニュートラシューティカルと機能性食品は、レギュレーションのカテゴリーというよりは食品マーケティング上のコンセプトであり、米国のレギュレーションにはこれらを他の食品と別個に取り扱う定義はない。食品医薬品局（Food and Drug Administration: FDA）は、農務省の所轄である肉製品以外の食品の表示を規制する。食品の広告については、連邦取引委員会（Federal Trade Commission: FTC）の所管である。FDAとFTCとでは執行の根拠となる法体系が異なるため、食品の広告と表示は、レギュレーションも政策も異なる。したがって、本章では食品のクレーム表示に対するFDAのレギュレーションについて述べ、食品の広告については言及しない。現行の食品表示に関する米国の法令は、いくらかの制約はあるものの、「機能性食品」にも適用することができている。連邦食品医薬品化粧品法では、「食品」を「人または動物の食物や飲料に使用される物、チューインガム、およびこれらの物の成分として使用されるもの」と定義している。一方で、同法における医薬品の定義は、その一部を引用すると、「人もしくは動物の疾病の診断（diagnosis）、治癒（cure）、緩和（mitigation）、治療（treatment）または予防（prevention）を目的として使用するもの、および食品以外で人もしくは動物の身体の構造または機能に影響を与えることを目的としたもの」である。上記の定義に従って、食品表示[1]には、疾病の治癒、緩和、治療または予防に関する有用性についての

情報を記載してはならないが、食品がどのように身体の構造または機能に影響を与える可能性があるかについての情報を記載することは可能である。

連邦食品医薬品化粧品法は、食品または食品成分が疾病リスクに影響を及ぼす可能性について記載する食品の表示におけるクレーム（すなわちヘルスクレーム）の使用についても規定している。食品表示として認められたヘルスクレームが表示されていても、当該製品は医薬品としての使用とはならない。しかし、食品表示にFDAによって認められていないヘルスクレームが記載されている場合には、FDAは当該製品を医薬品として規制することになる。食品と医薬品との法律上の区別は、その製品の使用目的がどのように表示されているかに大きく依拠する。ある物質が食品と医薬品の両方に使用できる場合もある。医薬品として使用されることを目的とした製品が、必ずしも食品としての使用を禁じられるわけではない。その逆の場合も同様である。たとえば、重曹は調理用の材料としても（食品として使用）、胃酸過多の治療薬としても（医薬品として使用）、有用である。連邦食品医薬品化粧品法の医薬品の定義で重要なのは、「使用目的」(intended for use) という語句である。製品表示は、製品の使用目的を明確に示す方法の１つである。重曹の表示における、重曹を胃酸過多の軽減に使用してもよいという語句は、その製品の使用目的が医薬品であることを示す[2]。医薬品として使用されることが目的である場合は、医薬品に適用される市販前の審査や、有効性や安全性の基準などの医薬品の承認要件に従っていなければならない。当該製品が疾病の症状緩和（たとえば、変形性関節症の疼痛緩和）に有効であることを記載した製品表示は、その製品の目的が医薬品としての使用であることを示す。この場合は、食品としてではなく、医薬品として規制される。食品として表示された製品は、特定の使用法でその製品の有効性を実証するエビデンスがいかにあろうとも、当該製品が医薬品として承認されていない限り、その製品に医薬品としての使用（すなわち、疾病の治癒、緩和、治療または予防を目的とする使用）に関わるクレームを表示してはならない。

8.2　食品表示クレームに関する規則の法律上の根拠

食品表示に関する米国の規律のほとんどは、連邦食品医薬品化粧品法に含まれている。FDAは、連邦規則集（Code of Federal Regulation: CFR）21編1章B節に規定されている食品表示規則に従って、これらの規律を執行する。食品表示クレームのレギュレーションに大幅な変更を加えるため、連邦議会は1990年代に数度にわたり連邦食品医薬品化粧品法を改正した。改正の元となる立法には、1990年の栄養の表示と教育に関する法律（Nutrition Labeling and Education Act: NLEA）[1]、1994年のダイエタリーサプリメント健康教育法（Dietary Supplement Health and Education Act: DSHEA）[2]、1997年のFDA現代化法（Food and Drug Administration Modernization Act: FDAMA）[3]などがある。

NLEAによって、連邦食品医薬品化粧品法の多くの重要な箇所が改正された。2つの主な点として、米国で市販されるほとんどすべての包装済みの食品に対して栄養表示を義務づけたことと、食品に含まれるニュートリエントの量や、疾病（健康状態）と食品中の物

質との関連性についての記載を規制する FDA の権限を定めたこととがある。一般的に、製造者が食品表示に記載する情報は、その情報が虚偽であるかどうか、あるいは誤認を招くおそれがあるかどうかの範囲に限って規制される。しかし、NLEA はニュートリエントの含有量と健康関連情報について、食品中のニュートリエントの量を特徴づける記載（ニュートリエント含有クレーム：nutrient content claim）と、疾病（または健康状態）とニュートリエントとの関連性を特徴づける記載（ヘルスクレーム：health claim）は、法律および FDA 規則の規定に合致していないと使用できないことを要請した。「高繊維」（ニュートリエント含有クレーム）や「食物繊維は心疾患のリスクを低減するかもしれない」（ヘルスクレーム）などの記載が表示にあると、多くの消費者は健康に関するメッセージとして認識する可能性がある。NLEA は FDA に対して、ニュートリエント含有クレームとヘルスクレームを他の食品表示記載とは異なるカテゴリーとして規制するように命じている。従来は、食品は身体の構造または機能に影響を与えるために使用される場合があるという認識であったが、DSHEA は、連邦食品医薬品化粧品法に新たな条文を加え、ダイエタリーサプリメント表示における構造・機能クレーム（structure/function claim）の使用について定義し、規定した。構造・機能クレームは、ニュートリエントや他のダイエタリーサプリメント成分が身体の構造または機能に影響を与える際の役割（たとえば、「カルシウムは骨を丈夫にする」）を記載するものとした。

　食品表示におけるヘルスクレームを実証して公に認めるための手続きは、1990 年に NLEA によって初めて規定された。NLEA による改正で、科学的なエビデンスを検討して十分なエビデンスにより関連性が実証されることが確定した場合にのみ、物質と疾病の関連性についてのヘルスクレームの使用を認める旨の規則を作成することを FDA に対して求めたのである。このヘルスクレームを実証するための妥当性について、FDA は、資格のある専門家の間で、食品中の物質と疾病の関連性が科学的エビデンスの総合性（totality of the scientific evidence）によって裏づけられるという、「十分な科学的同意」（significant scientific agreement: SSA）の有無を評価するように求められた。その後 1997 年に FDAMA によって改正された際には、この SSA の評価という手続きに代わる手続きが設けられた。FDA による科学的エビデンスの審査の他に、公衆衛生保護や人の栄養研究に公的な責任を負う連邦科学部局あるいは全米科学アカデミーやその部局から得られた、食品中の物質と疾病リスク低減の間の関連性についての権威ある意見による手続きが規定された。ニュートリエント含有クレームについても、この手続きが新たに規定された。権威ある意見に基づいて認められるヘルスクレームとニュートリエント含有クレームの規定は、クレームを認める手続きを迅速化することを目的としていた。

　ヘルスクレームを認める手続きは、一連の裁判を経てさらに進化した。判決を受けて 2003 年に FDA が定めた、よりよい栄養摂取のための消費者情報イニシアティブ（Consumer Health Information for Better Nutrition Initiative）[4]の中に規定された。信頼性はあるが決定的な科学的エビデンスを欠く「条件付きヘルスクレーム」（qualified health claim）が、規則を制定せずに FDA の裁量に基づいて食品表示に新たに使用できることになった。FDA は条件付きヘルスクレームを、次のように位置づけている。科学的エビデンスが SSA 基

準に満たないヘルスクレームである。科学的エビデンスのレベルを説明または限定する免責表示が付される。FDA が有する裁量権の行使対象である。

8.3　ニュートリエント含有クレーム

　食品のニュートリエントの量を直接または暗示的に特徴づける食品表示の記述が、ニュートリエント含有クレームである。NLEA による改正により、FDA 規則に従う内容にしか認められない。FDA のニュートリエント含有クレーム規則では、食品中のニュートリエントの含有量を説明するために使用できる用語が定義されている。食品中のニュートリエント含有量については、無し（free）、高い（high）、低い（low）などの記述用語を使用して記載するか、あるいは、ある食品の栄養成分含有量を別の食品と比較して、多い（more）、減量した（reduced）、少ない（lite）などの用語を使って記載してもよい。このような記述用語を定めることで、すべての食品のニュートリエント含有量が共通の用語によって表示されるようになる。それによってニュートリエント含有クレームが消費者の判断材料として機能するようになる。ニュートリエント含有クレームには、明示的クレーム（低脂肪など）と暗示的クレーム（健康的など）がある。いくつかの例外があるものの、栄養成分表示に 1 日摂取量を記載した栄養成分のみがニュートリエント含有クレームの対象となる。ニュートリエント含有クレームの一般原則は、連邦規則集（21 CFR 101.13）に載っている。

　ニュートリエント含有クレームは、栄養学的に関連する状況のみを対象に定義された。豊富な栄養源（good source）（通常摂取参照量（Reference Amounts Customarily Consumed per Eating Occasion: RACC[3]）による 1 日摂取量の 10〜19％を含有すると定義される）や、高い（high）（RACC による 1 日摂取量の 20％以上を含有すると定義される）、多い（more）（参考食品の 1 日摂取量の少なくとも 10％以上を含有すると定義される）という用語は、1 日摂取量が示されているニュートリエントに対して定義された。豊富な栄養源、高い、多いを使用するための要件は、21 CFR 101.54 に列挙されている。無し（free）、低い（low）、減量した（reduced）という用語は、カロリー、総脂質、飽和脂肪、コレステロール、ナトリウムのみに使用される場合と、また場合によっては、糖分と塩分に使用される場合を対象として定義された。これらの用語はリストされた各ニュートリエントについて個別に定義され、適用される追加基準も数多くある。たとえば、無糖（sugar free）の基準には砂糖の制限量（RACC に対して 0.5g）があり、これには表示中にカロリー特性（低カロリーなど）を示す必要がある。他の栄養成分（総脂肪量など）については、生理現象をひき起こす誘発濃度などを明らかに説明することが要件となっている。

　そのためこれらのクレームは、規則を慎重に読んでから表示に使用すべきである。砂糖について認められたニュートリエント含有クレームには、無糖（free）、減量した（reduced）、砂糖無添加（no added sugar）などがあるが、低糖（low sugar）というニュートリエント含有クレームは認められていない。少ない（light/lite）は、脂肪やカロリーが低減された一定の食品、またはナトリウム含有量が少ない一定の食品について定義されたニュートリエ

ント含有クレームである。少ないという用語は、ニュートリエント含有クレームの文脈以外でも、「薄茶色（light brown）の砂糖」のように色などの感覚刺激的特性を説明する際に使用されることもある。少ないを用いたニュートリエント含有クレームを使用する場合の要件は 21 CFR 101.56 に規定されている。カロリーと砂糖の含有クレームを使用する場合の要件は 21 CFR 101.60 に規定されている。ナトリウムと塩の含有クレームを使用する場合の要件は 21 CFR 101.61 に規定されている。脂肪、飽和脂肪、コレステロールの含有クレームについては 21 CFR 101.62 に規定されている。

　1 日摂取量が確立しているニュートリエントのみをニュートリエント含有クレームの対象とするという規則の例外は、含有量の記載（リコピン 100mg、等）の使用を認める規定である。ニュートリエントについて 1 日摂取量が確立しているか否かにかかわらず、食品に含有される当該ニュートリエントの量を表示に記載してもよい。ただし、量を示す表現を同時に用いてはならない。「リコピン 100mg を詰め込んだ（packed with）」などの表現は、含有量を述べているとともに、リコピンが多量であることを示唆している。しかし、リコピンは 1 日摂取量が決まっていないため、「リコピン 100mg を詰め込んだ（packed with）」という表現は認められない。含有する（contain）と提供する（provide）という用語は、ニュートリエント含有クレームの記述用語である「豊富な栄養源」（good source）と類似の意味であると定義されている。しかし、含有するまたは提供するという用語を 1 日摂取量が決まっていないニュートリエントの量の記載に使用する場合は、その用語はニュートリエント含有クレームの記述用語ではなく、英語の慣習的用法であるとみなされる。このため、「リコピン 100mg 含有（contains 100mg lycopene）」は「リコピン 100mg」と同様の表現として使用することができる。1 日摂取量が決まっているニュートリエントの量を記載する場合は、その食品が該当するニュートリエント含有クレームの基準を満たすか、基準を満たしていないことを示す記載を設けなくてはならない。たとえば、「低ナトリウム」とはナトリウムが RACC に基づいて 140mg 未満であると定義されているため、ナトリウム 200mg の量を記載する場合は、「ナトリウム 200mg、ナトリウム量は低くありません」などとして表示を的確に行う必要がある。

　ニュートリエント含有クレームには、明示的クレームと暗示的クレームがある。暗示的ニュートリエント含有クレームは、一定量のニュートリエントが存在するか、あるいは存在しないかを示唆する方法で食品や成分を記載する。たとえば、「オート麦のふすまを多く含有」と表示された食品は食物繊維の含有量が高い食品であることを意味するため、その食品には食物繊維が RACC に基づき、1 日栄養摂取量の 20％以上含有されていなければならない。「健康的」という用語やその派生語をニュートリエントの暗示的記載に使用する場合、たとえば、「健康的な低ナトリウム」などは、そのニュートリエントの量を述べるだけでなく、食品中の総脂質、飽和脂肪、コレステロール、ナトリウムの量が「健康的」なレベルであることを述べる暗示的ニュートリエント含有クレームとみなされる。FDA は、「健康的」という用語が矛盾なく、かつ意味を持って使用されていることを確認するために基準を設定した。「健康的」な食品としてみなされるためには、以下の 5 つの基準を満たしていなければならない。これらの基準は包装された食品の大部分を対象とし

ている。

1. 総脂質が少ない
2. 飽和脂肪が少ない
3. コレステロール含有量は、RACC に基づき 60mg 未満で、RACC が 30g 以下または大さじ 2 杯以下の場合は食品 50g につき 60mg 未満
4. ナトリウム含有量は、RACC に基づき 480mg 未満で、RACC が 30g 以下または大さじ 2 杯以下の場合は食品 50g につき 480mg 未満
5. RACC に基づき、1 日栄養摂取量の少なくとも 10%以上のビタミン A、C、カルシウム、鉄分、タンパク質または食物繊維を含む

　5 番目の基準（ゼリービーンルールとも呼ばれる）は、固有の栄養価がほとんどない食品（キャンディーなど）が健康的と述べられるのを防ぐために盛り込まれた。表示された食品が果実、野菜、穀物製品、海産食品、狩猟肉製品、または一食分タイプの製品（meal-type product）かどうかによって、これらの基準はやや変わってくる。健康的ニュートリエント含有クレームを食品に表示するためのルールは、21 CFR 101.65(d)で説明されている。

　機能性食品に関係する可能性のあるニュートリエント含有クレームについて、「高い効力」（high potency）と「抗酸化物質」（antioxidant）という用語の使用をめぐる規則がある。クレームで述べられたビタミンまたはミネラルが、それぞれ RACC に基づいて 1 日摂取量の 100%以上存在する場合は、食品中のビタミンとミネラルのレベルを高い効力として述べることができる。高い効力と表示されるクレームでは、高い効力として述べられたビタミンやミネラルが特定されなければならない。ただし、その製品が単一のニュートリエントを含むダイエタリーサプリメントである場合を除く。それに対し、複数のビタミン含有、または複数のミネラル含有製品は、製品の栄養情報にリストされたすべてのビタミンとミネラルの少なくとも 3 分の 2 が 1 日摂取量の 100%以上含まれる場合には、各ニュートリエントを特定せずに高い効力と述べることができる。抗酸化物質という用語を使用するニュートリエント含有クレームは、1 日摂取量が確立されており、摂取されたときに生理学的に有用な抗酸化活性が認められているニュートリエントに対し使用できる。上記 2 つの基準の両方を満たすニュートリエントは、ビタミン C、ビタミン E、セレンである。食品中にβ-カロテンとして存在して、ビタミン A の活性量に相当する場合は、β-カロテンも抗酸化物質ニュートリエント含有クレームの対象となる。ビタミン A はそれ自体抗酸化物質でなく、また、β-カロテンの酸化防止活性に関する生理学的有用性については疑わしい[5]。とはいえ、現行のニュートリエント含有クレームの規則では、β-カロテンは依然として抗酸化ニュートリエント含有クレームの対象になっている。「抗酸化物質としてβ-カロテンが高い」というクレームを表示するためには、その食品が、β-カロテンによってビタミン A 活性として、RACC に基づき少なくとも 1,000 国際単位（IU）を含んでいなければならない（ビタミン A の 1 日栄養摂取量の 20%が 1,000IU に当たる）。FDA の栄養

表示に関する規則が公表された時点では、β-カロテンとビタミンAの換算係数は、ビタミンA活性1 IUはβ-カロテン1.8μgに相当するとされていた。このため、β-カロテンが高いとするには、RACCに基づきβ-カロテンが少なくとも1.8mgでなければならない。物質の含有量を述べるのではなく、その物質の抗酸化機能を記載して、抗酸化物質含有クレームではないクレームを作成することは可能である。しかし、このようなクレームが事実に即したものであるためには、食品中の物質が、摂取後に体内で抗酸化物質として機能することを示すエビデンスがなければならない。酸素ラジカル吸収能（ORAC）などの in vitro で測定される抗酸化物質の効力は、in vivo で抗酸化物質が機能するエビデンスとはならない。

ニュートリエント含有クレームの使用に関する規則の概要は、食品表示ガイド[6]で見ることができる。既に認められているニュートリエント含有クレームの例は、このガイドの付録AとBに載っている。このガイドはFDAの指導要領であり、ウェブページ（www.FDA.gov）から入手することができる。

8.4 ヘルスクレーム

(1) ヘルスクレームの妥当性基準

NLEAは、FDAがエビデンスを評価してそのヘルスクレームを認めるための規則を制定するまでは、ヘルスクレームを食品表示に使用してはならないとした。例外として、周知の科学的エビデンスの全体性によって当該クレームが裏づけられるというSSAが専門家の間で成立したと判断された場合には、FDAはヘルスクレームを認めることができる。ヘルスクレームに対するSSA基準には2つの要素がある。

1. 一般的に認められている科学的手順と原則に従った方法で実施され、適切にデザインされた試験から得られた科学的エビデンスが公に入手可能な状態になっていること。
2. 既に公に知られている科学的エビデンスの全体性によって物質と疾病の関連性が裏づけられているというSSA規準が、資格のある専門家の間で支持されること。

FDAが、ヘルスクレームを裏づける科学的エビデンスを評価するためにSSA基準を使用することについての説明は、FDAのウェブサイトで見ることができる[7]。SSA基準は、強固でしかも柔軟な基準であるように意図されており、物質と疾病の関係の妥当性があるかどうかの判断に高い信頼性を与える[7]。NLEAは、SSA基準をダイエタリーサプリメントに適用することをFDAに義務づけているわけではなく、ダイエタリーサプリメントについて適切と判断する妥当性基準を別途作成する裁量を与えている。FDAはヘルスクレームの複数の基準に対して「実際に用いられる領域の水準」（level playing field）というアプローチが望ましいと判断した。そこでFDAは、ダイエタリーサプリメントのヘルスクレー

ムにおいても、通常の食品のヘルスクレームで用いられている基準（すなわちSSA）と同じ基準を適用することに問題はないと結論づけた。

(2) ヘルスクレームの一般原則

　ヘルスクレームに関するFDAの規則は、まず一般的な要件（21 CFR 101.14）として、すべての食品のヘルスクレームの表示に適用される要件を規定している。また、SSAの妥当性基準に適合した各ヘルスクレームに対して評価基準を加える個別的な要件もある。前者のヘルスクレームの一般原則によると、ヘルスクレームとは、食品に表示され、明示的または暗示的に「何らかの物質」と「疾病（または健康に関係する状態）」との関連性を述べたものと定義されている。暗示的ヘルスクレームには、第三者の体験談や、文書による説明（「心臓」という文字が入った商品名など）、記号（心臓のマークなど）など、表示に用いられたものが何であれ、それらが表示された文脈において、食品中の物質と、疾病（または健康に関係する状態）との間に関連性があることを示すものが含まれる。

　ヘルスクレームには、2つの要素がある。すなわち、物質と、疾病（健康に関係する状態）である。この2つの要素が含まれない食品表示はヘルスクレームではない。連邦食品医薬品化粧品法では、物質について、食品表示の栄養情報にリストされる必要があるタイプのニュートリエントとしている。しかし、NLEAのヘルスクレームに関する規定では、ハーブや他の同様の栄養学的成分よりなるダイエタリーサプリメントも含まれていることから、ヘルスクレームの対象物質を厳密に「ニュートリエント」に限定することを意図したものではなかったことは明らかである。さらにNLEAの立法経緯からは、議会が個別の食品もヘルスクレームの対象とすることを意図していたことがわかる。NLEAの立法経緯をみると、食品のヘルスクレームは、たとえ明示的でなくとも少なくとも暗示によって、食品中の物質のクレームとして示されなければならないことが明らかである。食品と疾病（または健康に関係する状態）との関連性を示す表示が食品中の特定の物質を暗に示したものであると消費者が合理的に解釈できる場合、この表示はヘルスクレームの「物質」の基準に適合する。このためFDAは、「物質」が食品または食品成分（ニュートリエントなど）を意味すると定義した。物質を広範囲に定義したことで、ニュートリエントのみを含む物質として狭く定義する場合よりも、より広範囲の関連性についてヘルスクレーム（植物ステロールに対するヘルスクレームなど）を認めることができる。ただし、物質の摂取量を減らすことによるヘルスクレーム（飽和脂肪やコレステロールと心疾患など）については、対象物質は、食品表示の栄養情報としてリストすることが求められているニュートリエントに限定されている。

　FDAのヘルスクレームに関する一般原則上、ヘルスクレームに記載される物質については、味、香り、栄養学的価値、またはその他に認められている食品添加物の技術的効果に役立つものでなければならない。この要件は、味や香り、栄養といった従来の食品成分の属性の他に、機能的属性を促進した食品の成分についてヘルスクレームを使用する可能性にも影響を与えている。FDAは、さまざまな工程を経た食品成分から健康上の利益が

得られる場合があることを認識していることから、食品中の物質が栄養的価値を持っているかどうかの決定には柔軟性をもたせた。ヘルスクレームに関する一般原則では、「栄養的価値」（nutritive value）とは、成長の促進、欠乏している必須栄養素の補充、エネルギーの提供などのプロセスによってヒトの存在を維持する上での価値と定義されており、ヒトの存在を正常に維持するのに必要な標準的な栄養学的代謝や、その他の代謝過程に効果的な機能の補助も含まれるとしている。

　ヘルスクレームの2つ目の要素である疾病（または健康に関係する状態）とは、身体の器官・部分、身体の構造、身体全体への損傷により正常に機能しないこと（心血管疾患など）、またはこのような機能不全を引き起こす健康状態（高血圧など）を意味する。ヘルスクレームを構成する疾病とは、米国の一般集団または特定の集団（高齢者など）がリスクを持っているものでなければならないということである。必須栄養素の欠乏によって生じる疾病（壊血病やペラグラなど）は、ヘルスクレームの対象となる可能性がある疾病から除外される。もし栄養欠乏による疾患について食品に表示する場合は、ヘルスクレームとして規制されないように、米国におけるその栄養欠乏による疾病の有病率を明らかにするべきである。

　ヘルスクレームに記載されたある物質と疾病の関連性とは、あくまで疾病のリスク軽減を意味する。製品の使用目的が疾病の治癒、緩和、治療または予防である場合、その製品は常に食品ではなく医薬品とみなされる。ヘルスクレームは食品にのみ適用されることから、ヘルスクレームには、疾病を治癒、緩和、治療または予防するという物質の効果を記載することはできない。たとえば、関節炎の痛みの軽減（疾病の症状緩和に相当する例）に対して食品やダイエタリーサプリメントを使用することを記載した表示は、その製品を医薬品として使用する意図を暗示するため、ヘルスクレームとはいえない。この原則は、2004年のWhitaker対Thompsonの判決（353 F.3d 947（D.C. Cir), cert. denied, 125 S Ct. 310）で支持された。良性前立腺肥大症の排尿症状を緩和するためにノコギリヤシ抽出物のダイエタリーサプリメントを使用するというヘルスクレームを、FDAが医薬品としての使用にあたるとの判断に基づいて拒否した処分は合法であり、憲法が保障する表現の自由を侵害しないと判示したのである。

　NLEAは、食事に関連する疾病のリスクを増大させる量のニュートリエントを含有する食品についてヘルスクレームを認めることをFDAに禁じている。ヘルスクレームに関する一般原則では、いくつかのニュートリエントについて上限を設定し、これを超える食品はヘルスクレームの使用資格がないとしている。個々の食品について不適格と判断されるニュートリエントのRACCに基づく量は、総脂質13g、飽和脂肪4g、コレステロール60mg、ナトリウム480mgである。食品の実際の1食分当たりの量がRACCより多い場合は、ニュートリエントが不適格とされる量は表示された1食分の量に基づいて決定され、RACCが小さい（30g以下または大さじ2杯以下）食品のニュートリエントの場合は、不適格とされるレベルは食品50g当たりの量に基づいて決定される。1つ以上のニュートリエントの量が不適格レベルを超える食品には、その食品が特定のヘルスクレームのための他の要件を満たしていたとしても、いずれのヘルスクレームの使用も禁止される。ただし、

ニュートリエントの量が多くても、健全な食生活の実践を継続する上で消費者の役に立つとFDAが判断する場合は、そのニュートリエントについての説明（例：「脂肪の含有量については栄養情報を参照してください」）を表示に含めることを条件に、不適格とする規則の適用を避けることができる。

ヘルスクレームに関する一般原則では、ごくわずかな栄養価値しかない食品にヘルスクレームを使用することも禁止している。食品は、ダイエタリーサプリメントを除き、6つの重要なニュートリエント（食物繊維、タンパク質、ビタミンA、ビタミンC、カルシウム、鉄）の1つ以上をRACCに基づく1日摂取量の10％以上含有しなければ、ヘルスクレームを使用することができない。ニュートリエントを添加する前に、この要件に適合していなければならない。この規定は、ゼリービーンのような栄養価値が本来ほとんどない食品にヘルスクレームの使用を禁止することを目的としていたため、ゼリービーンルールとして知られるようになった。FDAは、公衆衛生の利益となることが正当化される場合、いくつかのヘルスクレームに対してゼリービーンルールを除外した。

(3) 認められたヘルスクレーム

当初、議会は、ヘルスクレームの候補項目とした10項目のニュートリエントと疾病の関連性について、入手可能な科学的エビデンスを評価するようFDAに指示した（**Table 8.1**）。FDAは、10項目のニュートリエントと疾病との関連性のうち、5項目についてはSSAが成立すると結論づけ、これら5つの物質・疾病関連性に対するヘルスクレームを認めた。残りのニュートリエントと疾病の関連性の2つについて、入手可能なエビデンスによってクレームを認めることができないとした。3つのニュートリエントと疾病の関連性（食物繊維と心血管疾患，食物繊維とがん，抗酸化ビタミンとがん）に対するエビデンスは、決定的でないとしたが、これらのニュートリエントの豊富な供給源であると特徴づけられた食品（果実、野菜、穀物製品）の摂取と疾病リスク低減との関連性についてはSSAが成立するとの結論を下した。このため、ニュートリエントの代わりに、抗酸化ビタミンまたは水溶性食物繊維を豊富に含んでいる果実、野菜、穀物製品に対して、ヘルスクレームを認めた（**Table 8.1**参照）。

さらに、FDAは、新たなヘルスクレームを認めることを関係者が求めるための申請手続きを設けるようにも指示された。NLEAにより、申請されたヘルスクレームが、ヘルスクレームの一般要件に適合かつSSA基準を満たすと判断された場合にのみ、FDAは当該ヘルスクレームを認めることができるとされた。申請手続きが次の条件を満たすようにも指示された。

1. ヘルスクレームを成立させる物質と疾病との関連性および物質が疾病に及ぼす度合について記載すること。
2. 物質と疾病との関連性について正確な説明を記載すること。
3. ヘルスクレームに示された情報を国民が理解できるように、また1日の総食事摂

第8章 米国の食品クレーム表示に関するFDAの見解

Table 8.1 栄養の表示と教育に関する法律（NLEA）によって認められたヘルスクレーム

関連性	NLEAによる当初の10項目のヘルスクレーム
カルシウム、ビタミンDと骨粗鬆症	カルシウム含有量もしくはカルシウムとビタミンDの含有量が高い食品またはサプリメントと、骨粗鬆症のリスク低減[#1]（21 CFR 101.72[#2]）
食事性脂肪とがん	総脂質含有量が低い食品[#3]またはきわめて脂肪が少ない魚・狩猟肉と、がんのリスク低減（21 CFR 101.73）
ナトリウムと高血圧	ナトリウム含有量が低い食品・サプリメントと高血圧のリスク低減（21 CFR 101.74）
飽和脂肪/コレステロールと心血管疾患	飽和脂肪とコレステロールの両方の含有量が低い食品[#3]またはきわめて脂肪が少ない魚・狩猟肉と、冠動脈性心疾患のリスク低減（21 CFR 101.75）
食物繊維とがん	低脂肪かつ食物繊維が豊富な果実、野菜、穀物製品と、がんのリスク低減（21 CFR 101.76）
食物繊維と心血管疾患	総脂質、飽和脂肪、コレステロールの含有量が低く、水溶性食物繊維を含む果実、野菜、穀物製品と、冠動脈性心疾患のリスク低減（21 CFR 101.77）
抗酸化ビタミンとがん	低脂肪でビタミンA、ビタミンC、または食物繊維を豊富に含む果実・野菜と、がんのリスク低減（21 CFR 101.78）
葉酸と先天性神経管欠損症	葉酸を豊富に含有する食品・サプリメントと、先天性神経管欠損症のリスク低減[#4]（21 CFR 101.79）
亜鉛と高齢者における免疫機能	認めない
オメガ-3脂肪酸と心疾患	認めない[#5]

[#1] 当初は、カルシウムと骨粗鬆症として認められた。2010年に変更され、「カルシウムとビタミンD」のクレームも含められた。
[#2] 食品表示のルールは、連邦規則集（CFR）21編の101部に載っている。カルシウム、ビタミンDと骨粗鬆症リスクとの関連性に関わるヘルスクレームに関するルールが、21 CFR 101.72である。
[#3] ダイエタリーサプリメントが明文で除外されているわけではない。しかし、ダイエタリーサプリメントは、「低カロリー」と「カロリーフリー」の使用が認められておらず、総脂質、飽和脂肪、コレステロールの含有量を「低い」とするニュートリエント含有クレームが定義されないため、多くのダイエタリーサプリメント製品は本クレームを使用することができない。
[#4] 葉酸のヘルスクレームは、安全性に対する問題が決着せず、1996年まで遅れた。
[#5] ヘルスクレームとしてオメガ-3脂肪酸と心疾患の関連性を支持する十分な科学的エビデンスはないが、条件付きヘルスクレームとしては認められている。

取量に照らした場合の重要性について理解できるように記載されなければならない。

FDAは多くのヘルスクレームの申請に応えて、過去10年間に新たなヘルスクレームを認めてきた（Table 8.2）。これらのヘルスクレームには、砂糖の代用品とう歯（dental caries）、全粒のオート麦・大麦のβ-グルカン繊維と心疾患、オオバコ種皮の食物繊維と心疾患、大豆タンパクと心疾患、植物ステロール・植物スタノールエステルと心疾患に関するものがある（Table 8.2参照）。

Table 8.2　ヘルスクレーム申請によって認められたヘルスクレーム

関連性	ヘルスクレーム
非齲蝕性糖質甘味料とう歯	糖アルコールとその他の砂糖代用品（キシリトール、ソルビトール、マンニトール、マルチトール、イソマルト、ラクチトール、水素添加でんぷん加水分解物、水素添加グルコースシロップ、D-タガロース、スクラロース）で甘味を付けた無糖食品（21 CFR 101.80）
特定の食品由来の水溶性繊維と冠動脈性心疾患	原材料として大麦（全粒またはベータ繊維）、またはオート麦（オートふすま、オートミール、オート麦全粒粉、またはオートリム）を含み、参考摂取量あたり少なくとも0.75gのβ-グルカン繊維を含み、総脂質、飽和脂肪、コレステロールの含有量が低い食品 参考摂取量あたり少なくとも1.7gの水溶性繊維を含むオオバコ種皮末を含有し、総脂質、飽和脂肪、コレステロールの含有量が低い食品（21 CFR 101.81）
大豆タンパクと冠動脈性心疾患	総脂質、飽和脂肪とコレステロールの含有量が低く、参考摂取量あたり少なくとも6.25gの大豆タンパク質を含有する食品（21 CFR 101.82）
植物ステロールと冠動脈性心疾患	飽和脂肪とコレステロールの含有量が低く、参考摂取量あたり少なくとも0.5gの植物ステロールを含有する食品あるいはサプリメント[#1]（21 CFR 101.83）

[#1] このヘルスクレームについてのルールは、2011年に改正された。改正の前後でクレーム基準が異なるが、施行は遅れている。本ヘルスクレームの最新情報についてはFDAのウェブサイトを参照のこと。

　NLEAが規定した手続きには、裏づけとなる科学的エビデンスに対するFDAによる評価が含まれる。そして、入手可能な科学的エビデンスにより物質と疾病との関連性が実証されるというSSAが確定すると、FDAは規則制定のための「公示と意見公募」（notice and comment）に進む。他方、FDAMAが定める権威ある意見に基づくヘルスクレームについての手続きは、このヘルスクレーム申請とFDAによる規則制定という手続きとは別の手続きになる。権威ある意見に基づくヘルスクレームの実証は、FDA以外の、公衆衛生保護や人の栄養研究に公的な責任を負う連邦政府の科学関連機関、全米科学アカデミーやその部局による科学的エビデンスの評価から導かれるものであり、それらの評価結果は、食品中の物質と疾病のリスク低減との関連性についてこれらの機関等による信頼できる意見として公表される。両方の手続きに等しくSSAによる妥当性基準が適用されるが、科学的エビデンスの審議のための評価をどこが行うかが異なる。権威ある意見に基づくヘルスクレームの手続きは、FDAへの書類の届出から始まる。この届出書類には、使用を予定しているヘルスクレームの正確な文言、その根拠となる権威ある意見、クレームが言及している物質と疾病との関連性に関するバランスのとれた科学論文が含まれる。この手続きでは、新たなヘルスクレームは、FDAが禁止や変更のための措置を取らない限り、FDAが書類を受け取ってから120日以内に認められる。FDAはこの120日間に、ヘルスクレームを含めた届出書類がFDAMAに規定する要件に合致しているかを判断する。なお、FDAは、権威ある意見に基づくヘルスクレーム・ニュートリエント含有クレームを禁止・変更するための規則を制定することが許されている。科学的機関による権威ある意見に基づくヘルスクレームの使用についての届出に関するFDAのガイドラインは、FDAのウェ

Table 8.3 権威ある意見に基づいて認められたヘルスクレーム

関連性	ヘルスクレーム
全粒食品と心疾患・がん	51％以上の全粒原料を含む食品。食物繊維含有量は、全粒成分の測定可能なマーカーである。クレーム表現には2つの方法がある。 　全粒を豊富に含む食品とその他の植物性食品で、総脂質、飽和脂肪、コレステロールが低い食品は、心疾患とある種のがんのリスクを低減するかもしれません。 　全粒食品とその他の植物性食品で、飽和脂肪とコレステロールが低い食品は、心疾患になるリスクを低減するかもしれません。 FDA Doket no. 1999P-2209, 2003Q-0547
カリウムと高血圧・脳卒中	カリウムが豊富で、総脂質、飽和脂肪、コレステロール、ナトリウムの含有量が低い食品。 　カリウムが豊富でナトリウムが低い食品を含む食事は、高血圧と脳卒中のリスクを低減するかもしれません。 FDA Doket no. 2000Q-1582
フッ素添加水とう歯	ボトル入りのフッ素添加水（乳幼児用として特別に市販されているものを除く） 　フッ素添加水を飲むと、う歯（または虫歯 tooth decay）になるリスクを低減するかもしれません。 FDA Doket no. 2006Q-0418
食事脂肪と心疾患リスク	飽和脂肪とコレステロールの含有量が低く、脂肪含有量が中程度で、RACC中 0.5g 未満のトランス脂肪を含有する食品。 　飽和脂肪とコレステロールが低く、可能な限りトランス脂肪が低い食事は、心疾患になるリスクを低減するかもしれません。 FDA Doket no.2006Q-0458
飽和脂肪を不飽和脂肪酸で置き換えた食事と心疾患リスク	総脂質含有量中、不飽和脂肪の総含有量80％以上の植物油とショートニングを含む食品。 　飽和脂肪を同量の不飽和脂肪に替えることにより、心疾患のリスクを低減するかもしれません。この効果を達成するために、1日の総カロリー摂取量を増やしてはいけません。 FDA Doket no.2007Q-0192

ブサイトで見ることができる[8]。Table 8.3 に権威ある意見に基づくヘルスクレームの届出によって認められたヘルスクレームの一覧を示す。

(4) 条件付きヘルスクレーム

　1999年、コロンビア特別区連邦控訴裁判所は Pearson 対 Shalala 事件[訳注1]の判決を下した（164 F.3d 650, D.C. Cir. 1999）（原判決取消し・差戻し）。控訴人のピアソンらは、原審において、FDA がダイエタリーサプリメントのヘルスクレームに SSA 基準を適用して、4種類の特定物質と疾病との関連性（食物繊維と大腸がん、抗酸化ビタミンとがん、オメガ-3 脂肪酸と冠動脈性心疾患、ダイエタリーサプリメントに含まれる葉酸 0.8mg はそれよ

訳注1　被控訴人のドナ・E・シャレイラは、当時の保健福祉長官である。

り含有量が低い一般食品に比べて先天性神経管欠損症のリスク低減に効果的）についてヘルスクレームを認めなかった処分は違憲違法であると主張した。原審は、これらのクレームがSSA基準を満たしておらず誤認を招くので認めなかったというFDA側の主張を認めた。しかし、控訴裁判所は、憲法が保障する言論の自由に基づき、免責表示を追加しても誤認は避けられないことをFDAが示すことができない限り、これらのヘルスクレームを認めないことは許されないとして、原判決を取消した。SSAの妥当性基準を満たさないために消費者を誤認させるおそれのあるクレームには、「条件付き」（qualifying）文言を含めることで当該クレームのエビデンスのレベルが開示され、誤認の恐れを防ぐことができるだろうと判示したのである（すなわち、自由な言論を抑制するよりもより多くの情報を開示する方が望ましい）。

　FDAは、Pearson判決を、あるクレームについて不利な科学的エビデンスの方が有利なエビデンスよりも多い場合、そのクレームは（誤認を招くおそれがあるというよりも）本質的に誤認を招くので禁止できることを示唆していると解釈した。FDAは当初、Pearson判決で再評価されるべきとされた4件のヘルスクレームの内の1件のクレーム（抗酸化ビタミンとがんリスクのクレーム）を評価する際に、SSA基準に代わるものとして「エビデンスの重み」（weight of the evidence）づけ基準を適用した。FDAは、当該クレームを支持する科学的エビデンスよりも当該クレームの妥当性に対する否定的な科学的エビデンスの方が多くあり、入手可能な科学的エビデンスの重みづけの結果、当該物質と疾病との関連性が支持されなかったため、抗酸化ビタミンとがんのリスクに関する条件付きヘルスクレームを認めないと結論づけた[9]。この抗酸化ビタミンサプリメントとがんに関する条件付きヘルスクレームを認めなかったFDAの処分に対し、ウィッテカーらが訴えを提起した（Whitaker対Thompson[訳注2], 248 F. Supp 2d 1 (D.D.C. 2002), 請求認容）。裁判所は、FDAが採用したエビデンスの重みづけ基準は、Pearson判決を誤って解釈したものであり、クレームを支持する何らかの信頼性のある科学的エビデンスが存在する場合は、条件付きヘルスクレームが認められて然るべきであると判断した。この判決に沿って、FDAは現在、クレームを支持する何らかの信頼性のある科学的エビデンスがある場合は、裁量により条件付きヘルスクレーム（qualified health claim）を認めている。

　消費者が一般食品とダイエタリーサプリメントについて、正確で最新の科学に基づいた情報を入手するための枠組みを構築するために、FDAは、SSA基準に合致しないヘルスクレームに対するガイドラインを策定する「より良い栄養摂取のための消費者情報イニシアティブ作業部会」（Consumer Health Information for Better Nutrition Initiative Task Force）を設けた[4]。一般食品とダイエタリーサプリメントにFDAが条件付きヘルスクレームを使用する手順を企図した指導要領は、「業界およびFDA向けガイダンス：エビデンスに基づく科学的データの暫定的ランクづけシステム」（Guidance for Industry and FDA: Interim Evidence-Based Ranking System for Scientific Data）で説明されている[10]。

　Pearson判決に沿って条件付きヘルスクレームの使用を制度化するために、FDAは、お

訳注2　トミー・G・トンプソンは、当時の保健福祉長官である。

Table 8.4 FDAが裁量に基づいて検討した条件付きヘルスクレーム

裁量判断が示された各文書の基本情報[#1]

アトピー性皮膚炎
　100％乳清タンパクを一部加水分解した乳児用調整粉乳とアトピー性皮膚炎のリスク低減

がん
　抗酸化ビタミンC、Eと部位特異的がんのリスク低減
　トマトと前立腺がん・卵巣がん・胃がん・膵臓がん
　トマトと前立腺がん
　カルシウムと大腸・直腸がん
　カルシウムと大腸・直腸ポリープ[6]
　緑茶と乳がん・前立腺がんのリスク
　セレンとある種のがん
　抗酸化ビタミンとある種のがんのリスク

心血管疾患
　葉酸、ビタミンB_6、B_{12}と血管疾患
　ナッツと冠動脈性心疾患
　クルミと冠動脈性心疾患
　オメガ-3脂肪酸と冠動脈性心疾患のリスク低減
　トウモロコシ油・トウモロコシ油を含有する製品と心疾患のリスク低減
　キャノーラ油由来の不飽和脂肪酸と冠動脈性心疾患のリスク低減
　オリーブ油由来の一価不飽和脂肪酸と冠動脈性心疾患

認知機能
　ホスファチジルセリンと認知障害・認知症

糖尿病
　ピコリン酸クロムとインスリン抵抗性の2型糖尿病のリスク低減

高血圧
　カルシウムと高血圧・妊娠誘発性高血圧・子癇前症

神経管欠損症
　葉酸と神経管欠損症

[#1] 文書には、当該ヘルスクレームが使われるにあたっての特定条件（クレームを支持する科学的エビデンスの強さを特徴づける条件文を含む）が記載されている。

よそ食品表示におけるヘルスクレームの使用は規則に従っていなければならない点を、裁量権の行使によって実現している。条件付きヘルスクレームに対する裁量判断は、規則に盛り込む形ではなく、FDAのウェブサイトに掲示する形をとっている。裁量判断の内容を知らせるFDAの文書には、判断の論拠の説明と、FDAが考慮する特定の条件（条件付き文言の正確な用語など）を含んでいる。この文書では、条件付きヘルスクレームなるものはクレームのエビデンスが不十分で変わる可能性があるため、以下の注意喚起を行っている。すなわち、新たなエビデンスによって判断を変更する必要があるかどうかを判断できる程度に新たな情報が集まった時点で再評価する意向であることを表明している。Table 8.4 に、FDAによって検討された条件付きヘルスクレームのリストを示す。条件付きヘルスクレームとそのクレーム基準のリストは、しばしば変更される。FDAが現在検討している条件付きヘルスクレームの申請リストは、http://www.fda.gov/Food/IngredientsPackagingLabeling/LabelingNutrition/ucm072756.htm に掲示されている。

8.5　構造・機能クレーム

　食品とサプリメントの表示には、その製品が身体の構造や機能に及ぼす影響についてのクレームも使用することができる。連邦食品医薬品化粧品法において、医薬品だけでなく、食品も身体の構造と機能に影響を及ぼすように使用できることが認められている[4]。DSHEA による改正で、ダイエタリーサプリメント製品になされるヘルスクレームと構造・機能クレームとの相違が明確になった。FDA は、「構造・機能クレーム」（structure/function claim）という用語を、ニュートリエントまたはその他の食事を補充する成分が人の身体の正常な構造や機能を維持し（カルシウムは強い骨を作る等）、全体的な健康を増進するために果たす役割を記載した食品表示クレームとして使用している。構造・機能クレームは、身体の構造や機能を維持するためにニュートリエントや他のダイエタリー成分[訳注3]が作用するしくみを述べることもできる（抗酸化物質は細胞の完全性を維持する、食物繊維は規則的な排便を維持するなど）。

　ヘルスクレームと構造・機能クレームの違いは、ヘルスクレームには 2 つの要素、すなわち物質と疾病（または健康状態）が存在することである。これに対して、構造・機能クレームには、最初の要素である物質は記載されるが、物質と疾病（または健康状態）との関連性を示すことはできない。表示の記載が疾病（または健康状態）との関連性を示しているかどうかは、表示全体に記載された内容による文意によって判断される。たとえば、「心血管系をサポートする」などの記載はこれ自体が疾病との関連を暗示するものではない。しかし、「カルディオ・キュアー」（CardioCure）[訳注4]という商品名の製品表示にこれと同様の記載があれば、表示内容全体から疾病クレーム（disease claim）となるであろう。物質と疾病（または健康状態）との関連性を記載あるいは暗示する食品表示の記載は、ヘルスクレームか医薬品クレーム（drug claim）のいずれかであって、構造・機能クレームではない。ただし、疾病に言及することが禁じられている構造・機能クレームにも例外があり、栄養欠乏による典型的な疾患（ビタミン C と壊血病など）について、この栄養欠乏症が全米で一般的にみられる疾患であることも言及されている場合に、これに対して利益があることを構造・機能クレームで示すことができるというものである。疾病クレームとダイエタリーサプリメントの構造・機能クレームとの違いは、21 CFR 101.93（g）に記載されている。すべての食品表示記載と同様に、構造・機能クレームは真実でなくてはならず、誤認を招くものであってはならない。ヘルスクレームやニュートリエント含有クレームとは違い、連邦食品医薬品化粧品法には、構造・機能クレームの使用前に FDA が事前審査をしたり認めるか否かを判断する旨の規定はない。構造・機能クレームには、ヘルスクレームとニュートリエント含有クレームのようなレギュレーションはないが、DSHEA において、ダイエタリーサプリメントのラベルに構造・機能クレームを使用するための 3

訳注3　ダイエタリーサプリメントの活性成分を示す用語である。
訳注4　直訳すると、「心臓治療」という意味になる。

Table 8.5 ヘルスクレームと構造・機能クレームの要件比較

	ヘルスクレーム：一般食品とダイエタリーサプリメント	構造・機能クレーム：ダイエタリーサプリメント	構造・機能クレーム：一般食品
FDAへの新たなクレームの申請	要	不要	不要
FDAが審査し認めること	要	不要	不要
虚偽または誤認を招くものでないこと	要	要	要
クレームを表示した製品の市販から30日以内の届出	不要	要	不要
クレームがFDAによる評価を受けていないことを記載した免責表示	不要	要	不要
クレームを使用する各製造業者は、自社製品のクレームが真実であることを実証する科学的エビデンスを保持すること	不要	要	要
製品が、不適格なニュートリエント含有量とニュートリエント最低含有量の対象となるか	対象	対象外	対象外
物質は栄養価などの食品としての特性を持つこと	要	不要	要

つの条件が規定されている。第1の条件は、構造・機能クレームを使用するダイエタリーサプリメント製造業者は、当該クレームが真実であり誤認を招くものではないことを示すエビデンスを有すること。2つ目は、以下の文章を構造・機能クレームの表示とともに太字で目立つように表示することである。

　　この表示は、食品医薬局により評価されたものではありません。
　　本製品は、疾病の診断、治療、治癒または予防を目的とするものではありません。

3つ目の条件は、ダイエタリーサプリメントに構造・機能クレームを表示する場合は、市販開始から30日以内に、FDAに当該表示を届け出ることである。FDAは、このダイエタリーサプリメントの構造・機能クレームの届出について、当該クレームが疾病に関連する効果のクレームではないことについてのみ判定する。届け出られた構造・機能クレームの実証や、認めるかどうかの手続きは行わない。

DSHEAが課している構造・機能クレームの条件は、ダイエタリーサプリメントの表示にのみ適用されるものである。構造・機能クレームは、一般食品の表示に使用される場合であれダイエタリーサプリメントの表示に使用される場合であれ、すべての表示情報に適用される「虚偽ではなく、誤認を招くものではない」という基準を満たしていることを適

切に実証していなければならない。ただし、連邦食品医薬品化粧品法には、一般食品の表示に構造・機能クレームを使用する製造業者に対して、免責事項の記載を含めることやFDAに届け出ることを求める規定はない。ダイエタリーサプリメントとは異なり、一般食品について作成される構造・機能クレームは、食品や食品成分の味、香りまたは栄養価がもたらす効果でなければならない。一般食品に対するこの構造・機能クレームの使用制限は、当該クレームにおいて、味、香り、栄養価等の製品の「食品としての特性」とは関連のない効果を製品が増進していると記載している場合には、当該製品は医薬品になるという連邦裁判所の判決に基づいている（Nutrilab v. Schweiker, 713 F. 2d 335 (7th Cir. 1983)）。Table 8.5 に、一般食品およびダイエタリーサプリメントに使用されるヘルスクレームと構造・機能クレームとのレギュレーション上の違いを要約する。

ダイエタリーサプリメントの構造・機能クレームは真実で、誤認を招くものであってはならないため、FDA は作成したクレームのすべての合理的な解釈に資する十分なエビデンスを製造業者が保持するように指導している。FDA は、クレームを実証するために「的確で信頼性の高い科学的エビデンス」についての FTC 基準に一致する基準を採用するよう指導している[11]。FDA は、情報が有効かつ信頼できる科学的エビデンスで構成されているかどうかを証明するために、以下の要素が重要であると考えている。

- 1つ1つの試験やエビデンスに特定のクレームとの関連性があるか。
- 1つ1つの試験やエビデンスの長所と欠点は何か（試験の種類、デザイン、結果の解析、査読のある論文か否かを考慮すること）。
- 試験が複数ある場合、最も信頼性の高い方法で行われた試験で特定の結果が示されたか。
- 試験が複数ある場合、ほとんどの試験で示唆された所見または認められた所見は何か。エビデンスは総合的にみて（totality of the evidence）クレームに合致しているか。

FDA は最近、製造者が構造・機能クレームを実証するために保持することが望ましいエビデンスの量、種類、質についての業界向けガイダンスを示した[12]。

注
1 「（製品の容器上に直接付される）表示」(label) と「（当該製品に添付される文書等への）表示」(labeling) は法律上区別されているが、本章では「表示」(label) と「表示」(labeling) を区別せずに使用することとし、これらは、食品、その容器もしくは包装上に記載、印刷もしくは図示されたもの、または当該食品に添付された文書等を指す。
2 炭酸水素ナトリウム（重曹）などの重炭酸イオンを含有する有効成分は、胸やけと胃酸過多の軽減を目的とした一般用医薬品（over the counter: OTC）の制酸薬として承認されている（21 CFR 331）。米国では、重曹の製品は、食品として表示したものと、医薬品として表示したものが存在する。
3 1食当たりの通常摂取参照量（RACC）は、栄養表示で使用される1回摂取量（serving size）を決定するための基準値として、またニュートリエント含有クレームに基づく統一基準値として使用される。139種類の食品カテゴリーの RACC が 21 CFR 101.12 にリストされている。
4 連邦食品医薬品化粧品法 201 条(g)(1)(C)で、医薬品とは「…人の身体の構造またはすべての機能に影響を及ぼすことを目的とするもの（食品を除く）」と定義されている。

文献

1) Nutrition Labeling and Education Act of 1990. Public Law 101-535. November 8, 1990. Summary available at, http://thomas.loc.gov/cgi-bin/bdquery/z?d101:HR03562:@@@D&summ1&TOM:/bss/d101query.html.
2) Dietary Supplement Health and Education Act of 1994. Public Law 103-417. October 25, 1994. Available at, http://www.fda.gov/RegulatoryInformation/Legislation/FederalFoodDrugandCosmeticActFDCAct/SignificantAmendmentstotheFDCAct/ucm148003.htm.
3) Food and Drug Administration Modernization Act of 1997. Public Law 105-115. November 21, 1997. Available at, http://www.fda.gov/RegulatoryInformation/Legislation/FederalFoodDrugandCosmeticActFDCAct/SignificantAmendmentstotheFDC Act/FDAMA/default.htm.
4) Food and Drug Administration. Consumer Health Information for Better Nutrition Initiative. Task Force Final Report. July 2003. Available at, http://www.fda.gov/Food/IngredientsPackagingLabeling/LabelingNutrition/ucm096010.htm.
5) Food and Nutrition Board, Institute of Medicine. Vitamin A. Dietary reference intakes for vitamin A, vitamin K, arsenic, boron, chromium, copper, iodine, iron, nickel, silicon, vanadium, and zinc. Washington, DC: The National Academy Press; 2001.
6) Food and Drug Administration. A Food Labeling Guide. September 1994. Available at, http://www.fda.gov/Food/GuidanceRegulation/GuidanceDocumentsRegulatoryInformation/LabelingNutrition/ucm2006828.htm.
7) Food and Drug Administration. Guidance for Industry: Evidence-Based Review System for the Scientific Evaluation of ealth Claims. January 2009. Available at, http://www.fda.gov/Food/GuidanceRegulation/GuidanceDocumentsRegulatoryInformation/Labeling Nutrition/ucm073332.htm.
8) Food and Drug Administration. Guidance for Industry: Notification of a Health Claim or a Nutrient Content Claim Based on an Authoritative Statement of a Scientific Body, June 1998. Available at, http://www.fda.gov/Food/GuidanceRegulation/GuidanceDocumentsRegulatoryInformation/LabelingNutrition/ucm056975.htm.
9) Letter to Jonathan Emord (Emord & Associates) from Christine Lewis (FDA, CFSAN). Re: Petition for Health Claim: Antioxidants and Cancer (Docket No. 91N-0101). May 4, 2001.
10) Food and Drug Administration. Guidance for Industry and FDA: Interim Evidence- Based Ranking System for Scientific Data. July 10, 2003. Available at, http://www.fda.gov/Food/GuidanceRegulation/GuidanceDocumentsRegulatoryInformation/LabelingNutrition/ucm053832.htm.
11) Bureau of Consumer Protection, Federal Trade Commission. Dietary Supplements: An Advertising Guide for Industry. April 2001. Available at, http://business.ftc.gov/documents/bus09-dietary-supplements-advertising-guide-industry.
12) Food and Drug Administration. Guidance for Industry: Substantiation for Dietary Supplement Claims Made Under Section 403(r)(6) of the Federal Food Drug, and Cosmetic Act, November 2004. Available at, http://www.fda.gov/Food/GuidanceRegulation/GuidanceDocumentsRegulatoryInformation/DietarySupplements/ucm073200.htm.

第9章

米国の機能性食品とダイエタリーサプリメントにおける栄養・健康関連クレーム

Nutrition and Health-Related Labeling Claims for Functional Foods and Dietary Supplements in the United States

サンジヴ・アガルウォル[*], シュタイン・ホルドヴィック[†], サンドラ・モラール[**]
[*]ニュートリサイエンス LLC　イーストノリトン，ペンシルヴェニア州，米国
[†]ホルドヴィック・コンサルティング　エルクホーン，ネブラスカ州，米国
[**]マックグラス・ノース・ムリン＆クラッツ PC LLO　オマハ，ネブラスカ州，米国

Sanjiv Agarwal, Stein Hordvik and Sandra Morar
[*] NutriScience LLC, East Norrinton, Pennsylvania, USA
[†] Hordvik's Consulting, Elkhorn, Nebraska, USA
[**] McGrath North Mullin & Kratz PC LLO, Omaha, Nebraska, USA

9.1　はじめに

　食事と健康との関連性は、紀元前4世紀にヒポクラテスによって初めて指摘された。食事は健康に重要な役割を担うという十分な科学的合意があるにもかかわらず、多くのアメリカ人は、健康的な食習慣に該当しない食品や、米国栄養ガイドライン[1]が勧める条件に満たない食品、ビタミンやミネラルなどのニュートリエントを十分に摂取できない食品を選択している[1,2]。食品表示は、特定の食品が健康に良いことや栄養価の高い食事がもたらす効果について消費者を教育するための重要なツールである。現在の食品医薬品局（Food and Drug Administration: FDA）の規則には[3]、栄養情報の表示（栄養成分表 nutrition fact またはサプリメント成分表 supplement fact）の義務づけなど、健康に良い食品を消費者に伝えるための規定がある。

9.2　ニュートリエント含有クレーム

　ニュートリエント含有クレームは、栄養の表示と教育に関する法律（Nutrition Labeling

and Education Act: NLEA) に基づいて FDA が規制している[4]。ニュートリエント含有クレームは、明示的または暗示的に食品中のニュートリエントの含有量を示している。これらのクレームでは、「無し」（free）、「低い」（low）、「高い」（high）などの用語を使ってニュートリエントの含有量を示し、「多い」（more）、「減量した」（reduced）、「少ない」（light）などの用語を使用してニュートリエントの含有量を比較する。

(1) ニュートリエントの含有量の表示
- 「無し」（free）とは、あるニュートリエントをごくわずかな量しか含有しない食品を示す。
- 「低い」（low）とは、1 日摂取量（daily value: DV）と比較してニュートリエントの量が明らかに低い食品を示す。
- 「豊富な栄養源」（good source）または「優れた栄養源」（excellent source）とは、ニュートリエント含有量が高く、DV に明らかに貢献する食品を示す。

(2) ニュートリエントの含有量の比較
- 「減量した」（reduced）、「多い」（more）、または「低い」（light）とは、参照製品との比較において栄養学的に意味のある相違を示す。

(3) 暗示的な（implied）クレーム：暗示的ニュートリエント含有クレームとは、ニュートリエントまたは食品中の成分が一定量存在していることが示唆されるクレームである。
- 「健康的」（healthy）は暗示的ニュートリエント含有クレームである。
- 「少ない」（lean）と「非常に少ない」（extra lean）は、肉類、家禽、魚介類、狩猟肉の脂肪含有量を表示するために使用できる用語である。

Table 9.1 にニュートリエント含有クレームとこれらのクレームに求められる要件を示す（2013 年 3 月現在）。これらのクレームは、FDA が DV を規定しているニュートリエントについて、概ね認められているものである。ニュートリエント含有クレームは現在、カロリー、脂質、飽和脂肪、コレステロール、ナトリウム、砂糖、ビタミン類、ミネラル類、繊維、タンパク質について認められている。総炭水化物（砂糖と繊維は除く）についてのニュートリエント含有クレームは、現在 FDA による定義がないため、禁止されている。

DV のないニュートリエントまたは食品成分については、その食品に存在するニュートリエントの量を特定し、たとえば「一食分当たり〇〇が△△ mg」といった事実に関する記載を食品表示に使用することができる。ただし、「一食分当たり〇〇がわずか△△ mg」など、ニュートリエントの含有量が高いまたは低いとする記載は、暗示的ニュートリエント含有クレームとみなされるであろう。また、量を記載する場合には測定した単位量を記載しなければならない。

ニュートリエント含有クレームを行うための一般原則は、連邦規則（21 CFR 101.13, 101.54-101.69(6)）に規定されている。ニュートリエント含有クレームの個別的な要件には以下が含まれる。(1) 通常摂取参照量が 30g 未満（少量 RACC）の食品のニュートリエ

Table 9.1 ニュートリエント含有クレーム（数字は四捨五入されている）

ニュートリエント FDA 規則	クレーム
カロリー 21 CFR 101.60(b)	無し（free）：通常摂取参照量（RACC）と1食分量当たり5カロリー未満 低い（low）：RACC 当たりまたは RACC が少量の場合は 50g 中 40 カロリー以下。食事・主菜当たり 120 カロリー以下 減量した（reduced）または少ない（less）：適切な参照食品と比較して RACC 当たり（食事・主菜の場合は 100g につき）少なくともカロリーが 25% 少ない
総脂質 21 CFR 101.62(b)	無し（free）：RACC と1食分量当たり 0.5g 未満 低い（low）：RACC 当たりまたは RACC が少量の場合は 50g 中 3g 以下、または食事・主菜 100g につき 3g 以下で、脂質由来のカロリーが 30% を超えない 減量した（reduced）または少ない（less）：適切な参照食品と比較して RACC 当たり（食事・主菜の場合は 100g につき）少なくとも脂質が 25% 少ない
飽和脂肪 21 CFR 101.62(c)	無し（free）：RACC と1食分量当たり飽和脂肪 0.5g 未満、トランス脂肪 0.5g 未満 低い（low）：RACC 当たり飽和脂肪が 1g 以下、飽和脂肪由来のカロリーが 15% 未満。食事・主菜当たり飽和脂肪が 1g 以下で飽和脂肪由来のカロリーが 10% を超えない 減量した（reduced）または少ない（less）：適切な参照食品と比較して RACC 当たり（食事・主菜の場合は 100g につき）少なくとも飽和脂肪が 25% 少ない
コレステロール 21 CFR 101.62(d)	無し（free）：RACC と1食分量当たりまたは食事・主菜の1食分量当たり 2mg 低い（low）：RACC 当たりまたは RACC が少量の場合は 50g 中 20mg 以下。食事・主菜 100g につき 20mg 以下 減量した（reduced）または少ない（less）：適切な参照食品と比較して RACC 当たり（食事・主菜の場合は 100g につき）少なくともコレステロールが 25% 少ない（コレステロールのクレームは飽和脂肪が 2g 以下の食品にしか使用できない）
ナトリウム 21 CFR 101.61	無し（free）：RACC と1食分量当たりまたは食事・主菜の1食分量当たり 5mg 未満 低い（low）：RACC 当たりまたは RACC が少量の場合は 50g 中 140mg 以下（「きわめて低い」（very low の場合は 35mg 以下））。食事・主菜 100g につき 140mg 以下 減量した（reduced）または少ない（less）：適切な参照食品と比較して RACC 当たりで（食事・主菜の場合は 100g につき）少なくともナトリウムが 25% 少ない
砂糖 21 CFR 101.60(c)	無し（free）：RACC と1食分量当たりまたは食事・主菜の1食分量当たり 0.5g 未満 低い（low）：クレームが定義されていないため使用できない。 減量した（reduced）または少ない（less）：適切な参照食品と比較して RACC 中（食事・主菜の場合は 100g につき）少なくとも砂糖が 25% 少ない。
ビタミン、ミネラル、繊維、タンパク質 21 CFR 101.54	豊富な栄養源（good source）：RACC 当たり、10%～19%DV 優れた栄養源（excellent source）：RACC 当たり、DV の 20% 以上

RACC が少量とは、RACC が 30g 以下

ント含有クレームは、製品を 50g として決定する。(2) 脂質 13g、飽和脂肪 4g、コレステロール 60mg、ナトリウム 480mg を超える場合は、「□□の含有量については栄養情報を参照してください」といった情報公開の記述も当該クレームの一部として必要となる。これは、消費者に対し、食事に関連する疾病リスクや健康状態へのリスクが増大する可能性のある食品に含まれるニュートリエントに注意を促すためである。Table 9.2 に、暗示的ニュートリエント含有クレームとその要件を示す（2013 年 3 月現在）。

Table 9.2　暗示的ニュートリエント含有クレーム

クレーム FDA 規則	要件
健康的（healthy） 21 CFR 101.65(d)(2)	低脂質、低飽和脂肪：コレステロールが 60mg 以下（食事・主菜の場合は 90mg 以下）、ナトリウムが 480mg 以下（食事・主菜の場合は 600mg 以下）。6 種類のニュートリエント（ビタミン A、ビタミン C、鉄、カリシウム、タンパク質、繊維）の内 1 種類のニュートリエント（各食品）、2 種類のニュートリエント（主菜）または 3 種類のニュートリエント（食事）を、少なくとも DV の 10% 含む。
脂質分が少ない（lean） 21 CFR 101.62(e)(1)-(3)	RACC と表示 1 食分当たり（食事・主菜では 100g 中と表示 1 食分中）総脂質が 10g 未満、飽和脂肪が 4.5g 未満、コレステロールが 95mg 未満。計量カップで量ることができない混合料理については、RACC 当たり脂肪 8g 未満、飽和脂肪 3.5g 未満、コレステロール 80mg 未満
脂肪分が特に少ない（extra lean） 21 CFR 101.62(e)(4)&(5)	RACC と表示 1 食分当たり（食事・主菜では 100g 中と表示 1 食分中）総脂質が 5g 未満、飽和脂肪が 2g 未満、コレステロールが 95mg 未満

9.3　構造・機能クレーム

　構造・機能クレームは、食品またはフードサプリメントに含まれるニュートリエントや物質の、身体の正常な構造や機能に対する役割を示す。また、構造・機能クレームとしては身体のサポート、維持または機能の変化も記載でき、その作用機序も記載してよい。ただし、構造・機能クレームは疾患や健康状態には関連しない。たとえば、「カルシウムは骨を強くします」などの表示は構造・機能クレームであるが、「カルシウムは骨粗鬆症のリスクを低減します」という記載はヘルスクレームである。構造・機能クレームの重要な要素は、安全性、科学的根拠、栄養的価値である。Table 9.3 に、市場で使用されている構造・機能クレームの例を示す。これらの例の中には、強い科学的エビデンスがないものもあるため、レギュレーション当局は「消費者の誤認を招くクレーム」であると判断する可能性がある。他のクレームと異なり、当局が市販前に構造・機能クレームを認める必要はない。とはいえ、FDA は、構造・機能クレームが真実であり、誤認を招くものではなく、適切な科学的データによって実証されていることを期待し、食品またはサプリメント製造者が構造・機能クレームの正確性と真実性を保証しなければならないと考えている。ダイ

エタリーサプリメントの場合は、クレームに「本クレームは FDA による評価を受けたものではありません。本製品は疾病の診断、治療、治癒または予防を目的とするものではありません」と記載した免責事項も一緒に表示しなくてはならない。さらに、新しい構造・機能クレームを付けたダイエタリーサプリメントは、市販開始日から 30 日以内に、上記の文章を含むクレームを FDA に届け出なければならない。FDA は構造・機能クレームと疾病クレーム（disease claim）とを区別する指導要領となるガイダンスを公表した[5]。

Table 9.3　市場に流通している一般的な構造・機能クレーム

構造・機能クレーム	ニュートリエント
カルシウムは骨を強くするのを助けるために、男女ともに大切です	カルシウム
繊維は消化器の健康を増進します	繊維
筋肉を強くするタンパク質	タンパク質
グレープジュースは動脈の健康を促進する可能性があります	フラボノイド
抗酸化作用のあるビタミン A、C、E は身体の本来の防御能を助けます	ビタミン A、C、E
抗酸化物質はフリーラジカルによる損傷作用に対する保護に役立つ可能性があります	リコピン、ビタミン A、C、E、セレン、フラボノイド
抗酸化物質は身体の本来の防御能のサポートに役立ちます	リコピン、ビタミン A、C、E、セレン、フラボノイド
健康な眼のために	ルテイン、ビタミン A

9.4　ヘルスクレーム

　ヘルスクレームは、物質（食品、食品成分またはダイエタリーサプリメント）と疾病（または健康状態）との関連性を記載する。ヘルスクレームには 2 つの重要な構成要素、すなわち物質、疾病（健康状態）がある。物質ではなく食習慣に関連したクレームは、ヘルスクレームとみなさない。構造・機能クレームと異なり、ヘルスクレームは FDA によって事前に認められることが必要である。FDA はエビデンスに基づく審査を行い、当該クレームの科学的妥当性を確認する。FDA は、以下に述べる 3 つの方法によってヘルスクレームを審査した上で認めるか否かを判断する[6]。

1. 十分な科学的同意に基づくクレーム
　NLEA と 1994 年のダイエタリーサプリメント健康教育法（Dietary Supplement Health and Education Act: DSHEA）は、食品またはダイエタリーサプリメントのラベルに、疾病のリスク低減に対する物質の役割を記載するヘルスクレームを表示することを認めている。FDA は、公表されている科学的エビデンスの全体性に基づき、当該物質と疾病の関係についての妥当性を決定するために十分な科学的同意（significant scientific agreement: SSA）基準を使用してクレームを審査する。SSA 基準によって FDA が認めたヘルスクレームを Table 9.4 に示す（2013 年 3 月現在）。

Table 9.4 NLEAの下でSSA基準によって認められたヘルスクレーム

ヘルスクレーム	規則
カルシウムと骨粗鬆症	21 CFR 101.72
食事中の脂質（脂肪）とがん	21 CFR 101.73
ナトリウムと高血圧	21 CFR 101.74
食事中の飽和脂肪、コレステロールと冠動脈性心疾患のリスク	21 CFR 101.75
繊維を含む穀物製品、果実、野菜とがん	21 CFR 101.76
繊維、特に水溶性繊維を含む果実、野菜、穀物製品と冠動脈性心疾患のリスク	21 CFR 101.77
果実、野菜とがん	21 CFR 101.78
葉酸と神経管欠損症	21 CFR 101.79
食事中の非齲蝕原性糖質甘味料とう歯	21 CFR 101.80
特定の食品由来の水溶性繊維と冠動脈性心疾患のリスク	21 CFR 101.81
大豆タンパクと冠動脈性心疾患のリスク	21 CFR 101.82
スタノールまたはステロールと冠動脈性心疾患のリスク	21 CFR 101.83

2. 権威ある意見に基づくクレーム

1997年のFDA現代化法（FDA Modernization Act: FDAMA）では、国立衛生研究所（National Institutes of Health）や疾病管理予防センター（Center for Disease Control）、あるいは全米科学アカデミー（National Academy of Science）などの公衆衛生予防に責任のある連邦政府の研究機関が公表した権威ある意見に基づくヘルスクレームを認めている。ただし、FDAMAのクレームはダイエタリーサプリメントには使用できない。FDAMAに基づく手続きにより認められたヘルスクレームをTable 9.5に挙げる（2013年3月現在）。

Table 9.5 FDAMAの下で認められたヘルスクレーム

ヘルスクレーム	登録番号
全粒食品と心疾患およびある種のがんのリスク	1999P-2209
	03Q-0574
	2008Q-0270
カリウムと高血圧および脳卒中のリスク	2000Q-1582
コリンのニュートリエント含有クレーム（豊富なコリン源）	01Q-0352
フッ素添加水とう歯のリスク	2006Q-0418
飽和脂肪、コレステロール、トランス脂肪と心疾患のリスク	2006Q-0458
	2007Q-0192

3. 条件付きヘルスクレーム

FDAによる「より良い栄養摂取のための消費者情報イニシアティブ」（Consumer Health Information for Better Nutrition Initiative 2003）の枠組みは、物質と疾病との関連性を立証する科学的エビデンスが明らかになりつつあるがSSA基準に満たない場合にも食品またはダイエタリーサプリメントにヘルスクレームを使用することを認めており、条件付きヘルスクレーム（qualified health claim: QHC）と呼ばれる。QHCには、クレームに条件付ける用語を含めて、当該クレームを支持するエビデンスが少ないこ

とを示さなければならない。2003年7月に、FDAはQHCに関する申請手続きとエビデンスに基づくランク付けシステムの概要を記した暫定的なガイダンスを公表した。2003年7月以降、FDAの裁量に基づく文書によって、いくつかの条件付きヘルスクレームが食品とダイエタリーサプリメントに認められている。**Table 9.6**に、2013年3月現在までに認められたすべてのQHCを示す。

Table 9.6　認められた条件付きヘルスクレーム

QHC	登録番号
葉酸（0.8mg）と先天性神経管欠損症[#1]	91N-100H
ビタミンB群（B_6, B_{12}, 葉酸）と血管疾患のリスク[#1]	99P-3029
セレンとがんのリスク[#1]	02P-0457
	2008-Q-0323
ホスファチジルセリンと認知機能障害・認知症のリスク[#1]	02P-0413
抗酸化ビタミン（C, E）とがんのリスク[#1]	91N-0101
	2008-Q-0299
ナッツ類と心疾患のリスク	02P-0505
クルミと心疾患のリスク	02P-0292
オメガ-3脂肪酸（EPA, DHA）と冠動脈性心疾患のリスク	2003Q-0401
オリーブオイル由来の一価不飽和脂肪酸と冠動脈性心疾患のリスク	2003Q-0559
緑茶とある種のがんのリスク	2004-Q-0427
カルシウムと結腸直腸がんのリスク[#1]	2004Q-0097
カルシウムと高血圧のリスク[#1]	2004Q-0098
ピコリン酸クロムとインスリン耐性または2型糖尿病のリスク[#1]	2004Q-0144
トマトないし(and/or)トマトソースと前立腺・卵巣・胃・膵臓のがんのリスク	2004Q-0201
キャノーラ油の不飽和脂肪酸と冠動脈性心疾患のリスク	2006Q-0091
コーン油・コーン油を含む製品と心疾患のリスク	2006P-0243
乳清タンパクとアトピー性皮膚炎のリスク低減	2009-Q-0301

[#1] ダイエタリーサプリメントについてのみ認められる

　ヘルスクレームは一般的に疾病のリスク低減に関連するが、低減の程度は数値化しない。ヘルスクレームでは必ず、「可能性がある」（may）または「かもしれない」（might）との言い回しを使用して当該物質と疾病の関連性を表現する。FDAが認めたヘルスクレームは一般に使用が可能で（generic）、申請者の独占使用のためではない。ヘルスクレームは、SSA基準、FDAMAに基づく基準、またはQHCの裁量条件を満たした、一般食品とダイエタリーサプリメントに使用することができる。また、ヘルスクレームを付けた一般食品は、6種類のニュートリエント（ビタミンA、ビタミンC、鉄分、カルシウム、タンパク質、繊維）の内の1種類以上のニュートリエントを、栄養強化（fortification）によってではなく、1日摂取量（DV）の10%以上含有しなければならない。ダイエタリーサプリメントはこの要件から除外されている。また、食品にヘルスクレームを付けるためには、21 CFR 101.14(6)により、脂質、飽和脂肪、コレステロール、ナトリウムの含有量がそれぞれ13g、4g、60mg、480mg未満でなければならない。

9.5　食事指導の記載

　食事指導の記載は、健康における食習慣の役割や、食品の一般的なカテゴリー（果実・野菜など）の果たす役割を取り上げるにすぎず、ヘルスクレームとはみなされない。これらの記載は、特定のニュートリエントについてというよりも、広範囲のカテゴリーの食品について健康に対する効果を述べており、たとえば、「果実と野菜の豊富な食事をとると、ある種のがんと慢性疾患のリスクを低減させる可能性があります」と書かれている。食事指導の記載は、FDAの審査対象でもなく、事前に認めるか否かの対象でもないが、その記載は真実であり誤認を招くものであってはならない。

9.6　事実による表記

　製造者がよく使用する、その他のクレームや事実（fact）による表記もある。いくつかの一般例を以下に示す。これらの多くは、科学によって強く支持されておらず、現行規則の対象にもなっていないため、レギュレーション当局が消費者の誤認を招くと判断する可能性もある。現行の規則に明確に定義されていないクレームや表記をする場合は、作成する前に法律家に助言を求めるべきである。

(1) 正味炭水化物量（net carbs）：これは、エネルギーや血糖に有意な影響を及ぼさない炭水化物の量を示す方法である。正味炭水化物量は、総炭水化物量から繊維、糖アルコール、または両方の量を減じて算出する。正味炭水化物の計算値は、クレームの傍らに示すのが一般的である。FDAは、正味炭水化物についてのクレームやその算出方法に関してまだ見解を示していない。

(2) 「トランス脂肪『ゼロ』グラム」または「トランス脂肪0g」：これは、事実による表記である。「トランス脂肪フリー」についてFDAの指導要領がないため、明らかな量のトランス脂肪を製品が含有していないことを表現するクレームとして、一般的になりつつある。

(3) 健康に良い全粒穀類（whole grain goodness）：これは、その製品に全粒穀類が含まれているため、全粒穀類による健康に良い効果が得られる可能性を示す表記である。

(4) グリセミック指数（glycemic index: GI）：これは、食品を摂取した後の血糖値の上昇として測定され、食品に含まれる炭水化物の質を表す。通常、GIが55以下の食品を低GI食品とみなす。

(5) その他のよくある事実による表記：「コップ1杯の牛乳と同量のカルシウム」、「コップ1杯のオレンジジュースと同量のビタミンCが含まれています」、「リンゴ1個分の繊維」

9.7　容器包装への表示

製造者は、自社の製品の栄養特性と健康への利点を伝えるために、さまざまな手段を用いる。

- 主要な場所に吹き出しで示した特性
- 側面の欄にチェックボックス形式で示した特性のリスト
- 健康に良いと記載する部分に目立つように表示した特性
- 裏側の欄の栄養特性とこれによる機能・健康への効果
- 企業・ブランドのウェブサイト
- 販売店（食料品店・健康食品販売店）で入手できる販売資料など

栄養に重みづけをした種々の表示システムやFOP（front of pack）[訳注1]の表示も、食品業界と利害関係者によって一般的に使用されており、これらは消費者がより健康的な選択ができるようにすることを目的としている[7]。しかし、このようなシステムは自社で規定した栄養基準を使用していたため、それらの有効性については、しばしば透明性を欠き、検証もされておらず、多くのシステムは賛否が分かれる。FOP表示に関する米国医学研究所（Institute of Medicine: IOM）の最近の報告では[8]、現行の食事指導と連携し、消費者がより健康的な食品を選びやすくするようにデザインされた、シンプルで統一されたFOPのためのシンボルを用いたシステムの必要性を強調している。IOMの委員会は、FDAと農務省が、シンプルで共通の標準化されたFOPシステムを開発し、検証した上で実行するよう提言した。

FDAが実施した食品の容器ラベル調査（food label package survey）[9]によると、2000年から2001年の間に販売された、FDAによるレギュレーション対象製品の49.7%がラベルにニュートリエント含有クレームを表示し、6.2%が構造・機能クレームを、4.4%がヘルスクレームを表示していた。

まとめると、米国では、消費者がより健康的な食品を選択できるように、科学的に実証された栄養情報を提供することを目的として、NLEAの下で広範囲のニュートリションクレームとヘルスクレームの使用が可能である。

文献

1) U.S. Department of Agriculture, U.S. Department of Health and Human Services. Dietary guidelines for Americans. 7th ed. Washington, DC: U.S. Government Printing Office; 2010, December 2010.
2) Moshfegh A, Goldman J, Cleveland L. What we eat in America, NHANES 2001-2002: usual nutrient intakes from food compared to dietary reference intakes. USDA, ARS; 2005.
3) FDA. Code of Federal Regulation, Title 21, Part 101 Food Labeling, http://www.accessdata.fda.gov/scripts/cdrh/cfdocs/cfcfr/CFRSearch.cfm?CFRPart=101&showFR=1; 2012［accessed 11.03.13］.
4) Nutrition Labeling and Education Act of 1990. Public Law 101-535, 1990; 1990.

訳注1　栄養素の含有量や推奨1日摂取量に対する各栄養素の割合を数値や図によってパターン化してひと目でわかるように表示したもの

5) FDA. Guidance for Industry: Structure Function Claims – Small Entity Compliance Guide, http://www.fda.gov/Food/GuidanceComplianceRegulatoryInformation/GuidanceDocuments/DietarySupplements/ucm103340.htm; 2002 [accessed 11.03.13].
6) FDA. Claims that can be made for conventional foods and dietary supplements, http://www.fda.gov/Food/LabelingNutrition/LabelClaims/ucm111447.htm; 2003 [accessed 11.03.13].
7) IOM (Institute of Medicine). Examination of front-of-package nutrition rating systems and symbols: phase I report. Washington, DC: The National Academies Press; 2010.
8) IOM (Institute of Medicine). Front-of-package nutrition rating systems and symbols: promoting healthier choices. Washington, DC: The National Academies Press; 2012.
9) LeGault L, Brandt MB, McCabe N, Adler C, Brown A-M, Brecher S. 2000-2001 Food label and package survey: an update on prevalence of nutrition labeling and claims on processed, packaged foods. *J Am Diet Assoc* 2004; 104: 952-8.

第10章

ハーブ・ダイエタリーサプリメントの安全性評価と品質保証
Assessment of Safety and Quality Assurance of Herbal Dietary Supplements

ピーター・P・フュ（符必成），チンスー・シァ（夏慶蘇）
国立毒性研究センター　ジェファーソン，アーカンソー州，米国
Peter P. Fu and Qingsu Xia
National Center for Toxicological Research, Jefferson, Arkansas, USA

10.1　はじめに

　植物は、4000年以上にわたりハーブ薬（herbal medicine）として使用されてきた[1]。中国では約2000年の間、伝統中国医学とその理論的概念が記録されてきた[1]。主に化学合成による近代の西洋薬の製造は、石油産業の出現以降まもなく始まった。これは約100年前である。西洋薬は、人の疾患の治療や生活の質（quality of life: QOL）の向上に対して効果が高い。一方、植物・ハーブ薬（botanicals/herbal medicine）の治療の論拠（therapeutic rationale）は、現代の西洋科学では理解しがたい。このため、欧米諸国では植物・ハーブ薬は好意的にみられていない。現在、植物・ハーブ薬は「代替医薬品」（alternative medicine）と呼ばれ、現代の一般の西洋薬よりも劣るとみなされることがある。

　皮肉なことに、生活の質（QOL）の向上目的、ないし（and/or）医療目的と称する植物・ハーブ製品の使用が、この数十年の間に世界的に急増した[2]。2003年から2006年の期間に、米国成人の20％が植物性サプリメントを使用した[3]。2004年の米国ハーブ製品協会の推定では、約3,000種類の植物が約5万種類の製品に使用され、米国でハーブ・ダイエタリーサプリメントとして販売されている[4]。ハーブ薬用植物（herbal medicinal plant）とハーブ製品は天然材料で安心して使用できるとみなされることがあるが、人に対する毒性を示した症例が数多く報告されている[2,5~7]。今日までに、遺伝毒性や発がん性など、ハーブとハーブ製品による急性・慢性の有害作用（adverse effect）の多くが体系的に検討されていない。私たちは、2009年に「ハーブ・ダイエタリーサプリメントの品質保証と安全性」と題した総説[2]を、また2011年にはある書籍の章として「ダイエタリーサプリメントとしての伝統的中国生薬の品質保証と安全性確保」[8]を発表した。これらの著作を引き継い

で、本章では次の概観を示す。

1. ハーブ・ダイエタリーサプリメントの品質と安全性保証に対する現在の理解
2. 米国連邦機関のレギュレーション
3. 米国連邦機関が現在実施している毒性試験
4. 世界各国で販売されているハーブ・ダイエタリーサプリメント製剤に使用される未加工の中国薬用ハーブの安全性の確保

より正確には、これらについて、ハーブとハーブ・ダイエタリーサプリメントの毒性、特に中国薬用ハーブの安全性に焦点をあてる。

10.2　ハーブ・ダイエタリーサプリメントの品質管理

品質管理は、製品製造の根本的な側面である。適正農業規範（Good Agricultural Practice: GAP）と適正製造規範（Good Manufacturing Practice: GMP）はともに、製造される製品の安全性と品質保証を達成するための手順の標準化を目的としたガイドラインである[8]。GMPは、原材料から消費者への販売までのすべての活動を指導する。未加工のハーブ薬用植物に対しては、GAPが植物栽培の計画、播種、栽培ならびに原材料生産などの生産工程全体の手順を義務づけている。

多くの場合、西洋薬は1種類または数種類のみの有効成分を含有するが、植物薬やハーブ製品は数百もの化学物質を含有する。さらに、ハーブの品質は、遺伝的変異、環境条件や生育条件の違いといった外部要因に大きな影響を受ける[8]。これらの外部要因は作物や生育場所、生産者によって変わるため、管理するのは容易ではない。したがって、さまざまな場所と時期に生産されたハーブが同じ品質と特性を持つとは限らない。このような要因のため、ハーブの品質を規定し標準化するための科学に基づいた取り決めがない。包括的な毒性データがないこともう一つの懸念事項である。このような問題が組み合わさり、薬用ハーブに対するGAPの規定を難しいものにしている。このために、GMPガイドラインは製造工程において定着しているが、中国薬用ハーブの有効性の保証と安全性に対するGAPは確立が難しい。したがって、中国薬用ハーブ植物の有効性の保証と安全性に関するGAPはいまだ開発段階といえる。

(1) 種の認証と標準化

さまざまな場所でさまざまな環境条件と栽培条件で栽培されるハーブ植物では、同一種であっても化学成分の特性と含有量が異なる場合がある。ハーブ植物は、葉、茎、根で含有する化学成分が異なることがある。このように均一でないことから有益な効果ないし（and/or）毒性作用が異なる。このため、認証基準に使用するための種のサンプルを合理的に選択する必要があるが、現実にはきわめて困難である。

伝統的なハーブの認証、標準化と品質保証のために確立された方法が、中国でもいくつか採用されている。これらの方法には、植物の分類学的同定、顕微鏡による形態学的検討、フィンガープリント法による識別、DNA分子マーカーによる特性評価などがある。近赤外線（near-infrared）技術も使用されることがある[8]。

(2) 化学的マーカーの選択

ハーブの原材料の製造における品質管理と薬理学的研究のために、次の7種類の化学的マーカーがある。(1) 主な有効成分（active principle）、(2) 活性マーカー（active marker）、(3) グループマーカー（group marker）、(4) 化学的フィンガープリント（chemical fingerprint）、(5) 分析マーカー（analytical marker）、(6) ファントムマーカー（phantom marker）、(7) 毒性マーカー（toxic marker, negative marker）[9]。これらのマーカーについて、以下に述べる。

主な有効成分とは、ハーブ植物で機能性・薬理学的活性（functional/medicinal activity）をもつ化学成分である。主な有効成分は、ハーブとその抽出物の品質保証において理想的な化学的マーカーである。たとえば、ギンゴライドとビロバライドはイチョウ（*Ginkgo biloba*）の薬理活性を主に生じさせるイチョウの葉の成分であるため、主な有効成分として理想的である[10]。

活性マーカーとは、寄与しているかどうかはわからないものの、ハーブの機能性や薬効に薬理活性を持つ化学成分である。ほとんどの場合、主な有効成分の確定は容易ではないため、活性マーカーを用いることが適切と考えられる。たとえば、フェルラ酸は *Ligusticum chuanxiong*（センキュウ、セリ科）の品質評価と薬理学的評価に適切なマーカーである[11]。

グループマーカーとは、類似した化学構造または物理学的特性を持つ化学成分のグループである。ハーブ植物の機能性は、ほとんどの場合2種類以上の化学成分によるものであるため、グループマーカーの使用は実際的であるが、品質管理への使用は限定される。たとえば、多糖類の総量は霊芝（*Ganoderma lucidum*）や紫芝（*G. japonicum*）から派生した *Ganoderma*（マンネンタケ属）のグループマーカーとして使用される[12]。

化学的フィンガープリントとは、ハーブの分光学的パターンないしクロマトグラフィーによる特性である。化学的フィンガープリントは、そのハーブに特徴的な化学成分のグループ全体を示すため、品質保証のマーカーとして有用である。化学的フィンガープリントは、対象となるハーブとハーブの標準試料との化学的特性の類似性を比較するためによく使用される[13]。化学的フィンガープリントは多くの国で日常的に使用されているため、この方法は後述する。

分析マーカーとは、生物活性を持っていないと考えられる化学成分である[9]。ファントムマーカーとは、既知の薬理作用を持つが、きわめて微量しか存在しない化学成分である。このため、分析マーカーとファントムマーカーは品質管理上、適切ではない。

毒性マーカーまたはネガティブマーカーは、毒性のある化学成分である[9]。

(3) フィンガープリント技術

　化学的フィンガープリントは、中国などで薬用ハーブの品質管理に広く受け入れられている方法である[8]。多くの化学分析技術が伝統的中国ハーブとハーブ製品の化学的フィンガープリントに採用されている。主に使用されているクロマトグラフィーの技術には、高速液体クロマトグラフィー（high performance liquid chromatography）、薄層クロマトグラフィー（thin layer chromatography）、ガスクロマトグラフィーなどがあり、日常的に使用される分光学的技術には、フーリエ変換による赤外分光分析、近赤外線分析、核磁気共鳴分析、質量分析法などがある。ハーブとハーブ製品は複雑なため、これらの化学成分の包括的な組成分析はきわめて難しく、時間も要する。ほとんどの場合、ハーブとハーブ製品の生物活性、機能性、薬効は一群の化学成分の作用が組み合わさって生じるため、マーカー成分それ自体の分析によって分析プロセスを簡略化することはできるものの、結果の判断を誤らせる可能性が伴う。しかし、フィンガープリント分析法はこのような問題を回避することができる有効な方法である。

　フィンガープリント分析は他の方法よりも有効で信頼できる方法であるため、中国と米国ではこの方法の使用を推奨しており[8]、2003年には世界保健機関（World Health Organization: WHO）もその使用を推奨した[14]。

10.3　ハーブ・ダイエタリーサプリメントの安全性確保

(1) 微生物、重金属、農薬による汚染

　ハーブ植物とハーブ製品は微生物、有毒な重金属、残留農薬によって汚染されていてはならないことをGAPとGMPは定めている。製品の標準化など、解決が困難な他の多くの問題と比べ、汚染問題は管理可能である。残念なことに、汚染問題は米国などの国々でいまだに常時発生している。たとえば、2003年にサンフランシスコの湾岸地域で販売されていた「マオウ（麻黄）非含有」と表示したダイエタリーサプリメントは、カリフォルニア州保健局の食品医薬品研究所によって、鉛、ヒ素、カドミウム、水銀を高濃度で含有していたことが判明した[15]。有機塩素系殺虫剤の残留農薬も、中国で栽培され香港で販売されていた多くの中国ハーブ植物から見つかっている[16]。これらの例から、中国の薬用製品（Chinese medicinal products）は、安全性を厳密に評価してから販売する必要があることがわかる。

(2) 不純物含有品

　ハーブ製品には不純物含有（adulteration）が頻繁に発生しているため、品質保証を達成するのが難しくなっている。伝統的中国薬（traditional Chinese medicine）の不純物含有品には、治療効果を高める目的でステロイドなどの既知の薬理活性を持つ西洋薬を混ぜてい

ることが多い。はるかに安価な化学成分を有効成分の代わりに使用する方法もよくある。イチョウ（G. biloba）のダイエタリーサプリメントはよい例である。食品表示の規格では、市販製品はイチョウフラボノイド類24％とテルペンラクトン（ギンコライドとビロバライド）を6％含有していなければならない。ただし、この要件はフラボノイドとテルペンラクトンの総含有量を数値で表しており、各フラボノイドについてではない。ムスタファら[17]は、米国で販売されているイチョウのダイエタリーサプリメントのフラボノイドとテルペンラクトンの含有量がロットごとにかなり異なることを見出した。すなわち、基準に適合させるため、イチョウの抽出物にルチンやケルセチンが混入されてフラボノイド含有量を高めた不純物含有品が存在しうる。さらに別のタイプは連邦食品医薬品化粧品法に基づく場合であり、許容レベルが規定されていない農薬が混入されていると、その製品は安全ではなくかつ不純物含有品となる[18]。

(3) ハーブ・ダイエタリーサプリメントの毒性バイオアッセイ

安全性を確保するには、ハーブ製品の毒性評価が不可欠である。現在のところ、ハーブとハーブ製品の細胞毒性、変異原性、がん原性（carcinogenicity）、催奇形性、生殖毒性、神経毒性、免疫毒性、心血管毒性などの毒性作用については一般的に不明であり、毒性機序はよく理解されていない。ハーブ植物とハーブ製品は何百種類もの化学成分を含有しているため、作用機序の研究はきわめて困難である。1999年以降、米国毒性プログラム（National Toxicology Program: NTP）では、公的機関が候補に挙げた数多くのハーブ植物抽出物、ハーブ・ダイエタリーサプリメント、ならびにこれらの機能性を有する化学成分を対象に、長期腫瘍形成性バイオアッセイ[訳注1]を実施している。候補となったハーブと有効成分は、米国で通常販売されている製品に含まれているものであり、強い毒性作用が疑われているものである。本試験では、生殖毒性、神経毒性、免疫毒性、腫瘍形成性（tumorigenicity）などの健康に及ぼす有害な影響の可能性を確定することに重点を置いている。NTPと国立毒性研究センター（National Center for Toxicological Research: NCTR）による安全性評価（毒性）試験については後で論じる。ハーブとハーブ製品に主に懸念されることの1つは、ハーブとハーブ製品が体内代謝酵素系に影響を与え、ハーブと医薬品との相互作用ならびにハーブとハーブとの相互作用を引き起こす可能性である[19]。

(4) ハーブ-医薬品、ハーブ-ハーブの相互作用、代謝酵素の変質

ハーブと西洋薬の代謝には、双方とも代謝酵素が必要である。ハーブとハーブサプリメントは治療薬と併用して使用されることがあるため、有害な作用を引き起こす可能性のあるハーブと医薬品との相互作用のおそれが高まる。多くのハーブ抽出物とハーブの化学成分は、第1相反応と第2相反応での代謝酵素の活性を有意に変化させ、ハーブとハーブと

訳注1　生物材料を用いてその生物学的応答を分析する方法を指す。

の相互作用と、ハーブと医薬品との相互作用を起こす可能性があることが報告されている[2,20~28]。研究されたハーブはカバ抽出物とそのカバラクトン[2,24~26,28~30]、チョウセンニンジン（Panax ginseng）[20,23]、セイヨウオトギリソウ[23,28]、イチョウ（Ginkgo biloba）[23,31]、ゴールデンシール（Hydrastis canadensis）[23]、コンフリー[32]、腫瘍形成性のあるピロリジンアルカロイド[21,22,27,33~35]などである。この内、ガーレイら[23]は、チョウセンニンジン（P. ginseng）が有意にCYP2D6を阻害するが、阻害の程度は臨床的に重大とは考えられないと判定した。

イチョウの葉の抽出物は、最も研究されているハーブ抽出物の1つである。この抽出物はCYP450酵素活性を阻害し、CYPを介してハーブ－医薬品間相互作用を引き起こすことが示されている[10,23,31,36]。2年間の毒性試験では、イチョウ抽出物をB6C3F1マウスに投与したところ、肝臓の遺伝子発現に変化が生じ、有意な数の医薬品代謝遺伝子を変化させた[31]。イチョウの葉の抽出物は西洋の処方せん薬と併用服用されることがあるため、ハーブと医薬品との相互作用を引き起こす可能性がある[20,25,37~39]。

生物学的に不活性な成分または毒性成分が代謝活性を変化させ、ハーブと医薬品との相互作用を誘発することも示されている。たとえば、腫瘍形成性を示すピロリジンアルカロイドのレトロルシンは、ラットの肝臓でCYP1A1、1A2、2E1、2B1/2酵素の発現を増加させた[21]。ドウィヴェディら[40]の報告では、モノクロタリンはラットの肝のコハク酸脱水素酵素、リボヌクレアーゼ、酸性ホスタファーゼ、γ-グルタミルトランスペプチターゼ、5'-ヌクレオチダーゼの活性を上昇させ、グルコース-6-ホスファターゼとCYP酵素の活性を低下させた。リデリイン（riddelliine）を強制経口投与した雌のBig Blue遺伝子導入ラットの肝臓において、第1相と第2相反応では医薬品代謝遺伝子の発現が有意に変化した[27]。たとえば、CYP2C12、CYP2E1、CYP3A9、CYP26の4つのCYP遺伝子は有意に発現増加した。さらに、第2相反応の医薬品代謝酵素であるGST遺伝子（Gsta3）とATP結合カセットトランスポーター遺伝子（Abcb1aとAbcc3）も有意に発現増加した。

代謝酵素は、生体異物の代謝、排泄ならびに解毒作用に必要である。第1相反応の酵素であるCYP1、CYP2、CYP3のサブファミリーは、医薬品の代謝と、毒性やがん原性を有する生体異物の代謝活性に重要な役割を果たす[41,42]。第2相反応の酵素の主な役割は、排泄されやすい水溶性の抱合体を形成し、第1相反応の代謝物を排泄することである。

10.4　植物とハーブ・ダイエタリーサプリメントのレギュレーション

中国は、アジアで医薬品として使用されている伝統的中国ハーブを生産している。伝統的中国ハーブは、ハーブ・ダイエタリーサプリメントなどのハーブ製品にも使用される原材料であり、ハーブ・ダイエタリーサプリメントは近年欧米諸国でも人気が高まっている。中国政府はGAP、GMPおよびハーブ製品の安全管理に関する法律などによって規律している。米国の法律も、一連の規則を製造者に遵守させている。以下、米国と中国のレギュレーションについて順に述べる。欧州と日本でも、GAPの概念は導入されている。2000

年に欧州医薬品審査庁は、植物由来の医薬品とハーブ製品を対象とするGAPを作成した。2003年にWHOは、ハーブ植物の栽培と採取に関するGAPを作成した[14]。

(1) 米国FDA

　米国の食品医薬品局（Food and Drug Administration: FDA）は当初、1938年に制定された連邦食品医薬品化粧品法に基づいて、植物を含む食品、医薬品、化粧品に対するレギュレーションを行っていた。1980年初頭から米国においてハーブ・ダイエタリーサプリメントの製造が急増したため、1994年に連邦議会はダイエタリーサプリメント健康教育法（Dietary Supplement Health and Education Act: DSHEA）を成立させた。この法律は、実質的には連邦食品医薬品化粧品法の一部改正から成り、FDAがダイエタリーサプリメントをより適切に規律できるようにするために新たなカテゴリーや安全性基準、その他のルールを新設したものである。DSHEAでは、ダイエタリーサプリメントとは、経口で摂取され食事を補充することを意図する「ダイエタリー成分」（dietary ingredient）を含有する製品と定義されている。「ダイエタリー成分」にはハーブやその他の植物成分が含まれる。ダイエタリーサプリメントは医薬品ではなく、「食品」というカテゴリーの下に設けられたサブカテゴリーであり、DSHEAではすべてのサプリメントに「ダイエタリーサプリメント」と表示するよう求めている。DSHEAでは、ダイエタリーサプリメントが安全でないとみなされるのは、表示で推奨・示唆された使用条件下で（推奨・示唆されていない場合は通常の使用条件下で）、疾患・損傷の明らかなまたは不合理なリスクが存在するときとしている[43]。

　DSHEAは、製造業者に対して（ハーブ）ダイエタリーサプリメントに関する安全性報告をFDAへ提出するよう求めていないため、FDAがそこに含まれる植物由来成分を安心して使用できるかどうかを決定するのは難しい。そのため、FDAは科学論文や報道など他の情報源から安全性と有効性の情報を把握しなければならない。このような状況では、ハーブ・ダイエタリーサプリメントを摂取する消費者を十分に保護できない可能性がある。その結果、ハーブ・ダイエタリーサプリメント製品の品質管理を確保するために、FDAは相次いでレギュレーションを充実させていった。まず、1997年にGMPの規則案作成の事前通知が出された。1999年に食品表示に関する指導要領が作成された。2003年にGMPに関する規則案を公表し、そこではダイエタリーサプリメントの調製、包装、保管のための詳細な条件を明記し、ダイエタリーサプリメントが汚染されておらず、正確な表示がなされ、安全性基準と衛生基準に十分に適合していることが義務づけられた。2003年には、ダイエタリーサプリメントとダイエタリーサプリメント成分に対する最新の適正製造規範（Current Good Manufacturing Practice: CGMP）も策定した。そしてダイエタリーサプリメントのCGMPに関する規則は、経過措置規定とともに2007年に施行された[44]。

　2006年12月には、連邦食品医薬品化粧品法をさらに改正する形で、ダイエタリーサプリメントおよび非処方せん薬に対する消費者保護法（Dietary Supplement and Nonprescription Drug Consumer Protection Act）が制定され、2007年12月から施行されている。これに

より、ダイエタリーサプリメントおよび非処方せん薬に関する重篤な有害事象（serious adverse event）の報告が義務づけられた。ダイエタリーサプリメントの製造業者、包装業者、流通業者は収集したすべての重篤な有害事象の情報をFDAに提出すること、査察に備えて収集したすべての有害事象の情報の記録を保存すること、消費者から有害事象の情報が容易に届けられるようにするためにダイエタリーサプリメントの表示には一定の項目を記載すること、を義務づけている。本法における「重篤な有害事象」には、死亡、生命を脅かす事象、入院、長期的もしくは重大な障害・就労不能、または先天異常・先天性欠損などが含まれる。記録の保存については、「受領したすべての有害事象情報の記録を重篤、非重篤に関わらず6年間保存しなければならない」と定めている。製造業者は製品のラベル表示に国内の所在地または電話番号を記載し、消費者が問い合わせできるようにしなければならない。ダイエタリーサプリメントおよび非処方せん薬に対する消費者保護法が制定されたことで、FDAは公衆衛生の目的を十分に果たし、レギュレーションの対象であるハーブ・ダイエタリーサプリメントをより効率的に監視することが可能になった。

(2) 中国におけるレギュレーション

中国政府は、ハーブ薬に関するレギュレーション作りをこの20年間にわたって行ってきた。中国では、ハーブ製品は国家食品薬品監督管理局（State Food and Drug Administration: SFDA）^{訳注2}によって管理され、機能性食品または医薬品のいずれかとして登録される。このため、中国には2種類のタイプの医薬品がある。西洋の化学的・生物学的合成薬と、伝統薬である。SFDAは1982年にGMPを導入し、1988年に動物実験のための医薬品の安全性試験の実施に関する基準（Good Laboratory Practice: GLP）を制定し、1992年に中国ハーブ医薬品（Chinese herbal medicines）を規定した。2000年、2002年、2003年にもいくつかの関連規則を作成した[8]。2001年に制定された薬品管理法（Drug Administration Law）は、中国における医薬品についての基本法で、医薬品の品質と安全性を確保し人の健康を保護している。2002年6月にSFDAは、中国生薬（Chinese crude drugs）についてGAPの試行に関する規則を作成した。また、SFDAは1998年に、すべての製造業者が2004年4月までにGMPを遵守し、ハーブ成分の原材料を生産する農場がGAPの基準を2007年までに満たすように求めた。

訳注2　国家食品薬品監督管理局（State Food and Drug Administration: SFDA）は、2013年3月に組織改編され、国家食品薬品監督管理総局（China Food and Drug Administration: CFDA）になっている。なお、国務院に直属する機関である点に変更はない。

10.5 NTPとNCTRによるハーブ・ダイエタリーサプリメントの毒性試験

(1) NTPによる毒性試験

　米国におけるハーブ薬の使用は、近年急増している。今日までに、約3,000種類のハーブ植物がハーブ・ダイエタリーサプリメントに使用されて販売されている。ダイエタリーサプリメント製品が人の安全性にもたらすリスクは、世間の大きな注目を集めている。これに対応して1998年、NTP（米国毒性プログラム）は国立衛生研究所（National Institute of Health: NIH）のダイエタリーサプリメント部、FDA、学会との共同作業を開始し、毒性試験の対象となる化学成分の候補を挙げた[19]。これ以降、販売されている主なハーブ・ダイエタリーサプリメントとその有効成分について長期にわたるバイオアッセイが実施されている。2006年に公表された薬用ハーブに関するNTPファクトシートによると、NTPによる薬用ハーブの研究は、「生殖毒性、神経毒性、免疫毒性、短期高用量の服用または長期低用量の服用に関連する影響など、潜在的に健康に有害な影響を及ぼす特徴を明らかにする」ためにデザインされた[19]。ハーブ－ハーブとハーブ－医薬品の相互作用の研究と、感受性の高い部分集団における有害事象も特に注目された。腫瘍形成性の可能性が認められている数多くのハーブ植物とその化学成分がNTPにより研究された。今日までの研究対象は、エキナセア、ゴールデンシール、朝鮮人参、カバ抽出物、イチョウ抽出物、アロエベラ（*Aloe vera*）抽出物、ベルベリン、マリアアザミ抽出物、プレゴン、ツヨン、ケルセチン、緑茶抽出物、レスベラトロール、Dカルボン、フルフラール、サルオガセ類地衣類（*Usnea lichen*）などである。

　ピロリジンアルカロイドは有毒植物の二次代謝物のクラスに属し、世界各地に広く分布するさまざまなハーブ植物で検出され、このうちのいくつかが研究されている。ピロリジンアルカロイドを含む植物は、家畜、野生生物、人に影響を及ぼすおそらく最も一般的な有毒植物であろう[33,45,46]。これらが広範に流通することを考慮して、NTPは2種類の腫瘍形成性ピロリジンアルカロイドであるラシオカルピン（lasiocarpine）[47]とリデリイン（riddelliine）[48]の腫瘍形成性について研究した。

(2) NCTRによる毒性試験

　NCTR（国立毒性研究センター）はFDAの研究センターであり、FDAのレギュレーションを支える重要な役割を担う。ここ数年、NCTRはNTPと連携してアロエベラ[49〜52]、アリストロキア酸[53〜55]、リデリイン[5,6,33,56〜62]、コンフリー[32]、カバ[29,30,63,64]、イチョウ葉抽出物[31]、ウスニン酸[65]、朝鮮人参[66]など数多くのハーブ・ダイエタリーサプリメントについて、長期腫瘍形成性バイオアッセイと作用機序の研究に取り組んでいる。毒性試験の研究対象は、細胞毒性[64]、遺伝毒性[32,53〜55]、腫瘍形成性[5,6,33,50,57〜62]、DNA付加物形成[5,6,33,57〜62,67]、ハーブと医薬品との相互作用の誘発、チトクロームP450代謝酵素の変

質[29~31]などである。

　NCTRで実施している長期発がん性バイオアッセイの例として、ボードローらのアロエベラの光照射発がん性（photo-co-carcinogenicity）と発がん性の研究がある[50,68]。B6C3F1マウスにアロエベラ抽出物を含有するクリームを局所投与して、人工太陽光に1年間曝露した結果、扁平細胞がんの発現個数の有意な増加が認められた[68]。F344/Nラットの飲水にアロエベラの全葉抽出物を入れて投与した2年間長期毒性試験では、大腸のアデノーマとがん腫の発現率が増加した[50,69]。上記の結果は規制判断を下すための重要な情報をFDAに提供している。

　NCTRで実施されているハーブ成分による腫瘍誘発機序の試験例には、ピロリジンアルカロイドを代表するリデリインの試験があり、この試験ではラットとマウスにおいて肝腫瘍の誘発が認められた[56]。本試験は、これまで報告された試験のなかでハーブ・ダイエタリーサプリメントの作用機序に関する最も優れた試験の1つであるため、詳細を次に述べる。

(3) ケーススタディ：リデリインによる肝腫瘍誘発機序

　ピロリジンアルカロイドは世界各地のおびただしい数の植物種に一般的に見られる成分で、複素環化合物であり[5,6,33,45,46,59,70,71]、最も広く分布する植物化学物質である。ピロリジンアルカロイドは6,000種類以上の植物で同定され、世界の顕花植物の約3％に存在する[72,73]。多くのピロリジンアルカロイドはきわめて毒性が高く、その約半数が肝細胞毒性作用を示すことが18世紀から知られている[46,74]。ピロリジンアルカロイドは、急性毒性、変異原性、染色体異常、DNA架橋結合、DNA-タンパク質架橋結合、コロニー形成阻害、巨赤血球増加症などのさまざまな毒性と遺伝毒性を示す[2,33]。最近、ピロリジンアルカロイド化合物を投与した実験動物に肝腫瘍と肺病変が発現したとして、ピロリジンアルカロイドの毒性作用が注目を集めた[46~48,75]。ヒトのピロリジンアルカロイド中毒も報告され、これまで以上に深刻な事態となった[33]。

　ピロリジンアルカロイドは、植物で初めて同定された自然発生の発がん物質であった。1954年に、純粋なピロリジンアルカロイドであるレトロルシン（retrorsine）が、実験動物に肝腫瘍を誘発することが認められた[75]。その後、実験動物におけるピロリジンアルカロイドの肝腫瘍誘発が相次いで認められた[47,48]。リデリインは遺伝毒性と腫瘍形成性を示す代表的なピロリジンアルカロイドである。ヒトへの曝露と遺伝毒性の可能性から、FDAはNTPに対し、リデリインを遺伝子毒性バイオアッセイと2年間の発がん性バイオアッセイを実施する候補として提案した。リデリインは、雌雄のF344ラットと雄のB6C3F1マウスに肝血管肉腫を誘発した[56]。同じ時期に、NCTRのフュら[57,59,61,72]は、リデリインによる腫瘍形成機序を解明した。機序の研究では、代謝活性経路の特徴の解明、活性代謝物の同定や、リデリインを投与したF344ラット肝のリデリイン由来のDNA付加体の同定と定量[61]のための^{32}Pポストラベリング・HPLC法の開発[67]も対象とした。リデリインが、6,7-ジヒドロ-7-ハイドロキシ-1-ハイドロキシメチル-5H-ピロリジン（DHP）由来の

DNA付加体形成を介する遺伝毒性機序によって肝腫瘍を誘発することが示された[61]。DNA付加体形成の程度は、ラットに摂取させたリデリインの各種用量による腫瘍形成能と密接に相関していた[61]。さらに、F344ラットとB6C3F1マウスにおいて、肝血管肉腫が発生する細胞である肝内皮細胞でのDHP由来のDNA付加体の程度が、実質細胞におけるそれよりも有意に高かったことから、特定の肝細胞種におけるリデリイン誘発性DNA付加体の程度は、リデリインによる肝血管肉腫の選択的誘導に相関することが示された。これに続くヒト肝ミクロソームを用いた試験では、ヒト肝ミクロソームを用いたリデリイン代謝から得られた代謝パターンとDNA付加体のプロファイルが、in vitroとin vivoでのラット肝で形成されたそれらと類似していることが認められた。このため、げっ歯類を用いたin vitroとin vivo作用機序試験の結果は、人との関連が高い[60]。リデリインがラットとマウスで肝腫瘍を誘発すること、DHP由来のDNA付加体が腫瘍を誘発する原因となることから、リデリインが、DHP由来のDNA付加体形成を介してヒトに遺伝毒性を引き起こす可能性が高いことを示唆している[60]。

DNA付加体を分析するための^{32}PポストラベリングHPLC法の主な限界は、この方法では、どのように反応性代謝物が細胞DNAと結合するのかが示されず、得られたDNA付加体の分子構造を決定できないため、構造に関する情報が得られないことである。その後、in vitroとin vivoにおけるDHP由来のDNA付加体の同定と定量のためにHPLC-ES-MS/MS法が開発された[59]。質量分析とNMR分光分析の結果、リデリインを投与したラットに4種類のDNA付加体が形成されることが認められた。この4種類のDNA付加体の詳細な構造が解明された。まず、2種類のDHP-dG付加体（DHP-dG-3とDHP-dG-4）があり、これらは2つの7-ハイドロキシ-9-(デオキシグアノシン-N^2-イル)デヒドロスピニジンエピマーである。この他に2種類のDHP-dA付加体（DHP-dA-3とDHP-dA-4）があり、これらは2つの7-ハイドロキシ-9-(デオキシアデノシン-N^6-イル)デヒドロドスピニジンエピマーである[62]。

DNA付加体の構造がはっきりと解明されたことにより、細胞DNAが、以前示唆されたようにネシン塩基のC7位ではなく、C9位において反応性代謝物であるデヒドロリドルリンと選択的に結合することは明らかである。本研究は、ピロリジンアルカロイドによって誘発された肝腫瘍形成の原因であるDNA付加体の構造帰属を初めて詳述した報告である。このように、ピロリジンアルカロイド（リデリイン）により腫瘍が発生する機序を分子レベルで解明した[62]。

(4) ハーブ・ダイエタリーサプリメントに対するFDAとNTPの措置

2001年の注意喚起[76]において、FDAは、「コンフリーまたはピロリジンアルカロイドを含有する他の原材料を含む製品を市販している企業は、当該製品を市場から回収し、消費者に当該製品の使用を直ちに中止するように求めること」を強く推奨した。また、「連邦食品医薬品化粧品法に違反すると考えられる製品を市場から排除するために権限を行使

する準備がある」と述べた[77]。2004年には、エフェドリンアルカロイドを含有するダイエタリーサプリメントは健康に対して不合理なリスクを示すため市場から排除する旨を業界に対して通知した[78]。

NTPが公表した発がん物質に関する報告は議会によって作成を命じられたもので、がんのリスクを高める可能性のある化学物質が列挙されている。2011年に、NTPの発がん物質についての第12回報告書で、NTPはアリストロキア酸を「ヒトに対する発がん性があることが知られている」(known to be human carcinogen)物質に、リデリンを「ヒトに対する発がん性があると合理的に予想される」(reasonably anticipated to be human carcinogen)物質に分類した[77]。

10.6 ハーブとハーブ・ダイエタリーサプリメントの安全性確保における課題

(1) 本質的な問題：ハーブとハーブ製品は複数の化学成分を含有する

GAPに従って高品質で汚染物質を含有しないハーブ植物原料を生産することは、ハーブとハーブ製品の品質と安全性を確保するための前提である。その一方で、単一のハーブ植物種には何百もの化学成分が存在し、その濃度は生育場所や季節によって大きく異なる。このため、薬用ハーブの標準化と品質管理を行うことは不可能に近い。

また、ハーブ植物に含まれる化学成分の数が多いこともハーブとハーブ製品のリスク評価の実施を困難にしている。ある純粋な化学物質が毒性と腫瘍形成性を誘発する機序を究明する方法はあるが、この方法はハーブ植物やハーブ・ダイエタリーサプリメント、タバコの煙凝縮物、環境汚染物質の混和物などの化学物質の混合物がもたらすリスクを評価するには適切ではない。慣行として、健康に効果があるとされる成分の安全性評価は、初期研究として通常実施される。しかし、この方法では、ハーブに含まれるその他の成分がもたらす相加効果、相乗効果または拮抗作用を測定することはできない。その結果、ハーブの毒性が確定されたとしても、各成分がハーブによる遺伝毒性にどれほど関わっているのかは不明である。このため、ハーブ・ダイエタリーサプリメントがもたらす毒性と腫瘍形成性の機序を解明するには、さらに実用的で信頼性の高い毒物学的分析法を開発する必要がある。

(2) 伝統的中医学理論の理解

重要な問題は、ハーブサプリメントの作用とこれらを安全に使用する方法を理解する上で、伝統的中医学が助けとなるかどうかである。西洋の「科学者」にとっては、伝統薬の有効性について「科学的な」エビデンスが乏しいことが問題となっている。そのため、伝統的中国ハーブやハーブ・ダイエタリーサプリメントの毒性作用についての公表された論文には、中国の文献や医学書からの引用が見当たらない。欧米の研究者が中国の文献を容

第10章　ハーブ・ダイエタリーサプリメントの安全性評価と品質保証

易に入手できないことも、状況を悪化させている。古典的な中国薬草学の本に収集されている毒性学的結果のほとんどは、臨床観察から得られたものであり、今後取り組む毒性試験や中国人が信じる機能性や治療効果を検証するには、たとえこれらの結果が科学的試験（よく管理された well-controlled 試験など）から得られたものでなくても、価値があるかもしれない。たとえば、400年以上前に李時珍（Li Shizhen）がまとめた中国薬の書籍である本草綱目（Compendium of Materia Medica）では、次のように記載されている。茶を飲みすぎると健康を害する。害の程度は茶を飲む人の性別、健康状態、年齢によって異なる。冬の朝早く、空腹時にお茶を飲むと毒性作用が強くなる。この例は、科学的に説明づけられるのであれば、伝統的中医学がハーブ・ダイエタリーサプリメントをより効果的で安全に摂取するために役立つことを示している。

10.7　ハーブ・ダイエタリーサプリメントの安全性確保における代替的な方法

　数多くの報告で、ヒトの健康に有益な効果を示すと考えられるダイエタリーサプリメントが、時として有害であることが示されている。顕著な例として、抗酸化物質である β-カロテンの栄養介入試験の結果がある。試験結果から、β-カロテンは抗酸化物質として作用せず、健康に有害な作用をもたらしうることが示された[79,80]。そのため、ハーブ・ダイエタリーサプリメントの安全性を確保するためには、このような事実を知っておくことが重要で実用的である。

　有益といわれるハーブ・ダイエタリーサプリメントの機能性の1つは、抗酸化活性である。しかし、食品中の抗酸化物質の中には、ある条件下で酸化促進作用を示し、酸化的損傷を促進して活性酸素種の形成と脂質過酸化を引き起こすものもある。この現象は最近ワトソンによって強調されており[80]、フリーラジカルを破壊する抗酸化ニュートリショナルサプリメントは、これが予防したがんの数よりも引き起こしたがんの数のほうが多い可能性があると述べている。さらに、「進行がんの治療不能状態は、きわめて多くの抗酸化物質の存在に起因することを強く示唆した最近のデータを考慮すると、抗酸化物質の使用が、がんの予防よりもがんを引き起こす原因となる可能性がきわめて高くなることを真剣に問う時期が来ている」とも述べている。イチョウ（G.biloba）、チョウセンニンジン、お茶などの数多くのハーブ・ダイエタリーサプリメントが抗酸化活性を示しているため[10,43]、抗酸化活性を持つハーブ・ダイエタリーサプリメントが酸化促進活性も示すかどうかを究明することが賢明である。

10.8　中国ハーブ薬の安全性確保における中国政府の役割

　中国人は中国ハーブ薬の使用と中国ハーブの栽培に長い経験を持ち、世界で販売されているハーブ・ダイエタリーサプリメントの多くは、中国で生産されたハーブ植物を原材料として製造されている。このため、ハーブ・ダイエタリーサプリメントの品質管理と安全

性確保に関する現在の研究への参加に関し、中国政府と中国の研究者は、次の分野で重要な役割を担うことが可能であり、必要でもある。

1. 中国のハーブとハーブ製品の標準化と安全性確保を達成するための実用的な方法の開発
2. 中国ハーブ薬の諸原則に対する支持の獲得と啓発
3. 現在の毒性バイオアッセイに代わる、中医学に基づく方法の研究

10.9 今後の展望

　ハーブ・ダイエタリーサプリメントは、世界中で広く使用されている。人の健康を保護するために、原料となるハーブ植物とハーブ・ダイエタリーサプリメントの品質管理と安全性確保は不可欠である。ハーブ植物は多数の化学成分で構成されている。原料となるハーブ植物の標準化は難しく、化学物質の混合が引き起こす毒性作用の機序を調査するための科学的方法がないことも多い。毒性作用を最小限に抑えたハーブ・ダイエタリーサプリメントを製造するための最良の手順を確定する必要があるが、上述した問題がこの課題の遂行を妨げている。この課題に取り組むためには、世界規模の努力が必要である。FDAはダイエタリーサプリメントの安全性を確保するために、レギュレーションを充実させた。NTPやNCTRその他関係機関は、ハーブ・ダイエタリーサプリメントの毒性と腫瘍形成性を判定するための長期研究プログラムを実施している。NIHのダイエタリーサプリメント部も、ハーブ・ダイエタリーサプリメントの安全な使用を確保するための分析方法と参考資料の確立に向けて努力を継続している。本章で述べたことは、このテーマについて米国の関係機関が取ってきた行動を示している。中国政府と研究団体も、原材料となるハーブ植物の安全性を評価するために、同様の試みに着手した。世界各国の努力により、薬用ハーブとハーブ・ダイエタリーサプリメントの品質管理と安全性確保が改善されることが期待される。

謝辞

　ウィリアム・メルシャー博士とダニエル・ドージ博士には本稿についてご指導を賜り、感謝申し上げる。本章は、FDAの公式見解や方針ではない。FDAによる公式の支持や同意を意図しておらず暗示もしていない。

文献

1) Huang KC, editor. The pharmacology of Chinese herbs. Boca Raton, FL: CRC Press; 1998.
2) Fu PP, Chiang H-M, Xia Q, Chen T, Chen BH, Yin J-J, et al. Quality assurance and safety of herbal dietary supplements. *J Environ Sci Health C* 2009; 27: 91-119.
3) Bailey RL, Gahche JJ, Lentino CV, Dwyer JT, Engel JS, Thomas PR, et al. Dietary supplement use in the United States, 2003-2006. *J Nutr* 2011; 141: 261-6.
4) Zurer P, Hanson D. Chemistry puts herbal supplements to the test. *Chem Eng News* 2004; 82: 16.
5) Fu PP, Xia Q, Chou MW, Lin G. Detection, hepatotoxicity, and tumorigenicity of pyrrolizidine alkaloids in Chinese herbal plants and herbal dietary supplements. *J Food Drug Anal* 2007; 15: 400-15.

6) Fu PP, Yang Y-C, Xia Q, Chou MW, Cui Y, Lin G. Pyrrolizidine alkaloids - tumorigenic components in Chinese herbal medicines and dietary supplements. *J Food Drug Anal* 2002; 10: 198-211.
7) Li N, Xia Q, Ruan J, Fu PP, Lin G. Hepatotoxicity and tumorigenicity induced by metabolic activation of pyrrolizidine alkaloids in herbs. *Curr Drug Metab* 2011; 12: 823-34.
8) Lee FSC, Wang X, Fu PP. Quality assurance and safety protection of traditional Chinese herbs as dietary supplements. In: Shi J, Ho C-T, Shahidi F, editors. *Nutraceutical science and technology. Series 10, functional foods of the east*. New York, NY: CRC Press, Taylor and Francis Group; 2011. p. 18.
9) Chan SS, Jiang Y, Jiang ZH, Lin G. Pitfalls of the selection of chemical markers for the quality control of medicinal herbs. *J Food Drug Anal* 2007; 15: 365-71.
10) Chan P-C, Xia Q, Fu PP. Ginkgo biloba leave extract: biological, medicinal, and toxicological effects. *J Environ Sci Health C* 2007; 25: 211-44.
11) Shu M, Hou DQ, Hou CJ, Zhang W, Xie G. Microwave extraction of ferulic acid from Ligusticum chuanxiong. *Zhongchengyao* 2007; 29: 9089.
12) Chan SS, Cheng TY, Lin G. Relaxation effects of ligustilide and senkyunolide A, two main constituents of Ligusticum chuanxiong, in rat isolated aorta. *J Ethnopharmacol* 2007; 111: 677-80.
13) Chen J, Lee FS, Li L, Yang B, Wang X. Standardized extracts of Chinese medicinal herbs: case study of Danshen (Salvia miltiorrhiza Bunge). *J Food Drug Anal* 2007; 15: 347.
14) WHO. Guidelines on Good Agricultural and Collection Practices for Medicinal Plants, http://www.who.int/medicines/library/trm/medicinalplants/agricultural.shtml; 2003.
15) Tam JW, Dennehy CE, Ko R, Tsourounis C. Analysis of ephedra-free labeled dietary supplements sold in the San Francisco Bay area in 2003. *J Herb Pharmacother* 2006; 6: 1-19.
16) Leung KS, Chan K, Chan CL, Lu GH. Systematic evaluation of organochlorine pesticide residues in Chinese Materia Medica. *Phytother Res* 2005; 19: 514-8.
17) Mustafa O, Brendan M, Pei C. Comparison of the terpene lactones and flavonols. *J Food Drug Anal* 2007; 15: 55-62.
18) FDA. Warning on imported ginseng. *FDA Consum* 2005; 39: 2.
19) NTP. Fact Sheet, Medicine herbs; 2006.
20) Bressler R. Herb-drug interactions. Interactions between ginseng and prescriptions. *Geriatrics* 2005; 60: 16-7.
21) Gordon GJ, Coleman WB, Grisham JW. Induction of cytochrome P450 enzymes in the livers of rats treated with the pyrrolizidine alkaloid retrorsine. *Exp Mol Pathol* 2000; 69: 17-26.
22) Guengerich FP. Separation and purification of multiple forms of microsomal cytochrome P-450. Activities of different forms of cytochrome P-450 towards several compounds of environmental interest. *J Biol Chem* 1977; 252: 3970-9.
23) Gurley BJ, Gardner SF, Hubbard MA, Williams DK, Gentry WB, Cui Y, et al. Clinical assessment of effects of botanical supplementation on cytochrome P450 phenotypes in the elderly. *Drugs Aging* 2005; 22: 52539.
24) Gurley BJ, Swain A, Barone GW, Williams DK, Breen P, Yates CR, et al. Effect of goldenseal (Hydrastis canadensis) and kava kava (Piper methysticum) supplementation on digoxin pharmacokinetics in humans. *Drug Metabol Dispos* 2007; 35: 240-5.
25) Hu Z, Yang X, Ho PCL, Chan SY, Heng PWS, Chan E, et al. Herb-drug interactions. *Drugs* 2005; 65: 1239-82.
26) Mathews JM, Etheridge AS, Black SR. Inhibition of human cytochrome P450 activities by kava extract and kavalactones. *Drug Metabol Dispos* 2002; 30: 1153-7.
27) Mei N, Guo L, Liu R, Fuscoe JC, Chen T. Gene expression changes induced by the tumorigenic pyrrolizidine alkaloid riddelliine in liver of Big Blue rats. *BMC Bioinformatics* 2007; 8(Suppl. 7): S4.
28) Singh YN. Potential for interaction of kava and St. John's Wort with drugs. *J Ethnopharmacol* 2005; 100: 108-13.
29) Guo L, Li Q, Xia Q, Dial S, Chan P-C, Fu P. Analysis of gene expression changes of drug metabolizing enzymes in the livers of F344 rats following oral treatment with kava extract. *Food Chem Toxicol* 2009; 47: 433-42.
30) Guo L, Shi Q, Dial S, Xia Q, Mei N, Li Q-z, et al. Gene expression profiling in male B6C3F1 mouse livers exposed to kava identifies changes in drug metabolizing genes and potential mechanisms linked to kava toxicity. *Food Chem Toxicol* 2010; 48: 686-96.
31) Guo L, Mei N, Liao W, Chan P-C, Fu PP. Ginkgo biloba extract induces gene expression changes in xenobiotics metabolism and the Myc-centered network. *OMICS* 2010; 14: 75-90.
32) Mei N, Guo L, Fu PP, Fuscoe JC, Luan Y, Chen T. Metabolism, genotoxicity, and carcinogenicity of comfrey. *J Toxicol Environ Health B Crit Rev* 2010; 13: 509-26.
33) Fu PP, Xia Q, Lin G, Chou MW. Pyrrolizidine alkaloids--genotoxicity, metabolism enzymes, metabolic activation, and mechanisms. *Drug Metab Rev* 2004; 36: 1-55.
34) Mei N, Chou MW, Fu PP, Heflich RH, Chen T. Differential mutagenicity of riddelliine in liver endothelial and parenchymal cells of transgenic big blue rats. *Cancer Lett* 2004; 215: 151-8.

35) Mei N, Guo L, Fu PP, Heflich RH, Chen T. Mutagenicity of comfrey (Symphytum officinale) in rat liver. *Br J Cancer* 2005; 92: 873-5.
36) Zou L, Harkey MR, Henderson GL. Effects of herbal components on cDNA-expressed cytochrome P450 enzyme catalytic activity. *Life Sci* 2002; 71: 1579-89.
37) Messina BA. Herbal supplements: Facts and myths--talking to your patients about herbal supplements. *J Perianesth Nurs* 2006; 21: 268.
38) Williamson EM. Interactions between herbal and conventional medicines. *Expert Opin Drug Saf* 2005; 4: 355-78.
39) Wold RS, Lopez ST, Yau CL, Butler LM, Pareo-Tubbeh SL, Waters DL, et al. Increasing trends in elderly persons' use of nonvitamin, nonmineral dietary supplements and concurrent use of medications. *J Am Diet Assoc* 2005; 105: 54-63.
40) Dwivedi Y, Rastogi R, Sharma SK, Mehrotra R, Garg NK, Dhawan BN. Picroliv protects against monocrotaline-induced hepatic damage in rats. *Pharmacol Res* 1991; 23: 399-407.
41) Gonzalez FJ, Gelboin HV. Role of human cytochromes P450 in the metabolic activation of chemical carcinogens and toxins. *Drug Metab Rev* 1994; 26: 165-83.
42) Gonzalez FJ, Yu AM. Cytochrome P450 and xenobiotic receptor humanized mice. *Annu Rev Pharmacol Toxicol* 2006; 46: 41-64.
43) Abdel-Rahman A, Anyangwe N, Carlacci L, Casper S, Danam RP, Enongene E, et al. The safety and regulation of natural products used as foods and food ingredients. *Toxicol Sci* 2011; 123: 333-48.
44) FDA Public Health News. Dietary Supplement Current Good Manufacturing Practices (CGMPs) and Interim Final Rule (IFR) Facts; 2007.
45) (IPCS), I. P. o. C. S. Health and safety criteria guides 26., Geneva, Switzerland; 1989.
46) Mattocks AR. *Chemistry and toxicology of pyrrolizidine alkaloids*. London, NY: Academic Press; 1986.
47) NTP. Bioassay of lasiocarpine for possible carcinogenicity. *Natl Cancer Inst Carcinog Tech Rep Ser* 1978; 39: 1-66.
48) NTP. Toxicology and carcinogenesis studies of riddelliine (CAS No. 23246-96-0) in F344/N rats and B6C3F1 mice (gavage studies). *Natl Toxicol Program Tech Rep Ser* 2003; 1-280.
49) Boudreau MD, Beland FA. An evaluation of the biological and toxicological properties of Aloe barbadensis (miller), Aloe vera. *J Environ Sci Health C Environ Carcinog Ecotoxicol Rev* 2006; 24: 103-54.
50) Boudreau MD, Mellick PW, Olson GR, Felton RP, Thorn BT, Beland FA. Clear evidence of carcinogenic activity by a whole-leaf extract of Aloe barbadensis miller (aloe vera) in F344/N rats. *Toxicol Sci* 2013; 131: 26-39.
51) Xia Q, Boudreau MD, Zhou YT, Yin JJ, Fu PP. UVB Photoirradiation of Aloe vera by UVA-formation of free radicals, singlet oxygen, superoxide, and induction of lipid peroxidation. *J Food Drug Anal* 2011; 19: 396-402.
52) Xia Q, Yin JJ, Fu PP, Boudreau MD. Photo-irradiation of aloe vera by UVA-formation of free radicals, singlet oxygen, superoxide, and induction of lipid peroxidation. *Toxicol Lett* 2007; 168: 165-75.
53) Chen L, Mei N, Yao L, Chen T. Mutations induced by carcinogenic doses of aristolochic acid in kidney of Big Blue transgenic rats. *Toxicol Lett* 2006; 165: 2506.
54) Chen T. Genotoxicity of aristolochic acid: a review. *J Food Drug Anal* 2007; 15: 387-99.
55) Chen T, Mei N, Fu PP. Genotoxicity of pyrrolizidine alkaloids. *J Appl Toxicol* 2010; 30: 183-96.
56) Chan PC, Haseman JK, Prejean JD, Nyska A. Toxicity and carcinogenicity of riddelliine in rats and mice. *Toxicol Lett* 2003; 144: 295-311.
57) Chou MW, Yan J, Nichols J, Xia Q, Beland FA, Chan PC, et al. Correlation of DNA adduct formation and riddelliine-induced liver tumorigenesis in F344 rats and B6C3F (1) mice. *Cancer Lett* 2003; 193: 119-25.
58) Chou MW, Yan J, Williams L, Xia Q, Churchwell M, Doerge DR, et al. Identification of DNA adducts derived from riddelliine, a carcinogenic pyrrolizidine alkaloid, in vitro and in vivo. *Chem Res Toxicol* 2003; 16: 1130-7.
59) Fu PP, Chou MW, Churchwell M, Wang Y, Zhao Y, Xia Q, et al. High-performance liquid chromatography electrospray ionization tandem mass spectrometry for the detection and quantitation of pyrrolizidine alkaloid-derived DNA adducts in vitro and in vivo. *Chem Res Toxicol* 2010; 23: 637-52.
60) Xia Q, Chou MW, Kadlubar FF, Chan PC, Fu PP. Human liver microsomal metabolism and DNA adduct formation of the tumorigenic pyrrolizidine alkaloid, riddelliine. *Chem Res Toxicol* 2003; 16: 66-73.
61) Yang YC, Yan J, Doerge DR, Chan PC, Fu PP, Chou MW. Metabolic activation of the tumorigenic pyrrolizidine alkaloid, riddelliine, leading to DNA adduct formation in vivo. *Chem Res Toxicol* 2001; 14: 101-9.
62) Zhao Y, Xia Q, Gamboa da Costa G, Yu H, Cai L, Fu PP. Full structure assignments of pyrrolizidine alkaloid DNA adducts and mechanism of tumor initiation. *Chem Res Toxicol* 2012; 25: 1985-96.
63) Fu PP, Xia Q, Guo L, Yu H, Chan PC. Toxicity of kava kava. *J Environ Sci Health C Environ Carcinog Ecotoxicol Rev* 2008; 26: 89-112.
64) Xia Q, Chiang H-M, Zhou Y-T, Yin J-J, Liu F, Wang C, et al. Phototoxicity of Kava-formation of reactive oxygen species leading to lipid peroxidation and DNA damage. *Am J Chin Med* 2012; 40: 1271-88.

65) Guo L, Shi Q, Fang J-L, Mei N, Ali AA, Lewis SM, et al. Review of usnic acid and Usnea barbata toxicity. *J Environm Sci Health C* 2008; 26: 317-38.
66) Chan P-C, Peckham JC, Malarkey DE, Kissling GE, Travlos GS, Fu PP. Two-year toxicity and carcinogenicity studies of Panax ginseng in Fischer 344 rats and B6C3F1 mice. *Am J Chin Med* 2011; 39: 779-88.
67) Yang Y, Yan J, Churchwell M, Beger R, Chan P, Doerge DR, et al. Development of a (32)P-postlabeling/HPLC method for detection of dehydroretronecine-derived DNA adducts in vivo and in vitro. *Chem Res Toxicol* 2001; 14: 91-100.
68) NTP. Photocarcinogenesis study of Aloe vera in SKH-1 mice, Vol. http://ntp.niehs.nih.gov/ntp/htdocs/lt_rpts/tr553.pdf; 2008.
69) NTP. Toxicology and carcinogenesis Studies of a nondecolorized whole leaf extract of Aloe Vera in F344 rats and B6C3F1 mice, pp. http://ntp.niehs.nih.gov/Ntp/ About_Ntp/.../2011/April/DraftTR577.pdf; 2011.
70) Roeder E. Medicinal plants in Europe containing pyrrolizidine alkaloids. *Pharmazie* 1995; 50: 83-98.
71) Roeder E. Medicinal plants in China containing pyrrolizidine alkaloids. *Pharmazie* 2000; 55: 711-26.
72) Fu PP, Chou MW, Xia Q, Yang YC, Yan J, Doerge DR, et al. Genotoxic pyrrolizidine alkaloids and pyrrolizidine alkaloid N-oxides - mechanisms leading to DNA adduct formation and tumorigenicity. *Environ Carcinogen Ecotoxicol Rev* 2001; 19: 353-86.
73) Smith LW, Culvenor CC. Plant sources of hepatotoxic pyrrolizidine alkaloids. *J Nat Prod* 1981; 44: 129-52.
74) Stegelmeier BL, Edgar JA, Colegate SM, Gardner DR, Schoch TK, Coulombe RA, et al. Pyrrolizidine alkaloid plants, metabolism and toxicity. *J Nat Toxins* 1999; 8: 95-116.
75) Schoental R, head MA, Peacock PR. Senecio alkaloids: Primary liver tumours in rats as a result of treatment with (1) a mixture of alkaloids from S. jacobaea lin.; (2) ret-rorsine; (3) isatidine. *Br J Cancer* 1954; 8: 458-65.
76) FDA. FDA Advises Dietary Supplement Manufacturers to Remove Comfrey Products From the Market. U.S. Food and Drug Administration. U.S. Food and Drug Administration, http://www.fda.gov/Food/DietarySupplements/Alerts/ucm111219.htm; 2001.
77) NTP. NTP 12th report on carcinogens. 12, iii-499; 2011.
78) FDA. FDA Acts to Remove Ephedra-Containing Dietary Supplements From Market; 2004.
79) Bjelakovic G, Nikolova D, Gluud LL, Simonetti RG, Gluud C. Mortality in randomized trials of antioxidant supplements for primary and secondary prevention: systematic review and meta-analysis. *JAMA* 2007; 297: 842-57.
80) Watson J. Oxidants, antioxidants and the current incurability of metastatic cancers. *Open Biol* 2013; 3.
81) Yin J-J, Fu PP, Lutterodt H, Zhou Y-T, Antholine WE, Wamer W. Dual role of selected antioxidants found in dietary supplements: crossover between anti-and pro-oxidant activities in the presence of copper. *J Agri Food Chem* 2012; 60: 2554-61.

第 11 章

FDA 規則を通じたメディカルフードの理解
Understanding Medical Foods under FDA Regulations

クラウディア・A・ルイス，ミッシェル・C・ジャクソン
ヴェナブル LLP　ワシントン DC，米国
Claudia A. Lewis and Michelle C. Jackson
Venable LLP, Washington DC, USA

11.1　歴史

　米国では、「メディカルフード」（medical food）を保健福祉省（Department of Health and Human Services）の食品医薬品局（Food and Drug Administration: FDA）が公式に定義するまでに歳月を要した。1938 年の連邦食品医薬品化粧品法の制定から数えると、実に 50 年もかかったのである。しかも、1972 年以前は、現在であればメディカルフードとして位置づけられるものが、疾病の重篤な症状を緩和する性質があるために[1]、同法 201 条(g)(1)(B)により医薬品として規制されていた。そのため製造者は、新製品を市場に出す際、治験を完全に実施することはもちろん、新薬治験許可申請、新薬の承認申請などの厄介な要請に服していた。膨大な時間を要し、固定コストがかかるこれらの要請が、メディカルフード製品のイノベーションを抑制していたのである。

　1972 年に、FDA はメディカルフードの捉え方を見直した。メディカルフードの開発にイノベーションをもたらすことと、メディカルフード製品を手頃な値段で入手できるようにすることに、関心を示したためであった。メディカルフードを医薬品のカテゴリーから食品のカテゴリーに移したのだが、安全性の問題もあったため、すべてを移すことはせず、移すメディカルフードについても食品の中で通常の食品との区別を残そうとした。たとえば、Lofenalac®は、フェニルケトン尿症として知られる希少遺伝子疾患の食事管理への使用を目的とした乳幼児向け製品である。もしこの製品を通常の食品にすると、健康な乳幼児が摂取し続けた場合、栄養不足になる危険がある。そこで FDA は、Lofenalac® のような経腸的な（すなわち消化管を通じて摂取される）メディカルフードを、「特別用途食品」（Foods for special dietary use）として分類した[2]。他方で、注射で静脈内に投与するメディ

カルフードを医薬品として分類し、医薬品有効性試験プログラムの適用対象とした。つまり、経腸的に摂取される栄養については食品のカテゴリーへ移されたが、経静脈栄養については医薬品のまま残された。

なお、翌1973年にFDAが栄養表示を一定範囲の食品に対して義務づけた際、その一定範囲に、一部の特別用途食品を含めなかった[3]。そのFDA規則の前文には、栄養表示制度は一般の人々が消費する食品を念頭に置いているので一部の特別用途食品には当たらない、という一文が含まれている。特別用途食品のうち、栄養表示義務の対象から外されたのは、（1）食事療法としてのみ使用されることが意図されたもの、（2）特定の疾病と障害に対する食事管理において医師の指示に基づいてのみ使用されることが意図されたものである。

そして本章の冒頭で述べたように、メディカルフードの法律上の定義は最終的に、1938年から半世紀経った、オーファンドラッグ法5条(b)の1988年修正で規定された[4]。メディカルフードは、「医師の指示に基づいて経腸的に摂取されるように製品化された食品で、疾病者または広く認められた科学的原理の下で栄養上の特殊な必要性があると医学的に評価された者に対する特別な食事管理を目的とするもの」と定義された[5]。これにより、およそメディカルフードは食品となり、医薬品に分類されていた経静脈栄養の方はメディカルフードではなくなった。この定義は、今日まで変わっていない。ただ残念なことに、この修正の立法過程をみても、定義に関する議論がなされていないため[6]、連邦議会が定義の対象に含めようとしていた製品の具体的な種類については、詳しい情報がない。

1988年修正からまもなくして、FDAは、食品の表示の内容と形式を改善する作業に正式に着手し、規則案作成の事前通知を出した[7]。改善の目的は、主に、食品表示について消費者の誤解を解き健康食品を選びやすくし、製造者に対しては新製品の開発を促して品質向上へのインセンティブを与え、さらにその結果として健康食品に対する消費者の選択肢を増やすことにあった[8]。FDAは、食品表示に関わる問題を幅広く扱うこととし、食品表示のどこを変える必要があるかを決めるにあたって業界に協力を要請し、その後すぐに公聴会が4回開かれた。食品表示の徹底した現代化を米国世論は歓迎し、1990年6月19日にFDAは規則案を公表した[9]。

この規則案に対する意見公募期間中に、連邦議会では、食品表示に関わる法案が通過し、1990年11月8日にブッシュ大統領の署名によって成立した（栄養の表示と教育に関する法律）。この法律は、食品全般に対する栄養表示を義務づけるFDAの権限を確認し、食品表示におけるニュートリエント含有クレームとヘルスクレームを規制するFDAの役割を明確にした。さらに、オーファンドラッグ法1988年修正に含まれていたメディカルフードの定義を連邦食品医薬品化粧品法の403条(q)(5)(A)(iv)に組み込ませて、メディカルフードには、食品に適用される栄養表示、ニュートリエント含有クレーム、ヘルスクレームの規定はすべて適用されないとした[10]。

1991年11月、FDAは、栄養の表示と教育に関する法律に含まれている表示義務づけ規定の施行規則案を公表した。メディカルフードには表示義務づけ規定が適用されない点に重点が置かれた内容であった[11]。その中で、「メディカルフードの法律上の定義は、メディ

カルフードとして認められる範囲を狭く限定している」[12]という解釈がFDAの見解であることが示された。これは、所管官庁としてとっている見解を改めて表明したものであった。続いて、メディカルフードが、より広いカテゴリーである特別用途食品とどう区別されるのか、ヘルスクレームが許される食品とどう区別されるのかを具体的に示した。すなわち、法律に置かれている定義の「医師の指示に基づいて」という文言の具体的意味を、以下のように解釈した。「メディカルフードの使用目的があくまで（入院や外来で）現実に医師の診療を受けている患者の食事管理にあること、医師が治療中の患者の食事にとって必要な食品を決めること」[13]、患者は医療機関を受診してメディカルフードの使用について指示を仰ぐこと、である。そしてメディカルフードの箇所を締めくくるにあたって、FDAは、メディカルフードについては、もしニュートリエント含有量および意図されている用法を適正に表示すれば国民の健康に資することになる点を指摘した上で、それには一般の食品に対して行われてきた方法とは異なる複雑な仕組みが必要になること、使用上の指示について十分かつ適切な表示が必要になること、さらに製品の品質保証も必要になることを記した。これらについては、「近い将来」[14]規則を設ける予定であることを付記した。

1993年1月6日、一連の規則案を受けて、栄養表示の義務づけに関する規則が設けられた[15]。栄養表示が義務づけられる食品からメディカルフードが外されるにあたって、メディカルフードの定義についてのより詳細なルールを、連邦規則101条の9の(j)(8)に組み込んだ。メディカルフードの特徴を明確にする基準が列挙されたのである。これにより、食品は、以下の基準をすべて満たした場合にのみメディカルフードとなり、栄養表示の対象ではなくなる[16]。

1. 栄養を経口またはチューブで摂取する患者向けに、特別に設計された加工製品であること（自然な状態で使用される食材とは異なる）。
2. 通常の食事の調整のみによっては栄養管理が達成できない患者向けの製品であること。すなわち、治療上の必要性によりもしくは慢性病のため通常の食品やそこに含まれる栄養素を摂取、消化、吸収、代謝する能力が制限もしくは障害された患者、または医学的にみて栄養に対する特殊な必要性がある患者に向けた製品であること。
3. ある疾患または症状に対して医学的に特別な栄養が必要と評価される場合に、その支援・管理のために作られた製品であること。
4. 医師の指示に基づく使用が意図されていること。
5. 現実かつ継続的に医師の診療を受けており、当該製品の使用についての指示を含む医療行為を必要としている患者に向けた製品であること。

この5つの基準は、現在でも維持されている。なお、FDAは、メディカルフードの具体的な種類を規定すれば一層明確化を図れると考えている。今後、この問題に取り組む意向を表明するとともに、本来メディカルフードは通常の食品よりも表示の必要性が高いので、メディカルフードの表示ルール作りも目標に置いていることに言及した[17]。

1996年11月、FDAはメディカルフードを包括する規則案作成の事前通知を出した[18]。メディカルフードの定義が明確化されたこと、メディカルフードとして市販される製品の種類と数が急増したこと、製品の製造と品質管理に関して安全性の問題があること、ルール不在では健全な科学に支持されていない表示が蔓延する可能性もあることなどを受けた動きだった。規則案の作成過程では、メディカルフードと特別用途食品の違いを明らかにするように努めた。ところが、作成作業は2004年に頓挫してしまった。とはいえ、この間に示されたメディカルフードに対するFDAの見解は、業界にかなりの影響を与えている[19]。

1996年の規則案作成の事前通知について、以下詳しくみていこう。FDAはこの中で、メディカルフードとして売られている製品には、メディカルフードの法定の定義をはみだしているものがあり、その中には特別用途食品として位置づけられる方が適切な製品もあることを認めた。連邦食品医薬品化粧品法で使われている表現に十分配慮しつつ、FDAはメディカルフードと特別用途食品を区別できる基準を作成しようと試みた。

まず、メディカルフードの定義に含まれている「栄養上の特殊な必要性」という要件から検討を開始した。定義によると、この「栄養上の特殊な必要性」は、広く認められた科学的原理の下で、医学的に評価されたものでなくてはならない。しかし残念なことに、法律の条文には、この「栄養上の特殊な必要性」についてそれ以上の説明はない。そこでFDAは、この要件には2通りの解釈がありうるとした。すなわち、生理学的解釈（限定解釈）と非限定解釈である。

生理学的解釈（限定解釈）によると、「栄養上の特殊な必要性」とは、生命を維持し恒常性を保つために身体にとって特定の栄養素が必要であることを意味する。この解釈に基づくと、メディカルフードとは、

> 特殊な疾患または症状が原因で健康な人とは異なる特殊な栄養素を必要とする人の食事管理を補助するために製品化された食品である。
>
> これに対して、特別用途食品とは、通常の栄養を満たすことを意図した栄養素を提供し、食物アレルギーやえん下困難など食事の際の特別な必要性を満たすために製品化された食品である。つまり、特別用途食品における特別な必要性は、栄養素自体の必要性ではない。特別用途食品において、生命や恒常性を保持するために必要な栄養素の生理学的レベルは、健康な人と同程度である。特別用途食品は、材料や物理的形状のみが通常の食品とは異なる方法で設計される点に特徴がある[20]。

他方、非限定解釈によると、「栄養上の特殊な必要性」とは、特殊な栄養素自体の生理学的な必要性のみならず、通常食品を摂取・消化する能力が不足していることに起因する身体的・生理学的な必要性も意味する[21]。これは、1990年に米国生物実験科学連合の生命科学研究部（Life Sciences Research Office of the Federation of American Societies for Experimental Biology: LSRO/FASEB）のパネルが「経腸的に摂取される特別用途食品の科学的審査のためのガイドライン」を策定した際にとった立場でもある。すなわち、「メディカル

フードは、通常の食品やそこに含まれる栄養素を摂取、消化、吸収、代謝する能力が制限もしくは障害された患者、または医学的にみて栄養に対する特殊な必要性がある患者を対象とする」[22]。

そして、FDAは、このガイドラインを引用しつつ、非限定解釈をとることを明らかにした。したがって、「栄養上の特殊な必要性」という要素は、区別の基準としては有用でないことになる。非限定解釈をとる理由は、以下の通りである。

　　固形食品など一定の物理的形状の食品を摂取できない者向けの食品、療養期・回復期における食欲減退で濃縮された形状の栄養を必要とする者向けの食品、その他摂取の量・方法について制限がある者向けの食品にも、「栄養上の特殊な必要性」が認められる。たしかにこれらの食品は、必要な栄養素という面では、健康な人が摂取する食品と必ずしも異ならない。しかし、必要な栄養素を確保したいが食べることができる範囲が限られている人を対象とする意味で、これらの食品にも、そのような人の栄養上の要請を満たすために設計され製造されるという特殊な必要性が認められるからである[23]。

メディカルフードと特別用途食品を区別する基準としてFDAが検討した2つ目の要素は、法定の定義にある「医師の指示に基づいて経腸的に摂取されるように製品化されている」という要件である。これについては、次のようにとらえる。メディカルフードは一般に、摂取する患者が、短期的にせよ長期的にせよ（入院または外来で）現実かつ継続的に医師の診療を受けていなければならない[24]。つまりFDAは、特別用途食品とは異なり、メディカルフードを患者の臨床管理にとって不可欠なものとしてみているのである。逆から述べると、単に「疾病リスクの低減、体重の減少や維持、あるいは健康確保のために用意する食事」[25] に組み込むものとして医師が推奨するもの、とはみていないのである。

そして、特別用途食品と区別するための3つ目の要素は、法定の定義にある「特別な食事管理を目的とする」という要件である。FDAは、この要件について、「特別な食事管理という文言は、…連邦議会がメディカルフードを患者の治療にとって不可欠な存在と解している証拠である」とみている[26]。また、LSRO/FASEBパネルの結論にも触れながら、メディカルフードの使用を臨床に組み込む目的として、「症状を緩和する」、「治療過程に好ましい影響を及ぼす」、「疾病率や死亡率等の指標を改善する」などを挙げている。

Axonaは、今日医師が広く使用しているメディカルフードの一例である。アクセラ社が開発したAxonaは、アルツハイマー病患者に必要な栄養素を提供するメディカルフードである。アルツハイマー病は脳のグルコース代謝機能の低下を特徴とする神経の退行性疾患であり、この低下は早期の段階でも見られる。Axonaはカプリル酸トリグリセリドと他の中鎖脂肪酸トリグリセリドから製造され、肝臓でケトン体に変換されて大脳ニューロンの代替エネルギー源となる。これにより、一部の患者において認知機能が改善したことが臨床的に認められている。

11.2 FDA ガイダンス案

(1) よくある質問に対する回答

2007年5月、FDAはメディカルフード業界向けに初めての指導要領となるガイダンスの案を作成した[27]。このガイダンス案（draft guidance）には、メディカルフードに関する法律上、規則上の諸規定がまとめて掲載されるとともに、それらに対するFDAのこれまでの解釈が付された。つまり新たな記述は含まれてない。むしろ、メディカルフードについてよくある質問に対する回答を業界関係者が容易に見つけることができるようにするためであった。

2013年8月、FDAはこのガイダンス案の改訂版を作成した[28]。改訂ガイダンス案は、ある会社に対して警告状（メディカルフードに関するものとしては2013年に入って2例目）が出された日と同じ日に公表された[29]。この改訂ガイダンス案は、2007年に公表された初版に新たに15の質問と回答を加えたものである。特に表示方法、医師の指示に関する要件、対象となりうる疾患や症状の範囲について言及されている。

改訂ガイダンス案の冒頭で述べられているのは、メディカルフードとは何かについてのFDAの説明である。初版では、メディカルフードは「特別に設計された加工食品（自然な状態で作られ使用される食材とは対照的な食品）で、重篤な患者または主要な療法として使用する必要がある患者を対象とする」と説明されていた。改訂版では、「療法」という用語を「疾患や症状に対する特別な食事管理上の構成要素」に置き換えた。メディカルフードは、汎用的に処置できる療法というより、特定の病状に対する食事管理を目的とするものであるという考え方が、FDA内で固まってきていることを示している。また、通常の食事のみで管理可能な疾患や症状に対してメディカルフードの表示や販売を行うことはできない点は、改訂後も述べられている。

(2) 具体例

改訂ガイダンス案が取り上げている具体例には、先天性代謝異常、妊娠、1型・2型糖尿病、栄養不足による疾患、などがある。

1) 先天性代謝異常

先天性代謝異常は一般に、特定の酵素が欠損していることなどにより、タンパク質、脂質、炭水化物の正常な代謝が妨げられる遺伝的な生化学的障害である。改訂ガイダンス案では、メディカルフードの使用対象になりうると判断されている。すなわち、先天性代謝異常の中には、通常の食事に手を加えるだけで管理可能な症例もあるが、管理できない症例もある。たとえば、ガラクトース血症患者の食事においてガラクトースないし乳糖を制限するなど、通常の食事の手直しで管理できる先天性代謝異常について、FDAは、このような疾患や症状をメディカルフードに表示したり、これらを対象にメディカルフードを

販売したりすることは適切ではないとしている。他方で、通常の食事の手直しだけでは管理できない先天性代謝異常については、食事に手を加える（たとえば、フェニルケトン尿症患者に対して低タンパク食を中心にしてフェニルアラニンを制限する）ほかに、メディカルフードが必要とされるとしている。改訂ガイダンス案には、メディカルフードの対象となる先天性代謝異常の例が載っている。

2）妊娠

FDA は、妊娠を疾患とみなしておらず、「ライフステージ」の１つであるとの米国医学研究所の見解に同意している。それゆえ、メディカルフードの表示・販売対象とは考えていない。改訂ガイダンス案では、「妊娠中に必要なビタミン、ミネラル等の微量栄養素の量は通常の食事の手直しのみで概ね確保することができる」と説明している。

3）１型・２型糖尿病

FDA は、一般的な判断としては、糖尿病患者向けの製品はメディカルフードの要件を満たさないとしている。糖尿病は「通常の食事療法こそが治療法の中心である」との見解に基づく。改訂ガイダンス案では、（もし必要な場合は薬物療法とともに）通常の食事を手直しすることによって糖尿病患者のニーズを満たすことができるとしている。

4）栄養不足による疾患

FDA は、改訂ガイダンス案で、ビタミンＣ欠乏症やナイアシン欠乏症のような古典的な疾患はメディカルフードの対象にはならないと説明している。回復困難な身体的損傷を受けた場合を除くと、このような疾患は必須栄養素が含まれた食品（またはダイエタリーサプリメント）を摂取することで概ね改善される。すなわち、栄養不足による疾患は通常の食事で管理可能である。

（3）処方せん

さて、改訂ガイダンス案によると、メディカルフードには、（口頭での処方を含めて）処方せんが不要である。とはいえ、先ほどから繰り返しているように、医師や医療関係者が疾病・症状のリスク低減や体重減量のために単に勧めるだけの食品はメディカルフードとはみなされない。メディカルフードとして認められるための要件の１つである「医師の指示に基づいて経腸的に摂取されるように製品化されている」という文言は、患者の治療にとってメディカルフードが必要であると医師が判断し、しかもその患者が（入院または外来で）現実かつ継続的に医師の診療を受けていなければならないことを意味するからである。とりわけ当該製品の使用について指示を受けるために、医師の診療を定期的に受けていることが一般に想定されている。

メディカルフードの表示は、処方せんが必要であることを示す「Rx only」や全米医薬品コードの番号が記載されていると、不正表示となる。ただし、メディカルフードを説明

する趣旨で、医師の指示に基づいて経腸的に摂取される旨を記載することには、FDAは異議を唱えていない。改訂ガイダンス案でも、許容できる記述の例として、「医師の指示に基づいて使用すること」という文言を挙げている。

なおFDAは、この改訂ガイダンス案に対する意見を2013年10月15日まで公募した。

11.3 GMPと輸入品

メディカルフードは、食品全般に求められる基準は満たしていなければならない。まず、食品施設登録[30]と最新の適正製造規範（Current Good Manufacturing Practice: CGMP）[31]に係るレギュレーションが及び、製品の種類によっては、製品設計と加工に関する諸規則[32]が別途適用される。製品設計と加工に関する諸規則の例としては、加熱殺菌済み密封容器詰低酸性食品に関する規定[33]、酸性食品に関する規定[34]、緊急差止処分に関する規定[35]などがある。

メディカルフードは、1988年に法律上定義された。これを受けて90年代に入ると、メディカルフードのような繊細な製品（表示に記載されるニュートリエントの含有量幅が小さい）の生産に必要なCGMPと品質管理手順に関する業界の経験値は、たしかに上がった。しかし、90年代半ばのFDAは、メディカルフード向けの遵守プログラムを新たに作成する必要性を感じていた。

1996年に出された規則案作成の事前通知でも指摘されたように、メディカルフードは複雑に設計された製品であるため、乳児用の調製粉乳や医薬品の製造で用いられる技術に匹敵する高度で洗練された技術を必要とする[36]。しかも、メディカルフードの利用者は、発達・成長期にある小児患者あるいは高齢者など脆弱な集団であることが多い。そのため、1996年にFDAは、国内製品および輸入品に対するメディカルフード遵守プログラムを作成し、同年のFDA規範遵守プログラム・マニュアルの一部として公表した[37]。このマニュアルの中で、メディカルフード遵守プログラムは、「製品の対象者が免疫力の低い集団」であるため「優先順位が高い」[38]と明示的に述べられている。メディカルフード遵守プログラムは、現在も利用されている。

このメディカルフード遵守プログラムは、FDAの検査官に以下を指示している[39]。

1. 所定の手続きに従って、国内のメディカルフード製造業者から製造管理工程と品質保証に関する情報を入手する。
2. 国産品および輸入品について、監視目的で調査サンプルを収集する。
3. 連邦食品医薬品化粧品法およびその関連規則への著しい違反を見つけた場合、取締り措置をとるようにFDAに進言する。

さらに、検査官は、施設立ち入りの際に表示、販売促進材料、パンフレット、医師との連絡履歴を調べることができる。微生物学的分析、ニュートリエント含有量の分析のために、最近のロットから抜き取りを行うことができる[40]。

すでに情報を得ている米国外のメディカルフード製造業者とその製品について、FDAはリストを作成した[41]。このリストに掲載されている製品が米国に輸出される場合は、検査の対象になるが、定期的な抜き取りまでは行われない[42]。他方で、このリストに載っていない製品については、「毎回抜き取りが行われ、その分析結果が出るまでは輸入保留扱いとなる」[43]。

またFDAは、このメディカルフード遵守プログラムとは別に、輸入警戒手続41-03番[44]に基づいて特定の輸入品を検査せずに留置している。直近の輸入検査で、当該施設がCGMPに従っていなかった場合、不衛生もしくは健康を害しうる状況下で製品を調製、包装、保存していた場合、または当該施設で製造されたメディカルフードが連邦食品医薬品化粧品法およびその関連規則に違反していたことが明らかになった場合、その国外製造業者はレッドリスト（Red List）に載り、その後当該業者からの輸入品は検査されずに即留置処分の対象となるのである[45]。注目すべきは、成分の含有量を偽って表示している場合にもレッドリストに載る可能性がある点である。たとえば、「低炭水化物：炭水化物3g」と表示されている製品に、実際には炭水化物が11g含まれていた場合である[46]。なお、現時点でこのレッドリストに掲載されているのは、Laboratorio Pisa Sa De Cv（メキシコ）とSunspray Food Ingredients Ltd.（南アフリカ共和国）の2社である。

11.4　個別的な取締り

公開情報による限り、メディカルフードに関してFDAが最初に警告状を出したのは、2001年である[47]。それ以降11通の警告状が出されている。直近は2013年8月13日[48]で、改訂ガイダンス案が公表された日と同じ日である。

いずれの警告状をみても、メディカルフードの法律上の定義に対するFDAの基本姿勢が述べられている。すなわち、法律上の定義はメディカルフードとして認められる範囲を狭く限定しているとFDAが解釈していることである。この基本姿勢に基づいて、警告状には以下のような文章が書かれている。

> メディカルフードは、通常の食品やそこに含まれる栄養素を摂取、消化、吸収、代謝する能力が制限もしくは障害された患者、または医学的にみて栄養に対する特殊な必要性がある患者を対象としていなければなりません。…貴社の製品はこれらの要件を満たしておらず、法律および規則のいずれに照らしてもメディカルフードとは認められません。

この基本姿勢によると、以下の疾患・症状は、メディカルフードを伴う治療や状態維持の対象としては認められない。慢性疲労症候群、線維筋痛症、腸管壁浸漏症候群、メタボリックシンドローム、心血管疾患、炎症性腸疾患、2型糖尿病、アトピー性皮膚炎、アレルギー性鼻炎、アレルギー性喘息、術前・術後患者の高度肥満症、末梢動脈疾患。

その他、実際に警告状でメディカルフードの対象として不適切であるとされた疾患・症状には、炎症、偏頭痛[49]、免疫不全症候群、アルツハイマー型認知症[50]、関節炎、大腸炎、

便秘、乳糖不耐症、下痢[51]、慢性疾患、発育障害、術前・術後管理[52]、妊娠期・出産期・授乳期のビタミン欠乏症[53]などがある。警告状には、次のような理由が1つまたは複数記されている。

1. 当該疾患・症状に「栄養上の特殊な必要性」があることを示すエビデンスが不十分である。
2. 当該製品によって「栄養上の特殊な必要性」が満たされることを示すエビデンスが不十分である。
3. 通常の食事の手直しのみでは管理できないことをエビデンスによって示していない。

　FDAは、製造業者へ直接に警告状を出すという手法を除くと、個別的な取締りについてはあまり積極的であるとはいえない。しかし、2013年の改訂ガイダンス案の公表日にも警告状が出されたという事実は、FDAがメディカルフード業界に対して取締りの強化に向けたメッセージを送っているといえる。近い内に、新たな手法の個別的取締りがなされるかもしれない。

11.5　展望

　メディカルフードは、40年以上前にLofenalac®が使用されて以来少しずつ増え続けてきた。だがここ数年は、急速に市場が拡大している。2009年以降、米国を始め世界各国で毎年100種類以上の新製品が発売されているのである[54]。

　ただし、メディカルフードの正確な市場規模は実はあまりはっきりしていない。長期介護サービスの利用が増え、ベビーブーム世代が高齢化してきていることを考えると、引き続き力強い成長が見込まれよう。2011年における世界での売上額は、90億ドル（約9,000億円，1ドル＝100円）を少し下回る程度と推定されている[55]。しかし、米国の企業がどれだけ売り上げているかについては、業界内のつながりが弱いことと公のデータが不十分であることから、推定が難しい。同じ年における最もましなデータとしては、売上額が21億ドル（約2,100億円）で、約10％の成長率である[56]。

　世界的にみてメディカルフード産業を牽引する要因となったのは、主に、（1）前述した高齢者人口の増加、（2）経腸栄養法への移行、（3）オーダーメイド医療に対する需要である。ここ数十年で平均寿命が延びたこと等で、高齢者人口が総人口の増加率よりもはるかに高い率で増えている。今後50年間で世界の高齢者人口は2倍以上になると推定されている[57]。医療サービスはすでに目一杯供給しており、近い将来、特に心臓外科、眼科、泌尿器科の手術分野に重い負担がかかると予想されている[58]。そのため、医療を供給する側にある人々は、限られた医療資源を歪ませずにどうしたら人々をより長く健康にできるかについて、深く考えざるをえなくなっている。このような状況で、有望な方向性として示唆されているのが、メディカルフードさらにはニュートリエント全般の活用なのである。

特に長期ケアが重要になることに伴って有益になると考えられている[59]。

また、静脈栄養法（消化管によらない吸収）から経腸栄養法（消化管による吸収）への移行も、メディカルフード産業を牽引した。経腸栄養法が第一選択となった背景には、まず、感染性合併症のリスクがより低い、腸管粘膜や膵臓機能を維持できるなど生理学的な利点がある。加えて、技術の進歩によって、経腸投与装置が改善された、その費用対効果も高くなったという利点がある。たとえば、ポンプが軽量化されたと同時に、高い圧力がかかっても亀裂が入りにくい素材で組み立てられるようになり、しかも使いやすく洗浄も容易になっている。また、従来からある減菌済みの液体や水で戻す粉末を通じてだけでなく、錠剤、カプセルなどさまざまな形態で栄養素を消化管から摂取することができるようにもなった[60]。

今日でも医療が抱えている未解決な問題に、個々人で効き方が異なるということがある。この点、メディカルフードは、個別のニーズに細かく合わせやすいという潜在能力を秘めている。医薬品はどうしても人によって重篤な副作用をもたらすことがあるので、疾患や症状をもたらしている根本原因を改善するために栄養的な代替療法を開発させていくことは、医療の個別化を支えるだけでなく、疾患や症状を悪化させないためあるいは改善に向かわせるための介入が伴うリスクを低減できる点で効果的である。

メディカルフードに対する規制は医薬品と比べると緩く、市場参入のハードルも医薬品を含めた他の医療関連製品と比べると低い。とはいえ2013年に、ガイダンス案の改訂版が公表され、警告状もすでに2通出されているという事実は、FDAがメディカルフードの取締りをより厳しくする必要性を感じている表れであるようにも思われる。個別の取締り手法としては、今日にいたるまで警告状のみなので、メディカルフードの規制が強化されるかどうかを真に見極めるには、まだもう少し時間がかかるだろう。

注

1 規則案作成の事前通知（メディカルフードに関する規則）。61 Fed. Reg. 60661, 60662 (Nov. 29, 1996).
2 FDAは、1941年にはすでに食品の「特別用途」を認識していた。規則の中で、「特別用途」という語を主に次のように用いていた。「身体的条件、生理学的条件、病理学的条件その他の条件によって、特定の食事の必要性が認められる場合において、当該必要性を満たすための用途である。条件の具体例としては、疾病、回復期、妊娠、授乳、食物アレルギー、低体重、過体重などが含まれる。」Amendment to the General Regulations, Regulations for the Enforcement of the Federal Food, Drug, and Cosmetic Act, 6 Fed. Reg. 5921 (Nov. 22, 1941). 現行規則でも、そのまま用いられている。21 C.F.R. §105.3(a)(1) (September 17, 2013) 参照。
3 8 Fed. Reg 2124, 2126 (January 19, 1973).
4 21 U.S.C. §360ee(b)(3). 特別用途食品は、しばしば「オーファン」と呼ばれた。特別用途食品が、米国で20万人に満たない希少疾患患者のために開発されたからである。T.P. Labuza, *Food Laws and Regulations: The Impact on Food Research*, 36 Food Drug Cosmetic L.J. 293 (1981).
5 21 U.S.C. §360ee(b)(3). 1988年修正では、「オーファンメディカルフード」と呼ばれるサブカテゴリーも導入された。「米国ではまれにしか生じない疾病等であるために、支援なしに開発される合理的な期待が得られないメディカルフード」と定義した。同所。
6 61 Fed. Reg. 60662.
7 54 Fed. Reg. 32610 (August 8, 1989).
8 Virginia Wilkening, *The Nutrition Labeling and Education Act of 1990* (November 27, 1991), http://www.

nutrientdataconf.org/PastConf/NDBC17/8-2_Wilkening.pdf（最終アクセス日：2013 年 9 月 17 日）。
9　55 Fed. Reg. 29456 (July 19, 1990).
10　Nutrition Labeling and Education Act §2(a)(1990).
11　56 Fed. Reg. 60366 (November 27, 1991).
12　同上 60377 頁。
13　同上。
14　同上 60378 頁。
15　58 Fed. Reg. 2079, 2151 (January 6 1993).
16　21 C.F.R. §101.9(j)(8).
17　58 Fed. Reg. 2151.
18　61 Fed. Reg. 60662.
19　69 Fed. Reg. 68834 (November 26, 2004). FDA は、以下の通り宣言した。
　　FDA の優先課題が競合して、限られた資源がさらに制約されてしまったため、規則案作成の事前通知に対するコメントの中で提起された諸問題を迅速に検討することができず、今後も短期間で検討するための十分な資源を確保する見通しは立っていない。したがって、FDA は、この規則案作成の事前通知を撤回する。
　　ただし、ここで示された基本的な原則は、メディカルフードに対するレギュレーションについての全体像を把握するための適切な枠組みを提供していると考えている。そのため FDA は、今後メディカルフードを評価する際に、1996 年の規則案作成の事前通知および遵守プログラム（CP 7321.002）に記載された基本原則に言及する。寄せられたコメントでも正しく理解されていたように、ほとんどの食品に適用される栄養表示、ヘルスクレーム、ニュートリエント含有クレームの規定は、メディカルフードには適用されない。しかしながら、およそ食品の表示に記載される事項は真実でなければならず、誤解を招くものではあってはならず、それはメディカルフードにも当てはまる（連邦食品医薬品化粧品法 403 条(a)(1)を参照）。したがって、虚偽または誇大な表示を付けたメディカルフードは、取締りの対象となる。また、この度の撤回によっても、メディカルフードに使用される原材料は承認された食品添加物、GRAS 物質、その他に限られる旨の規定が変更されるわけではない。当該規定を遵守していないメディカルフードは、取締りの対象となる。
20　61 Fed. Reg. 60667. FDA は、えん下に問題があるために液体という特別用途の食品が必要な者の例を示し、この必要性は、その者にとって生理学的に必要な栄養素の量を変えるわけではないと指摘している。同様に、グルテンを摂取するとアレルギー症状を起こす者は特別配合の用途食品が必要な場合があるが、その場合でも当該食品には、一般人が必要とする量と同量のアミノ酸が含まれている。体に必要な全般的なタンパク質量は、健康人とタンパク質過敏症の患者とで変わらないからである。
21　同上。
22　J.M. Talbot, *Guidelines for the Scientific Review of Enteral Food Products for Special Medical Purposes*, Life Sciences Research Office, Federation of American Societies for Experimental Biology (1990).
23　61 Fed. Reg. 60668.
24　同上（56 Fed. Reg. 60377 を引用）。
25　同上 60668 頁。
26　同上。
27　FDA, Draft Guidance for Industry, Frequently Asked Questions About Medical Foods (2007).
28　FDA, Draft Guidance for Industry: Frequently Asked Questions About Medical Foods (2d ed., 2013), http://www.fda.gov/downloads/Food/GuidanceRegulation/GuidanceDocumentsRegulatoryInformation/MedicalFoods/UCM362995.pdf（最終アクセス日：2013 年 9 月 17 日）．
29　FDA, Warning Letter, Metagenics (August 13, 2013), http://www.fda.gov/iceci/enforcementactions/warningletters/2013/ucm367142.htm（最終アクセス日：2013 年 9 月 17 日）。警告状については、**11.4** を参照。
30　21 C.F.R. part 1, Subpart H.
31　21 C.F.R. part 110.
32　改訂ガイダンス案 6 頁を参照。

33　21 C.F.R. part 113.
34　21 C.F.R. part 114.
35　21 C.F.R. part 108.
36　61 Fed. Reg. 6066.
37　FDA, Compliance Program Guidance Manual, Medical Foods Compliance Program §7321.002 (1996), http://www.fda.gov/downloads/Food/ComplianceEnforcement/ucm073339.pdf（最終アクセス日：2013 年 9 月 17 日）．
38　同上 Introduction 1 頁．
39　改訂ガイダンス案 7 頁。
40　メディカルフード遵守プログラム 3 節 2 頁。
41　同上 3 頁。ただし、添付 A と名付けられたこのリストの中身は、公開されていない。
42　同上。
43　同上。
44　FDA, Import Alert #41-03, Detention Without Physical Examination of Adulterated and Misbranded Medical Foods (Oct. 12, 2011), http://www.accessdata.fda.gov/cms_ia/importalert_117.html（最終アクセス日：2013 年 9 月 17 日）．
45　同上。
46　同上。
47　FDA, Warning Letter, Bristol-Myers Squibb Company (August 29, 2001), http://www.fda.gov/iceci/enforcementactions/warningletters/2001/ucm178451.htm（最終アクセス日：2013 年 9 月 17 日）．
48　FDA, Warning Letter, Metagenics (August 13, 2013), http://www.fda.gov/iceci/enforcementactions/warningletters/2013/ucm367142.htm（最終アクセス日：2013 年 9 月 17 日）．
49　FDA, Warning Letter, Metagenics (October 1, 2003), http://www.fda.gov/iceci/enforcementactions/warningletters/2003/ucm147751.htm（最終アクセス日：2013 年 9 月 17 日）．
50　FDA, Warning Letter, Neuroscience, Inc. (December 19, 2011), http://www.fda.gov/iceci/enforcementactions/warningletters/2011/ucm284391.htm（最終アクセス日：2013 年 9 月 17 日）．
51　FDA, Warning Letter, Ganeden Biotech Inc. (December 8, 2006), http://www.fda.gov/iceci/enforcementactions/warningletters/2006/ucm076208.htm（最終アクセス日：2013 年 9 月 17 日）．
52　FDA, Warning Letter, Nestle Healthcare Nutrition (December 3, 2009), http://www.fda.gov/iceci/enforcementactions/ warningletters/2009/ucm194121.htm（最終アクセス日：2013 年 9 月 17 日）．
53　FDA, Warning Letter, Pan American Laboratories, Inc. (November 20, 2009), http://www.fda.gov/iceci/enforcementactions/ warningletters/2009/ucm191841.htm（最終アクセス日：2013 年 9 月 17 日）．
54　Gregory Stephens, *Convergence of the Health Practitioner Channel & Medical Foods*, Nutraceuticals World (June 3, 2013), http://www.nutraceuticalsworld.com/issues/2013-06/view_columns/convergence- of-the-health-practitioner-channel-medical-foods/（最終アクセス日：2013 年 9 月 17 日）．
55　Dilip Ghosh, *Medical Foods: Opportunities In An Emerging Market*, Nutraceuticals World (April 1, 2013), http://www.nutraceuticalsworld.com/issues/2013-04/view_features/medical-foods-opportunities-in-an-emerging-market/（最終アクセス日：2013 年 9 月 17 日）．
56　同上。
57　United Nations, *World Population Aging 1950-2050* (May 23, 2013), http://www.un.org/esa/ population/publications/worldageing19502050/pdf/62executivesummary_english.pdf（最終アクセス日：2013 年 9 月 17 日）．
58　D.A. Etzioni, J.H. Liu, M.A. Maggard & C.Y. Ko, *The Aging Population and Its Impact on the Surgery Workforce*, 238 Annals of Surgery 170 (2003).
59　I. Siro, E. Kapolna, B. Kapolna & A. Lugasi, *Functional Food Product Development, Marketing and Consumer Acceptance: A Review*, 51 Appetite 456 (2008).
60　Rebecca Pullon, *An Introduction to the Medical Foods Industry, Healthcare Innovation Centre for Doctoral Training* (May 24, 2013), http://www.colleripmanagement.com/downloads/Medical%20Foods%20Report.pdf（最終アクセス日：2013 年 9 月 17 日）を参照。

第12章

カナダの自然健康製品に関するレギュレーションと最新の政策イニシアティブ

Current Canadian Regulatory Initiatives and Policies for Natural Health Products (Dietary Supplements)

ジョン・R・ハリソン[*], アール・R・ネストマン[†]

[*]JRH 毒性学コンサルティング　メトカーフ，オンタリオ州，カナダ

[†]健康科学コンサルティング　ミシサガ，オンタリオ州，カナダ

John R. Harrison[*], Earle R. Nestmann[†]

[*] JRH Toxicology, Metcalfe, Ontario, Canada

[†] Health Science Consultants Inc., Mississauga, Ontario, Canada

12.1　はじめに

　米国では、一般にビタミン、ミネラル、ハーブを含む製品がダイエタリーサプリメントとして認識されているが、カナダでは、これらの製品は自然健康製品（natural health product: NHP）と呼ばれ、食品医薬品法の中で独立の項目として規定されている。NHP 規則では、NHP に特有の性質や特性が考慮されており、2004 年以来、カナダ保健省は、6 万 1,000 種以上の NHP のカナダ国内での販売（2013 年 2 月 27 日現在）と、これらの製品の 1,250 ヶ所における製造に対して許可を与えている。私たちは以前 NHP 規則に関して解説しており[1]、その後、自然健康製品管理局（Natural Health Products Directorate: NHPD）[訳注1]が直面している新たな問題について中間報告を行った[2]。本章では、その続きとして、NHPD 主導による重要な展開について最新情報をまとめるとともに、NHP の申請に係る最新の統計データを示す。

　グローバル・インダストリー・アナリスト社によると、機能性食品と機能性飲料の世界市場は 2015 年までに 1,300 億ドル（約 13 兆円、1 ドル＝100 円）を上回ると予想されて

訳注1　2014 年に、自然健康製品・非処方せん薬管理局（Natural and Non-prescription Health Products Directorate: NNHPD）に改称された。

おり、カナダの機能性食品とNHP業界は、その世界的な革新と成長に大きく貢献している。カナダには主に機能性食品とNHPを扱う会社が680社以上あり、その売上げは37億ドル（約3,700億円）である[3]。NHPのみを扱う会社の売上げは、すべての分野を合わせて25億ドル（約2,500億円）であり、そのうちNHPの販売とサービスの占める割合は68%である[4]。

12.2　NHPとは何か？

　NHPは、カナダでレギュレーションの対象となっている健康製品群について用いられる用語で、以下のものを含む。

- ビタミンとミネラルサプリメント
- ハーブとその他の植物由来の健康製品
- 伝統的中国薬等の伝統薬
- ホメオパシー医療薬
- プロバイオティクスと酵素
- 練り歯磨き等の一部のパーソナルケア製品で、天然成分を配合しているもの

　NHPは、2004年1月1日に施行されたNHP規則により規制されている。NHP規則が施行されるや否や、予期されたとおり膨大な数の申請が殺到し、何万という未処理の申請が生じた。カナダ保健省は、効率的な申請処理のために積極的に申請の手続きを改善し、2013年2月までに未処理申請を解消するとの目標を公表した。

　2012年にカナダ保健省は、NHP規則の新たなアプローチと現代化—NHP業界の革新と成長のみならず、製品の安全性と消費者アクセスをともに確保できるようバランスをとること—について方針を発表した[5]。言い換えれば、NHPDは、消費者が多くの安全なNHPを利用できるようにする一方で、官僚的な形式主義を改める方向に向かいつつある。

　2012年5月以降、カナダ保健省は利害関係者との協議を開始し、業界向けガイダンスの改訂に着手した。また、同年秋に向けてすべての利害関係者のために多くの公開会議を開催し、2012年晩秋には巡回会議（road show meeting）を開催した。文書、調査、会議で利害関係者から提供された情報・意見は、すべて2012年末までに改訂ガイダンスに適切に反映される（ただし、遵守等のルールをどうするかについては、今後さらなる情報収集が予定されていることから除外された）。このすべてのイニシアティブの特徴として、熟慮された計画、良好なコミュニケーション、NHP業界からの慎重な意見聴取が挙げられる。利害関係者との密接なコミュニケーションと彼らからの慎重な意見聴取は、NHPDと、1999年にNHP規則の整備と草案に着手したその前身の部局の顕著な特徴である。

　2011年、カナダ保健省は、NHPに関する消費者の最新の認知度、姿勢、知識と行動を評価するための調査[6]をIpsos-Reid社に委託した。その結果、2005年に同社が行った調査と比較して、NHP利用率は安定していた（71%から73%へ）が、使用頻度には変化が

みられ、日常的に使用している人が減り（38％から32％へ）、特定の季節のみに利用する人が以前より増えた（37％から41％へ）。

ビタミンとミネラルは、2005年と比較すると利用が減少している（57％から53％へ）ものの、依然としてカナダ人が最もよく利用するNHPである。2005年と比較すると、利用されているNHPにいくつかの変化がみられた。なかでも注目すべき点は、必須脂肪酸オメガ3（3％から18％へ）、ハーブティー（0から11％へ）の使用者が有意に増加したことであるが、一方で、エキナセアの利用は大幅に落ち込んだ（15％から7％へ）。ケベック市の住民は例外で、エキナセアの利用は比較的高いままである[6]。

質問への回答から、かなりの割合のカナダ人はNHPの安全性と品質に大いに疑問を持っていることが示されている。10人中4人（39％）がNHPの安全性に懸念を示しており、3分の1（34％）が「NHPの利用は害を及ぼす可能性がある」という意見に同意し、10人中4人（42％）はNHPの品質に疑問を呈し、3分の1（32％）がNHPのラベルに記載されている情報を信用しないと述べている。NHPは自然物質を原料としているので安全であるという国民感情は前回の調査と比較して低下し、この意見に同意する人は2005年の52％から42％に減少している。さらに、「NHPは自然物質を原料として製造されているので、利用に伴うリスクはない」という意見に同意するのはわずか5人中1人である[6]。

12.3 NHPDのレギュレーションに関する最新の統計データ：数値が意味するものとは？

カナダ保健省に属するNHPDは、カナダ国内で販売されるNHPの所管官庁であり、企業からの申請状況に関して四半期報告書を作成する。報告書の目的は、NHPDが受理し処理した、製品許可申請、製造許可申請、治験申請に関する統計データを公表することである。全般的に、NHPDはこの数年、以前より効率よく作業を行っているが、その理由の1つは、組織がこの複雑なレギュレーション領域においてより多くの経験を積んで理解を深め、成熟してきているためである。

製品許可申請（product license application: PLA）に関連した最初の統計データは、NHPDが2004年1月1日から2012年12月31日までに7万3,669件の申請を受理したというものである。そのうち、7万78件（95％）のPLAの処理が終了した。そのうち、製品許可が交付されたのは4万1,255件で、製品数としては5万9,382件である。残りの処理済み分は、NHPDにより却下されたものか、申請者が取り下げたものである。これまでに、合計で2,045企業が製品許可を取得した[7]。

NHPDは処理の遅れを取り戻すため、2010年にPLAに特別な区分を設けた。NHP未処理製品許可申請規則（unprocessed product license applications regulation: UPLAR）は2010年8月4日に設けられ、その日から30ヶ月後の2013年2月4日に廃止されたものだが、この規則により、一定の要件を満たすNHPについて合法的に販売が許可され、カナダ保健省から免除番号が発行された。その要件を満たすためには、製品の完全なPLAが提出済みで、取り下げていないこと、最終的な判断についてカナダ保健省が検討中であること、

また、一定のリスク基準に該当しないことが必要とされた。

UPLAR 前 PLA とは、2010 年 8 月 5 日に UPLAR が施行される前に受理され、施行日時点でまだ審査が終了していない PLA のことをいう。UPLAR 前 PLA の中には、2010 年 8 月 5 日までに受理されて、その日までに処理が完了していなかった 1 万 885 件の PLA と修正申請が含まれるが、このうち 1 万 271 件（94％）の処理が 2012 年 12 月 31 日までに完了した。NHPD は、残り 614 件の申請について、2013 年 2 月に UPLAR が廃止される前に処理を完了させると確約した[7]。2013 年 2 月 27 日の段階で、処理が完了した UPLAR 前 PLA の割合は 99.8％である。

UPLAR 後 PLA とは、2010 年 8 月 5 日以降に受理された PLA である。これらの PLA は、NHP の PLA について提出方法の概要を示した NHPD 申請管理方針に設定された達成目標の対象となる。当該方針では、申請の審査過程前と審査期間中における申請者の責任と申請者に期待されることについても概説され、また、すべての種類の PLA の管理に関する達成目標案も示されている。

2010 年 8 月 5 日以降に受理された 2 万 3,138 件の申請と修正申請のうち、46％が NHPD によって事前に取得されている情報（pre-cleared information、審査目標 60 日間）に一致し、残りの 54％が完全な評価（審査目標 180 日間）を要した。2012 年 12 月 31 日までの第 3 四半期中の NHPD の達成結果は、30 日間の初期評価分が 95％、60 日間の事前取得情報との一致分が 99％、180 日間の完全評価分が 62％であった[7]。この 3 つの製品区分に関しての詳しい情報は 12.5（1）を参照のこと。

NHPD は 2004 年 1 月 1 日から 2012 年 12 月 31 日の間に、製造許可申請（site license application: SLA）を 2,027 件受理した。このうち、1,386 件の製造許可の交付を含む、2016 件（99％）の SLA の処理が完了した。残りの SLA は、NHPD により却下されたものか、申請者が取り下げたものである。交付済みの製造許可のうち、全部で 2,773 件の製造許可の更新申請があり、すべての製造許可の更新のうち、98％が終了している。2012 年 4 月 1 日から 2012 年 12 月 31 日の第 3 四半期で、NHPD は SLA 20 件と製造許可の更新 128 件を受理し、SLA 36 件と製造許可の更新 134 件の審査を終了した[7]。

2004 年 1 月 1 日から 2012 年 12 月 31 日の期間に、NHPD は 405 件の治験申請（clinical trial application: CTA）を受理した。このうち、認可した 340 件を含む、398 件（98％）の CTA の処理が完了した。完了した残りの申請は、NHPD により却下されたものか、申請者が取り下げたものである。認可を得るために 364 件の修正申請がなされ、そのうち、98％の処理が完了している。2012 年 12 月 31 日までの第 3 四半期中、NHPD は CTA 8 件と修正申請 1 件を受理し、CTA 9 件の処理を終了したが、修正申請の処理が終了したものは 0 件であった[7]。

12.4　市販 NHP の整理：食品への移行プロセス

近年ますます多くの NHP 原材料を含む食品が市場へ参入するにつれ、誤って NHP として市販されている食品を巡って混乱が生じていることを、カナダ保健省は認識していた。

これらの派生製品にはNHP寄りのものから食品寄りのものまであり、ニュートラシューティカルあるいは機能性食品と呼ばれることもある。さらに事態を複雑にしているのは、NHPを食品と考えている人がいることである。

　2010年5月以来、カナダ保健省は製造業者と協力し、市場の混乱を最低限に抑えつつ、食品にもかかわらずNHPとして市販されていた製品を支障なく食品レギュレーションの枠組みに移行させようと努めてきた。まず、2011年10月に、カフェイン含有エナジードリンクを食品の枠組みに移行させる意向を明らかにした[8]。2012年4月には、2011年の時点ではNHPとして市販されていた別の食品カテゴリーについても、食品の枠組みへ移行させ始めた。カナダ保健省は、2012年12月までの移行完了を目指しているとした。

　この移行の目的は、食品に見える製品は確実に食品として利用・規制されるようにすることである。これらの食品に、栄養情報と表示義務事項が整合性をもって記載されていることにより、カナダ人はより十分な情報に基づいて選択できるようになる。食品業界にとっては、この移行により、公平性が保たれ、形式主義が排除され、また、継続的な革新の支援にもつながるだろう[9]。

　食品としての資格があるがNHPとして販売されている製品を食品の枠組みへ移行させるにあたっては、暫定的な許可状が発行された。製造業者は、今後食品のレギュレーションを満たすために必要なデータを収集し、カナダ保健省に提出するように求められている（食品医薬品法B.01.054条）。また、暫定的な許可状に定められた下記の追加要件にも従う必要がある。

- 製造業者とカナダ保健省の両者が合意したプロトコールに沿って、調査を実施すること
- カナダ保健省が必要と判断した場合、製品の事故に関するデータを収集、報告すること
- 要請があれば、製品を回収すること

12.5　NHPレギュレーションの「新たな取り組み」

　制定当初からカナダのNHP規則は、NHPあるいは米国や世界の他の地域でダイエタリーサプリメントと呼ばれているものを規制する上で、新たな革新的モデルとなるものと考えられてきた[1]。近年、NHPDは、さらに新たな取り組みを展開している。

　NHPDの業務方法の改善は、概ね十分に検討され、優れていると思われる。そのような改善の一部は、レギュレーションの経験や、2004年にNHP規則が施行されて以来多くの利害関係者から寄せられた情報・意見に基づくものであり、さらには、2000年に保健大臣に提出された枠組み移行チームの最終報告書と、それを作成するために1999年から利害関係者の膨大な情報を得て行われた大規模な作業によるものである。

　あらゆる方面から寄せられた多くの新しい考えや取り組み、利害関係者との協議内容や利害関係者からの情報・意見は、NHPレギュレーションの新たな取り組みを進めるため、

NHPDによって慎重に検討され、利用されてきた[5]。NHP規則の基本的な枠組みと当時の同規則のもとでの方針と実践については、以前のレビュー[2]で詳しく説明した。

カナダ保健省による、より効率的で柔軟なレギュレーションを整備するための作業は、NHPD主導で行われた。NHPDは2012年6月以前と2012年6月に利害関係者との会議や協議を行い、消費者に対して製品の安全性を担保するという重要な責任を果たしつつ、製品へのアクセスを容易にするという目標に取り組むことを文書で公表した。UPLARについては、2013年2月に廃止することが目標とされた。新たな取り組みの実施により、レギュレーションの手段としてUPLARがもはや必要でないことは明らかである。NHPDは業界からの申請処理の遅れを順調に解消しつつある。新しい取り組みにより、カナダには、NHP製品を効率的に許可する上で、予測可能かつ比較的安定したレギュレーション環境が整ったといえるだろう。

新しい取り組みの概要は、次の5大要素から成っている。すなわち、リスクベースでのNHPの3分類システム、NHP許可の要件と手続き、製造許可の改正、NHPの品質に関する指導要領の改訂、NHP規則の継時的な遵守推進である[5]。これらについては、以下でより詳細に解説する。

(1) 3クラスシステム

NHPの3クラスシステムは、リスクに基づいたものである。安全性について多くの知見があって、それが確かな製品は最短時間で検討され、一方、複雑な申請はより詳細な評価の対象となる。この3分類は、NHPDが長年評価してきたNHPの成分、クレーム、組み合わせ（combination）に関する知見を基盤としたものである。このNHPの3クラスシステム全体の目的は、NHP申請の審査プロセスを迅速化することである。

1) クラス1

クラス1は、NHPDが最も確実性（certainty）（すなわち、その製品についてどのくらい知られているか）が高いと考えている製品であり、NHP全体の75％を占め、過去にNHPDによって判断された事前の情報に裏づけられている。この分類に含まれるのは、ビタミン、ミネラル、さまざまなハーブ製品等である。NHPDは、NHPのモノグラフ概要（compendium of monograph）を整備するにあたって、特定のNHPのモノグラフを作成するために何年も要した。過去1年間に、数百種の成分に対応する30の新たなモノグラフが事前の情報に基づいて追加され、モノグラフ概要を用いたNHP審査システムに加えられた。現在のこの分類の審査目標期間は60日間であるが、新たな目標案では10日間である。

2) クラス2

クラス2は確実性が中程度のもので、NHP製品の20〜24％がこの分類に属しており、少なくとも1つ以上のクレームないし（and/or）成分が事前の情報に裏づけられている。

クラス2の例として、許可済み製品に新しいクレームを追加したものが挙げられる。現在、この分類の審査目標期間は180日間であるが、新たな目標案では30日間である。

3) クラス3

クラス3は確実性が一番低いもので、NHP製品の1〜5％がこの分類に属しており、事前の情報に裏づけられた成分やクレームはない。例として、関節リウマチの予防に役立つというクレームを標ぼうする新しい製品が挙げられる。審査の上では、臨床試験によるエビデンスがあり、市販前に完全な評価を受けることが必要である。企業は、審査期間の短縮のために、当該NHPのクレームを事前の情報に対応するものに修正する場合もある。現在、この分類の審査目標期間は180日間であるが、新たな目標案でも180日間のままである。

以上のように、NHPの分類システムにおいて重要なのは、そのNHPのリスクの特性である。あるNHPに関する健康情報を評価する際、カナダ保健省はその製品固有のリスクを検討する必要があり、その中には、毒性や確実性の度合い、あるいはNHPDがその製品に精通している度合いが含まれる。たとえば、エフェドリンは重篤な有害反応（adverse reaction）を引き起こす可能性があり、高リスク特性を有するが、NHPDのモノグラフと、長年かけてNHPDが実証し、熟知している確実性の高いリスク緩和戦略があれば、そのようなNHPは審査期間10日間のクラス1にも分類できるかもしれない。

(2) ガイダンス文書2012

新たな取り組みの5要素の2つ目は、NHPを許可するための要件や手続きを定めた文書の作成であり、90日間にわたる意見公募期間を経てNHPDにより作成された。公募期間は2012年8月21日に終了し、2012年12月末に指導要領として最終文書化され、ガイダンス（guidance）となった。このガイダンスは、（1）リスクに基づいたエビデンス要件、（2）一般的ヘルスクレームに関するアネックス（annex）、（3）組み合わせ成分（治療量以下の成分 subtherapeutic ingredient）に関するアネックス、の3つのサブセクションで構成されている。

1) リスクに基づいたエビデンス要件

第1のサブセクションで述べられているのは、前述のように、消費者に対するNHPのリスクを高、中、低とレベル分けして適切に管理することである。

2) 一般的ヘルスクレームに関するアネックス

第2のサブセクションである一般的ヘルスクレームに関するアネックスの目的は、ヘルスクレームに段階をつけることと、製品の効果に関する透明性をより高めることで消費者の信頼を向上させ、リスクの低いNHPへのアクセスを容易にすることといえるだろう。一般的ヘルスクレームの原則は、NHPの使用目的は健康維持か、自然治癒性あるいはほ

とんど気にならない症状のためであること、ないし（and/or）NHP が効果を示さなかった場合でもほとんどあるいはまったく害を及ぼさないことである。健康維持のための一般的ヘルスクレームの分類は、最高水準の科学的エビデンスのある製品の成分や構成要素をベースにした必須栄養素のためのものである。一例として、「イチゴエキスは健康維持のためのビタミン C を含んでいる」が挙げられる。臨床的に立証された効果のある構成要素をベースにして具体的なクレームを作ることが可能であり、その 1 つの例として、「タラの肝油はビタミン A の供給源であり、免疫機能維持に役立つ」がある。たとえば「消化酵素源」あるいは「プロバイオティック源」のように、微生物を製品の構成要素「源」（source）と表示する場合、これらの表示は、健康上の効果を暗示しない範囲において（あるいは、その生物がアッセイあるいはインプットで計測される範囲において）、ヘルスクレームに関するアネックスの対象と判断されうるだろう。クレームが他の療法と組み合わせて用いた際の効果に関するものである場合は、この分類ではなく、他の療法や構成要素と組み合わせた場合の有効性を臨床的なエビデンスとして示さなければならない。例としては、「適切な運動とカロリーを抑えた食事とを組み合わせた場合、体重維持に役立つ」がある。

臨床的にインパクトの少ない症状の緩和・解消やリスク軽減のための一般的ヘルスクレームの分類もある。これらの症状は、自己診断や自己治療が可能な、あるいは自己消散するもので、消費者は製品が有効かどうか簡単に見極めることができる。これらのクレームに対する判断は、強いエビデンス、複数の弱いエビデンスから成る総合性（totality）、またはエビデンスの傾向（trend）に基づく。NHPD が受けつけるその他の一般的ヘルスクレームとしては、「アロマセラピーで用いられる」（2 冊のアロマセラピー教本に基づく等）、「ハーブ療法で用いられる」（2 つの参考文献に基づく等）、あるいは伝統的な製品（元となる処方または製造者もしくは施術者の処方からの修正）という表記がある。一方、高水準のクレーム（糖尿病症状の治療に使われる等）には、2 つの第 III 相あるいは第 IV 相臨床試験といった高水準のエビデンスが求められる。低水準のクレーム（喉の痛みを和らげる等）には、査読付きの叙述的レビュー論文のような低水準のエビデンスで十分であろう。

3）組み合わせ成分に関するアネックス

NHP を許可するための要件と手続きに関するガイダンスの第 3 のサブセクションは、組み合わせ成分に関するアネックスである。NHPD は、以下を満たす場合に NHP 規則別表 1 に記載されている物質の併用を認めている。

- 緩和不可能な健康上のリスクの増加（付加的なリスク、過剰投与、バイオアベイラビリティの変化、薬理活性等）がないこと。
- 組み合わせ製品の作用が低下しないこと（拮抗作用等）。
- 推奨使用条件に矛盾がないこと（相反するクレーム、使用期間、リスク情報等）。

治療量以下の成分については、薬効成分に適切な硬度や剤型を与えるために添加されて

いる場合、非薬効成分の定義に従って非薬用と記載されるべきである。付加的な効果が立証できない場合や、非薬効成分の定義を満たさない場合は、治療量以下の当該成分は薬用として記載される必要がある。現在、NHPDは治療量以下の成分に関する方針を検討中である。

(3) 製造許可

　新たな取り組みの5大要素の3番目は、製造許可に関するものである。製造許可制は2012年の利害関係者との協議において重要な課題とされ、いかに製品の品質を保証するかという観点から協議された。利害関係者には、このコンセプトの主要な要素へのフィードバックが求められた。カナダ保健省から付与される製造許可は、NHPの製造、包装、表示および販売目的の輸入のために必要である。製造許可を取得するために、企業は、建物、設備、手順等が、NHP規則に示されている適正製造規範（Good Manufacturing Practice: GMP）に準拠していることを示す品質保証報告書を提出する必要がある。現行の製造許可制では、企業の品質保証担当者が関連書類と具体的な情報をカナダ保健省に提出して、GMPを遵守していることを立証する。製造許可の新しいモデル案には2つの主な特徴があり、1つ目は重大な違反が明らかになった企業には立入検査が実施されることで、2つ目は輸出行為と販売行為に関する「認定証」取得のために公認の第三者による任意の立入検査を実施することである。

　現在、他の健康製品や食品と異なり、NHPについてGMPの遵守を確認するための立ち入り検査はない。製造許可に関するリスクに基づく取り組み案（2011年）では、独立した第三者機関による品質保証について肯定的であるが、GMP関連のルール変更についてはあまり肯定的ではなく、中小企業におけるコスト増が懸念されている。

　NHPDは利害関係者の幅広い意見を受けて、「製造許可に関する新しい取り組み」パイロット版の構想に至った。NHPの企業は、引き続き書類ベースの評価を踏まえて製造許可の申請や更新をすることになるが、GMPの遵守を証明するために、現行のレギュレーションの範囲内で自発的に第三者による監査を受けることもできる。重大な不備が見つかった場合、カナダ保健省は企業に第三者による監査を受けるよう求めることもできる。このパイロット版の取り組みにより、独立した第三者機関によって品質保証された製品への需要が市場主導で創造される、国際市場への輸出可能性が高まる、許可更新までの期間を長くできる、次の更新時における手続を迅速化できる、といった利点が期待される。パイロット版に関する協議は2013年の2月あるいは3月にかけて行われ、その際にこのパイロット版が掲示された。また、パイロットへの着手は2013年の夏の終わり頃とされた。

(4) 品質

　NHPの品質もまた、NHPに関するレギュレーションを現代化する上での重要な要素で

ある。現在、NHPの品質に関する指導要領になっているガイダンスは、あまりに指示的（prescriptive）である一方、誰が何に対して責任を負うかが明確に示されていない。利害関係者は、現行のガイダンスには業界の経験や専門知識が生かされていないことを指摘していた。2012年に作成されたNHPの品質に関するガイダンスの改訂案には、製品、製造技術の進歩や現代的な知見に対応できるような柔軟性が取り入れられている。また、レギュレーションの形式的な手続きを削減し、国際機関との足並みも揃えている。この改訂案は、協議のために2012年11月30日まで90日間公表され、その間、利害関係者によって議論された。

　この改訂案には、許可を受けた者がNHPの品質担保に責任を持つと記載されている。また、提出する品質情報の完全性と正確性を担保するのは申請者の責任である。改訂案には、これまでの申請審査や利害関係者とのコミュニケーションから得られた経験も反映されており、現在のところ、利害関係者からは肯定的な反応が得られている。改訂案には、以下の多くの優れた点がある。

1. レギュレーションに関する業界の負担の軽減
2. 国際機関（世界保健機関（World Health Organization: WHO）等）との調和
3. 国内外の品質規格（米国薬局方等）の活用
4. 自らの製品に関して、業界や製造業者が豊富で高度な知識を有していると認めるものであること
5. 高品質なNHPの生産を保証するための判断や裁量を認めるものであること
6. 成分とNHPとでは求められる試験が大きく異なりうると示していること
7. 高品質のNHPの製造を保証しつつ、これら高品質のNHPの製造に関して同一の結果が得られるのであれば、業界が他の方法も採用できる旨を明確にしていること

　さらに、改訂案では、最終製品の検査にあまり重きが置かれず、GMPに基づく適切な品質管理システムの必要性がより重要視された。NHPDモノグラフの仕様の項を補足し、成分別要件、検査方法、許容限度に関しては、NHP成分データベースにある成分別情報を用いて補完した。改訂案の文脈の中には、製造許可に関する考え方の一部も示されている。申請者は、バッチに定められた仕様を確実に満たし、安定性の裏づけとなる品質保持期限を規定し、標準作業手順を策定して記録とサンプルを保管することによってGMPの遵守を立証する必要があり、高品質のNHPを確保するには、まず何よりも、有効な製造許可を所持することが最も重要であるということである。製造許可に関する今後の取り組みとしては、GMP遵守の証拠となる立入検査も想定されている。改訂案については、2012年11月30日に協議期間を終了した。NHPDは、2012年12月末までに利害関係者からのフィードバックを検討し、必要に応じて修正した上で、2013年3月までに最終版を公表することを目指している。

(5) NHP 規則の遵守に向けて

　新しい取り組みの最後の重要要素は、NHP 規則の遵守に向けた活動である。UPLAR が廃止された後、NHP 規則を遵守させる活動はリスクベースで続けられ、カナダ保健省は企業に対して責任に関する理解を促すために、NHP 規則遵守の推進活動を続ける予定である。最終的には、カナダ人が NHP を購入する際に、NHP に自然製品番号（natural product number）が付いていることの重要性がきちんと伝わることを目標としている。安全な製品を巡って市場を混乱させることなく移行期間に対応するために最適な方法については、利害関係者と協議される予定である。

　2009 年に NHPD のワークショップがカナダ全土で開催され、NHP プログラム助言委員会は、新しい方針の主要分野の整備のために、NHP 規則遵守と執行（Compliance & Enforcement: C&E）に関するワーキンググループを設置した。2010 年夏、C&E 政策とそのアネックスが公表され、2010 年秋までに、C&E 政策の施行に先立って 6 ヶ月の NHP 規則遵守推進期間を設定することとされた。2010 年冬に推進期間は延長され、2012 年 12 月の時点で推進期間は依然として継続中であった。NHP の UPLAR プログラムは 2013 年 2 月 4 日に廃止され、それ以降、UPLAR 下で免除番号が発行された NHP 用の C&E 政策のアネックスは適用されない。この時点以降も C&E 政策は引き続き有効であるが、NHP 規則が遵守されるまで一定程度の準備期間が必要である。NHPD は、2012 年秋に、利害関係者に対して、話し合いやワークショップを通じてこのスケジュールへフィードバックすることを求めている。UPLAR の廃止は、NHP に関して新たな、あるいは異なる取り組みを即時開始することを求めるものではない。NHPD の目標は、この NHP についての新たな取り組みにより、製品許可がより迅速で明確になることである。カナダ保健省は、予定通りにいけばすべての製品が有効な許可を有することになるよう、準備計画を立てている。準備期間は、企業が実務を調整するとともに、NHP 規則を遵守していない製品を段階的に減らしていけるように設けられている。NHPD の目標は、2013 年 2 月までに NHP 申請の遅れを解消し、その時点で UPLAR が必要でなくなるようにすることであった。NHPD は、NHP 製品を許可するための新しい手続きをすでに整備しており、製造許可の新たな取り組みは進行中である。全般的に見れば、NHP に関するこれらの新たな取り組みの目標は、NHP を許可するための、予測可能で安定的な新しい手法を実現させることである。NHP 規則遵守に向けた活動が成功するように、NHPD は、これまでも、そしてこれからも、利害関係者と積極的にかかわり、懸命にその意見に耳を傾けていくだろう。

　この新たな取り組みの重要な目標の 1 つは、安全な製品を巡る市場の混乱を回避することであるが、利害関係者の関与や意見を慎重にまとめることができれば、それが実現する可能性は高いだろう。この NHP 規則遵守への移行は 3 つの段階、すなわち推進、準備、実施から成る。

　NHPD による NHP 規則遵守の推進期間は、2013 年 3 月 1 日から 2013 年 12 月 1 日に予定された。この段階には 2 つの目標があり、1 つ目は NHP 規則の認知度を高めること、それにより、企業が同規則に関して理解し、遵守すべき事項を明確にすることである。2

つ目は、企業が許可のない製品の流通を段階的にとりやめる計画を立てることで、この後の段階の計画や準備にこの期間を使うことができる。また、輸入あるいは製造されたNHPにはすべて、輸入あるいは流通の前に許可を取得しておく必要があることを周知徹底するために、NHPDは、さまざまな伝達手段を用いて全利害関係者へ情報提供する予定である。この間、小売店レベルでは、許可のない製品の段階的な撤退を継続することとなる。

実施は2014年9月1日から始まり、それ以降将来的に続く[5]。この段階の目標は、期間内の移行完了と、すべての製品が市販前に許可を得るようにすることである。

12.6 ビジネスの促進とレギュレーションの効率化のために最近実施した変更

1. NHPDは、CTA審査業務の簡素化を目的としたパイロット計画を利害関係者に提示した。簡素化は段階を追って実施され、2012年8月1日以降、NHPDはセルフケアを目的とした使用が適切ではないNHPについては、CTA審査を行なわず、当該CTA審査は治療用製品局（Therapeutic Products Directorate）が担当する。申請や改訂申請はすべてNHPDに提出されるが、カナダ保健省内の適切な局に回付され、申請者には審査担当局が告知される[10]。
2. NHPDのモノグラフ概要に含まれるモノグラフが、NHPクレームに関する事前の情報となる。これらのモノグラフは引き続き作成されており、企業がその製品への許可を申請する際に参照することができる。2012年12月には、NHPDは、下記の新規モノグラフ案12件、改訂モノグラフ案3件[11]についてフィードバックを行った。
   (1) 新規：花のエッセンス、ジェモセラピー、リソセラピー、オリゴセラピー、植物起源オリゴセラピー、臓器セラピー、ホメオパシー、臓器セラピーとホメオパシー、加水分解コラーゲン、ウスベニタチアオイ（*Althaea officinalis*）の葉、ウスベニタチアオイ（*Althaea officinalis*）の根
   (2) 改訂：反対刺激剤、タンポポ（*Taraxacum officinale*）、タンポポ（*Taraxacum officinale*）汁
3. 2011年秋、保健大臣は、伝統中国医学（traditional Chinese medicine: TCM）に関する単一の窓口をカナダ保健省に設けるよう呼びかけ、これに応じて、2011年にTCM諮問委員会が設立された。同委員会の責務は、TCMに関連する目下の問題と今後の問題について助言を行うことであり、これには以下が含まれる。
   (1) カナダにおけるTCM製品の輸入、販売、使用
   (2) カナダにおけるTCMによる医療行為（ただし、本件は州の管轄である点に十分な配慮を行うものとする）
   (3) 新規のTCM[12]
4. NHPDは、業界向けに許可申請様式のユーザーマニュアル[13]を作成した。これは、使用される用語や、許可申請に含めるべき情報について説明するものである。申請

の種類別に申請要件や提出プロセスの概略も示されている。許可申請および許可取得後の変更申請用には、製品許可電子申請（electronic product license application: ePLA）様式が整備されている。申請者は、それぞれのワークステーション上でePLAを作成、保存・検索することが随時可能であり、ePLA様式の全項目を過誤なく記入するための情報もNHPDユーザーマニュアルに含まれている。様式からは、インターネット経由でNHP成分データベースに自動的にアクセスできるため、ドロップダウンのリストから医薬成分や非医薬成分を選択したり、関連情報を取得したりすることが可能である。

5. 2012年、カナダ保健省[14]はNHPオンラインソリューション（Natural Health Products Online Solution: NHPOLS）の第3版を発行した。これは、同省NHPDと電子的にコミュニケーションを取る方法に関する情報を提供する文書であり、NHPDと申請者間の機密情報を電子的に伝達するための端末間プロセスの提供を主な目的としている。NHPOLS経由で入手可能な電子的ツールを用いれば、企業の申請者は、効率的かつ安全に費用対効果良く申請書をNHPDに提出し、電子的にNHPDとコミュニケーションを取ることができる。メリットとしては、迅速で費用対効果の良いコミュニケーション、申請書記入ミスの削減、受理確認や文書追跡の実現が挙げられる。両者のやり取りは電子的なPDFファイルを介して行われ、紙の削減にもつながる。

12.7　NHPをめぐる国際関係：相互承認協定

相互承認協定（mutual recognition agreement: MRA）とは、文字通り、二国間貿易を促進するための協定である。MRAは、たとえばカナダの輸入業者と米国の製造業者、米国の輸入業者とカナダの製造業者間の取引に資することが理想であろう。しかし、NHPを含むセルフケア製品に関しては、取引を促進するMRAが必ずしも締結されていない。実際、カナダと米国間には、NHPに関するMRAが締結されていないのである。

企業がNHP等の健康製品を米国からカナダに輸入しようとする場合を考えてみよう。残念ながら、健康リスクが小さい製品に関してさえも両国間のレギュレーションの相違が多数存在し、消費者やNHP会社がこのような製品をカナダに輸入しようとする際の貿易障壁となってしまう。食品医薬品法下のNHP規則は、類似の米国製品との調和が図られておらず、カナダに輸入しようとする製品の種類によっては多数の障壁が存在する。消費者には選択の自由が与えられず、企業には、カナダの消費者に対し、このような選択の自由を提供する機会が与えられない。MRAは、貿易促進、規則調和を目的とするツールとして有用なものであり、特定分野のMRAの整備にはいくつかのステップがある。その第一歩としてNHPDは、オーストラリア、中国、フランス、ドイツ、香港、インド、米国、英国、EUといった、NHP分野におけるカナダの主要な取引相手国の法制度を調査し、カナダのNHP規則と比較検討した[15]。

レギュレーション枠組みを比較した結果、オーストラリアなど一部の国は、カナダと非常に類似していることが判明した。他方、中国は、主として一種類のNHP、つまり中国

ハーブ薬のみを輸出している。欧州の貿易相手国においては、NHP は医薬品または医療用品として分類されることになるが、規制上、医薬品として取り扱われている。ドイツはレギュレーションが最も厳しく、ドイツ名を持つハーブ製品を除き、NHP は処方せん薬として薬局でのみ購入することができる。カナダ最大の貿易相手国である米国は、NHP の一部を食品成分として分類しており、輸入品の販売には国の許可が必要とされる。一部の NHP は非処方せん薬またはホメオパシー薬として米国 FDA の管理下にあり、医薬品として分類されている。過去数年間、米国のこの分野のレギュレーションは厳格化される方向にある[15]。

　NHPD は現在、NHP に関する国際的なレギュレーションにおいて、政策調査ニーズの優先順位づけを検討中である。優先分野は主として2つあり、カナダで製造・販売される製品の安全性と、貿易を促進するプロセスについてである。貿易促進の大きな目的は、貿易相手国との調和を促進する方法・手段を追求し、MRA を締結することにある[15]。

　カナダ保健省は現在、オーストラリア、フランス、スウェーデン、スイス、英国と GMP 等に関する覚書を交わしている。この覚書では、上記5ヶ国のいずれかの当局からの公式検査報告書があれば、NHP 規則第3章に定める GMP の要件と同等の基準に沿って、医薬品や NHP を製造、包装、表示、ないし（and/or）検査されているとみなす旨が定められている。

　貿易と NHP 規則における健康リスクについては、次のとおりである。カナダ食品医薬品法による NHP や食品の規則に関してカナダ保健省が用いる指導原則の1つに、健康や安全を守るためのリスクに基づいた取り組みがある。ここでは、低リスク製品に必要な要件は高リスク製品よりも少なく、また、NHPD は、近年の NHP レギュレーションに関する取り組みの最適化に関連した情報分析から判明したとおり、低リスク NHP が多数存在することを認めている。カナダ当局は求めるが米国当局は求めない情報があれば、健康リスクの低い製品をカナダに輸入する際の障壁となる。このような問題の解決に関してカナダ保健省にはいくつかの選択肢がある。

　この分野の市場は数十億ドル（約数千億円）規模に達するにもかかわらず、米国当局は MRA の締結に消極的であるようであり、カナダも本件を優先課題としているようには思われない。両政府は互いに新たな取り組みや政策イニシアティブを整備することもできよう。カナダの利害関係者調査を行って、健康リスクの低い製品が販売されれば消費者や業界にどのようなメリットがあるのか、考えをまとめ、検討することもできよう。この問題に関して政府間協力が実現するならば、計画や優先事項が定められ、さらにはパイロットプロジェクトが実施されるなど、徐々に法制度に関する相互信頼が高まり、やがては NHP に関する MRA 締結を目指すことになるだろう。

12.8 NHP販売後のレギュレーション

(1) 有害反応報告

　NHPの許可条件の1つ（NHP規則24条）に、当該製品またはその成分に起因する重篤な有害反応のカナダ保健省への報告という要件がある。製品の許可を受けた者は、国内において重篤な有害反応が発生した場合、および国外において予期せざる重篤な有害反応が発生した場合、その事実を知った日から15日以内にNHPDに報告しなければならない。さらに、カナダ国内で発生した非重篤および重篤な有害反応すべて、および国外で発生した予期せざる重篤な有害反応すべてにつき、批判的分析を含む概略報告を作成して保管しなければならない。本報告は年次ベースで作成するものとするが、カナダ保健省からの要求がある場合、30日以内に中間報告または年次報告を提出しなければならない。

　業界（製品許可を受けた者）からの必須報告に加え、消費者や医療専門家（医師、自然療法医、看護師、歯科医師、薬剤師等）も有害反応が疑われる場合は報告することを推奨されている。「自発的有害反応モニタリングプログラムおよびデータベース」はカナダ保健省が1965年に開発したもので、医薬品やその他の健康製品に対する反応と考えうる有害反応を、文書、ファックスまたは電話で報告することができる。さらに2005年、カナダ保健省は、有害反応報告をさらに促進すべくMedEffect Canadaウェブサイト（www.healthcanada.gc.ca/medeffect、フランス語版はwww.santecanada.gc.ca/medeffet）を立ち上げ、オンラインでの報告も可能とした。MedEffect Canadaウェブサイトは、助言、警告、回収、カナダ有害反応ニュースレターの最新号とバックナンバー、研修センターのプログラム、審査基準や指導文書、利害関係者協議の概略、専門家諮問委員会の活動報告、MedEffectの電子通知、報告書やその他出版物など、各種情報も提供している[16]。カナダ保健省の作成する有用な文書は、この他にも「業界向けガイダンス：市販健康製品の有害反応の報告」[7]や「NHPの有害反応報告」[18]などがある。

　有害反応報告のモニタリングや対応措置の要否決定などの活動については、次で述べる。

(2) 市販後調査

　NHP規則を管轄する機関として、カナダ保健省内にはNHPD以外にも市販後健康製品局（Marketed Health Products Directorate: MHPD）と称する機関があり、(1) 製品の市販後調査、(2) リスクコミュニケーション、(3) 広告宣伝の監督を扱っている。

　まず、MHPDは、カナダ警戒プログラム（Canada Vigilance Program）に提出された有害反応報告をモニターする。当該報告は、消費者や医療関係者、あるいはレギュレーションの一環として製造業者から提出されるものである。また、他国のレギュレーション当局の活動を監視し、こうした報告から、その情報の重要度を判断することもMHPDの任務である。たとえば、報告はランダムなものなのか、それとも特定の製品や成分に関して一定

の傾向がみられるのか等である。有害反応報告は実際に起きているものよりも少ないことが知られていることをふまえ、MHPDは有害反応報告を促進するための教育活動やアウトリーチ（outreach）活動も実施する。最近の論文[19]の中で、NHPの有害反応を評価する際の問題点や機会について詳しく説明されている。

　有害反応について継続的に検討するためには、追加情報や、必要に応じて分析用の製品サンプルを必要とする場合が多い。特に、有害反応が疑われる事象が化学的不純物や微生物によって製品が汚染されたために起きた可能性があるか否かの判断は重要である。また、NHPに添加することが認められていない薬剤成分など、何らかの混入がなされていないかの確認も重要である。その他、不正表示、ハーブ成分の誤認、不適切な用量、不適切な使用、他の医薬品やNHPとの相互作用なども考えられる。市販後活動がブラックコホシュ（Black cohosh）などのNHPの安全性問題に与えうる影響に関しては、カナダ保健省が詳細[20]を発表している。

　このような調査は、一貫性のある情報や決定的な情報が得られない場合、不完全であったり曖昧なものにとどまってしまったりすることが考えられる。場合によっては、製品自体が安全ではないと判断され、回収、警告、助言、報道発表など、MedEffect Canadaウェブサイトに記載されているようなレギュレーション措置が取られることもあろう。カナダ保健省は、新しい取り組みが始まっても、NHP規則に定められた製造業者の重篤有害反応報告義務は不変であるとしている。製品の安全性モニタリングは、新しいレギュレーションの枠組みにおいても従来と同様である。

12.9　結論

　NHP（または米国でいうダイエタリーサプリメント）に関するカナダのレギュレーションおよび政策イニシアティブは大きく変化しつつあるが、引き続きNHPDは、安全かつ有効で、GMPに従って製造されたセルフケア製品について、消費者にインフォームド・チョイスの機会を提供することを主要な目標としている。現在、カナダにはNHPに分類される製品が5万5,000品目以上存在している。NHPのレギュレーションを現代化する新たな取り組みは、大規模な利害関係者協議を経て進展中であり、完成の最終段階に差し掛かりつつある[21,22]。NHPレギュレーションの現代化は、主として以下の5大要素から成る。

1. リスクベースでのNHPの3分類システム
2. NHP許可の要件と手続き
3. 製造許可の改正
4. NHPの品質に関する指導要領の改訂
5. NHP規則の継時的な遵守推進

　主要な最適化プロセスの中で、NHP規則の継時的な遵守推進は未完了である。レギュレーションの現代化に向けた新たな取り組みによる全般的な移行に加え、カフェイン含有

エナジードリンクなど一部の製品を NHP から食品のレギュレーション区分に移行させる作業が同時に進行していたが、これは 2012 年 12 月までに完了している。NHPD は、業界との意思疎通を効率化、現代化すべく、ビジネス・審査手続きを容易にするための多数の優れた改革に着手している。NHPD にとっていまだ問題の残る分野として、国家間の貿易を促進するための協定である MRA の締結がある。残念ながら NHP やダイエタリーサプリメントに関しては、カナダと米国間に MRA が締結されていない。最後に、カナダ保健省が実施する市販後活動は、カナダの消費者が入手可能な NHP に関する安全性の問題を発見して評価するために、今後も引き続き重要な業務である。

文献

1) Nestmann ER, Harwood M, Martyres S. An innovative model for regulating supplement products: Natural health products in Canada. *Toxicology* 2006; 221(1): 50–8.
2) Martyres S, Harwood M, Nestmann ER. Emerging policies and practices under the Canadian Natural Health Product Regulations. In: Bagchi D, editor. *Nutraceutical and Functional Food Regulations in the United States and Around the World*. (Food Science and Technology International Series). New York (NY)/Toronto (ON): Elsevier; 2008. p. 159–72.
3) Foreign Affairs and International Trade. Invest in canada. functional foods and natural health products: canada's competitive advantages. http://investincanada.gc.ca/download/1607.pdf; 2012.
4) Statistics Canada. Results from the functional food and natural health products survey. http://www.statcan.gc.ca/pub/88f0006x/88f0006x2009001-eng.pdf; 2009.
5) Health Canada. A new approach to natural health products. http://www.hc-sc.gc.ca/dhp-mps/prodnatur/nhp-new-nouvelle-psn-eng.php; 2012.
6) Health Canada. Natural Health Products. Ipsos-Reid Survey. http://www.hc-sc.gc.ca/dhp-mps/prodnatur/index-eng.php; 2012.
7) Health Canada. Status of applications quarterly report: Quarter 3 (October 1, 2012 to December 31, 2012). http://www.hc-sc.gc.ca/dhp-mps/prodnatur/report-rapport/index-eng.php; 2013.
8) Health Canada. Health Canada's Proposed Management Approach in Response to the Expert Panel on Caffeinated Energy Drinks. http://www.hc-sc.gc.ca/fn-an/securit/addit/caf/ced-response-bec-eng.php; 2011.
9) Health Canada. Transition process for foods marketed as Natural Health Products. http://www.hc-sc.gc.ca/fn-an/prodnatur/transit-process-food-aliment-eng.php; 2011.
10) Health Canada. Stakeholders of clinical trials for natural health products. http://www.hc-sc.gc.ca/dhp-mps/prodnatur/applications/clini/nhp-psn-eng.php; 2012.
11) Health Canada. Consultation – Message to natural health product stakeholders regarding development of pre-cleared information. http://www.hc-sc.gc.ca/dhp-mps/consultation/natur/pre-cleared_information_preautorisee-041212-eng.php; 2012.
12) Health Canada. Advisory Council on Traditional Chinese Medicines. http://www.hc-sc.gc.ca/dhp-mps/prodnatur/activit/com/tcm-mtc/index-eng.php; 2012.
13) Health Canada. Natural Health Product Licence Application Form User Manual. http://www.hc-sc.gc.ca/dhp-mps/pubs/natur/eplaguide-eng.php; 2012.
14) Health Canada. Guidance document on how to interact with the Natural Health Products Directorate electronically. http://www.hc-sc.gc.ca/dhp-mps/pubs/natur/trading_part_commerce-eng.php; 2012.
15) Harrison JR. "*International Regulation of Natural Health Products*." . Boca Raton: Universal Publishers; 2008.
16) Jordan SA. Natural health products: regulation and product vigilance activities at health canada. Lecture in Course NSF 1212. University of Toronto; 2012, October 4.
17) Health Canada. Guidance Document for Industry-Reporting Adverse Reactions to Marketed Health Products. http://www.hc-sc.gc.ca/dhp-mps/pubs/medeff/_guide/2011-guidance-directrice_reporting-notification/index-eng.php; 2013.
18) Health Canada. Adverse Reaction Reporting for Natural Health Products. http://www.hc-sc.gc.ca/dhp-mps/alt_formats/pdf/pubs/medeff/fs-if/2011-reporting-declaration_nhp-psn/2011_reporting-declaration_nhp-psn-eng.pdf; 2013.
19) Jordan SA, Cunningham DG, Marles RJ. Assessment of herbal medicinal products: Challenges, and opportunities to increase the knowledge base for safety assessment. *Toxicology and Applied Pharmacology* 2010;243:198-216.
20) Health Canada. Black cohosh products and liver toxicity: update. Canadian Adverse Reaction Newsletter, 20 (1). http://www.hc-sc.gc.ca/dhp-mps/medeff/bulletin/carn-bcei_v20n1-eng.php#_Black_cohosh_products; 2010.

21) Health Canada. Pathway for Licensing Natural Health Products used as Traditional Medicines. http://www.hc-sc.gc.ca/dhp-mps/prodnatur/legislation/docs/tradit-eng.php; 2013.
22) Health Canada. Pathway for Licensing Natural Health Products Making Modern Health Claims. http://www.hc-sc.gc.ca/dhp-mps/prodnatur/legislation/docs/modern-eng.php; 2013.

第13章

フードサプリメント、強化食品、栄養療法食品、ヘルスクレームに関するEUのレギュレーション

European Regulations on Food Supplements, Fortified Foods, Dietetic Foods, and Health Claims

パトリック・コペンズ，サイモン・ペットマン
EAS戦略アドバイザリー　ブリュッセル，ベルギー
Patrick Coppens, Simon Pettman
EAS Strategic Advice, Brussels, Belgium

13.1　はじめに

　本章では、欧州連合（European Union: EU）で「機能性食品」を販売する際に重要と思われるさまざまなレギュレーションについて考察する。まず、いわゆる食品基本法規則（Regulation 178/2002）を取り上げることで、EUにおける食品に関する法の基本原則を紹介する[1]。次に、フードサプリメント指令（Directive 2002/46）[2]、強化食品規則（Regulation 1925/2006）[3]、栄養療法食品指令（Directive 2009/39）[4]、ニュートリションクレーム・ヘルスクレーム規則（Regulation 1924/2006）[5]を取り上げることで、これらの分野の最新の法令を紹介する。最後に、近年では立法過程における政治的な配慮が増大して法令上の概念や枠組みに根本的な影響を及ぼしていることや、重要な取り組みが保留される結果になっていることについて解説する。この傾向は、植物の使用や、栄養療法食品、ノーベルフード（novel food）に関して特に顕著である。

13.2　食品基本法規則（Regulation 178/2002）

　1997年の『グリーンペーパー：食品に関する法について』（Green Paper on Food Law）[6]では、1990年代後半に食品に大きな不安があったことを受けて、欧州における食品に関する法の根幹を見直すことが提唱された。ここでは、法を見直すための多くの重要な原則

が議論された。続いて 2000 年に『食品安全白書』（White Paper on Food Safety）[7]が出され、新たなレギュレーションに向けた約 80 の提案が示され、その中には機能的特性を有する食品の法的枠組みも含まれていた。

EU では、ニュートラシューティカルと機能性食品に対して固有の法的地位を与えていない。しかしこれらの製品のほとんどは、フードサプリメント、強化食品、栄養療法食品に関するレギュレーションで対処されており、そのクレーム表示についてもニュートリションクレームとヘルスクレームによって対処している。これらの製品は食品分野に属するため、食品基本法規則だけでなく、安全性、衛生、添加物、残留物、汚染物質に関するすべての法令を遵守していなければならない。

食品に関する法の基本原則および一般的要件ならびに食品安全に関する手続を定めるとともに欧州食品安全機関を設置する規則（Regulation 178/2002）、いわゆる食品基本法（general food law）規則は、EU における食品に関する法の根幹をなす。その目的は、食品に関連して人の健康と消費者の利益を高度に保障することであるが、伝統製品を含む食品供給の多様性にも特に考慮を払い、域内市場が効果的に機能することも確保している。この規則は、食品および飼料の安全性の問題に関する意思決定を支える共通原則・責任、強力な科学的基盤、効率的な組織的編成、諸手続きを定めている。

食品基本法規則は、すべての食品および飼料に適用される。食品（または食料）を「全面的もしくは部分的に加工されているかまたは加工されていないかを問わず、人によって摂取されることが意図されているもしくは合理的に予想されるあらゆる物質または製品」と定義している。食品には、飲料やチューインガムだけでなく、食品の製造、調理または処理中に意図的に取り込まれるすべての物質が含まれる。水は含まれるが飼料は含まれず、生きた動物については、人の消費・販売用に準備された場合を除いて含まれない。また、収穫前の植物や、医薬品、化粧品、タバコ・タバコ製品、麻薬性・向精神性物質、残留物・汚染物質は含まれない。

この定義で医薬品が除外されているということは、ある製品に適用されるのが医薬品に関する法かそれとも食品に関する法かを判断する決め手は、医薬品に関する法の中で探さなければならないことを意味している。とはいえこれによって、健康に関する機能を付加された製品は組成、クレーム、標ぼうを考慮すると医薬品にきわめて類似する可能性があることが理論的に処理されているわけではない。事実、欧州司法裁判所（Court of Justice of the European Union）は、医薬品と食品の境界線について何度か判断を求められている。

医薬品は、人が用いる医薬品に関する域内規約指令（Directive 2001/83）[8]により、次のとおり定義されている。

1. 人の疾病を治療もしくは予防する特性を標ぼうする（present）すべての物質または物質の組み合わせ
2. 薬理学的、免疫学的または代謝的作用を発揮することによって、生理学的機能を回復、治癒もしくは緩和するためまたは医学的診断を下すために、人間に使用もしくは投与されうるすべての物質または物質の組み合わせ

さらに、同指令2条2項は、当該製品の特徴すべてを考慮すると医薬品にも他の法令の対象にも当てはまるという疑義のある場合は、医薬品に関する本指令の方を優先適用すると定めている。すなわち、境界線の事例で争われてきた競合法令の適用問題に対して欧州司法裁判所が長年判断してきた内容を立法化したものである。

食品基本法規則は、6条において、食品に関する法の政策決定過程の基礎として科学的なリスク分析を確固として据えている。また、リスク評価やリスク管理といった語句を用いつつ、リスク分析の各段階における責任を規定している。いわゆるニュートラシューティカルの領域では、リスク評価とリスク管理が十分に取り込まれた法令が作成されており、この領域はフードサプリメントと強化食品を含んでいる。

13.3　フードサプリメント指令（Directive 2002/46）

一般に、EU法が定立されていない分野には、相互承認の原則（principle of mutual recognition）が適用され、加盟国が互いに国内法を承認し合う。条約にも組み込まれているこの原則は、1985年の『域内市場完成白書』（White paper on the Completion of the Internal Market）によって、食品に関する法への新たなアプローチの基本原則としても据えられた[9]。この原則が及ぶことで、食品分野の調和化は、消費者の健康を保護し、消費者に正しい情報を提供するために必要不可欠な要素についてだけ取り組めばよいこととなった。

この原則により、ある加盟国で合法的に製造された製品は、EU内で制限なく移動可能となる。原則の例外として認められるのは、社会道徳、公の秩序、治安に基づいて正当化される以下の場合である。すなわち、人間・動物・植物の生存と健康、芸術的・歴史的・考古学的価値のある国宝、産業財産権などを保護する場合のみである。ただしこのような例外は、加盟国間での恣意的な差別や偽装的な制限のための手段であってはならない。

なお、2008年に、例外の場合を含めてこの原則に関して加盟国が取る手続きについて規則が制定された（Regulation 764/2008）[10]。この規則の適用の実務については、多くの文献が解説している[11]。

フードサプリメント（food supplement）は、2002年まで加盟国の国内法に服しており、この原則が適用されてきた。しかし、自由な移動を確保するには非効率であることが分かってきたので、2002年以降EUは、全加盟国に同じルールが同じように適用されるよう、フードサプリメントについてのレギュレーションを調和化することを目指している。

調和化の土台であるフードサプリメント指令（Directive 2002/46）の2条で、フードサプリメントは次のように定義されている。

> 通常の食事を補うことを目的とし、栄養素もしくは栄養学的・生理学的機能を有するその他の物質の濃縮物を単独または組み合わせて一定量を摂取する以下の形状で販売される食品である。すなわち、カプセル、トローチ、錠剤、丸剤および他の類似形状、ならびに粉末入り小袋（sachet）、液体アンプル、液体滴下ボトルおよび液体・粉末を少量単位で摂取できるように設計された他の類似形状である。

この定義の中の諸要素は、ある製品がフードサプリメントに当てはまるかどうかを確定するために重要である。1つ目の要素として、フードサプリメントは「食品」とされていることが挙げられる。これは、食品に対するレギュレーションが、フードサプリメントに特有の規定がある場合を除いて、一般食品だけでなくフードサプリメントにも適用されることを意味する。ただしこの定義は具体的な組成に関する規定が依然として欠けていることを考えると、医薬品とフードサプリメントとの境界が何かという問題を完全に解決するものではない。しかしながら、製品がこの定義に当てはまる場合には食品のレギュレーションに従うべきである。

第2の重要な要素は、フードサプリメントは栄養学的・生理学的機能を有する物質を含有することが認められていることである。定義ができるまでは、生理学的機能を有するが医薬品の性質を持たない物質が医薬品以外のレギュレーションに服するとは法的に認識されていなかった。しかし、ほとんどの加盟国において、現実にはそのような物質が食品のレギュレーションに服していた。また2006年には、ニュートリションクレームとヘルスクレームについての立法が整備されたたことでこの要素はより明確になっている。

第3の要素は、フードサプリメントといえるためには、製品は濃縮された（concentrated）形状で、少量単位で提供されなければならないことである。

フードサプリメント指令は、ビタミンとミネラルのみに焦点をあてており、調和化の第一段階にすぎない。しかし、多くの加盟国間に見解の差があるため、次の2例に示すように、さらなる調和を進めるのは大変困難であることが判明している。

1. フードサプリメントに使用されるビタミン・ミネラル以外の物質の範囲について、欧州委員会（European Commission）は、具体的なルールを定めることの適否に関する報告をフードサプリメント指令の改正案とともに2007年7月12日までに提出するよう、欧州議会（European Parliament）と理事会（Council）から求められた。具体的ルールには、栄養素ないし栄養学的・生理学的機能のある物質のカテゴリーのポジティブリストを含む。この報告は2008年に公表された[12]。その主要な結論は、フードサプリメントに使用されるビタミン・ミネラル以外の物質に適用される具体的なルールを定めることは正当化されないというものであった。その理由の1つは、短期的には不必要と判断されたことであり、長期的にはその実効性が疑問視されたからである。というのも、これらの物質に対する加盟国の取り組み方は多様であり、問題が複雑で、科学的にも方法論的にも困難を克服しなくてはならなかったためである。既存のルール、特に最近作られた法令である、強化食品規則（Regulation 1925/2006）、ニュートリションクレーム・ヘルスクレーム規則（Regulation 1924/2006）、ノーベルフード規則（Regulation 258/1997[13]、2008年に改正が予定されていた）、相互承認規則（Regulation 764/2008）が、すでに関連製品の特定の側面を調和化させる有益な道具になっているという意見であった。欧州委員会は特に、強化食品規則8条で規定されている手続きの1つに着目した。これは、ある物質について入手可能な科学的情報が不十分な場合に、一定期間に

わたり精査できるようにするものである。この手続きが、特に植物（plant）・植物抽出物（plant extract）に非常に適しているという意見であった。植物・植物抽出物については、十分で適切な科学的データがいつも入手可能なわけではなく、安全性評価の方法論も依然として開発中であるからである。

　しかし、2013年現在、事態は別の方向に動いている。強化食品規則8条の手続きはまだたった2つの物質にしか適用されておらず、新規食品規則の改正は頓挫し、ニュートリションクレーム・ヘルスクレーム規則においてビタミン・ミネラル以外の物質に関するクレームはほとんど認められていない。そのため、どのように植物由来（botanical）のフードサプリメントを規制するかという問題は未解決のままである。

2. フードサプリメント指令では、フードサプリメントにおけるビタミンとミネラルの最大量を設定することを想定していた。一般に認められた科学的データに基づく科学的リスク評価により設定されるビタミンとミネラルの許容上限安全摂取量を軸に、必要に応じ、多様な消費者の感受性の差や、他の食事供給源からのビタミンとミネラルの摂取量を考慮することになっていた。最大量が設定される場合、一般人のビタミン・ミネラル摂取参照量についても適切な配慮が払われるべきであると定められた。同様な原則が、通常の食品に添加されるビタミンとミネラルの最大量を設定するために強化食品規則に導入された。欧州委員会は、2009年1月までにこれに関する作業を開始するよう要請されたが、2013年末現在、提案の作成にまで至っていない。2つの討議資料の作成までしか至っていない[14,15]。

　とはいえ、2つの討議資料で示された食品とフードサプリメント中のビタミンとミネラルの最大量を設定する原則は、リスク分析プロセスを適用した良い例ではある。最初の段階で、食品科学委員会（Scientific Committee on Food: SCF）、現在ではその後継の欧州食品安全機関（European Food Safety Authority: EFSA）、がビタミンとミネラルの許容上限安全摂取量（upper tolerable safe intake level）を設定する[16]。許容上限安全摂取量とは、入手可能なエビデンスに基づいて、健康にリスクをもたらす傾向がないまま生涯にわたって毎日消費できる摂取量のことである。リスク評価者が個々のビタミンとミネラルに関連するリスクを特徴づける際に手引きとするものである。

　次の段階で、リスク管理者が、実施されたリスク評価を検討する。リスク管理者は、設定された許容上限安全摂取量と（水を含む）他の食品供給源からのビタミンとミネラルの摂取量等の情報に基づいて、フードサプリメントに使用される最大量を設定しなければならない。欧州栄養評議会連合（European Responsible Nutrition Alliance: ERNA）は、この最大量をどのように設定することができるかという例としてリスク管理モデルを開発した。これは、個々のニュートリエントについての集団安全性指標に基づき、ビタミンとミネラルのリスクの特徴づけと欧州における摂取データを考慮したものであった[17〜19]。国際生命科学研究機構（International Life Sciences Institute: ILSI）は、通常の食品に添加されるビタミンとミネラルの最大量を決定するために、同様のモデルを開発した[20]。他のモデルも

提案された[21〜24]。ERNA が開発したモデルが、欧州委員会の最新の討議資料で示されたモデルである。しかし、最大量がどのように設定されるべきかやその他の方法論について加盟国の見解に相違があるため、作業はこれ以上進展していない。

　フードサプリメント指令が科学的リスク評価を介してリスクを管理するもう1つの例として、フードサプリメントで使用可能なニュートリショナル物質のポジティブリストの設定があげられる。当初用いたポジティブリストは、特別な栄養学的使用のために食品に特定目的で添加される物質に関する欧州委員会指令（Commission Directive 2001/15/EC）[25]に掲載されていたリストであった。この指令に含まれている物質がすでにSCFにより評価されていたため、フードサプリメントでの使用にも安全で適切であると考えられたからであった。現在すでに使用されているビタミンとミネラルについては、EFSAから肯定的な意見が得られること、得られるまでは特例措置が取れることを加盟国に対して一定期間認めることを条件に、追ってポジティブリストに入れることをフードサプリメント指令は想定していた。しかし、この想定は厳しい非難を浴びた。事実、英国では、高等法院（High Court of Justice）がこの問題を先決付託し、欧州司法裁判所に対してフードサプリメント指令の有効性に関する先決判決（preliminary ruling）を求めた。

　欧州司法裁判所は、フードサプリメント指令は有効であることを認めた[26]。ポジティブリストの設定やその手続き等、欧州委員会が選択したアプローチは、EU法上合法であり、フードサプリメント中のニュートリエントとして使用されるビタミンとミネラルに対するレギュレーションとして比例原則にも反していないと判示した。これ以降、多数のニュートリエント物質が、食品事業者からの申請に基づき、EFSAによる安全性評価の後でリストに加えられている。

13.4　強化食品規則（Regulation 1925/2006）

　リスク分析を適用した別の例として、食品へのビタミン、ミネラルおよびその他の物質の添加に関する規則（Regulation 1925/2006）、いわゆる強化食品（fortified food）規則がある。前述したフードサプリメントでの原則と同様の原則により最大量が設定される。一般に受け入れることができる科学的データに基づく科学的なリスク評価により設定されるビタミンとミネラルの許容上限安全摂取量と、他の食事供給源からのビタミンとミネラルの摂取量を軸に、必要に応じ、多様な消費者の感受性の差が考慮される。一般人のビタミン・ミネラル摂取参照量にも適切な配慮がなされる。特に、摂取参照量が許容上限安全摂取量に近いようなビタミンとミネラルについて最大量が設定される場合には、一般人または特定集団の食事全体に対して個々の製品が及ぼす影響や、ニュートリションクレーム・ヘルスクレーム規則（Regulation 1924/2006）に規定されている当該製品のニュートリエント・プロフィール（nutrient profile）も、必要に応じて考慮される。

　しかし、フードサプリメントの場合と同じような加盟国間の政治的配慮が生じたため、この作業は規則の制定以降進展しなかった。

　また、フードサプリメントの場合と同じく、この規則は、添加できるビタミンとミネラ

ルの前駆物質のポジティブリストを設定している。このリストは、フードサプリメント指令のリストと概ね同じ物質を含み、フードサプリメント指令と同じく欧州のリスク評価機関（EFSA）によるリスク評価の結果に基づいて設定されている。

安全性に関連する最も重要な要素は、本規則8条である。これは、食品に添加されるまたは食品製造に使用されるビタミン・ミネラル以外の物質に関する加盟国の懸念に対処している。懸念とは、これらの物質が、バランスのとれた多様な食事という通常条件下で摂取されると考えられる量を大きく超える量で摂取されてしまう状態への懸念である。

このようなリスクへの対処法として、概ね2つのことが規定されている。

1. 入手可能な情報をEFSAが評価した後で、上記のような使用による健康への有害な影響が特定された場合、当該物質および当該物質を含有する成分の使用は禁止される、または特別な条件下での使用に制限される。
2. 入手可能な情報をEFSAが評価した後で、上記のような使用による健康への有害な影響の可能性が特定されたが科学的な不確実性がなお続く場合、当該物質は一時リストに収載される。食品業者等はいつでも、一時リストの収載物質をEFSAに評価してもらうために、食品または特定の食品カテゴリーでの使用における安全性を証明するための科学的なデータを含む資料を提出し、その使用目的を説明することができる。収載日から4年以内に、当該物質の使用を一般的に認めるか、禁止するかまたは特別な条件下での使用に制限するかが、提出された資料に対するEFSAの評価を踏まえて決定される。

すべての場合に、科学的リスク評価に関するEFSAから意見を得た後、食品チェーンと動物の健康に関する常任委員会において決定が出される。この常任委員会は加盟国からの専門家で構成されており、リスク管理プロセスにおいて欧州委員会を助ける一方で、施策を決定する権限が与えられている。ここでの決定は、当該物質が今日すでに広く使用されている場合、かなりの影響を及ぼす。一時リストに入れば、主張責任が転換する。もはや加盟国の執行機関の方から当該物質の有害性を主張しなくてよい。食品事業者の方から積極的にその安全性を主張することになる。損害賠償法と食品基本法規則で安全性の基準が示されているが、ここでは安全性の科学的な立証が求められることになるだろう。2013年末現在までに、たった2つの物質（ヨヒンベ *Pausinystalia yohimbe* とマオウ属 *Ephedra* spp.）が対象になったに過ぎない。しかも、決定はまだ出されていない。

13.5 ニュートリションクレーム・ヘルスクレーム規則（Regulation 1924/2006）

ニュートリションクレーム、ヘルスクレームを表示するすべての食品は、2006年以降、ニュートリションクレーム・ヘルスクレーム規則（Regulation 1924/2006）の対象になっている。すべてのクレームについて市販前の許可を必要とする制度をとっている。しかも、

規則の内容は食品のラベルだけでなく食品の説明や広告にも及んでいるため、本規則の射程は広い。

　この規則は、健康に関して考えられるすべてのクレームを対象にしている。具体的には以下である。1つは、ニュートリションクレーム（当該食品が、エネルギー（カロリー値）を供給する、低減もしくは増加した割合で供給する、または供給しないことによって、ないし（and/or）、ニュートリエントその他の物質を含有する、低減もしくは増加した割合で含有する、または含有しないことによって、特定の栄養特性を有することを述べる、示唆するまたは暗示するクレーム）である。2つ目は、ヘルスクレーム（当該食品カテゴリーもしくは食品・食品成分と健康との間に関連があることを述べる、示唆するまたは暗示するクレーム）である。特別なヘルスクレームとして、疾病リスク低減クレーム（人の疾病が発現するリスク要因を相当程度減らすことを述べる、示唆するまたは暗示するヘルスクレーム）と、子供の成長と健康に関するクレームがある。子供の成長と健康に関するクレームは、EU機関での交渉中に最後に追加されたもので定義がなく、欧州委員会が2007年12月に公表した指導要領文書によって内容が整理された[27]。

　ニュートリションクレーム・ヘルスクレーム規則が制定過程で最も非難を浴びた点は、いわゆる製品のニュートリエント・プロフィールという概念であった。これが入ったのは、公聴会の後という非常に遅い段階であり、議論のほとんどが政治的なものとなった。同規則4条が、食品または食品カテゴリーがクレームを許可される前提として、栄養学的組成に基づいてニュートリエントの量が設定されることを想定している。具体的には、飽和脂肪酸、糖類、食塩の含有量に関してである。この概念を支持する主な主張は、好ましくない組成の食品等にニュートリションクレームとヘルスクレームを認めることは適切ではないというものである。その理由として、好ましくない組成を持つ製品の摂取自体、クレームによる肯定的な健康イメージが与えられることで奨励されるべきではないことを挙げている。他方、この主張に対する主な批判は、食品等のニュートリエントの組成を客観的かつ科学的な方法で決定することは非常に難しいとし、その理由として、食品等の効果は組成よりもむしろ使用状況によることを挙げている。

　欧州議会は当時、第一読会（first reading）においてこの概念を削除するという修正付きで本規則案を承認した。しかし、送付を受けた理事会（加盟国政府代表から成る）は、無修正で承認する立場をとったので、最終的に製品のニュートリエント・プロフィールの概念は残された。しかしその後、表示に関する新たなレギュレーションを設ける際にこの概念の適用範囲を狭める旨の修正が本規則に対してなされた。この概念について意見が割れていることを再び示すものであった。欧州委員会としては、討議資料や詳細なシミュレーションを含む多くの提案とともに、慎重にこの概念を執行する作業を始めていた[28]。EFSAに科学的な助言も求めていた[29]。しかし、概念自体に異論が多いこと、提案の内容に多くの食品業界関係者が激しく反対したことから、その作業は政治的な決定によって2009年に中止された。2013年末現在まで、この件に関して何ら進展はない。

　この規則の提案者が選択したクレームの規制方法は、市販前に申請をさせて当局が許可処分または不許可処分をするというものであった。この規則には、その他にも多くの条件

づけ、制限、禁止に関する規定がある。欧州議会では、規則の目的に照らすとこのような厳しいアプローチは不相応であるという比例原則違反の立場から、強い反対が起きた。

結局、この規則は、クレームの使用に関して以下の3つを想定している。

1. ニュートリションクレームは、規則の別表に収載されているクレームに当たる場合にのみ使用可能である。この制限は厳しすぎると考えられたが、必須脂肪酸など多くのニュートリションクレームが後に別表に追加されている。
2. 一般に認められた科学的データに基づくヘルスクレーム（疾病リスク低減クレーム、子供の成長と健康に言及するクレームを除く）は、リストに収載されることで使用が認められる。このリストに収載されるクレームの数を、特にビタミン・ミネラル以外の物質と植物由来成分に関するクレームについて、加盟国がかなり制限することが懸念された。規則の制定後、実際には、EFSAが適用する科学的原則が制限の要因となった。リストの作成はかなり遅れ、最初のリストは2012年の中ごろに採択され公表された（Commission Regulation 432/2012）[30]。多数のクレームが保留中の状態である。
3. 疾病リスク低減クレーム、子供の成長と健康に言及するクレームは、EFSAに資料を提出して食品チェーンと動物の健康に関する常任委員会で許可された場合のみ、使用が認められる。このような資料の提出等の要件は、資金や資源が十分にある企業だけが可能であることが懸念されたが、実際にそのとおりになった。さらに、EFSAにより設定された科学的評価の原則は、非常に厳密であり、エビデンスによるランクづけ（入手可能なエビデンスの量とクレーム文言における条件付き用語を対応させるというWHOの提案に基づく概念）を認めていない[31]。

欧州議会が、第一読会において、市販前許可制を届出制にする修正も付したことは注目される。ニュートリションクレームとヘルスクレームに対するレギュレーションは、許可を要するという最極端な対策によるべきではなく、基本的に食品事業者の自己責任に委ねるべきであり、クレームが不適切に使用された場合に事後的に措置をとるほうが比例原則に適うという考えである。負担の重い手続きは、ノーベルフードの手続きと同様のデメリット（特に中小企業にとっては時間がかかり過ぎで、費用が高くつき、予測不可能で、利用しにくい点）を生じさせ、多数の加盟国で現時点で合法であるクレームの多くが違法なものになってしまうことが懸念された。それを受けて、欧州議会では的確な議論を展開した。すなわち、選択したリスク管理ルートは、消費者保護という達成すべき目的のための方法として最も負担が少なく、最もバランスが取れている方法か。もしそうであるならば、事業者、当局、他の利害関係者に対する影響は、適切な影響評価により検討されているかが問われた。しかし最終的には、届出制は採用されず、規則は市販前許可制のままで通った。そして、欧州議会で議論された懸念は、すべて現実のものとなった。

2007年の施行以降規則が業界に対して与えてきた影響や、執行過程で見られた多くの欠点と矛盾点を修正するための方法についてさらに述べることは、本章の範囲を超えてし

まうことになる。ERNA が 2011 年にこれらを包括的に概観しているので[32]、参照してほしい。2007 年以降、本規則については、欧州委員会、EFSA、加盟国の所轄官庁から多くの指導要領文書や通知が出ている。規則の適用に関する解説資料もいろいろ出ているので[33,34]、参照してほしい。

13.6　ノーベルフード規則（Regulation 258/1997）

　ノーベルフードおよびノーベルフード成分に関する規則（Regulation 258/1997）、いわゆるノーベルフード（novel food）規則は、EU の食品安全管理の要とみなされている。この規則は、それまで EU 内でほとんど消費されてこなかった新規な食品・食品成分に関する手続きを定めている。人々の健康を守るために、このようなノーベルフードとノーベルフード成分には、市販前に安全性評価が実施する必要があると考えられた。クレームに関する手続きや、食品改良剤（たとえば添加剤）に適用される手続き（Regulation 1331/2008）[35]がきわめて集権化された手続きであるのとは対照的に、新規食品に関する手続きは、本質的には各加盟国が管理する。ただし、加盟国が公共の健康または食品の安全に対する懸念を表明する場合には、上記の集権化された手続きと似た手続きが EU レベルで行われる（現実には、これらの場合が例外というより通常になっている）。

　ノーベルフード規則は、下記のカテゴリーに適用される。

- 主な分子構造が新規（novel）であるまたは意図的に組み替えられた食品・食品成分。
- 微生物、菌類もしくは藻類から成るまたはこれらから単離した食品・食品成分。
- 植物から成るまたは単離された食品・食品成分と、動物から単離された食品成分。ただし、従来の増殖または繁殖の方法で得られたもの、安全な食品としての使用歴があるものを除く。
- 現在は使用されていない工程で製造されてきた経緯があり、かつ当該工程の変更が、栄養価、代謝または望ましくない物質の量の面で組成または構造に相当程度の変化を招く食品・食品成分。

　食品・食品成分が上記に当てはまった上で、「新規」であると判断される決定的な要因は、1997 年以前に EU 市場において合法的に販売されていたかどうかである。規則では、食品または食品成分が 1997 年 5 月 15 日以前に人によって相当量を消費されたことが EU で認められなかった場合に「新規」であると規定している。

　逆に、ノーベルフードには当たらないことを立証するためには、1997 年 5 月以前に当時の食品法に基づいて EU 内で相当量が消費されていた証拠が必要である。立証にあたって検討すべき主要な点と立証の際に生じうる複雑な点については、他を参照されたい[36]。欧州委員会も、これに関するガイダンスを 2012 年になってやっと公表した[37]。

　ノーベルフード規則は、以下 2 つの手続きを用意している。

1. 簡略化された手続き。これは、届出に基づくものであり、その際にノーベルフード・ノーベルフード成分が既存の食品・食品成分と実質的に等しい旨の証拠を欧州委員会に提出することが求められる。これまでの届出では、証拠はすべて各加盟国における食品評価機関の意見によるものである。本件に関する指針は、2013年にやっと採択された。[38]
2. 完全な手続き。これは、実質的な同等性を立証できない場合に適用される。申請は、加盟国の当局に対して行われ最初の評価が実施される。他の加盟国は、この評価の結果に異議を唱えることができ、通常、異議を唱えている。異議が唱えられると、EFSAによる評価が行われ、その結果に基づいて使用の許否が決まる。

　全体的に見て、ノーベルフードに関する手続きはあまり明確ではなく、透明性も高いとはいえない。特に申請の方の数は少ない。必要なデータを揃えるコストがかなりかかり、決定に至るまで数年を要し、競合相手が簡素な届出手続きの方を利用して容易に追いつけるので、企業の申請インセンティブは低い。さらなる阻害要因として、関係書類一式に関する広範な要件、成功が不確実なこと、他の加盟国からさまざまな種類の異議を受けることなどが挙げられる。

　このため、2008年に欧州委員会は、ノーベルフード規則の改正作業に入った[39]。改正案では、ノーベルフードの定義を変える、簡略化された手続きを廃止する、手続きをなるべく包括的なものにする（データ保護の要請がある場合を除く）、EU以外の国々で安全に使用されてきた伝統があるノーベルフードに対しては集権化された手続きと簡略化された手続きを用意する、とされている。立法過程では、ナノテクノロジーとクローン動物の扱いが多くの注意を惹き、欧州議会と理事会との間でクローン動物の子孫の取り扱いをめぐって意見が根本的に割れたことから、改正案は最終的に廃案となった。しかも、立法過程での議論を受けて当初の改正案から根本的に変わってしまったので、新たな枠組みを作るには内容の薄いものになった。クローン項目に関して明確さを与えて合意を達成した後、別途新たな改正案の作成が期待される。

13.7　栄養療法食品指令（Directive 2009/39）

　ここ30年の間にEUで法的な枠組みが確立された製品カテゴリーがある。「栄養療法食品」（dietetic food）または「特殊栄養用途食品」（foods for particular nutritional uses: PARNUTS）と呼ばれるカテゴリーである。バランスのとれたやり方で科学的リスク評価、消費者保護、製造者の責任、市場のイノベーションを調和させた立法の良い例である。それにもかかわらず、2013年中ごろまでにこの枠組みの大部分を廃止しようとする動きが固まった。このため、今後このカテゴリーの製品の多くが、通常の食品枠に移行した上でニュートリションクレーム・ヘルスクレーム規則のみに従うことになる[40]。

　この部門での調和化の取組みは、EU内の食品分野では最初に行われたものであったが、製品の複雑さと多様性から完全には終了していない。栄養療法食品指令とも呼ばれる

PARNUTS 枠組み指令（Directive, previously 89/398/EEC）は、PARNUTS の範囲を定義づけ、複数のサブカテゴリーに対する個別指令を束ねる一般指令の枠組みを生み出した。

元々は 9 つのサブカテゴリーを予定していたが、後に時間をかけて 5 つに減り完成されたものになった。その内の 4 つについて、個別指令が整備されている。

- 乳児用調製粉乳と乳児用調製補完粉乳（Directive 2006/141[40]、previously 91/321/EEC）（元々は 2 つの指令が想定されていた）
- 乳幼児用加工穀物食品とベビーフード（Directive 2006/125[41]、previously 96/5）
- 減量のためのエネルギー制限食に用いられる食品（Directive 96/8）[42]
- 特殊医療用食品（Directive 1999/21）[43]

2012 年に開始された栄養療法食品についての根本的な見直し作業は、栄養療法食品指令の枠組みを廃止し、乳幼児用食品、特殊医療用食品、痩身用食品（食事代替品）というサブカテゴリーを残すというものである。これらを対象とする既存の指令（Directive 2006/141, Direvtive 2006/125, Directive 96/8, Directive 1999/21）が、整備された上で改正される予定である。よちよち歩きの子供にとってのミルクやスポーツ食品といったこれら以外の製品については、特定の栄養要件を満たすかに関して EFSA がどのような意見を出すかにかかっている。根本的な見直しの結果は、2013 年 6 月 26 日に制定された規則（Regulation 609/2013）にすべて含まれており、2016 年 7 月 20 日から施行される[44]。

さて、2013 年末現在、栄養療法食品指令はまだ生きており、PARNUTS は特別な組成を有しているまたは特別な製造工程によっている必要があり、通常の食品とは明確に区別されなければならないと定めている。また、クレームとして表示する栄養目的に適していなければならず、販売時にもその点が示されていなければならない。「特殊栄養用途」（particular nutritional use）とは、消化もしくは代謝機能が害されている人または特別な生理学的条件が及んでいるために食品中の特定物質の摂取を管理することによって特別な利益を得ることができる人が必要とする特殊な栄養要件を製品が満たしていなければならないことと理解されている。以上からすると、消化障害や代謝障害を有する小集団で使用される製品のみが該当することは明白である。通常の一般向け製品は明らかに該当しない。

しかし、たとえば妊婦や授乳中の女性を対象にしている製品、低脂肪の多価不飽和脂肪酸入りの練り物製品などについて、加盟国の間で解釈に相違が見られる。また最近では、上記のサブカテゴリーに属しない食品を対象とするいわゆる 11 条の届出手続きに基づいて、ますます多くの製品が栄養療法食品として位置づけられている。特殊栄養用途としての使用であれば、ニュートリションクレームとヘルスクレームに求められるような市販前許可は不要であることがその背景にある。しかしこの点についても、加盟国間で大きな解釈の相違が見られ、欧州理事会が報告書を作成している[45]。栄養療法食品の根本的見直しでは、このようなケースもすべてニュートリションクレーム・ヘルスクレーム規則の方に委ねようとしている。

機能的な特性上関連が強く、今後も PARNUTS に残ることとなるサブカテゴリーの 1 つ

は、特殊医療用食品である。特殊医療用食品は、その指令（Directive 1999/21）において、特別に加工または設計され、患者の食事管理のために医師の指示に基づいて使用される製品と定義されている。具体的には、患者食に全体的または部分的に使用されることを目的とし、対象となる患者は、（1）通常の食品もしくは特定のニュートリエント・代謝産物を摂取、消化、吸収、代謝もしくは排泄する能力が限定されている、損傷しているまたは阻害されている患者、（2）医学的に栄養上の要請が認められ、通常の食事の修正のみ、他の特殊な栄養用途食品のみまたはそれら2つの組み合わせのみでは要請を満たせない患者である。特殊医療用食品には、「（製品が想定している疾患、障害または医学的症状の）食事管理用」という文言が付されなければならない。また、製品の使用によってどのような有益性があるかを記載しなければならず、場合によっては、特にニュートリエントの増加、減少、除去、調整に関して、製品使用の合理性に関して記載しなければならない。

　特殊医療用食品に求められる手続きは、届出制である。製造者は販売時に加盟国の所轄官庁に届け出なければならない。その際、製品が特殊医療用食品として意図されている使用に適していることを示すのに必要な文書を手元に用意しておくべきである。加盟国は、証明のためにそのような証拠を提出することを要求する場合がある。

　これは、意図された使用の該当性と製品の有効性を当局が事前評価しないので、迅速に販売を開始でき、患者の需要に応えることができる点で適切と考えられている。ただし、一応の事前評価は、届出資料に基づいても実施可能であり、実際にいくつかの加盟国は実施している。食品基本法規則にも、食品安全の一次的責任は食品事業者にあるとする規定、食品事業者に食品の追跡可能システムを求める規定、食品事業者自身が食品安全の要件に反していると考えた場合またはそのように考える理由がある場合に製品を自主回収するための手続きに関する規定、販売中の食品が健康を害するかもしれないと考えられるまたはそのように考える理由がある場合に所轄官庁に迅速に届け出る義務についての規定があることを考えると、届出制は、消費者保護と科学の進歩に伴う急速なイノベーションの双方に配慮するレギュレーション枠組みに沿うバランスのとれた手続きであると考えられる。なお今後、指令（Directive 1999/21）の改正によってもこの届出制が維持されるか、または許可制に置き換えられるかは、まだ不明である。

　最後に、栄養療法食品指令にも、ほとんどの食品関連の立法に含まれているいわゆる「緊急輸入（輸送）制限条項」（safeguard clause）がある。これにより、EU法に準拠していても人の健康を脅かすと考えられるだけの相当な根拠がある場合、加盟国は自国の領域内で、規則や指令の一部の適用を一時的に停止または制限できる。

13.8　植物由来品の将来

　植物（plant）と植物製剤（plant preparation）は、EUでは何十年にもわたり食品、フードサプリメント、化粧品、医薬品など多様な製品の原料や成分として使用されてきた。これらが安全であることを確保するために、EU法および加盟国内法が整備されている。

　栄養学的または生理学的目的のために植物由来成分（botanical）をフードサプリメント

に使用すること自体は、2002年以降フードサプリメント指令によってEU法が適用されてきたが、フードサプリメントに植物由来成分を使用する際の具体的な要件は、各加盟国の国内法令レベルで規定されている。多くの加盟国では、フードサプリメントへの植物由来成分の使用をポジティブリストまたはネガティブリストによって管理し、各加盟国内でこれらの製品の届出と評価を行う手続きを整えた。また、ある加盟国で合法的に販売されている製品は、相互承認の原則に従い、他のすべての加盟国で原則として自由に販売できる（Regulation 764/2008）。

医薬品に治療または予防のために植物由来成分を使用することは、伝統的ハーブ医薬品（traditional herbal medicinal product）指令（Directive 2004/24）[46]によってEU内で調和化されてきた。したがって、植物由来品を疾病の治療または予防に用いると、医薬品に関する法の対象となる。なお、そこでは、伝統的使用（traditional use）の原則に基づいて簡略化された登録制がとられている。

植物由来品（botanicals）には、食品と医薬品双方の法的枠組みが共存している。そのため、同じ植物がその製品の使用意図と使用方法いかんで、フードサプリメントの成分にも医薬品の成分にもなりうる。この共存のために、一部の加盟国で問題が生じており、欧州司法裁判所は多くの事例でこの境界線について審理をして判断を下さなければならなくなっている。裁判所の判断をまとめると、以下のとおりである。

- 加盟国は、植物由来品が医薬品に当たるか否かを決定する権限を持つが、その決定にあたっては、製品の特徴（特に組成）、現在の科学的知識で解明しうる薬理学的特性、使用方法、販路、消費者の認知度、使用に伴うリスクなどを事例ごとに評価しなければならない。これは、製品の成分組成、形態、性質のみに従って決めてしまうのではなく、特徴のすべてを評価した上で決定がなされるべきであることを意味する。
- 疾病の治療的または予防的効果を有していることを標ぼうする製品はすべて、医薬品に関する法に服する。およそ医薬品であれば、治験の結果を受けて作成されたクレーム通りの有効性があることを確実にするためである。医薬品に関する法は、医薬品に有効性が認められない場合、承認を取り消すことができるのである。
- 逆に、身体または健康に影響を及ぼしても疾病の治療、予防、回復が標ぼうされていない製品を、医薬品に関する法は対象にしていない。生理学的な効果があることは、医薬品に限られず、フードサプリメントの定義に使用される基準にも含まれている。人体に影響を及ぼすが代謝には相応の影響を及ぼさないために身体機能を厳密には調整しない製品は、機能という点から医薬品とすることはできない。これは、多くの植物と植物製剤にあてはまる。
- 製品が健康にリスクを与えるかもしれない点のみをもって、当該製品を機能という点から医薬品とするのは不十分である。食品のEU法上の基本枠組み（Regulation 178/2002）や加盟国の国内法は、植物由来フードサプリメントなどを含めた食品の安全性を確保する規定を十分含んでいる。

第 13 章　フードサプリメント、強化食品、栄養療法食品、ヘルスクレームに関する EU のレギュレーション

- ある類似製品が医薬品として販売されていることも、当該製品および類似するすべての製品を医薬品とみなすための決定的要因にはならない。

　また、ニュートリションクレーム・ヘルスクレーム規則（Regulation 1924/2006）が制定されたことで、植物由来品には新たな課題が浮上した。この規則の下では、（フードサプリメントを含む）食品に対するニュートリションクレームとヘルスクレームはすべて、入手可能な科学的データを EFSA が評価して当局が許可した場合にのみ、表示することができる。ここで注目すべきは、成分の摂取と健康上の利益との間に因果関係があることを示す科学的研究が要求されている点である。

　植物由来成分に関する知識の多くは、長年にわたる使用と経験によって培われており、消費者にその効果を伝える際に科学的研究による知識の確認が必要とされることはこれまでなかった。このことは、伝統的ハーブ医薬品指令が制定される際に明確に認識され、すでに 30 年間以上の使用歴があり、その内の 15 年間 EU 内で使用されてきた製品には、簡略化された手続きを設定する理由にもなった。長期間の伝統的使用歴がある場合は、長期間の使用と経験に基づいて医薬品の有効性が認められれば、臨床試験の必要性が低くなるのである。

　しかし、同じことが食品のニュートリションクレームとヘルスクレームに当てはまるわけではない。そのため、食品に単純な健康効果を示すための要件が、医薬品に治療効果を示すための要件よりもかえって厳しくなるという状況を招いた。EFSA が植物由来品の科学的エビデンスの評価を開始して 2009 年に最初の意見を発表したとき、植物由来成分に関するすべてのヘルスクレームに否定的な意見が出されるだろうということが、すぐに明らかになった。この状況は非常に深刻であると判断され、欧州委員会は 2010 年 9 月に植物由来成分に関するクレームの評価のプロセスを中止することとなり、さらなる検討も保留になった。

　2012 年 8 月に欧州委員会はこの議論を再開するとともに、討議資料を加盟国へ送付した[47]。この資料では、2 つの選択肢の内 1 つを選ぶように回答を求めた。

選択肢 1
　EFSA に、植物（botanical）関連のクレームも、当初の想定どおり評価を継続してもらうという提案。これは、食品において植物を特別扱いしないので、植物由来成分に関するヘルスクレームがすべて認められなくなる結果になるおそれがある。ただし、すべての食品と食品成分が等しく扱われることが担保される。他方で、植物由来成分の医薬品としてのクレームは、伝統的使用に基づいて引き続き認められうる。

選択肢 2
　食品への植物由来成分の使用に固有のレギュレーションを作るために、新たな立法をするという提案。新たな立法では、加盟国が伝統的使用に基づいて当該製品の特異性を主張することを認める。ヘルスクレームについてだけでなく、これらの製品の安全性と品質に関する適切な規定も用意する。

選択肢1を選べば、植物由来成分を食品とするか医薬品とするかで評価の結果が異なることを、適切なリスク管理の一環として認めてしまうことになるが、区別が困難である問題の解決にはなっていない。その一方で選択肢2では、この分野において加盟国間のレギュレーションのさらなる調和化を図れる可能性がある。回答結果は、加盟国間に存在する深い溝を示すものとなった。多くの医薬品関係者が選択肢2に激しく反対し、概して植物由来成分の利用を医薬品に関する法だけで処理することを支持した。

　議論が定まるまで、伝統的ハーブ医薬品とフードサプリメントという2つの製品カテゴリーは、引き続き並行して販売される。しかし、双方のレギュレーションには明らかにかなりの重複がある。たとえば、欧州医薬品庁（European Medicines Agency）が著した文献に記載されている伝統的ハーブ医薬品の適応症は、EFSAが植物由来品を評価した中で食品として認められる健康上の効果と類似している。また、食品のヘルスクレームは疾病リスクの低減について言及することが認められているのである[訳注1]。多くの加盟国が医薬品としての使用に制限している物質（たとえば、メラトニン、紅麹米、ラクツロース）に対して食品のヘルスクレームを認めることは、医薬品と食品との間の法的な境界線を動かしかねないさらなる要素になる。

　最終的にこの分野のリスク管理をどうするかを決めて立法案を作成するのは、欧州委員会である。しかし欧州委員会は、必要性とバランスに関して欧州司法裁判所が示した基本原則を順守する責務がある機関である。

文献

1) Regulation (EC) no 178/2002 of the European Parliament and of the Council of 28 January 2002 laying down the general principles and requirements of food law, establishing the European Food Safety Authority and laying down procedures in matters of food safety. 01/02/2002. Official Journal of the European Union: L31/1.
2) Directive 2002/46/EC of the European Parliament and of the Council of 10 June 2002 on the approximation of the laws of the Member States relating to food supplements. 12/06/2002. Official Journal of the European Union: L136/85.
3) Regulation (EC) No 1925/2006 of the European Parliament and of the Council of 20 December 2006 on the addition of vitamins and minerals and of certain other substances to foods. 30/12/2006. Official Journal of the European Union: L404/26.
4) Directive 2009/39/EC of the European Parliament and of the Council of 6 May 2009 on foodstuffs intended for particular nutritional uses. 20/05/2009. Official Journal of the European Union: L124/21.
5) Corrigendum to Regulation (EC) No 1924/2006 of the European Parliament and of the Council of 20 December 2006 on nutrition and health claims made on foods. 18/01/2007. Official Journal of the European Union: L12/3.
6) The General principles of food law in the European Union. Commission Green Paper. 30/04/1997. Com(97) 176 final.
7) White paper on food safety (COM (1999) 719 final; 12/01/2000).
8) Directive 2001/83/EC of the European Parliament and of the Council of 6 November 2001 on the Community code relating to medicinal products for human use. 28/11/2001. Official Journal of the European Union: L311/67.
9) Commission of the European Communities. White Paper on the Completion of the Internal Market. 14/06/1985 COM(85) 310 final.
10) Regulation (EC) No 764/2008 of the European Parliament and of the Council of 9 July 2008 laying down procedures relating to the application of certain national technical rules to products lawfully marketed in another Member State and repealing Decision No 3052/95/EC. 13/08/08. Official Journal of the European Union: L218/21.
11) EAS Strategic Advice. How to apply mutual recognition for the free trade of food products across the EU, 2009. www.eas.eu.

訳注1　EUでは、ヘルスクレームに構造・機能クレームと疾病リスク低減クレームが含まれる。

12) Commission of the European Communities. Report from the Commission to the Council and the European Parliament on the use of substances other than vitamins and minerals in food supplements. 05/12/2008. COM(2008) 824 final.
13) Regulation (EC) No 258/97 of the European Parliament and of the Council of 27 January 1997 concerning novel foods and novel food ingredients. 14/02/1997. Official Journal of the European Union: L043/1.
14) European Commission: Discussion paper on the setting of maximum and minimum amounts for vitamins and minerals in foodstuffs; 2006.
15) European Commission: Orientation paper on the setting of maximum and minimum amounts for vitamins and minerals in foodstuffs. July 2007.
16) European Food Safety Authority: Compilation of the Scientific Opinions on Tolerable Upper Intake Levels for Vitamins and Minerals; 2006.
17) European Responsible Nutrition Alliance (ERNA): Vitamin and Mineral Supplements: a risk management model; 2005.
18) Richardson David P. Risk management of vitamins and minerals: a risk categorization model for the setting of maximum levels in food supplements and fortified foods. *Food Sci Technol Bull Funct Foods* 2007; 4(6): 51-66.
19) Richardson David P. Risk management of vitamins and minerals in Europe: quantitative and qualitative approaches for setting maximum levels in food supplements for children. *Food Sci Technol Bull Funct Foods* 2010; 7(6): 77-101.
20) Flynn A, Moreiras O, Stehle P, Fletcher RJ, Müller DJ, Rolland V. Vitamins and minerals: a model for safe addition to foods. *Eur J Nutr* 2003; 42(2): 118-30.
21) Bundesinstituts für Risikobewertung (Federal Institute for Risk assessment - BfR): Verwendung von Vitaminen in Lebensmitteln (Use of Vitamins in Foods); 2005.
22) Bundesinstituts für Risikobewertung (Federal Institute for Risk assessment - BfR): Verwendung von Mineralstoffen in Lebensmitteln; 2005.
23) Danmarks Fødevareforskning (Danish Institute for Food and Veterinary Research-DFVF). A safe strategy for addition of vitamins and minerals to foods. Eur J Nutr 2005; Available from: http://dx.doi.org/10.1007/s00394-005-0580-9.
24) Kloosterman J, Fransen HP, de Stoppelaar J, Verhagen H, Rompelberg C. Safe addition of vitamins and minerals to foods: setting maximum levels for fortification in the Netherlands. *Eur J Nutr* 2007.
25) Commission Directive 2001/15/EC of 15 February 2001 on substances that may be added for specific nutritional purposes in foods for particular nutritional uses. 22/02/2001. Official Journal of the European Union: L52/19.
26) Court of Justice of the European Union. Joined Cases C-154/04 and C-155/04. Judgment of the Court of 12 July 2005.
27) Guidance on the implementation of regulation no 1924/2006 on nutrition and health claims made on foods conclusions of the standing committee on the food chain and animal health. 14/12/2007.
28) European Commission. Working document on the setting of nutrient profiles. 02/06/2008.
29) European Food Safety Authority. The setting of nutrient profiles for foods bearing nutrition and health claims pursuant to article 4 of the regulation (EC) No 1924/2006. The EFSA Journal (2008) 644, 1-44.
30) Commission Regulation (EU) No 432/2012 of 16 May 2012 establishing a list of permitted health claims made on foods, other than those referring to the reduction of disease risk and to children's development and health. 25/05/2012. Official Journal of the European Union: L136/1.
31) Richardson David P. The scientific substantiation of health claims with particular reference to the grading of evidence. *Eur J Nutr* 2005; 44: 319-24.
32) European Responsible Nutrition Alliance (ERNA), Nutrition and Health Claims in the EU. Regulation (EC) No 1924/2006. A review of the consequences of implementation.
33) EAS Strategic Advice. How to apply the Nutrition and Health Claims Regulation, 2010. www.eas.eu.
34) Food Supplements Europe. The application of the Nutrition and Health Claims Regulation 1924/2006. Guidance for food operators, 2013.
35) Regulation (EC) No 1331/2008 of the European Parliament and of the Council of 16 December 2008 establishing a common authorisation procedure for food additives, food enzymes and food flavourings. 31/12/2008. Official Journal of the European Union L354/1.
36) EAS Strategic Advice. Novel Foods in the European Union: Developing Regulatory Strategies; 2003.
37) European Commission. Human Consumption to a Significant Degree. Information and Guidance Document; 2012.
38) European Commission. EU Guidelines for the presentation of data to demonstrate substantial equivalence between a novel food or food ingredient and an existing counterpart; 2013.
39) Commission of the European Communities. Proposal for a Regulation of the European Parliament and of the Council on novel foods and amending Regulation (EC) No XXX/XXXX [common procedure]. 14/01/2008. COM(2007) 872 final.
40) Commission Directive 2006/141/EC of 22 December 2006 on infant formulae and follow-on formulae and amending Directive 1999/21/EC. 30/12/2006. Official Journal of the European Union: L401/1.
41) Commission Directive 2006/125/EC of 5 December 2006 on processed cereal-based foods and baby foods for infants

and young children. 06/12/2006. Official Journal of the European Union: L339/16.
42) Commission Directive 96/8/EC of 26 February 1996 on foods intended for use in energy-restricted diets for weight reduction. 06/03/1996. Official Journal of the European Union: L55/22.
43) Commission Directive 1999/21/EC of 25 March 1999 on dietary foods for special medical purposes. 07/04/1999. Official Journal of the European Union: L91/29.
44) Regulation (EU) No 609/2013 of the European Parliament and of the Council of 12 June 2013 on food intended for infants and young children, food for special medical purposes, and total diet replacement for weight control [...]. Official Journal of the European Union: L181/35.
45) Commission of the European Communities. Report from the Commission to the European Parliament and the Council on the implementation of Article 9 of Council Directive 89/398/EEC on the approximation of the laws of the Member States relating to foodstuffs intended for particular nutritional uses. 27/06/2008. COM(2008) 393 final.
46) Directive 2004/24/EC of the European Parliament and of the Council of 31 March 2004 amending, as regards traditional herbal medicinal products, Directive 2001/83/ EC on the Community code relating to medicinal products for human use. 30/04/2004. Official Journal of the European Union: L136/85.
47) European Commission. Discussion paper on Health Claims on Botanicals in Food; 2013.

第14章

EUの植物由来ニュートラシューティカル（フードサプリメント、強化食品、機能性食品）：ニュートリションクレーム・ヘルスクレーム規則に焦点をあてて

Botanical Nutraceuticals, (Food Supplements, Fortified and Functional Foods) in the European Union with Main Focus on Nutrition And Health Claims Regulation

オム・P・グラティ*，ピーター・ベリー・オタウェイ[†]，パトリック・コペンズ**
*ホーファーグ・リサーチマネジメント SA，レギュラトリーサイエンス部　ジュネーブ，スイス
[†]ベリー・オタウェイ＆アソシエーツ社　ヒアフォード，英国
**EAS戦略アドバイザリー　ブリュッセル，ベルギー

Om P. Gulati*, Peter Berry Ottaway[†], Patrick Coppens**
*Scientific & Regulatory Affairs, Horpha Research Management S.A., Geneva, Switzerland
[†]Berry Ottaway & Associates Limited, Hereford, United Kingdom
**EAS Strategic Advice, Brussels, Belgium

14.1　はじめに

「ニュートラシューティカル」（neutraceutical）という言葉は、当初1995年にデフェリーチェ（Defelice）が以下の定義とともに使用したものである。

「疾病の予防もしくは治療を含む医学的もしくは健康上の利益がある食品または食品成分」[1]。

生理学的効果に基づく定義であったため、多くのニュートラシューティカルは、食品または医薬品の法令上のカテゴリーに簡単には当てはまらず、2つの分野の間の曖昧な領域に位置している[2]。

ニュートラシューティカルは、多様な食事の一部として日常的に効果的な量を摂取する場合、健康に有益な効果をもたらす可能性があるものとして、最近国際的に認識されつつある[3]。

ニュートラシューティカルの法令上の振り分けは通常、身体に対する効果をもとに行われる。物質が健康な組織や器官の維持（maintanance）のみに寄与する場合、その物質は食品成分にあたると考えることができる。しかし、身体の1つ以上の生理学的過程を是正（correct）、回復（restore）、または緩和（modify）することが見られる場合、その使用は医療用とみなされやすい。

広い意味でのニュートラシューティカルは、機能性食品（functional food）、強化食品（fortified food）、フードサプリメント（food supplement）の中に見出すことができる[4]。機能性食品と強化食品は、それらに対応する伝統的な食品と同じ外観である。フードサプリメントは、ほとんどの場合、錠剤、カプセル、液体など一定用量単位の形状で消費される成分であり、通常フードサプリメントあるいはダイエタリーサプリメントと呼ばれている。

植物由来品（botanicals）は、ニュートラシューティカルの中の大きな領域であり、成分の複雑な性質と組成に関連したさらなる問題を有する。欧州連合（European Union: EU）では、ニュートラシューティカルに関わる植物由来品は、食品に関する法では定義されていないが、医薬品に関する法でやや詳細に下記のとおり定義されている。

> 植物の全体・破片・切断片、藻類、菌類、地衣類およびこれらから抽出、蒸留、圧搾、分別、精製、濃縮、醗酵などによって得られた調整品。植物由来物質は、二名法（属、種、変種および命名者）に従った植物の学名と、使用部位（たとえば、葉、根、果実）により定義づけられる。

EUにおける植物由来ニュートラシューティカルに関して乗り越えるべき課題は、品質、安全性、クレーム、そして境界線問題である。多くの事例で、人の身体における特定の活性成分の同定、その吸収と代謝、それらを含有する製品での加工の影響など、解明されていないことが多くある。

本章は、EUの新たなレギュレーションについて、主に、通常の食品以外の食品カテゴリー、ヘルスクレームとの関わりで論ずる。また、機能性食品、強化食品、フードサプリメントにおける植物由来成分の使用についても記述する。

特に、欧州食品安全機関（European Food Safety Authority: EFSA）がニュートリションクレーム・ヘルスクレーム規則13条1項に基づくヘルスクレーム（いわゆる一般的機能ヘルスクレーム）、13条5項に基づくヘルスクレーム、14条に基づくヘルスクレームを評価する際にとったさまざまなアプローチについて頁を割きたい。当該植物由来成分が伝統的に使用されてきた事実をEFSAは検討対象にしておらず、その結果、多数の植物由来成分がEFSAによる厳しい評価手続きを通過することができず、特に13条1項に基づくヘルスクレームの許可を得ることができなかった。これは欧州全体で論争を引き起こしたため、

欧州委員会は、EFSA による評価がまだ終わっていなかった植物関連のヘルスクレーム申請について評価プロセスを一時停止させ、この論争を緩和しようとした。ところが、ヘルスクレーム申請を保留するという欧州委員会がとったこの措置が、状況をさらに複雑にした。植物関連のヘルスクレームのうち、一部には事実上の移行期間が与えられ一部には与えられないという差別的な状況を生んでしまったのである。

14.2　米国でのニュートラシューティカルの概念

ニュートラシューティカルの概念と製品に関する多くの初期の展開は、米国が推進させたものである。1994 年にダイエタリーサプリメント健康教育法（Dietary Supplement Health and Education Act: DSHEA）が制定されて以来、米国ではかなりの融通性が受け入れられており、他国にみられる食品と医薬品の切り分けがこの国では不鮮明なものになっている[5]。

DSHEA に基づき、ダイエタリーサプリメントには、ハーブその他の植物や、ダイエタリーサプリメント以外の食品カテゴリーに属する成分の濃縮物、代謝物、構成成分、抽出物またはこれらの組み合わせが含まれる。限定がほとんど行われていないため、多様な種類の植物由来成分その他の物質がダイエタリーサプリメント成分として販売されるようになり、それらの中には、他のほとんどの国のレギュレーションでは医薬品としての使用に限定されている物質も含まれていることが問題になっている。

14.3　植物由来品の食薬区分に関する EU のレギュレーション

現在、EU では、多くの植物由来成分について法的な位置づけが共通していない。すべての加盟国で、植物由来品は、医薬品としてのクレームがなされていない限り、食品・フードサプリメントとしてまたは機能性食品・強化食品に組み込まれているものとして販売できる。しかし、一部の加盟国では、特定の製剤がハーブ医薬品（herbal medicine）としてみなされ、登録が必要である。また一部の加盟国では、特定の植物由来品が医薬品として位置づけられると、自動的に販売が処方せん薬局に限られる。

1. EU では、医薬品の定義は指令（Directive 2001/83[6], formerly 65/65[7]）に規定され、改正（Directive 2004/27）[8]も経ているが、植物由来成分を含有する製品をめぐってはなお加盟国間で解釈が分かれている。医薬品の定義は 2 つから構成されており、1 つは特性の標ぼうに関連するもので、もう 1 つは機能に関するものである。どちらかの点から当てはまれば医薬品と判断される。加盟国間で植物由来品について解釈が分かれるのは、2 つ目に含まれている「薬理学的活性」（pharmacological action）という用語の精確な意味について考え方が異なるからである。
2. 植物由来品が「伝統的使用」（traditional use）の要件に基づいて医薬品としてのクレームを表示する場合、またはハーブ製品が機能的に医薬品と考えられる場合、

それらは伝統的ハーブ医薬品（traditional herbal medicinal product）のカテゴリーに入りうる（Directive 2004/24）[9]。ただし、期間についての要件も満たしていなければならない。30年の使用歴が必要であり、そのうち15年間はEUでの使用である。

3. EUでは、食品基本法規則（Regulation 178/2002）[10]が、食品を定義し、食品に関する法の基本原則と一般的要件を定め、EFSAを設立させ、食品の安全性に関わる手続きを定めている。立法目的の規定には、「人の健康の高度な保護を保障するための基礎を提供すること」とある。基本法としての性格上、この規則はすべての食品が適用対象である。すなわち、この規則に定められている原則は、機能特性が付加された食品（たとえば、機能性食品、ニュートラシューティカル、栄養療法食品 dietetic food、フードサプリメントなど）にも適用される基本的なものである。食品（または食料）を「全面的もしくは部分的に加工されているか、または加工されていないかを問わず、人によって摂取されることが意図されているもしくは合理的に予想されるあらゆる物質または製品」と定義している。食品には、飲料やチューインガムだけでなく、水など食品の製造、調理または処理中に意図的に取り込まれるすべての物質が含まれる（ただし、医薬品などは除外されている）。

この定義で医薬品が除外されているということは、ある製品に適用されるのが医薬品に関する法かそれとも食品に関する法かを判断する決め手は、当該製品の使用意図等に求めなければならないことを意味している。とはいえ、これによって、健康に関する機能を付加された食品は、組成、クレーム、標ぼうを考慮すると医薬品にきわめて類似する可能性があることを理論的に処理しきれるわけではない。

改正後の指令（Directive 2001/83）の2条2項は、当該製品の特徴すべてを考慮すると、医薬品にも他の法令対象にも当てはまるという疑義が生じる場合は、医薬品に関する本指令の方を優先適用すると定めている。すなわち、境界線の事例で争われてきた競合法令の適用問題に対して欧州司法裁判所が長年判断してきた内容を立法化したものである。

植物由来品は、食品基本法規則2条が定める食品の定義によって食品または食品成分として分類されると[10]、食品の下位カテゴリーに従って特徴づけられてさらに定義される。

4. ノーベルフード規則（Regulation 258/1997）[11]は、ノーベルフード（novel food）またはノーベルフード成分（novel food ingredient）を、1997年5月15日以前にEU内で相当量消費されていなかった食品または食品成分として定義している。たとえば、ノニジュースがノーベルフードに当たる。ノーベルフードには、包括的な安全性評価が販売前に求められる。

5. 栄養療法食品指令（Directive 2009/39）[12]は、特殊栄養用途食品（foods for particular nutritional uses: PARNUTS）を、特別な組成または製造工程により、通常に消

費される食品とは明確に区別され、クレームが示す栄養目的に適切であり、そのような適切性を示す方法で販売される食品として定義している。このカテゴリーには、多様なタイプの栄養療法食品が含まれる。例として、乳児用調製粉乳、乳幼児用ベビーフード、痩身用食品、特殊医療用食品、糖尿病患者用食品、スポーツ食品、などである。

6. 食品改良剤規則（Regulation 1331/2008）[13] は、食品添加物を、着色または保存のような技術的機能を発揮させるために意図的に食品に添加される物質として定義している。この規則は、酵素と香料も含めた共通の手続きを規定しているが、製造用剤（processing aids）は対象にしていない。

7. 香料に特化した規則（Regulation 1334/2008）[14] もある。ここには、植物由来成分を使用する場合の要件も規定されている。

8. フードサプリメント指令（Directive 2002/46）[15] は、フードサプリメントを、「通常の食事を補うことを目的とし、栄養素もしくは栄養学的・生理学的機能を有するその他の物質の濃縮物を単独または組み合わせて一定量を摂取する以下の形状で販売される食品である。すなわち、カプセル、トローチ、錠剤、丸剤および他の類似形状、ならびに粉末入り小袋（sachet）、液体アンプル、液体滴下ボトルおよび液体・粉末を少量単位で摂取できるように設計された他の類似形状である」と定義している。

9. ニュートリションクレーム・ヘルスクレーム規則（Regulation 1924/2006）[16] は、2006年10月12日に制定され、2007年初頭に施行された。この規則は、食品のすべてのニュートリションクレームとヘルスクレームを対象とし、許可されたクレームのリストに収載されるクレームのみが使用を認められる。

10. ヘルスクレームの許可リストも、欧州委員会規則（Commission Regulation 432/2012）[17] として定められている。2012年5月25日に制定され、2012年6月に施行された。ただし、疾病リスクの低減または子供の成長と健康に関するヘルスクレームは対象外としている。なお、リストの適用は2012年12月14日からである。

11. 強化食品規則（Regulation 1925/2006）[18] の正式名称は、食品へのビタミン、ミネラルおよびその他の物質の添加に関する規則である。2006年10月に制定され、2007年1月19日に施行された。この規則は、ビタミン、ミネラルおよび植物由来成分などその他の物質を食品に用いる場合に適用される。

　強化食品規則8条は、植物由来成分など、ビタミン・ミネラル以外で食品（フードサプリメントを含む）に添加される物質の安全管理について規定している。使用が禁止される物質、摂取量やラベル表示などに関する特別な条件下での使用に制限される物質、精査中物質、の3つのリストが作成される。この3番目のリストは、安全性に対する懸念が生じたが科学的な不確実性が続くためEFSAによる安全性評価が必要となった物質を掲載させる一時的なリストである。

12. 化粧品規則（Regulation 1223/2009）[19] には、化粧品への植物由来成分の使用につ

いての規定がある。

　上記の立法すべてが、食品・フードサプリメントに植物由来成分を使用する際に関わってくる。他にも、EU法には食品の安全性と品質について定める法規が多数あり、植物を食品に使用する際には大きな影響を及ぼす。

14.4　フードサプリメントとしての植物由来品に関するレギュレーション

　フードサプリメント指令の2条a号が、フードサプリメントを定義している（前節の8を参照）。

　本指令は、前文の段落6で述べられているように、制定当初はビタミンとミネラルのみを対象にした。欧州委員会がビタミン・ミネラル以外の物質を含める作業を開始する可能性もあるが、2013年末現在着手されていない。

　フードサプリメントの定義には、栄養学的・生理学的作用を有する物質への言及があり、具体的には植物の抽出物がこれに当たる。この指令は2005年8月に施行され、加盟国で国内法化されてきた[訳注1]。特に植物由来成分についての具体化についても、すでに多くの加盟国で国内レギュレーションが整備されている。

　10条は、フードサプリメント製品が自国で最初に販売される際に届出を義務化すべきか否かの判断を各加盟国に委ねている。オーストリア、リトアニア、オランダ、スウェーデン、英国を除くすべての加盟国が、届出手続きの義務化を導入したことは注目される。この届出制の手続的要件の詳細は、国により異なる。標準的な手続きの最小限の要件は、フードサプリメントのラベル表示の写しを当局に提出することである。

　届出を義務化している国々では、各国の当局は、届出時に製品のヘルスクレームに即座に反応でき、レギュレーションを遵守していない場合には措置をとる。届出の必要がない国々では、製品の販売時にそのヘルスクレームに対して異議が出るリスクは低い。ただし、販売後に当局から監視を受けたり、広告基準を所管する官庁や消費者団体から苦情を受けたりする可能性はある。

14.5　フードサプリメントへの植物由来品の使用に関する各加盟国の管理

　植物由来品の使用については、EU法としてのルールができていないので、加盟国の中には、フードサプリメント製品における植物・植物抽出物の使用について国内法令を整備した国もある。たとえば、イタリア、ベルギー、フランスなどは、フードサプリメントに使用できるか否かを示す植物のポジティブリスト（場合によってはネガティブリスト）を

訳注1　指令（Directive）は、加盟国に直接適用される規則（Regulation）とは異なり、原則として加盟国に直接適用されない。加盟国は、所定の期間内に国内法を整備することを通じて、それを置き換えることが求められる。

導入した。各国のリストについて以下に例を挙げる。

ベルギー　1997年8月29日勅令（royal decree）が、植物・植物製剤で構成されている食品またはこれらを含有する食品の製造と販売に関するものである。2012年3月19日勅令により、1997年8月29日勅令の一部が改正された。使用制限、使用条件、ラベル表示の要件、ポジティブリスト・ネガティブリストについて、規定をより詳細にした。リストには650種以上の植物が含まれている。

フランス　フードサプリメントに使用可能な植物のポジティブリストを作成している。政令（decree）の別表として位置づけられており、使用条件もそこに記載されている。この政令は2013年7月1日に施行された。ポジティブリストは、事前にフランス政府が欧州委員会に通知しており、2012年12月に入手可能となった。ベルギーやイタリアのリストに比べると掲載種類は少なく、549種類である。

アイルランド　アイルランド医薬品局が、2011年4月にフードサプリメントへの使用が認められるハーブ物質のリスト案を公表した。

イタリア　2012年7月21日、フードサプリメントへの植物・植物製剤の使用についての省令（ministry decree）が官報（Gazzetta Ufficiale）に掲載され、公布された。この省令は、植物のポジティブリストの他に、植物の使用許可部位、一定の植物についての使用制限、警告状などを整備することが定められている。リストには1200種以上が含まれている。

ルーマニア　薬用植物と芳香植物の加工と販売に関する農林農村開発省と健康省の命令（Order 244/401/2005）に含まれている。

スロベニア　薬用ハーブの分類に関する政令（Decree 103/2008）がある。別表のリストは、ハーブを4つのカテゴリーに分類している。

1. （フードサプリメントを含む）食品への使用が認められるハーブ。ただし、医薬品としてのクレームがなされているものを除く＝H
2. 一般用（over the counter）医薬品への使用が認められるハーブ＝Z
3. 処方薬への使用が認められるハーブ＝ZR
4. 食品および医薬品への使用が禁止されるハーブ＝ND

英国　医薬品医療製品庁が、ハーブ成分と報告されている使用実態に関するリストを作成した。このリストは情報提供用であり、法的拘束力を持たない。しかし、植物由来成分のおおよその法的位置づけがわかる有益なガイドである。医薬品に関する法の下で各製品がどのように位置づけられるかは、個々の状況によって決まる。

14.6　相互承認に関するレギュレーション

フードサプリメントへの使用が認められている植物（botanical）のポジティブリスト・ネガティブリストについては、EUで共通するものがなく、各加盟国でアプローチに差が

あるため、EU市場は現在依然として不統一な状態にある。この状況は、フードサプリメントへの植物由来成分の使用をめぐる現実の商取引に肯定的ないし（and/or）否定的な影響を与えうる。合法的に販売される植物由来品であっても、それがどの加盟国で販売されるかで、より厳しいアプローチにもなり、より緩やかなアプローチにもなるからである。そのため、EU法上のレギュレーションが存在しない成分を含有する新製品の販売をEU市場全体で成功させるための鍵となるのは、相互承認の原則（principle of mutual recognition）である[20]。

ここで相互承認とは、一般に、加盟国の間で互いに国内法令を承認し合うことを意味する。EU機能条約（Treaty on the Functioning of the European Union）の34条および35条に規定されている物の移動の自由は、この原則によって担保される。EUレベルでまだルールが調和化されておらず派生法が制定されていない分野であっても、加盟国は、他の加盟国で合法的に販売されている製品であれば自国においてもそれを受け入れることが求められるのである。これは、その製品が販売先の加盟国のルールに矛盾する場合でも承認されるべきことを意味する。

フードサプリメントに関しては、次の2つの重要な側面についてレギュレーションがまだ調和化されていない。

- フードサプリメントに使用できるビタミンとミネラルの最大量
- ビタミンまたはミネラル以外の物質で、栄養学的または生理学的な効果を有するもの（植物由来成分を含む）の使用（ノーベルフードとしての使用を除く）

この相互承認の原則には、例外がある。販売先となる加盟国は、一定の場合に、自国において当該製品の現状での販売を拒否することができる（EU機能条約36条）。たとえば、人の健康を守るために必要な場合など、きわめて限定されている。また、販売先の加盟国は、拒否するための具体的な方策が、当該状況において通商を最も制限しない方法であることを示さなければならない。食品の分野で、相互承認の原則の例外として一般的なものは、安全性への懸念（人の健康に対する直接的または間接的なリスク）である。

相互承認をさらに実効的にするため、2008年7月9日に規則（Regulation 764/2008）[20]が制定された。この規則は、他の加盟国で合法的に販売されている製品に各加盟国が技術的なルールを適用する際の手続きを規定している。2009年5月に施行された。

ある加盟国の製品が他の加盟国で販売されるにあたって、販売先の加盟国が相互承認を拒否する際の手続き的要件が整備されている。すなわち、他の加盟国では合法的に販売されている製品の事業者に対し、販売先の加盟国は技術的ルールに基づく行政処分を行うことがある。具体的には、当該製品の販売禁止、部分的修正の要請、追加試験の要請、市場からの回収に関して直接的または間接的な効果を及ぼす行政行為である（規則2条1項）。このような場合に、各加盟国の当局は、事業者への理由の提示等、本規則に定められた手続上の諸要件に従うことが義務づけられているのである。

しかし、実際には、相互承認の原則を期待してフードサプリメント製品を他国でも販売

しようとする企業は、依然として大きな障害に直面する。なぜなら、ハーブ抽出物のような物質は、フードサプリメントにも、伝統的ハーブ医薬品のような医薬品にも、使用されるからである。その結果、境界事例が生じており、同じ製品が、ある加盟国では食品として売られ、別の加盟国では医薬品として売られるという状況が生じている。境界事例のほとんどの場合、分類の問題は、製品の全特徴を考慮してケースバイケースで評価していることから生じているようである。なお、もし加盟国が当該製品を医薬品と明確に判断した場合は、EU法レベルで確立した共通ルールが及ぶので、本規則は適用されないだろう。

14.7 機能性食品・強化食品に関するレギュレーション

(1) 伝統的ハーブ医薬品

伝統的ハーブ医薬品指令（Directive 2004/24）[9]は、ハーブ医薬品の品質と安全性をその「伝統的利用」（traditional use）に基づいて担保することとし、通常の医薬品における承認制とは別に簡略化された登録制を導入した。製品の有効性を実証する必要はない。EUで使用されるための伝統的薬用植物リストも、現在作成されつつある。

伝統的ハーブ医薬品の登録をするには、その製品に30年間の使用歴が必要であり、その内15年はEU域内での使用歴が必要である。この期間要件は、登録に対して抑制的な効果を与えた。というのは、多くの製品がEU市場での15年の使用歴という要件を満たすことができなかったからである。期間要件を満たした製品であっても、その組成にかなりの変更が施された可能性がある。

結果として、伝統的ハーブ医薬品の登録は、ほとんどなされなかった。これとは逆に、多数の植物材料がフードサプリメントの成分として使用され続けている。先に述べたように、植物由来成分が使用されるフードサプリメントのカテゴリーは、生理学的活性なのか薬理学的活性なのかについてのデータを分析し、用量・濃度に基づいて健康に対する効果なのか治療的効果なのかを慎重に解釈することによって、特定されなければならない。この区別は、フードサプリメント指令（Directive 2002/46）[15]と、医薬品指令（Directive 2001/83）の一部を改正する2つの指令（Directive 2004/27[8], Directive 2004/24[9]）に基づいて行われる。

植物の食品該当性と医薬品該当性をめぐるこの問題は、ニュートリションクレーム・ヘルスクレーム規則（Regulation 1924/2006）[16]の13条1項に基づく許可に関して、EFSAが特に植物関連のヘルスクレームの科学的実証に対して厳しい基準を取ったことにより、さらに複雑なものになった。その結果、フードサプリメントに使用されている植物由来成分の多くが、欧州委員会規則（Commission Regulation 432/2012）[17]の別表に置かれているヘルスクレーム許可リストへの収載が認められなかった。

(2) 機能性食品・強化食品への植物由来成分の使用

1) 2つの問題

EUにおいて食品に添加される植物由来成分を考えるにあたっては、すでに取り上げた問題の他にも多くの問題が存在する。

最も重要な2つの問題は、ノーベルフードとして位置づけられるかという点と、成分が「機能面から医薬品である」（medicinal by function）と判定されうるかという点である。

ノーベルフードおよびノーベルフード成分に関する規則（Regulation 258/97）[11]、いわゆるノーベルフード規則は、1997年初頭に施行された。その7年後、欧州委員会はこの規則の解釈に変更を加えた。この解釈の変更は、2005年2月に食品チェーンと動物の健康に関する常任委員会によって追認された[21]。

この解釈変更の結果として、ある成分が1997年5月以前に使用されていても、それがフードサプリメントのみに使用されていた場合は「新規」（novel）とみなされ、当該成分を他の食品カテゴリーに使用する際には「新規ではない」といえないことになった。したがって、ある成分がEUで1997年5月以前にフードサプリメントに使用されていたことしか示せない場合で、たとえばその成分を新たに飲料に使用するためには、その使用意図が何であれ、ノーベルフードとしての申請とそれに対する当局の許可が必要になる。申請書類には、包括的な毒性試験の結果が含まれていなければならない。すなわち、ある成分が1997年以前にフードサプリメントのみに使用されていた場合は、ノーベルフードとしての使用のための申請を支持する追加データが求められる可能性が高いのである。

このノーベルフードとしての位置づけに加えて、成分が、その型および想定される用量に基づいて「機能面から医薬品である」と判断されてしまわないことも重要である。このように医薬品として分類されてしまうと、食品への使用が不可能になる。なお、製品が栄養療法食品に分類される場合は、別途他のレギュレーションが及びうる（Directive 2009/39）[12]。

2) 機能性食品

機能性を持つ食品の先駆け製品である特定保健用食品（Food for Specified Health Use）の概念は、1991年に日本で確立された[22]。定義は、下記の通りである。

> 国の許可を受けて、食生活において特定の保健の目的で摂取をする者に対し、その摂取により当該保健の目的が期待できる旨の表示をする食品

なお、特定保健用食品は、特別用途食品制度と保健機能食品制度の両制度に位置づけられている。特別用途食品とは、関与成分を含む、またはアレルゲンが除去されることで病者用等の特別の用途に適する旨を国の許可を受けて表示する食品である。

機能性食品は、1999年に欧州の科学研究支援団体の下で採用された実用的な定義によると、下記のように述べられている[23]。

食品は、身体の1つ以上のターゲット機能（target function）に対して、通常の栄養学的効果の範囲を超えて有益な影響を及ぼすことが十分に証明される場合、「機能性がある」とみなしうる。有益な影響とは、健康と安寧（well-being）が改善された状態、ないし疾病リスク低減に関連する。機能性食品は、依然として食品であるべきで、食事で通常消費されると期待できる量において効果を示さなければならず、錠剤やカプセルの形態ではなく通常の食事の一環をなすものである。

この科学研究支援団体は、国際生命科学研究機構（International Life Sciences Institute: ILSI）の欧州支部であり、そこに置かれた欧州における機能性食品の科学についての作業部会による報告の要約である。この作業部会には、ニュートリションと関連科学分野の多くの著名な欧州の専門家が積極的に参加した[23]。

この文脈における「ターゲット機能」とは、健康と安寧の状態維持や疾病リスクの低減に関連する、ゲノム機能、生化学的機能、生理学的機能または行動機能をいう。これらの機能の調節は、生化学マーカー（代謝物、特定のタンパク質、ホルモン、酵素など）の測定、生理学的パラメータ（血圧、心拍数、胃-腸通過時間など）の測定、客観的パラメータを使用した物理的・知能的行動の変化により、定量的・客観的に評価されるべきである。

（3）機能性食品とEU法

EU法には、機能性食品の定義はない[4]。現在のEUは、日本のような国々とは異なり、機能性食品を食品における独立のカテゴリーとして認めていない。これは、機能性を有する製品が、組成、表示、クレームなどに関して、既存の関連法令に従うべきであることを意味する。たとえば、ニュートリションクレーム・ヘルスクレーム規則の要件を満たさなければならず、機能性食品だからといって特別な扱いはされない。

1995年に英国の農漁業食糧省（現在は環境食糧農村地域省）は、実用的な定義を作成した。機能性食品とは、「単純な栄養学的効果ではなく、特定の医学的または生理学的な利益を与える成分が組み込まれた食品」とされている。この定義は機能性食品を、ビタミンとミネラルで強化されている食品やフードサプリメントから区別している[24]。

ILSIの米国本部では、機能性食品は、「生理学的活性を有する食品成分により、基本的なニュートリション以上に健康上の利益を提供する食品」として定義されている[25]。

機能性食品は、大豆（イソフラボン）、トマト（リコピン）、ニンニク（アリシン）、茶（ポリフェノール、カテキン）などの生理活性を有する食品成分を含む広範囲な植物由来品を包含する。

一般に、食品に関する法は、技術革新と開発に関して常に遅れをとり、時として10年以上の遅れが見られる。これは、特に機能性食品にあてはまり、欧州ではまだレギュレーションの枠組みを整備している状態である。しかし、機能性食品については、特にヘルスクレームの分野で、各加盟国の保健当局による認識がますます高まってきている（14.12

で後述する)。

　2008 年 1 月、欧州委員会は、消費者に対する食品情報の提供に関する規則案を作成した[26]。食品の表示、標ぼう、広告に関する既存の指令（Directive 2000/13[27], Directive 90/496/EEC[28]）を組み合わせて 1 つの規則にするものである。食品表示のレギュレーションが縦割りになっている構造を簡素化することも狙いとした。

　規則案は、消費者に対する食品情報の提供に関する規則（Regulation 1169/2011）[29]として制定された。表示が必要な事項を詳細に定めており、いくつかの具体的な警告事項も含まれている。必要事項すべてが、製品ラベルに記載されなければならない。

　同規則 7 条 3 項では、「人の疾患を予防、治療もしくは回復させる特性が食品にあるとすること、またはそのような特性について述べること」が、禁じられている。この規定は、同条 4 項によって、食品の外形的な標ぼう、特に、その形状、外観、包装、包装の材料、販売形態、店頭等での陳列に準用される。

(4) 強化食品と EU 法

　食品へのビタミン、ミネラルおよびその他の物質の添加に関する規則、いわゆる強化食品規則（Regulation 1925/2006）[18]の目的は、食品へのビタミン、ミネラルおよび他の物質の添加に関して異なる各加盟国のレギュレーションを調和化させることである。ひいては、EU 市場において物の移動の自由と消費者の保護を高度に保障するためである。

　この規則は、ビタミンとミネラルについて規定するとともに、それら以外の物質（ビタミンまたはミネラル以外の物質で栄養学的または生理学的な効果を有するもの）についても規定しており、そこに植物由来成分が該当する。また、この規則は、ニュートリションクレーム・ヘルスクレーム規則（14.12 で後述する）と密接に関連している。

　この規則は、各加盟国において特定の食品にビタミン、ミネラルまたは他の物質の添加を義務づけている国内法令の規定には影響を及ぼさないとしている（たとえば、英国では、パン・黒パンには、さまざまなニュートリエントを一定量含んでいなければならない）。また、すでに施行されているフードサプリメント指令の規定にも影響を及ぼさないとしている。

　規則には、ビタミン・ミネラル（とそれらの化学形態）のポジティブリスト、ビタミン・ミネラル以外の物質で食品への使用が禁止されるもののリスト、ビタミン・ミネラル以外の物質で特定の条件下での使用に制限されるもののリスト、精査のための一時リストが含まれている。ポジティブリストに掲載されていないビタミン・ミネラル（とそれらの化学形態）は、食品に添加できない。リストは、折々に修正される。

　また、食品に使用されるビタミンとミネラルの最大量を、規則が施行されてから 2 年以内に欧州理事会が設定することを要求している。その際、一般に受け入れることができる科学的データに基づく科学的なリスク評価と、他の食事供給源からのビタミンとミネラルの摂取量を考慮することも求められている。必要に応じて、一般人または特定の集団の食事全体に対して個々の製品が及ぼす影響や、ニュートリションクレーム・ヘルスクレーム

規則に規定されている当該製品のニュートリエント・プロフィール（nutrient profile）も、考慮に入れなければならない。

ラベル表示についても規定しており、強化食品に使用されているビタミン、ミネラルまたはその他の物質の総量をラベルに表示するよう命じている。ラベル表示については、クレームを表示する前に種々の条件を満たすことを求めているニュートリションクレーム・ヘルスクレーム規則も関連する。

欧州委員会に対して、ビタミンとミネラル以外の物質を今後精査するための権限を与えている。精査の結果次第で、今後使用が制限されるまたは禁止される物質が出てくるであろう。

本規則は、未加工の食品（果実、野菜、肉、鶏肉、魚を含む）、アルコール飲料（強化トニックワインを除く）の中に、ビタミン、ミネラルおよびその他の物質を添加することを禁じている。

規則には、移行措置のための期間も設けられている。これにより、ポジティブリストに掲載されていないビタミン・ミネラルであっても、一定条件を満たせば、規則の施行日から7年間は食品への使用が引き続き認められる（2014年1月19日まで）。

先に述べたリストは、下記のとおり別表として規定されている。

- 別表Ⅰ　食品に添加できるビタミンとミネラルのリスト（ここでの食品には、フードサプリメントは含まれない。また、特殊栄養用途食品に適用される個別ルールにも劣後する）。なお、6条に基づき、添加できるビタミンとミネラルの最大量はEUレベルで設定される。同条は、欧州委員会が2009年1月19日までにその案を作成することを求めたが、いまだ作成されていない。そのため、各加盟国が設定している最大量が適用されることになる。
- 別表Ⅱ　食品に添加できるビタミン前駆物質の化学名とミネラルの物質名のリスト。100種類以上が掲載されている。
- 別表Ⅲ　食品への添加が禁止、制限または精査される物質のリスト。まだ白紙の状態である（現在も作成中である）。

ビタミンとミネラル（とそれらの化学形態）のポジティブリストについては、移行措置の期間内にある。したがって、各加盟国は、一定条件を満たせば、現在掲載されていないビタミンとミネラルについて特例措置をとることが2014年1月19日までできる。

およそビタミンとミネラルを食品に添加するための要件と条件を論ずることは、この章の範囲を超える。ここでは、食品に植物性物質・生理活性物質を添加する要件に焦点をあてる。強化食品規則は、集権化された手続きを採用しており、これにより、精査期間を設けたり、添加を制限したり禁止したりできる。ただし現在に至るまで、規則に基づく対策を十分進めることができていない。

現時点では、理論上は、ハーブ抽出物など生理活性作用がある植物由来成分の食品への添加については、各加盟国の国内法令が適用されることになる。ただし、食品が消費者の

健康にリスクを与えないようにすることは、製品を製造・販売する者の責務である。これは、食品に関する法の基本原則および一般的要件を定めている食品基本法規則（Regulation 178/2002）の14条と17条が規定している。

14.8　栄養療法食品とEU法

　栄養療法食品指令とも呼ばれる、特殊栄養用途食品（foods for particular nutritional uses: PARNUTS）指令（Directive 2009/39）[12]は、特定の部分集団に属する者の栄養学的要請を満たすための製品（栄養療法食品）を管理するために制定された。なお、PARNUTSという概念は、この指令が作成される以前から定義されている。

　個別指令が整備されているPARNUTSは、4つある。

1. 乳児用調製粉乳と乳児用調製補完粉乳[30]
2. 乳幼児用加工穀物食品、ベビーフード[31]
3. エネルギー制限食事用の食品（痩身用食品）[32]
4. 特殊医療用食品（メディカルフード）[33]

　PARNUTSへの使用が認められているニュートリション成分は、別の欧州委員会指令（Commission Directive 2001/15）[34]の別表に掲載されている。すなわち、ビタミン、ミネラル、アミノ酸、カルニチン・タウリン、ヌクレオチド、コリン・イノシトールである。

　2012年初めに欧州委員会は、PARNUTS指令[12]の見直し作業に入り、規定を簡素化させた改正案を作成した。他の指令等との重複部分をなくすとともに、現行のレギュレーション枠組みで抜け落ちている部分をふさぐことを狙った。

　改正案では、カテゴリーは以下の3つにまとめられた。

1. 乳幼児用食品
2. 特殊医療用食品
3. 痩身用食品（食事代替品）

　痩身用食品からは、現行の指令が食事代替品について定めている成分組成上の要件が除かれている。提出された改正案は、2012年末に理事会と欧州議会で承認され、規則（Regulation 609/2013）として2013年6月29日に公布された。一部の規定は2016年7月20日まで適用されない[50]。

14.9　ノーベルフードとEU法

　1997年に、ノーベルフードおよびノーベルフード成分に関する規則（Regulation 258/1997）[11]、いわゆるノーベルフード規則が制定された。

　ノーベルフードまたはノーベルフード成分の定義については、14.3の4番目を参照さ

れたい。1997年5月15日以前にEU内において人による相当程度（significant degree）の消費量がなかったものである。「相当程度」という語については、2012年に欧州委員会が別途定義している[35]。

制定当初の規則には、以下6つのカテゴリーがあった。

1. 遺伝子組換え生物（genetically modified organism: GMO）を含む、またはGMOから構成される食品・食品成分
2. GMOから製造され、かつGMOを含有していない食品・食品成分
3. 微生物、菌類もしくは藻類から成るまたはこれらから単離した食品・食品成分
4. 植物から成るまたは単離された食品・食品成分と、動物から単離された食品成分（ただし、従来の増殖または繁殖の方法で得られたもの、安全な食品としての使用歴があるものを除く）
5. 主な分子構造が新規（novel）であるまたは意図的に組み替えられた食品・食品成分
6. 現在は使用されていない工程で製造されてきた経緯があり、かつ当該工程の変更が、栄養価、代謝または望ましくない物質の量の面で組成または構造に相当程度の変化を招く食品・食品成分

2004年5月1日から、カテゴリー1とカテゴリー2は遺伝子組換え食品規則（Regulation 1829/2003）[36]に移された。

ノーベルフード規則には、将来的に欧州全体で共通する販売手続きが整備されるために、安全性評価と申請手続きに関する詳細な規定がある。欧州委員会は、2008年1月14日に、本規則の改正案を作成したが、これは、EU市場に新規で革新的な食品を参入しやすくすると同時に、高度な消費者保護を維持するという観点からであった。改正案では、ノーベルフードは、より簡素で効率的な手続きに依ることになり、これにより安全で革新的な食品がEU市場に迅速に届けられるようになるはずである。さらに、EUでは従来から販売されていなかった食品でかつ発展途上国では安全な使用歴のある食品に関する特則もある。この改正案は、活発な議論の対象になり、2013年末現在まだ合意に達していない[37]。

ノーベルフード規則は、ノーベルフード・ノーベルフード成分の概念を広範に解釈している。新規の植物・植物抽出物を含むフードサプリメントまたはその成分は、「ノーベルフード」または「ノーベルフード成分」に該当しうる[11]。

植物抽出物は特に、この規則に影響を受ける。なぜなら、施行日前にEU域内市場になかったまたは製造されていなかった植物抽出物は、もしノーベルフードのカテゴリー要件を満たし、対応する既存のものから相当程度（significantly）異なっていれば、原則として「新規」（novel）と考えられるからである。これは、抽出された元の植物が「新規」に当たらない場合でも成り立つ。

ノーベルフード・ノーベルフード成分をEUで販売するためには、原則として個々に販売許可を申請しなければならない。申請者は、各加盟国の当局に対して申請することが求

められている。その際に科学的情報に基づく安全性評価報告を提出する。加盟国当局による最初の評価に続いて他の加盟国からの異議がなければ、販売が認められる。もし異議が示された場合は、EFSA が評価する。この申請と評価の手続きは、ほとんどの場合に費用が高くつき期間も長いことが明らかになっている（平均で 2〜3 年かかる）。

そこで、実質的な同等性（substantial equivalence）に基づく簡素な届出手続きも用意されている。この手続きに載せるためには、組成、栄養価、代謝、使用意図、望ましくない物質の量に関して、既存の食品・食品成分と実質的には等しいことを証明するデータを提出しなければならない。これが提出できるのであれば、販売時に欧州委員会への届出が必要とされるだけである。

なお、欧州委員会は最近、「人による相当程度の消費量」（human consumption to a significant degree）と「相当程度の使用」（significant use）に関する指導要領文書を公表した[35,38]。

14.10　品質面

植物由来品は、明確に識別され、特徴づけられるべきである。識別（identification）、標準化（standardization）、規格（specification）は、植物の安全性を検討する際に非常に重要である[39,40]。参考として検討が必要な点は、植物基原、生育状況、原料、製造工程、植物製剤中間体（botanical preparation）、最終製品である。これらについては、著者の 1 人が詳述した文献がある[2]。植物材料におけるばらつきの原因は、気象条件、収穫、乾燥、貯蔵条件が異なることなどである。適正農業規範（Good Agricultural Practice: GAP）で栽培条件を標準化させていくことが求められる。

2012 年中ごろに、欧州植物由来品フォーラム（European Botanical Forum）は植物由来フードサプリメントの品質ガイドを発行した。この文書は、EU における植物フードサプリメントの製造業者と販売業者を対象に、適正製造規範（Good Manufacturing Practice: GMP）のすべての側面を扱い、適切な原料の選択から販売後の製品の安定性まで言及している[41]。

EU でフードサプリメントとして販売される植物由来品は、EU の食品に関する法における関連要件にすべて従わなければならない。そして、サプリメントとしてまたは機能性食品や強化食品に添加されるものとして、植物の品質と安全性の双方を確保しようとする法令は、EU には十分すぎるぐらいあるのである。

14.11　植物の安全性

植物由来成分をフードサプリメントや食品に使用しようとする者は、それが新規成分と判定される場合、ノーベルフード規則が要求する販売前の安全性評価を受ける必要がある。

安全性に関する書類一式を用意する際には、データごとに下記を検討しておく必要がある。これらの安全性要件は、欧州委員会の食品科学委員会（Scientific Committee on Food:

SCF）が2001年に公表した文書に詳しく記載されている[42]。SCFはEFSAの前身機関である。この文書は、新規食品・新規食品成分の申請を行う者に対する指針として作成された。

In vitro 安全性データ

単離した細胞、微生物、細胞内成分（酵素、受容体、DNA）が含まれる。これらのモデルは作用機序を明らかにし、迅速で費用もかからない。

指針によると、原則として *in vitro* 試験データは、人に有害な影響を及ぼす可能性を示すシグナルでありうるが、成分の引き起こす効果に動物や人への有害な影響が伴わない限り、またその成分や代謝物が生理学的反応部位に存在して害を及ぼすことのエビデンスがない限り、リスクの単独指標とはいえない。*In vitro* 試験自体は、異なる要因から得られたデータの一貫性を検討する際、有害作用に関する仮説を立てるために、またはありうる作用機序を示すためにのみ役立てるべきである。

In vivo 動物安全性データ

動物試験は場合によっては重要なシグナルを抽出し、不合理なリスクの兆候を示すこともある。これは、急性、亜慢性、慢性の毒性、生殖毒性、体内遺伝毒性、安全性に関する薬理学的試験を含む。成分の薬物動態と *in vivo* 代謝の知識があれば、*in vitro* 試験に使用された用量との関連性について最適な解釈が可能になる。すべての細胞は、固有の生化学経路によりさまざまに反応する。

動物データに対する指針は、人における有害事象の情報がなくとも、実験室の動物試験で異常が生じたというエビデンスは、人に潜在的な害が起こる兆候として考えるのが原則である。この兆候は、暴露・投与経路（たとえば経口投与）が類似し、剤形が類似し、複数の種に対して同じ毒性を示す場合、より重要性を帯びる。

臨床安全性データ

害を受けやすい部分集団とは、食品・食品成分、フードサプリメントの使用に関連して有害事象が生じるおそれが高い個人の集団、または一般集団と比較してそのような事象が重篤となるおそれが高い個人の集団と定義しうる。

臨床データに対する指針は、特定可能な部分集団が、ある食品・食品成分またはフードサプリメントに特に敏感である可能性をデータが示す場合、その食品・食品成分またはフードサプリメントをスクリーニングする際に、より十分な注意を払うようにするのが原則である。

EFSAは、フードサプリメントとして使用される植物と植物製剤に対する安全性評価の手続きに関して、ガイダンス案（draft guidance）を公表し、2009年7月22日に正式な指導要領文書となった。このガイダンスは、同年に最終版が出されている[43]。続いてEFSAは、「食品・フードサプリメントに使用されるにあたり人の健康に対し潜在的懸念がある自然発生物質を含む植物」の報告集を作成した[44]。

これらの文書は、植物由来品をEUの食品・フードサプリメント市場で販売しようとす

る際に求められる安全性評価の手続きにおいて用いられる。

14.12　植物の有効性

（1）ニュートリションクレーム・ヘルスクレーム規則

　長年にわたって加盟国政府と消費者団体には、食品や食品成分（植物由来成分を含む）の有効性を唱えるクレームの中には、科学的吟味に耐えられないものがあるという懸念があった。協議や逃げ口上で四半世紀にわたる年月を費やした後、欧州委員会は、ニュートリションクレームとヘルスクレームの科学的評価と許可制に関する規則案について合意に達した。

　規則は、2006年10月12日に制定され、ニュートリションクレーム・ヘルスクレーム規則（Regulation 1924/2006）[16]として2006年12月20日に公布された。本規則は、食品の表示、標ぼう、広告に関する指令（Directive 2000/13）[27]で規定されている一般原則を補完するとともに、ニュートリションクレームとヘルスクレームの使用について特則を定めている。

　この規則の主な目的は、食品および関連するニュートラシューティカルの表示、標ぼう、広告について、加盟国のニュートリションクレームとヘルスクレームに関する法令および行政行為を調和化することにある。この規則は、食品基本法規則（Regulation 178/2002）[10]に規定されている食品の定義、フードサプリメント指令（Directive 2002/46）[15]に規定されているフードサプリメントの定義をそれぞれ踏まえている。中小企業が規則に従いやすいようにするための規定も盛り込まれている。

1）クレームの条件と一般原則

　ニュートリションクレーム・ヘルスクレーム規則の5条に、両種のクレームに共通する一般的要件が規定されている。クレームを表示するには、表示する栄養学的・生理学的効果をもたらすのに十分な量の活性成分が含まれていること、かつそれが一般に認められた科学的エビデンスで確立されていることが必要である。クレームの表現は平均的消費者が理解できなくてはならず、いかなる意味においても誤解を与えるべきでない。フードサプリメントにクレームを設ける場合は、ニュートリションに関する情報は、フードサプリメント指令（Directive 2002/46）の8条にも従う必要がある。

　ニュートリションクレーム・ヘルスクレーム規則の6条は、両種のクレームの科学的実証に関する規定である。クレームは、可能な限り高い水準で科学的評価が行われた後に、EU市場で食品の表示等に使用することが許される。なお、果実、野菜、パンなどの生鮮食品は、規則の対象外である。

　4条は、製品のニュートリエント・プロフィールについての規定である。これは、ニュートリションクレームやヘルスクレームが許可される前提として、製品分野ごとに含有しておくべき脂肪分、塩分、糖分の最大量である。製品のニュートリエント・プロフィールは、

食事とニュートリションについての科学的知識だけでなく、それと健康との関係に基づいて決められなければならない。施行後2年以内に規定を具体化しなければならなかったが、その作業はかなり遅れており、まだ正式には設定されていない。

　ヘルスクレームに特有の条件については、10条に述べられている。たとえば、表示には、多様でバランスのとれた食事の重要性についても記載しなければならない。過度に消費されると健康リスクを生じやすい製品については、適切な警告文も記載しなければならない、などである。

2）クレームの種類

- ニュートリションクレーム

　「低脂肪」などニュートリションに関連させたクレームである。本規則の別表に、表現および対応する量的な条件が掲載されている。これらは、欧州委員会の保健衛生・消費者保護総局[訳注2]のウェブサイトにも、表示可能なクレームが掲載されている。このクレームは、1.2% v/v 以上のアルコールを含む製品には表示できない（ただし、アルコールまたはカロリーの軽減作用に言及している場合を除く）。

- 一般に認められた科学的エビデンスに基づくヘルスクレーム

　ヘルスクレームのうち、一般に認められた科学的エビデンスに基づくものである。13条1項により、ポジティブリストに収載されていれば使用が可能となる。同条2項により、加盟国は、施行後1年以内にポジティブリストを作成することが求められている。同条3項により、欧州委員会は、施行後3年以内（2010年1月末まで）に加盟国レベルでのポジティブリストを集めて各ヘルスクレームの要件とともにEUとしてのポジティブリストを作成することが求められている。しかし、作業は遅れており、2012年6月に部分的なリストがやっと公表されたのみである。

- 個別申請が必要なヘルスクレーム

　新しく発展している科学的エビデンスに基づくヘルスクレーム、ないしデータ保護の要請があるヘルスクレームは、加盟国当局への申請手続きに載せた後、個別の許可処分が必要である（13条5項、15条～17条）。ヘルスクレームのうち、疾病リスクの低減、子供の成長と健康に言及するものも、同様である（14条1項）。なお、この疾病リスク低減クレームには、「クレームが言及する疾病には複数のリスク要因があり、それらのリスク要因の1つを変えたからといって、必ずしも有益な影響を及ぼすとは限りません」という追加表示をすることが必要である（14条2項）。また、新しく発展している科学的エビデンスに基づくヘルスクレーム、ないしデータ保護の要請があるヘルスクレームは、ポジティブリストへの新規収載を請求することができる（18条）。

訳注2　保健衛生・消費者保護総局（Directore-General for Health and Consumers: DG SANCO）は、2015年に組織改編され、保健衛生・食の安全総局（Directore-General for Health and Food Safety: DG SANTE）に改称された。

必要な手続きには差はあるが、いずれにせよどのようなクレームであっても使用前には欧州委員会による実質的な許可を得ていなければならない。許可されたクレームは、その要件に従うのであれば、どの食品事業者が用いてもよい（ただし、データ保護の要請がある場合を除く）。

3）申請の手続き

　13条の対象になるものを除くと、ヘルスクレーム申請のための手続きは二段階である。EFSAが、加盟国の所轄官庁を通じて提出された科学的エビデンスを審査し、審査結果を意見として欧州委員会に表明する段階と、欧州委員会がそれをもとに許可するか否かを決定する段階である。詳細については規則を参照してほしい。

　EFSAは、欧州委員会の要請を受けて、申請手続きに関する指導要領文書を作成した[45]。「ヘルスクレームの許可申請をする際の書類作成と提示に関する科学的・技術的ガイダンス」という題名で、2007年7月6日に発出された。欧州委員会も、ヘルスクレーム申請手続きの具体的ルールを定めた欧州委員会規則（Commission Regulation 353/2008）[46]を制定した。また、申請の指針も作成されており、EFSAのウェブサイトに載っている。

　2007年ガイダンスの他にも、EFSAの専門パネルが、ヘルスクレームの科学的実証の基本原則に関する指導要領を2009年に策定しており、最新版は2011年に公表されている。こちらのガイダンスは、申請手続きだけでなく、入手可能な科学的エビデンスの総合性（totality）、ヘルスクレームを実証するために行う試験の適切な選択、ヘルスクレームの表現、表示される効果と当該食品との間に必要な説明づけの程度、有益な生理学的効果があるとみなされるヘルスクレーム、人の疾病発症に関するリスク要因の定義、ヘルスクレームに関するコンプライアンス・適格性の問題などを扱っている。

　また、2011年から2012年にかけてEFSAは、特定分野に関するヘルスクレームの科学的要件を説明する6つの文書を作成した。

1. 消化管、免疫機能（2011年1月28日作成、2011年4月4日公表）
2. 抗酸化物質、酸化障害、心臓血管（2011年11月24日作成、2011年12月9日公表）
3. 食欲の評定、体重管理、血糖値（2012年2月29日作成、2012年3月21日公表）。
4. 骨、関節、皮膚、口腔衛生（2012年4月25日作成、2012年5月16日公表）
5. 身体能力（2012年6月28日作成、2012年7月17日公表）
6. 心理的機能を含む神経系機能（2012年6月28日作成、2012年7月17日公表）。

　これらは、特定分野のヘルスクレームの評価を通じて今日までに得られた経験に基づいて、EFSAの栄養療法製品、ニュートリション、アレルギー（dietetic products, nutrition and allergies: NDA）専門パネルが見解をまとめたものである。これらの文書は、EFSAが肯定的な評価を与えることができる、食品の効果や試験・結果の判定法を網羅的に示すことが目的ではない。むしろ、NDA専門パネルがどのようなアプローチをとっているかを理解してもらうために、参考となる評価実施例や、現在検討中の例を挙げている。

4）市民向けウェブサイト

ニュートリションクレーム・ヘルスクレーム規則の20条は、許可されたニュートリションクレームとヘルスクレームヘルスクレームを欧州委員会が管理し、誰でも見られるようにすることを規定している。

主要な点をまとめると、以下のとおりである。

1. ウェブサイト上に、ニュートリションクレーム、ヘルスクレーム、付された制限、許可されたクレームとそれらの要件、不許可になったヘルスクレームと不許可の理由を掲載する。これによって、ヘルスクレームを表示する製品を作りたいと考える製造業者は、自らが申請しなくとも、ヘルスクレームの表現やそのヘルスクレームに必要な条件を容易に知ることができる。
2. データが保護されることを前提として許可されたヘルスクレームは、以下の情報とともに、1とは別のデータベースに入れられる。
    - 申請者名、許可日
    - データ保護を前提として許可した事実
    - 申請者のデータとは無関係に、今後別の者が同じヘルスクレームを申請して許可されない限り、当該ヘルスクレームの使用は制限される事実
3. ウェブサイトは、誰でも自由に閲覧できる。

5）保護要請がある科学的データ

以下の条件を満たす科学的データその他の情報は、許可日から5年間は後の申請者の利益のために使用できない（21条）。

- 申請者が、申請時にデータ保護の要請があることを明示しなければならない。
- 申請者が、申請時に当該データの独占権を有していなければならない。
- 申請したヘルスクレームは、当該データが提出されなければ許可されていなかった。

ただし、データの利用について申請者から同意を得た場合を除く。もし当該データが提出されていなくとも、申請したクレームが13条もしくは14条のリストに含めることができるまたはできたことを欧州委員会が決定した場合も除く。

(2) クレームの科学的実証

2000年代初め、ニュートリションクレーム・ヘルスクレーム規則が作成されるに先立って、欧州委員会の支援とILSI欧州支部の後援を受けて、「クレームの科学的理由づけの評価プロセス」（Process of the Assessment of Scientific Support for Claims: PASSCLAIM）というプロジェクトが進められた。プロジェクトの目的は、この分野での定義、最良実施例（best practice）、方法論を明確にするなど、現在と今後のレギュレーション環境を下支えすることにあった[47]。

プロジェクトでは、クレームの科学的実証にとって必須となる規準が開発された。主に以下のとおりである。

- クレームが付される食品・食品成分（植物由来成分を含む）は、その特徴を明確にすべきである。
- クレームの実証は、効果が実証されるように、人でのデータに基づくべきである。また、目標母集団、適切なコントロール群、十分な摂取期間、追跡調査を考慮した、よくデザインされた介入試験に基づくべきである。
- 一般に認められた科学的データは、体系的・客観的であり、バランスがとれており、バイアスがなく、強固で、一貫性があり、再現可能であり、適切な統計学的分析を伴っているべきである。
- 強化機能および疾病リスク低減のデータは、確証済みで推定可能なバイオマーカーによるべきである。
- クレームは、科学的エビデンスの総合性に基づいて評価されるべきである（すなわち、肯定的なエビデンスと否定的なエビデンスの双方）。
- 総合的な評価は、データ全体に対する批判的解釈と科学的判断の適用に基づくべきである。

これらの規準の大部分は、EFSAがヘルスクレームの根底にあるエビデンスを評価する際のアプローチの基礎として用いられた。なぜなら、ポジティブリストに含まれることになるクレームが、一般に認められたエビデンスによって実証されていることを確保するためである。他方で、製品をEU市場で販売しようとする個人または事業主は、クレームの背後にある科学を成り立たしめているすべての関連要素とデータを提示することが求められる。

(3) 条件付きヘルスクレーム

　ニュートリションクレーム・ヘルスクレーム規則の前文では、ヘルスクレームは、EFSAが可能な限り最高の水準で科学的評価を行った後でのみ許可されるべきであると述べている。これについて議論の余地はないが、主な懸念としてあるのは、明確になる途上にある科学的知見をどうやって適切に評定するかということである。世界保健機構と世界がん研究基金は、エビデンスについて4つのグレード、「説得力がある」(convincing)、「確からしい」(probable)、「可能性がある」(possible)、「不十分である」(insufficient) を設定した[48,49]。この考え方は、米国で提案された条件付きヘルスクレーム（qualified health claim）にも対応している。最初の「説得力がある」は、科学的エビデンスに説得力があることを意味する。第2の「確からしい」は、科学的エビデンスがヘルスクレームを支持するが、結論を決定的に導くものではないことを意味する。第3の「可能性がある」は、ヘルスクレームを支持しうる科学的エビデンスがいくらかあるが、限定的でありかつ決定

的でもないことを意味する。第4の「不十分である」は、非常に限定的で予備的な科学研究がヘルスクレームを支持する科学的エビデンスはほぼ存在しないことを示唆していることを意味する。

しかし、EFSA は、このエビデンスのグレードの概念を採用しなかった。この態度は、明確になる途上にある科学の価値と、産業界が今後科学的研究において進んで行う投資のレベルに、重要な影響を与える。将来の科学的なイニシアティブを確保しておくことが大切である。「一般に認められた科学的データ」という用語に対しては、食品・食品成分と健康上の利益との間に包括的なまたは十分に確立された関連性があるというだけでなく、明確になる途上にある科学によってそれが後々覆されたり無効とされたりすることがないような基準で評価することを含むアプローチを取るのが重要である。EFSA は、エビデンスのグレードという観点からヘルスクレームのデータを評価しない。評価の焦点は、ランダム化比較試験（randomized controlled trial: RCT）に基づいて因果関係を認めることができるか否かのみにあてる。結果として、EFSA が評価を行った後に表明する意見は、白か黒かの二択、つまり認められたか否かである。

14.13　ニュートリションクレーム・ヘルスクレーム規則のその後

(1) 13 条 1 項ヘルスクレーム

ニュートリションクレーム・ヘルスクレーム規則 13 条 1 項が定める、一般に認められた科学的エビデンスに基づくヘルスクレームあるいは一般的機能（general function）ヘルスクレームについては、その評価と照合に関する手続き規定に多くの問題が生じている。

同条項が定めている最初の要件によると、一般的機能ヘルスクレームについては、加盟国が欧州委員会に対して評価のための申請をしなければならない。これは実質的には、ヘルスクレームを今後も保持したいと望む事業者が各加盟国の所轄官庁にまず申請しなければならないことを意味した。加盟国の所轄官庁は、それぞれ自国内のすべての申請を照合した上で欧州委員会に最終リストを送付するように要請された。ところが、加盟国間で、事業者からの申請手続き、特にヘルスクレームの科学的実証を支持するために必要なデータの量について十分に調整されていなかった。

ヘルスクレームは各国語で作成され多様になり、欧州委員会が受理した総数は 4 万 4,000 件を超えた。欧州委員会は、合理的選別化の作業に取り組み、最終的に 4,637 件を EFSA に送付した。4,637 件のうち、EFSA は 2,758 件の評価を 2011 年 6 月までに完了させた。なお 331 件は、申請者によって取り下げられた。

評価期間中に、EFSA が植物（botanical）関連のヘルスクレームの評価に関して採用した方針をめぐって深刻な論争が起きた。そのため欧州委員会が、先に進めるための合意が達成されるまで 2,085 件の植物由来成分に関するヘルスクレームを保留扱いにすることで、一時的な解決が図られた。しかし、2013 年末に至るまで、この件に関して進捗がない。

2009年6月から2011年の6月までの間に実施された評価に基づいて、EFSAは341件の意見を表明し、6回にわたって公表した。これらは、欧州委員会が2012年に作成した222件の13条1項ヘルスクレームのポジティブリストの基盤になった。この最初のリストに載ったのは、評価が終わった2,758件のヘルスクレームのうち8%程度ということになる。

2012年も、EFSAはまだ評価されていない一般的機能ヘルスクレームについて、評価を行った。微生物に関連する74件のヘルスクレームが、専門パネルによって関与物質の特徴づけがまだ不十分であると判断された。17件のヘルスクレームが、提出されたエビデンスでは科学的実証にはまだ不十分であるとされた。これらの評価は、ヘルスクレームのポジティブリストの改訂に用いるために各加盟国から提出された追加データも加味して行われた。結局わずか2件のヘルスクレームが、科学的に実証されていると判断された。すなわち、プルーンと正常な腸機能、α-シクロデキストリンと食後の血糖低下、についてのヘルスクレームであった。

(2) 13条5項ヘルスクレームと14条ヘルスクレーム

EFSAは2012年末までに、13条1項ヘルスクレームだけでなく、以下のヘルスクレームについても意見を公表した。

- 13条5項に基づいて申請された62件のヘルスクレーム（新しく発展している科学的エビデンスに基づくヘルスクレーム、ないしデータ保護の要請があるヘルスクレーム）
- 14条に基づいて申請された93件のヘルスクレーム（そのうち、60件が子供の成長と健康に関するクレーム、33件が疾病リスク低減クレーム）

欧州委員会は、EFSAの意見に基づいて、欧州議会による精査も経た上で許可または不許可処分を行った。これら計155件の結果は、ニュートリションクレームとヘルスクレームのデータベースに載っている。2012年7月時点では、これらのうち19件のヘルスクレームが許可されており、77件のヘルスクレームが不許可となり、残りは保留中である。

14.14　13条1項ヘルスクレームのポジティブリスト

(1) 欧州委員会規則（Commission Regulation 432/2012）

使用が許される一般的機能ヘルスクレーム（疾病リスク低減クレーム、子供の成長と健康に関するクレームを除く）の最初のリストは、欧州委員会規則（Commission Regulation 432/2012）[17]に規定された。同規則は、2012年5月25日に公布され、2012年6月14日に施行された。

第 14 章　EU の植物由来ニュートラシューティカル（フードサプリメント、強化食品、機能性食品）：
ニュートリションクレーム・ヘルスクレーム規則に焦点をあてて

このポジティブリストは、規則の別表に置かれ、2012 年 12 月 14 日から適用されている。下記の点に留意すべきである。

- リストには、13 条 1 項に基づいて許可された、一般的機能に関するヘルスクレーム 222 件が掲載されている。使用するための特定の要件も載っている。
- 不許可になったものは掲載されていない。これらは、データベースで直接公開されている。
- 植物由来成分に関するヘルスクレームは含まれていない。

なお、同規則は移行措置を設けた。2012 年 12 月 14 日までは、許可されたヘルスクレームの表現と使用要件に従わなくてよく、まだ許可されていないヘルスクレームでも EFSA による評価中であれば（欧州委員会によって保留中とされたものは除く）使用してもよい、とした。

(2) 保留中の 13 条 1 項ヘルスクレーム

欧州委員会は、13 条 1 項ヘルスクレームの多くを保留扱いにした。これらについては欧州委員会規則（Commission Regulation 432/2012）が定める移行措置が適用されない。許可または不許可がまだ決まらないので、各加盟国の当局が国内レベルの法令に従って使用を認める限り、使用が可能である。各加盟国のルールが適用されるのは、欧州委員会が保留を解いて最終決定をするか、さらなる移行期間を設定するまでである。

2012 年末の段階で保留扱いになっている主な 13 条 1 項ヘルスクレームは、以下のとおりである。

- 「13 条 1 項に基づくさらなる評価」が必要とされた 91 件の非植物（non-botanical）関連のヘルスクレーム（そのうち、74 件がプロバイオティクスで、17 件がエビデンス不十分）
- 「さらなる検討」が必要とされた 64 件の非植物関連のヘルスクレーム
- 13 条 1 項に基づく評価のために提出された 2,085 件の植物由来成分に関するヘルスクレーム

植物に関するヘルスクレームについて、欧州委員会は、食品に関する EU 法の下で製品が販売される前に、それらがいかに評価されるべきかを加盟国とさらに協議して明確にする予定である。EFSA による意見表明についても、議論の対象になっている（欧州委員会と加盟国が今後確定する基準次第では、追加的な評価が必要になる可能性がある）。

申請が受理されたヘルスクレームで、EFSA による評価がまだ終わっていないもの、欧州委員会による最終的な決定に至っていないもの（保留中のもの）については、欧州委員会の保健衛生・消費者保護総局のウェブサイトでも公表されている。

(3) 植物に関するヘルスクレームの保留についての討議資料

2012年8月に欧州委員会は、植物（botanical）関連のヘルスクレームについて討議資料を作成した。その中に、植物に関する13条1項ヘルスクレームの今後について加盟国が検討すべき2つの選択肢を記載した。

選択肢1
　当初の想定どおりにする。これは、EFSAが植物に関してもアプローチを変えずにヘルスクレームの評価を再開することを意味する。引き続きEFSAが他のヘルスクレームに使用しているのと同レベルの高度な科学的水準で植物由来成分を評価することになる。EFSAの過去の意見からすると、植物に関するヘルスクレームがほとんど認められない結果になるだろう。

選択肢2
　従来のアプローチを変更する。植物の場合の特異性を認めて、法令に反映させる。これは、伝統的使用に対する認識の再考と法令の改正を必要とする。こちらの選択肢は、フードサプリメント業界全体から望ましいとされており、品質や安全性など他の側面についても議論が発展しうるものである。

加盟国は、2012年9月30日までに欧州委員会にこの討議資料への最初のコメントを送付するように要請された。現在、欧州委員会と加盟国は、植物に関するヘルスクレームに可能な将来のアプローチについて協議を続けている。協議は、2014年にかけても継続されるだろう[訳注3]。

(4) EFSAによる13条1項ヘルスクレームの評価基準

EFSAは自身の方法論を用いて、提供された情報のシステマティックレビューを行っている。以下の点が検討される（なお、13条5項ヘルスクレームと14条ヘルスクレームの場合、実証の程度は提出されたデータの保護範囲にもよる）。

1. 食品・食品成分が定義され、特徴づけされているか。
2. 申請されたヘルスクレームの効果は定義され、利益のある生理学的効果か（人の健康にとって有益であるか）。
3. 食品・食品成分の摂取とヘルスクレームの効果との間に、申請された使用条件に基づく因果関係が目標母集団に対して確立されるか。

因果関係が確立されたと考えられる場合、EFSAのNDAパネルはさらに以下のことを検討する。

訳注3　協議は2014年を通じて行われたが、進展が得られず、2015年8月現在もまだ結論に至っていない。

4. バランスのとれた食事の中で合理的に摂取した場合、ヘルスクレームの効果を得るために必要な食品の量と摂取頻度はどのくらいか。
5. 申請されたヘルスクレームの表現に科学的エビデンスが反映されているか。
6. 申請されたヘルスクレームの表現は、規則が定めている規準を満たしているか。
7. 申請されたヘルスクレームの要件や課されている制限は妥当か。

(5) EFSA が 13 条 1 項ヘルスクレームを認めない場合に示される理由

　上記を検討・判断するにあたって、EFSA は、申請に明記されている情報にのみ依っている。それゆえ、EFSA がヘルスクレームを認めないという意見を出した場合、その理由として明言したものが主に以下のようになることは驚くに値しない。

1. 食品・食品成分の摂取と申請されたヘルスクレームの効果との間に因果関係が確立されなかった。
2. ヘルスクレームの対象とされた食品の構成成分が科学的に特徴づけられていなかった。
3. 提出されたエビデンスでは、ヘルスクレームの効果が一般集団にとって利益のある生理学的な効果であることが確立されなかった。
4. 申請されたクレームの効果が一般的で特定性を欠き、ニュートリションクレーム・ヘルスクレーム規則の要件を満たさなかった。
5. 申請されたクレームの効果が疾病の予防または治療に関連し、ニュートリションクレーム・ヘルスクレーム規則の要件を満たさなかった。

14.15　植物に関するヘルスクレームに対する EFSA の否定的意見と肯定的意見の例

　これまで説明してきたヘルスクレームの評価基準は、多くの植物由来成分にも適用されてきた。13 条 1 項、13 条 5 項または 14 条に基づいてヘルスクレームの科学的な正当性が申請され、EFSA はその採否を決めて意見として表明してきた。いくつかの実際例を、Table 14.1 に示す。実際の例なので、最近出された指針や EFSA 自身が積み重ねている経験を踏まえて、肯定的な評価を得るには何が必要かを理解することができ、読者にとって役に立つであろう。

14.16　結論と課題

　植物由来成分をフードサプリメントや機能性食品に使用することには、広範囲な問題が含まれている。

第Ⅳ部　各国のレギュレーション

　主たる問題は、医薬品と食品を区別している EU 法の下で、ある成分がどちらに位置づけられるかという問題である。多くの植物由来成分が、この2つの分類の境界線にきわめて近い微妙な位置にあるからである。

　医薬品の領域では伝統的ハーブ医薬品を対象とする新しい個別法令が作られている一方で、フードサプリメントやその他の食品中の植物由来物質を管理する試みは、ニュートリションクレーム・ヘルスクレーム規則および食品に関する法（の一般的要件）に焦点をあてて製品の安全性を確保しようとしている。欧州で植物由来品を医薬品または食品として販売したいと望む企業は、加盟国ごとにレギュレーションと自社製品とを照らし合わさなければならないだろう。

　ニュートリションクレーム・ヘルスクレーム規則と強化食品規則は、2007年に施行された。これらによって、植物由来品の潜在的な市場が掘り起こされることが期待された。しかし実際には適用が難しいため、期待された結果は生み出されていない。そのため、植物成分の基本的な特性とは何かについて、さらにそれを踏まえた将来の法制度化がどのようになされるべきかについて議論が起きている。食品事業者にとっては、自社製品に適切なクレームを付けるか付けないかを判断して適切な食品カテゴリーに位置づけることはこれから難しくなっていくと考えられる。そのような判断や位置づけは、製品を支持する科学的エビデンスの質によるからである。

Table 14.1　EFSA による評価の実際例

セクション1には許可されなかった、セクション2には許可された、植物由来ヘルスクレームと EFSA が示したその理由を記載する。

セクション1：EFSA による否定的意見とその理由		
申請されたヘルスクレーム	類型	理　由
Slimaluma（*Caralluma fimbriata* の抽出物）と体重管理・食欲　　[EFSA Panel on Dietetic Products, Nutrition and Allergies (NDA); Scientific Opinion on the substantiation of a health claim related to ethanol-water extract of *Caralluma fimbriata* (Slimaluma®) and helps to reduce waist circumference pursuant to Article 13(5) of Regulation (EC) No 1924/2006. *EFSA Journal* 2010; 8(5): 1602. EFSA Panel on Dietetic Products, Nutrition and Allergies (NDA); Scientific Opinion on the substantiation of a health claim related to ethanol-water extract of *Caralluma fimbriata* (Slimaluma®) and helps to control hunger/appetite pursuant to Article 13(5) of Regulation (EC) No 1924/2006. *EFSA Journal* 2010; 8(5): 1606]	13条5項	Slimaluma の摂取と胴囲減少との間に因果関係は確立されなかった。理由は次のとおりである。 －このアウトカムを評価した1つの試験では、60日間の介入後に、実験群の胴囲はプラセボ群と比較して有意に減少した。しかし、適切なコントロール群と比較すると、*Caralluma fimbriata* のエタノール・水抽出物が、過剰な腹部脂肪の有害影響を改善する胴囲減少をもたらすことは認められなかった。 Slimaluma と食欲減少との間に因果関係は確立されなかった。理由は次のとおりである。 －このアウトカムを評価した1つの試験では、60日目に、実験群の空腹の程度がプラセボ群と比較して有意に減少した。しかし、適切なコントロール群と比較すると、*Caralluma fimbriata* エタノール・水抽出物は、エネルギー摂取量に有意な効果を示さなかった。

第14章　EU の植物由来ニュートラシューティカル（フードサプリメント、強化食品、機能性食品）：
　　　　ニュートリションクレーム・ヘルスクレーム規則に焦点をあてて

申請されたヘルスクレーム	類型	理　　　由
Grape OPC Plus（40mg/日）と微小循環の改善による慢性静脈不全リスクの低減 [EFSA Panel on Dietetic Products, Nutrition and Allergies (NDA); Scientific Opinion on the substantiation of a health claim related to OPC PremiumTM and the reduction of blood cholesterol pursuant to Article 14 of Regulation (EC) No 1924/2006. *EFSA Journal* 2009; 7(10): 1356]	14条	ブドウの種子由来の OPC（プロシアニジンオリゴマー）の摂取と微少循環の改善による慢性静脈不全（chronic venous insufficiency: CVI）リスク低減との間に、因果関係は確立されなかった。理由は次のとおりである。 －ブドウ（*Vitis vinifera* L.）の種子から抽出された成分である OPC を用いた人の介入試験が提出されなかった。 －静脈の微小循環の「変化」（alternation, すなわち静脈の微小血管障害）は、CVI の原因（またはリスク要因）というよりむしろ結果である。 －提出されたエビデンスからは、「静脈の微小循環での変化」の改善が、CVI のリスク低減による利益のある生理学的効果をもたらすことは確立されなかった。
大豆タンパク（大豆プロテイン単離物と分離された複数の大豆タンパク質）と血中コレステロールの減少による冠動脈性心疾患リスクの低減 [EFSA Panel on Dietetic Products, Nutrition and Allergies (NDA); Scientific Opinion on the substantiation of a health claim related to soy protein and reduction of blood cholesterol concentrations pursuant to Article 14 of the Regulation (EC) No 1924/2006. *EFSA Journal* 2010; 8(7): 1688.EFSA Panel on Dietetic Products, Nutrition and Allergies (NDA); Scientific Opinion on the substantiation of a health claim related to isolated soy protein and reduction of blood LDL-cholesterol concentrations pursuant to Article 14 of Regulation (EC) No 1924/2006. *EFSA Journal* 2012; 10(2): 2555]	14条	大豆タンパクの摂取と LDL コレステロール値低下との間には因果関係は確立されなかった。理由は次のとおりである。 －主要栄養素を制御した製品を用いた4つの介入試験の結果は、大豆のタンパク質成分が LDL コレステロール濃度に効果を及ぼすことを支持するものではない。 －申請者が中程度または低い品質とした大豆分離タンパクに関する試験と大豆食品に関する試験のデザインは、LDL コレステロール濃度に関するヘルスクレームの対象である食品成分（大豆のタンパク質成分のみ）の効果について取り組んだものとはいえない。 －申請者が提出した、大豆タンパクの摂取と血中脂質との関係を扱った9つの公表済メタアナリシスと2つの未公表メタアナリシスについても、上記と同様の問題がある。 －類似の条件で行われた4つの RCT では、血中 LDL/非 HDL コレステロール濃度に対する大豆分離タンパクの効果が報告された。しかし、他の14件の RCT ではそのような効果が報告されず、さらに別の RCT では一貫した効果が示されなかった。これらの RCT のほとんどで、バイアスリスクが高かった。結果の相違は、使用した大豆分離タンパクの摂取量や、症例数、試験期間とは無関係であった。 大豆タンパク質成分がヘルスクレームの効果をもたらす作用機序を説明しているが、入手可能な科学的エビデンスでは確証されず、説得力がない。

申請されたヘルスクレーム	類型	理由
紅茶（*Camellia sinensis*）と集中力の改善 [EFSA. Scientific Opinion of the Panel on Dietetic Products, Nutrition and Allergies on a request from Unilever PLC and Unilever NV on the scientific substantiation of a health claim related to black tea from Camellia sinensis and help focus attention. *The EFSA Journal* (2008) 906, 1-10]	13条5項	*Camellia sinensis* を用いた紅茶の摂取と注意力の改善との間に因果関係を確立するには、エビデンスが不十分であった。理由は次のとおりである。 －2つの試験は、デザインが類似しており、活性成分の累積投与量の違いはわずかにすぎない（テアニンが46mgと36mg、カフェインが100mgと90mg）にもかかわらず、得られた所見同士が一貫していない。 －別の1試験で使用されたテアニンとカフェインの累積投与量は、申請者が示しているヘルスクレーム要件としての累積投与量よりも多い。
Ocean Spray Cranberry Products®と女性の尿路感染症リスクの低減 [EFSA Scientific Opinion of the Panel on Dietetic Products, Nutrition and Allergies on a request from Ocean Spray International Services Limited (UK), related to the scientific substantiation of a health claim on Ocean Spray Cranberry Products® and reduced risk of urinary tract infection in women by inhibiting the adhesion of certain bacteria in the urinary tract. *The EFSA Journal* (2009) 943, 1-16]	14条	Ocean Spray Cranberry Products®の摂取と、尿路への細菌付着の抑制による女性での尿路感染症のリスク低減との間に因果関係を確立するには、エビデンスが不十分であった。理由は次のとおりである。 －cranberry製品摂取後の尿路病原性 *Escherichia coli* の抗付着効果を、尿を用いた *in vitro* 試験で示している。しかし、*in vitro* で示された抗付着効果から、臨床において意味がある尿路内の細菌抗付着効果もあることを予期できる妥当性は確立されない。 －神経因性膀胱障害の患者は、ヘルスクレームが意図している集団を代表していない。 －摂取量が、申請者が示すヘルスクレーム要件の6倍である試験が1件ある。 －提出された試験の多くにデザイン上の限界があった。被験者数の少なさ、コントロール群の欠如、試験期間の短かさ、高い脱落率、検出力の不足、適切なランダム化の欠如、申請で明記されているのとは異なる剤型（カプセル）の使用などである。

セクション2：EFSAによる肯定的意見とその理由

申請されたヘルスクレーム	類型	理由
グアーガムと正常な血中グルコース濃度の維持 [EFSA Panel on Dietetic Products, Nutrition and Allergies (NDA); Scientific Opinion on the substantiation of health claims related to guar gum and maintenance of normal blood glucose concentrations (ID 794), increase in satiety (ID 795) and maintenance of normal blood cholesterol concentrations (ID 808) pursuant to Article 13(1) of Regulation (EC) No 1924/2006. *EFSA Journal* 2010; 8(2): 1464]	13条1項	グアーガムの摂取と血中コレステロール濃度低下との間に因果関係が確立された。理由は次のとおりである。 －グアーガムが血中コレステロール濃度に及ぼす効果を人で調べた18件のRCTを用いて、健常者（正常コレステロール値）、高コレステロール血症の患者、糖尿病患者におけるメタアナリシスが行われた。 －17件のうち13件の試験で、低繊維食を摂取させたコントロール群と比較して、グアーガムの摂取後に血清総コレステロール濃度が有意に低下した。

第14章　EUの植物由来ニュートラシューティカル（フードサプリメント、強化食品、機能性食品）：
ニュートリションクレーム・ヘルスクレーム規則に焦点をあてて

申請されたヘルスクレーム	類型	理　由
		－メタアナリシスでは、9～30g/日で摂取されたグアーガムが血清総コレステロールとLDLコレステロールに有意な効果を与えたことが示された。 －グアーガムの摂取量と、血清総コレステロールおよびLDLコレステロールの量との間に逆相関（ただし非線形）が認められた。
水溶性のトマト濃縮物（WSTC I・II）と血小板擬集 [EFSA. Scientific Opinion of the Panel on Dietetic Products, Nutrition and Allergies on a request from Provexis Natural Products Limited on Water-soluble tomato concentrate (WSTC I and II) and platelet aggregation. *The EFSA Journal* (2009) 1101, 1-15]	13条5項	水溶性トマト濃縮物の摂取と人の血小板擬集の抑制との間に因果関係が確立された。理由は次のとおりである。 －申請者が示すヘルスクレーム要件下で人を用いた試験において、WSTCを摂取することにより、最適以下のADP濃度の被験者でも血小板擬集の抑制が一貫して認められた。 －試験では、血小板擬集を妨げる可能性のある交絡要因が示されており、介入は複数の実験条件ごとに被験者を分けて行われた。 －WTSC補給が血小板擬集に一貫した効果を及ぼし、その効果はヘルスクレームが意図する目標母集団の代表性がある被験者において28日間維持された。 －この効果の生物学的妥当性は、*in vitro*で血小板擬集を様々な度合で抑制する37成分が水溶性トマト抽出物の中に特定されたことと、動物試験でトマト抽出物が血小板機能のマーカーに効果を及ぼすことが判明したことにより支持される。
植物ステロールと血中コレステロール減少による冠動脈性心疾患リスクの低減 [EFSA. Scientific Opinion of the Panel on Dietetic Products Nutrition and Allergies on a request from Unilever PLC/NV on Plant Sterols and lower/reduced blood cholesterol, reduced the risk of (coronary) heart disease. *The EFSA Journal* (2008) 781, 1-12]	14条	マーガリンなどの脂肪食品やミルク・ヨーグルトなどの低脂肪食品に添加される植物ステロールの摂取と、LDLコレステロール値低下との間に摂取量に比例する因果関係が確立された。理由は次のとおりである。 －多くの人試験で、サプリメントとしての、または一般食品を強化するために添加された植物ステロールが、血中総コレステロールとLDLコレステロール濃度を低下させうることが示された。 －41件の二重盲検RCTのメタアナリシスでは、マーガリン（7試験ではマヨネーズ、オリーブ油、バター）に添加された植物ステロールまたは植物スタノールを2～2.4g/日で日常的に摂取することにより、平均血中LDLコレステロール濃度を8.9％（95％信頼区間：7.4～10.5）下げたことが示された。

文献

1) Defelice SL. The nutraceutical revolution, its impact on food industry research and development. *Trends Food Sci Technol* 1995; 6: 59-61.
2) Gulati OP, Berry Ottaway P. Legislation relating to nutraceuticals in the European Union with a particular focus on bo-

tanical-sourced products. *Toxicology* 2006; 221: 75-87.
3) Mandel S, Packer L, Youdim MBH, Weinreb O. Reviews: current topics- proceeding from the "third international conference on mechanism of action of nutraceuticals". *J Nutrition Biochem* 2005; 16: 513-20.
4) Richardson DP. Functional foods-shades of grey: an industry perspective. *Nutrition Reviews* 1996; 54(11): S174-85.
5) Dietary Supplement Health Education Act (DSHEA) of 1994, Public Law 103-417 available at FDA Website: http://www.fda.gov.
6) Directive 65/65/EEC of 26 January 1965 on the approximation of provisions laid down by Law, Regulation or Administrative Action relating to proprietary medicinal products. Official Journal L 22, 09/02/1965, p. 369-373.
7) Directive 2001/83/EC of the European Parliament and of the Council of 6th November 2001 on the community code relating to medicinal products for human use. Official Journal L 311, 28/11/2001, p. 67-128.
8) Directive 2004/27/EC of the European Parliament and of the Council of 31st March 2004 amending Directive 2001/83/EC of the European Parliament and of the Council of 6th November, 2001 on the community code relating to medicinal products for human use Official Journal L 136, 30/04/2004, p. 34-57.
9) Directive 2004/24/EC of the European Parliament and of the Council of 31st March 2004 amending, as regards traditional herbal medicinal products, Directive 2001/83/ EC on the Community code relating to medicinal products for human use. Official Journal L 136, 30/04/2004, p. 85-907.
10) Regulation (EC) No 178/2002 of the European Parliament and of the Council of 28th January 2002 laying down the general principles and requirements of food law, establishing the European Food Safety Authority and laying down procedures in matters of food safety. Official Journal L 31, 01/02/2002, p. 1-24.
11) Regulation (EC) No 258/97 of the European Parliament and of the Council of 27th January 1997 concerning novel and novel ingredients. Official Journal L 43, 14/02/1997, p. 1-7.
12) Directive 2009/39/EC of the European Parliament and of the Council of 6th May 2009 on the approximation of the laws of Member States relating to foodstuffs intended for particular nutritional uses. Official Journal L 124, 20/5/09, p. 21-29.
13) Regulation (EC) No 1331/2008 of the European Parliament and of the Council of 16th December 2008 on the approximation of the laws of Member States concerning food additives, food enzymes and food flavouring stuffs intended for human consumption. Official Journal L 354, 31/12/2008, p. 1-6.
14) Regulation (EC) No 1334/2008 of the European Parliament and Council on flavourings and certain ingredients with flavouring properties. Official Journal L 354, 31/12/2008, p. 34-50.
15) Directive 2002/46/EC of the European Parliament and of the Council of 10th June 2002 on the approximation of the laws of Member States relating to food supplements. Official Journal L 183, 12/07/2002, p. 51-57.
16) Regulation (EC) No 1924/2006 Regulation of the European Parliament and of the Council of 20 December 2006 on nutrition and health claims made on foods. Official Journal L 404, 30/12/2006. p 9-25.
17) Regulation (EC) No 432/2012 of the European Commission establishing a list of permitted health claims made on foods. Official Journal L 136, 25/5/2012, p. 1-40.
18) Regulation (EC) No 1925/2006 Regulation of the European Parliament and of the Council of 20 December 2006 on the addition of vitamins and minerals and of certain other substances to foods. Official Journal L 404, 30/12/2006. p 26-38.
19) Regulation (EC) 1223/2009 of the European Parliament and of the Council of 30th November 2009 on the approximation of the laws of Member States relating to cosmetic products. Official Journal L 342, 22/12/2009, p. 59-209.
20) Regulation (EC) No 764/2008 of the European Parliament and of the Council of 9 July 2008 laying down procedures relating to the application of certain national technical rules to products lawfully marketed in another Member State and repealing Decision No 3052/95/EC. Official Journal L 218, 13/08/2008 p. 21-29.
21) Standing Committee on the Food chain and animal health, Proceedings of the committee meeting (Section of Toxicological Safety and section on General Food Law) of 14th February 2005; 2005 p. 6.
22) The FOSHU system. Nutrition Improvement Law Enforcement Regulations (Ministerial Ordinance No. 41; July 1991).
23) Diplock AT, Aggett PJ, Ashwell M, Bornet F, Fern EB, Roberfroid MB. Scientific concepts of functional foods in europe - consensus document. *Br J Nutr* 1999; 81 (Suppl. 1): S1-S27.
24) Ministry of Agriculture, Fisheries and Food (MAFF). Food standards and labelling division discussion paper on functional foods and health claims. *MAFF Publications*; 1995, August 1995.
25) Milner JA. Functional Foods and health: a US perspective. *Br J Nutr* 2002; 88 (Suppl. 2): S151-8.
26) European Commission. Proposal for a Regulation of the European Parliament and of the Council on the provision of Food Information to Consumers. COM (2008), Brussels of 30.01.08, 2008/028 (CODE); (2008).
27) Directive 2000/13/EC of the European Parliament and of the Council of 20th March 2000 on the approximation of laws of the member states related to labelling, presentation and advertising of food stuffs. Official Journal L 109, 06/05/2000 p. 29.
28) Directive 90/496/EEC of the European Parliament and of the Council of 24 September 1990 on nutrition labelling for

foodstuffs. Official Journal L 276, 06/10/1990, p. 40-44.
29) Regulation (EC) No 1169/2011 of 25th October 2011 of the European Parliament and of the Council on the Provision of Food Information to Consumers. Official Journal L 304/18, 22/11/2011, p. 18-63.
30) Directive 2006/141/EC of the European Parliament and of the Council of 22nd December 2006 on infant formulae and follow-on formulae. Official Journal L 401, 30/12/2006, p. 1-33.
31) Directive 2006/125/EC of 5th December 2006 on processed cereal-based foods and baby foods for infants and young children. Official Journal L 339, 6/12/2006. p. 16-35.
32) Directive 96/8/EC of 26 February 1996 on foods for use in energy restricted diets for weight reduction. Official Journal L 55 06/03/1996. p. 22-26.
33) Directive 1999/21/EC of 25 March 1999 on dietary foods for special medical purposes Official Journal L 91, 07/04/1999. p. 29-37.
34) Directive 2001/15/EC of 15 February 2001 on substances that may be added for specific nutritional purposes in foods for particular nutritional uses. Official Journal L 52, 22/02/2001, p. 19-25.
35) European Commission. 'Human Consumption to a Significant degree - Information and Guidance Document', Brussels. European Commission Website (Novel Foods); October 2012.
36) Regulation (EC) No 1829/2003 of the European Parliament and of the Council of 22nd September 2003 on genetically modified food and feed. Official Journal L 268, 18/10/2003, p. 1-23.
37) European Commission, (2008), Proposal for a Regulation of the European Parliament and of the Council on Novel food amending Regulation EC No 258/97 (Common Procedure) COM (2007), 872 Final, Brussels, of 14.01.08, 2008/028 (COD).
38) European Commission (2013) Summary of the experience of Novel Food Competent Authorities with the range of products that have been assessed under the simplified procedure (Article 5 of Regulation (EC) No 258/97), Brussels. European Commission Website (Novel Foods) February 2013.
39) Shilter B, Andersson C, Anton A, Constable A, Kliener, Brien AG, Renwick AG, Korver O, Smit F, Walker R. Guidance for the safety assessment of botanicals and botanical preparations for use in food and food supplements. *Food & Chem Toxicol* 2003; 41: 1625-49.
40) Coppens P, Delmule L, Gulati O, Richardson D, Ruthsatz M, Sievers H, Sidani S. Use of botanicals in Food Supplements- Regulatory scope, scientific risk assessment and claim substantiation. *Ann Nutr Metab* 2006; 50: 538-55.
41) European Botanical Forum. Quality Guide for Botanical Food Supplements. Guidance for the manufacture of safe and high quality botanical food supplements across the EU. Available from the European Botanical Forum website, www.botanicalforum.eu; 2011.
42) Scientific Committee on Food of the EU (2001) 'Guidance on Submissions for Food Additive Evaluations by the Scientific Committee on Food'. SCF/CS/ADD/GEN/26 final of 12 July 2001.
43) European Food Safety Authority. "Guidance on Safety assessment of botanicals and botanical preparations, intended for use as ingredients in food supplements". *EFSA Journal* 2009; 7(9): 1249.
44) European Food Safety Authority. "Compendium of botanicals reported to contain naturally ocurring substances of possible concern for human health when used in food and food supplements". *EFSA Journal* 2012; 10(5): 2663.
45) European Food Safety Authority. "Scientific and technical guidance for the preparation and presentation of the application for authorisation of a health claim". *The EFSA Journal* (2007); 530: 1-44.
46) Regulation (EC) No 353/2008 of the European Commission implementing rules for applications for authorisations of health claims. Official Journal L 109, 19/04/2008, p. 11-16.
47) Aggett PJ, Antoine JM, Asp NG, Bellisle F, Contor L, Cummings JH, et al. PASSCLAIM: consensus on criteria. *Eur J Nutr* 2005; 44 (Suppl. 1): i5-30.
48) World Health Organisation. Diet, nutrition and the prevention of chronic diseases: report of a joint FAG/WHO expert consultation. WHO Technical Report Series 916. Geneva: *World Health Organisation*; 2004.
49) World Cancer Research Fund/American Institute for Cancer Research. Food, nutrition and the prevention of cancer: a global perspective. Washington, DC: World Cancer Research Fund/American Institute for Cancer Research; 1997.
50) Regulation (EU) No 609/2013 of the European Parliament and of the Council of 12 June 2013 on food intended for infants and young children, food for special medical purposes, and total diet replacement for weight control and repealing Council Directive 92/52/EEC, Commission Directives 96/8/EC, 1999/21/EC, 2006/125/EC and 2006/141/EC, Directive 2009/39/EC of the European Parliament and of the Council and Commission Regulations (EC) No 41/2009 and (EC) No 953/2009.

第15章
日本の機能性食品制度の歴史と現状
History and Current Status of Functional Food Regulations in Japan

清水　誠
東京大学　文京区，東京都，日本
Makoto Shimizu
The University of Tokyo, Bunkyo-ku, Tokyo, Japan

15.1　はじめに

　食習慣の改善は生活習慣病の予防に有効である。この考えには、単に栄養がより良いというだけではなく、日常生活において健康を促進する、特別な食品または食品成分を摂取するという新しい概念が含まれている。過去35年間に日本では、このような健康に役立つ成分を特定するための試みが数多く行われ、最終的に「機能性食品」（Functional Food）という概念が生み出された。

　文部省の支援により、食品機能に関する研究助成として大規模なプロジェクトを含む研究活動が1984年に開始され、10年以上にわたって継続された[1]。食品科学、栄養学、薬学や医学の分野から、多くの研究者がこのプロジェクトに参加し、生理学的機能の見地で食品成分に関する興味深い特徴が数多く確認された[1~3]。このプロジェクトの結果が、特定の健康増進機能を含む食品の商業化を法律上認めるという世界初の方針につながった。この特定の食品は、特定保健用食品（Food for Specified Health Use）と呼ばれた。特定保健用食品は、1993年にネイチャー誌に紹介され、それ以来、Functional Food という英語が国際的にも認知されるようになった[4]。

15.2　特定保健用食品

　特定保健用食品は、食品が人体に与える影響に関する表示を許可するための制度として、1991年に厚生省（現在の厚生労働省）により導入された。特定保健用食品は、医薬品と一般食品との間に位置する特別な食品グループに分類される（**Figure 15.1**）。

医薬品	保健機能食品（Foods with Health Claim）				いわゆる健康食品	一般食品
	栄養機能食品 (Foods with Nutrient Function Claim)	特定保健用食品				
		従来型	規格基準型	疾病リスク低減表示	条件付き	

Figure 15.1 2005年以降の保健機能食品の分類

　特定保健用食品は1993年に初めて許可され、それらには患者用の低アレルゲン米や低リンミルクが含まれていた。特定保健用食品のヘルスクレームには疾病の「予防」、「治療」、「治癒」等の医学的表示は認められないため、前述の製品は後に、特定保健用食品のカテゴリーから「病者用食品」と呼ばれる別のカテゴリーに移された。初期段階でのいくつかの規制上の齟齬が認められたが、特定保健用食品制度は、機能性食品を発展させるために日本の食品産業を後押ししてきた[5]。2009年より、特定保健用食品制度は内閣府の消費者庁の管轄下となっている。2013年3月時点で、特定保健用食品の製品は1,037品目ある[訳注1]。現在許可されている特定保健用食品を分類すると、次のような食品が含まれる（Table 15.1）。（1）胃腸の健康を改善する、（2）歯や歯茎の健康を増進する、（3）ミネラルの吸収を高める、（4）骨の健康や強度を増進する、（5）血圧を下げる、（6）血糖値を下げる、（7）血中コレステロール値を下げる、（8）血中トリグリセリド値を下げ、体脂肪の蓄積を抑える。

Table 15.1 特定保健用食品と対応する機能性成分

ヘルスクレームの分類	機能性成分の例
胃腸の健康を増進する	食物繊維、オリゴ糖、乳酸菌
歯と歯茎の健康を増進する	糖アルコール、茶ポリフェノール、乳タンパク分解物、フノラン、イソフラボン、カルシウム
ミネラルの吸収を高める	カゼインホスホペプチド、ポリ-γ-グルタミン酸
骨の健康と強度を増進する	乳塩基性タンパク質、イソフラボン、ビタミンK_2
血圧を下げる	食品タンパク質由来ペプチド、γ-アミノ酪酸、酢酸、クロロゲン酸
血糖値を下げる	難消化性デキストリン、小麦アルブミン、茶ポリフェノール、大豆発酵エキス
血中コレステロール値を下げる	大豆タンパク質、キトサン、低分子化アルギン酸ナトリウム、植物ステロール、茶カテキン、S-メチルシステインスルホキシド
血中の中性脂肪と体脂肪を減らす	ポリフェノール重合体、難消化性デキストリン、カテキン、コングリシニン、n-3系多価不飽和脂肪酸（n-3PUFA）

訳注1　2015年4月時点で、1,139品目ある。

第15章　日本の機能性食品制度の歴史と現状

Table 15.2　特定保健用食品の機能性成分に対する作用機序の例

機能性成分	作用機序
<血圧を下げる>	
魚タンパク質加水分解物（ペプチド）	アンジオテンシン変換酵素を抑制する
杜仲茶エキス（ゲニポシド酸）	副交感神経系を刺激する
γ-アミノ酪酸	交感神経系を抑制する
クロロゲン酸	内皮細胞での NO 合成を刺激する
<血中の中性脂肪値を減らし、体脂肪の蓄積を抑える>	
重合茶ポリフェノール	膵リパーゼ作用を抑制する
難消化性デキストリン	混合ミセルからの脂質放出を抑制する
コーヒーマンノオリゴ糖	脂肪酸結合タンパク質の発現を抑制する
緑茶カテキン	脂質代謝酵素の発現を制御する
n-3系多価不飽和脂肪酸（n-3PUFA）	脂質代謝酵素の発現を制御する
<骨の健康と強度を増進する>	
カゼインホスホペプチド	腸管におけるカルシウム吸収を高める
乳塩基性タンパク質	骨芽細胞を活性化し、破骨細胞の活性を抑制する
ビタミン K_2	オステオカルシンを活性化する
大豆イソフラボン	ホルモン調節を介して破骨細胞の活性を抑制する

　現在の特定保健用食品の基本的な機序は多様である。同一のヘルスクレームであっても異なる作用機序を持つさまざまな機能性物質が含まれている例を Table 15.2 に示す。

　特定保健用食品の際立った特徴として、製品には、飲料、ヨーグルト、白飯、麺類、パン、シリアル、クラッカー、マーガリン、食用油、マヨネーズ、ソーセージ、かまぼこ等の日常的に摂取される多種多様な食品があることである。2011 年には、5,000 億円以上が特定保健用食品に消費され、このことは日本人の食習慣の中に特定保健用食品が定着したことを示している[訳注2]。

15.3　栄養機能食品

　2001 年に、特定保健用食品制度は、保健機能食品制度の中に統合された。保健機能食品は 2001 年に導入された制度で（Figure 15.1 参照）、「特定保健用食品」および「栄養機能食品」という2つのカテゴリーから成る[6〜9]。栄養機能食品は許可制ではないが、製造者の自己責任でビタミンとミネラルの栄養機能表示の使用が認められている。ビタミン A、B_1、B_2、B_6、B_{12}、C、D、E、ビオチン、パントテン酸、葉酸、ナイアシンの12種類のビタミン、およびカルシウム、鉄、マグネシウム、銅、亜鉛の5種類のミネラルが現在、表示使用が認められている。これらのビタミンやミネラルが科学的エビデンスに基づいて国際的に認知されていることによる。個々の栄養素の1日当たりの最大および最小摂取量に

訳注2　2014 年の特定保健用食品の市場規模は、6,135 億円である。

ついて基準値が決められているため、栄養機能食品は、栄養素の含有量が所定の上限と下限の間になければならない[8,9]。

15.4　特定保健用食品制度の改定

　2001年の保健機能食品制度への栄養機能食品の導入に続き、2005年に、特定保健用食品は新しく次の4つのサブグループに分けられた。すなわち、「規格基準型特定保健用食品」、「疾病リスク低減表示型特定保健用食品」、「条件付き特定保健用食品」、「従来型特定保健用食品」である[8,9]。
　規格基準型特保と条件付き特保は、保健機能食品の枠を緩和するために設けられた。たとえば、難消化性デキストリンと特定のオリゴ糖はお腹の調子を整える機能性成分として認められ、すでに多く（100種類以上）の製品に使用されている。このような場合、これらの成分の適切な量を含んでいる食品については、その表示を裏づけるための科学的根拠がすでに十分にあると考えられるため、規格基準型特保として認められる。また、2005年の改定により、従来型特保に比べて科学的エビデンスの少ない食品についても、製造業者が特定保健用食品制度を利用できるようになった。現行の許可審査手続きに必須である科学的エビデンスが十分でない食品は、一定の効果（たとえば $p<0.1$）があれば、条件付き特保として許可される可能性がある。疾病リスク低減表示型特保は、世界保健機関と食糧農業機関（World Health Organization / Food and Agricultural Organization）が設立したコーデックス委員会での議論に従って、厚生労働省により導入された。現在、カルシウムまたは葉酸を含む食品については、その疾病予防に関する十分な科学的データが蓄積されているため、疾病リスク低減を認定する表示が許可されている。「カルシウム（1日摂取量300〜700mg）は、若い女性の骨の健康を維持し、骨粗鬆症のリスクを低減するかもしれません」、「葉酸（1日摂取量400〜1,000μg）は、妊婦の健康的な胎児の発育を助け、神経管閉鎖障害のリスクを低減するかもしれません」といった表示がなされる。疾病リスク低減表示型特保の製品には、1日摂取量の範囲でカルシウムまたは葉酸が含まれていなければならない。

15.5　特定保健用食品の機能性評価

　特定保健用食品の効果あるいは有効性を検証するためには、第三者機関によるヒト試験が必須である。
　妥当な試験条件下で得られた肯定的な臨床データは、製品の効果を強く支持する。ヒト試験は、健康な被験者か健康と疾病の境界にいる被験者を対象として、よく計画されている必要がある。有意差を証明するためには、十分な数の被験者を用いたランダム化プラセボ対照二重盲検試験が必要である。この試験は、機能性成分ではなく、対象となる食品を実際に用いて、妥当な期間（約12週間）にわたって行う必要がある。また、機能性成分に関して、科学雑誌に発表された良質なシステマティックレビューやメタアナリシスデー

タの存在によって、その試験結果が支持される場合もある。

　食品の効果を判定するには、血糖、血中トリグリセリド、血圧などの国際的に認知されている機能性パラメータを使用すべきである。分析されるパラメータは、ヘルスクレームに応じてさまざまである。たとえば、骨の健康を増進する特定保健用食品の場合、骨量と骨密度の変化は、申請用データとしての条件を満たしているが、コラーゲン代謝物質やオステオカルシンの血中濃度しか示していないデータは「不十分」とみなされる。また、作用機序についての説明も、その食品の効果を裏づけるために重要である。食品成分の生理学的影響に関する作用機序の研究は、通常、動物を使った in vivo 試験または細胞を用いたアッセイにより行う。これらの試験から得られた研究データは、査読付き雑誌に公表されなければならない。他の研究グループによる公表文献から得られた情報も、作用機序の判定をするのに有用である。

15.6　特定保健用食品の安全性評価

　日本の消費者は、食品の安全性に関する問題により敏感である。そのため、特定保健用食品は特に安全であることが求められており、その安全性を検証するためには厳しい評価システムが適用される[8,9]。過去に特定保健用食品として許可されていない機能性成分を使用した食品については、食品安全委員会が厳密な審査を行うことになっている。新規のヘルスクレームの付いた食品についても、安全性の観点から慎重に検討がなされる。食品安全委員会による安全性評価は、その製品を特定保健用食品として許可する審査手続きの中に組み込まれている。

　許可の申請に必要な文書には、以下が含まれる。

- 当該製品の製造方法、加工方法、品質管理方法に関する情報
- 体内の吸収、代謝、排泄、蓄積に関する情報に加え、機能性成分の同定と作用機序の特定
- 必要に応じて、重金属、農薬、アレルギー物質に関する分析データ
- 日本と諸外国における食経験
- 急性毒性、亜急性毒性（28 日間または 90 日間の反復投与）と慢性毒性（1 年間の反復投与）に関する、動物を用いた経口投与試験の結果
- 必要に応じて、抗原性、アレルギー誘発性、繁殖毒性、変異原性、発がん性に関する試験結果
- （機能性成分が微生物である場合）抗生物質耐性遺伝子のプラスミド転移の可能性に関する情報
- 最小有効量の少なくとも 3 倍量を摂取させるヒト試験でのデータ
- 当該食品を、高齢者、乳幼児、妊婦等の高リスクグループが摂取した場合の安全性に関する情報
- 当該食品を、糖尿病、高血圧症、高脂血症等の患者が摂取した場合の安全性に関す

る情報
- 当該食品を、医薬品と一緒に摂取した場合の安全性に関する情報

15.7　日本における機能性食品制度の今後

　特定保健用食品の製品が初めて許可されてから20年が経過した。しかしながら、Table 15.1に示した通り、特定保健用食品の用途分類の数はいまだ8種類程度に留まっている。免疫調節、肌の健康促進、抗疲労作用、関節痛の軽減等の特定保健用食品として新規の表示については、消費者の要求や日本の食品業界による努力にもかかわらず、許可されていない。これはおそらく、食品と医薬品に関する既存の法制度、特定の食品機能の客観的評価に関する問題（国際的に公認されたマーカーの欠如）、あるいは作用機序に関する不十分な知識が原因である。これらの問題を解決するためには、より多くの基礎研究を行う必要がある。

　なお、2011年から2013年にかけて、消費者庁の助成を受けて、日本健康・栄養食品協会（Japan Health and Nutrition Food Association）が、食品の機能性に対するより信頼性の高い評価システムを確立するための新たなプロジェクトを実施した。評価基準を構築するために、日本健康・栄養食品協会は食品の機能性を検証するのに有用なパラメータを求めるため、公開されているデータベースを用いて関連論文を広範囲にわたって検索し、さらに参考として海外の評価システムの調査を行った。結果として、人に対する機能性食品の成分の効果や安全性を検証するモデルが構築された。このモデルは、日本市場で健康食品またはサプリメントとして広く販売されている11成分に適用された。そのうちの1つであるn-3系脂肪酸については、心血管系疾病リスクの低下、血中トリアシルグリセロール値の低下、関節リウマチの（症状）緩和において「説得力がある」（convincing）と判定されている。その他の成分の中にも、様々な疾病や障害に対する予防効果という点で「確からしい」（probable）ことが示唆されたものがあった。この結果を踏まえ、サプリメントやいわゆる健康食品を含む「（科学的）エビデンスに基づく機能性食品」に関する新たな制度が構築される可能性がある。

文献

1) Arai S. Studies on functional foods in Japan – state of the art. *Biosci Biotechnol Biochem* 1996; 60: 9-15.
2) Arai S, Osawa T, Ohigashi H, Yoshikawa M, Kaminogawa S, Watanabe M, et al. A mainstay of functional food sciences in Japan – history, present status and future outlook. *Biosci Biotechnol Biochem* 2001; 65: 1-13.
3) Arai S, Morinaga Y, Yoshikawa T, Ichiishi E, Kiso Y, Yamazaki M, et al. Recent trends in functional food science and industry in Japan. *Biosci Biotechnol Biochem* 2002; 66: 2017-29.
4) Swinbanks D, O'Brien J. Japan explores the boundary between food and medicine. *Nature* 1993; 362: 180.
5) Shimizu M, Kawakami A. History and scope of functional foods in Japan. In: Losso J, Shahidi F, Bagchi D, editors. *Angiogenesis, functional, and medicinal foods*. New York: CRC press; 2007. p. 49-68.
6) Arai S. Global view on functional foods: Asian perspectives. *Br J Nutr* 2002; 88(Suppl.2): S139-43.
7) Shimizu T. Health claims on functional foods: Japanese regulations and an international comparison. *Nutr Res Rev* 2003; 16: 242-52.
8) Ohama H, Ikeda H, Moriyama H. Health foods and food with health claims in Japan. *Toxicology* 2006; 221: 95-111.
9) Yamada K, Sato-Mito N, Nagara J, Umegaki K. Health claim evidence requirements in Japan. *J Nutr* 2008; 138: 1192S-8S.

第16章

日本における健康食品と保健機能食品
Health Foods and Foods with Health Claims in Japan

大濱　宏文[*,†], 池田　秀子[*,†], 森山　浩義[†]
[*]バイオヘルスリサーチリミテッド　文京区, 東京都, 日本
[†]日本健康食品規格協会　文京区, 東京都, 日本
Hirobumi Ohama[*], Hideko Ikeda[*] and Hiroyoshi Moriyama[†]
[*]Biohealth Research Ltd, Bunkyo-ku, Tokyo, Japan
[†]The Japanese Institute for Health Food Standards, Bunkyo-ku, Tokyo, Japan

16.1　はじめに

　まず第一に、和食は健康的である。海に囲まれた日本にははっきりとした四季が適度な温度と湿度とともにあり、それが日本の食習慣と、独特の和食文化を育んできた。さらには、大豆、茸、米、小麦、茶などの農作物や、海藻、藻類、鰹、鯛などの水産物を利用し、豊かな食料資源によって、伝統的な食文化を築き上げてきた。発酵の技術も、日本の伝統的な食文化の基礎を築くのに貢献してきた。たとえば、「納豆」（大豆を納豆菌で発酵させたもの）、「味噌」（大豆を発酵させペースト状にしたもの）、「鰹節」（鰹を発酵させたもの）などは、食品を保存するためだけではなく、より美味しくし、かつ健康的な効果も加わった。

　しかし、第二次世界大戦後、高度経済成長とともに日本人の生活様式は激変した。食習慣もまた多様化し、日本人は「豊かな食生活」あるいは「飽食の時代」に生きていると言われている。今日では、「西洋化」という言葉が幅広い年齢層の人々の食生活に取り入れられ、日本には西洋化による現代的食習慣が形成されてきた。

　この変化は、栄養素としての機能だけでなく、感覚・嗜好に対する機能や健康上の利益をもたらす機能も含めて、食品というものの位置づけに徐々に重要性を加えてきた[1]。感覚・嗜好の観点から、特に、肉、卵、牛乳、バターなどの動物性食品と、いわゆる「ファストフード」や「インスタントフード」といった加工食品が広く普及したが、その一方で、近年では、過剰摂取や栄養摂取の不足が公衆衛生上の問題となっている。たとえば、脂肪の過剰摂取、バランスの悪い食事、また、就学期の子供から勤労者や高齢者にまで広がっている、いわゆる「食事抜き」などである。

　このような食習慣の問題は、肥満、糖尿病、高血圧、脳血管疾患や心血管疾患、がんな

どの、近年著しく増加している生活習慣病（lifestyle-related disease）を誘発する大きな原因となっている[2]。生活習慣病の原因は多くの因子がからみ複雑であり、その発現率の増加に影響を与えている要因は他にもある。社会的・文化的な要因として、不安や精神的疲労、習慣的な飲酒や喫煙、運動不足や座っていることの多い生活様式などのさまざまなストレスが考えられる。また、遺伝的要因が極めて重要な役割を担っているのも明らかである。日本では、最近、メタボリックシンドローム（metabolic syndrome）という用語が流行し、販売業者や消費者の間では生活習慣病の一部と同義的に用いられているが、日本では、高血糖症、高脂質血症、高血圧症のうち2つ以上の兆候または合併症を伴う、内臓型肥満、すなわち、腹部とその周辺の過度の脂肪組織の蓄積と定義されている。

同時に、「少子高齢化」という人口動態が徐々に顕著となり、現在では、かつてないほどの人口危機となりつつある。これにより、国の財政難や高齢者における医療・健康管理費の経済的負担、労働人口の減少などの経済的・社会的な影響が生じている。2011年のデータでは、日本人の男女の平均寿命は、それぞれ79.4歳と85.9歳である（http://www.mhlw.go.jp/english/database/db-hw/lifetb11/dl/lifetb11-01.pdf）[訳注1]。総人口に対して65歳以上が占める割合は、1980年では9.1％であったのに対し、2000年と2009年では、それぞれ17.4％と22.7％となっている（http://www.stat.go.jp/data/topics/topi411.htm）[訳注2]。この老齢人口の拡大は、高齢者数の増加に伴う生活習慣病人口の割合も上昇させている。

さらに、生活習慣病人口の増加は、日本人の死亡率に明確な影響を与えている。実際、がんや血管性疾患が原因の死亡率が上昇しており、日本人の死亡原因の第1位はがんである[2]。杉村[3]によれば、食事要因はがんの主な原因の1つであり、食の西洋化が日本人の栄養摂取バランスになんらかの悪影響を与えている可能性があると示唆されている。

本章では、日本人の健康にベネフィットをもたらす日本の「機能性食品」（Functional Food）の発展の歴史と、「健康食品」（health food）、「いわゆる健康食品」（so-called health foods）、「保健機能食品」（Foods with Health Claim）を含む食品を、その誤用から消費者を守るために、法令がどのように規制しているのか、あるいはしていないのかについて述べる。また、製品に関する適正製造規範（Good Manufacturing Practice: GMP）ガイドラインに加え、製品に配合される原材料の安全性にも関わる、健康食品の安全性の課題についても説明を試みる。本章における多数の情報とデータは、大濱らの以前の研究[2]を参照し、修正と最新情報を加えたものに基づいている。なお、国は保健機能食品の管理および消費者保護に関わるレギュレーションを変更、更新し、2011年に消費者庁を設立した。

16.2　健康食品の発展の歴史

1980年代に日本の消費者は、生活習慣病の発症が漸増していく中で、健康の維持・増進の重要性を認識し始めた。同時に、荒井[1]の報告の通り、いわゆる「食品の第三次機能」

訳注1　2014年では、男性80.5歳、女性86.8歳である。
訳注2　2014年では、25.9％である。

について、さまざまな食品とその成分の生理学的作用に関する集中的な研究が行われた。要約すると、第三次機能は消化器系だけでなく免疫系、内分泌系、神経系、循環器系など、人間の生理学的システムの調節に直接関与することと定義され、理解される。これに対して、食品の第一次機能と第二次機能は、それぞれ栄養、感覚・嗜好の要求と関連している。

　1984年に、文部省（現在の文部科学省）主導の研究の中で「機能性食品」という用語が初めて用いられたことから、機能性食品という用語は日本発であるとされている。機能性食品の概念は明らかに、健康食品業界と、健康に関心を持つ消費者の心を捉えた。しかし、機能性食品という用語には、医薬品のような効果があり、予防や治癒などが期待できると消費者を誤解させてしまう可能性があるという理由で、この用語は用いられなかった。こうした状況の中で、健康食品という用語が広く使われて消費者に認知されるようになり、機能性食品という用語に代わるものとなった。1991年に、機能性食品の概念は特定保健用食品（Food for Specified Health Use）制度として設けられた[4]。

　より具体的には、1984年、生体の生理学的機能を調節する機能性食品の調査に関する特別研究計画の一環として、文部省の下で、食品の機能の系統的解析と展開に関する特別研究班によって機能性食品の研究が初めて行われた。この研究計画は3年間実施された後、文部省による支援を受けて、生理活性を調節する食品の機能を解明するという研究計画のため、1988年からさらに3年間行われた[4]。

　1996年、在日米国商工会議所は、日米間のダイエタリーサプリメントに関する重要な貿易障壁を撤廃するため、日本における健康食品制度の規制緩和を要請した。日本の健康食品（米国では一般的にダイエタリーサプリメントとして知られる）に対する法制度は独特であり、輸入製品に対する柔軟性がなかった。たとえば、小さな円形の錠剤やカプセル剤による経口摂取製剤を健康食品として販売することは、日本の制度では禁止されていた。そこで、わが国はこの要請を受けて、その後4年間にわたりダイエタリーサプリメントに関する特別研究班において規制緩和について検討を行った。検討会の結論に基づき、厚生労働省は、保健機能食品と呼称する健康食品のための新たなレギュレーションの枠組みを作ることを決定し、2001年4月に新制度を施行した。この新制度は、特定保健用食品の一部改定と、別の新しいカテゴリーである栄養機能食品（Foods with Nutrient Function Claim）を含む。2001年以前の特定保健用食品では、通常の食品形状のみが許可されており、それ以外の形状は認められていなかった。

　保健機能食品の法制度導入は成功であったものの、新制度による規制の対象とはならない健康食品が増大し、それが日本の健康食品市場の最も大きな割合を占めるようになった。2003年、自由民主党からの要請を踏まえ、厚生労働省は健康食品の法制度の再検討を決定した。再検討のための検討会の議論の結論を受け、既存の特定保健用食品に対して「条件付き特定保健用食品」や「規格基準型特定保健用食品」などのサブカテゴリーが提案され、特定保健用食品の制度が緩和された。これと平行して、特定の栄養素に対する「疾病リスク低減表示」を従来型の特定保健用食品の製品に許可することになった。カルシウムおよび葉酸の2つについて現在、「疾病リスク低減表示」が許可されている。

　日本では、法制度上、サプリメント（ダイエタリーあるいはフードという冠を付すか否

かにかかわらず）という用語もカテゴリーも存在しないことは強調されるべきである。錠剤やカプセル剤の形状で摂取する食品は健康食品のカテゴリーに含まれているが、通常の食品と健康食品の区別は法的に定められていない。特定保健用食品は、これまですべての製品が通常の食品形態をとっている。錠剤あるいはカプセル剤等の特定保健用食品は医薬品と誤認されやすいことから、従来、そうした製品は認められなかった。これらの状況により、海外の食品業界にとっては、日本の健康食品の制度を理解するのは時に難しい場合がある。

消費者委員会が実施した消費者アンケートによれば、回答者の60%がさまざまな頻度で健康食品を摂取している（http://www.cao.go.jp/consumer/iinakaikouhyou/2012/houkoku/20105_report.html）。

日本では、消費者庁（Consumer Affairs Agency）が、取引や表示を含む広範囲にわたる課題に関して消費者利益を保護し、最大限にするために、2009年9月1日に発足した（http://www.caa.go.jp/en/index.html）。表示に関連したレギュレーションの統合は、健康食品業界に大きな影響をもたらした。特に、消費者庁の下では、クレームの誇大表示や、健康食品の位置づけについて誤解を招く範囲に関して健康食品関連の法令による管理と執行が厳しくなった。

16.3　健康食品

健康食品に関するさまざまなレギュレーションを検討する前に、日本の市場における健康食品製品について、その市場規模や定義、法制度の必要性について概説する。

(1) 健康食品の市場と特定保健用食品の市場

医薬品と食品は、薬事法[訳注3]上の医薬品の定義に基づいて区別されることで分類されてきた（Figure 16.1）。特定保健用食品の市場規模は2001年の保健機能食品制度の導入に伴い、急速に拡大し、2001年には約41億ドル（約4,100万円，1ドル＝100円）であったが[2]、2007年までの6年間でその規模は173％の成長を遂げ、約71億ドル（約7,100万円）に達した[訳注4]。市場における特定保健用食品の製品数の増加にもかかわらず、いわゆる健康食品が今もなお最大の市場占有率を示している。なお、2006年にいわゆる健康食品の市場規模の減少が認められたが、これは市場の一時的な減少傾向であると考えられた。この市場の縮小は、以下が原因であった。

1. アガリクス（*Agaricus blazei* Murill）が発がんのプロモーターとなる物質であるという厚生労働省の発表

訳注3　「薬事法」は、2013（平成25）年11月27日改正により、題名が「医薬品、医療機器等の品質、有効性及び安全性の確保等に関する法律」に改められた。

訳注4　2014年の市場規模は、約6,135億円である。

第 16 章　日本における健康食品と保健機能食品

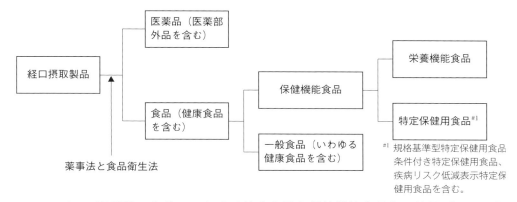

Figure 16.1　医薬品、食品、いわゆる健康食品と保健機能食品との位置づけ・分類

2．食品としての Q10（CoQ10）と大豆イソフラボンの摂取量に関する安全性の懸念

(2) 健康食品を定義する意義

　厚生労働省が示した健康食品に対する解釈によると、「健康食品」とは2つのカテゴリー、すなわち保健機能食品といわゆる健康食品を合わせたものであり、次の通りである。

「健康食品」＝保健機能食品＋いわゆる健康食品

　この提案された解釈は曖昧なままであるが、これらの食品は、健康に良いという意味合いで、健康食品という用語が消費者や健康食品業界で使用されている。いわゆる健康食品は、錠剤やカプセル剤等の摂取形状の製品を含む幅広い食品から成る。しかしいわゆる健康食品は、ヘルスクレームを表示することを禁止されており訳注5、そのためにむしろこのカテゴリーでは、過剰摂取のリスクによる有害事象発現の懸念がある。

(3) いわゆる健康食品に対するレギュレーションの必要性

　このような状況から、厚生労働省は自由民主党からの要請を踏まえて、健康食品の法制度の見直しに関する新たな検討会を開催した。検討会による1年以上にわたる議論の後、厚生労働省は、従来の特定保健用食品制度に新たな枠組みを加えることを公表した。その主な目的は、特定保健用食品の下に「条件付き特定保健用食品」と「規格基準型特定保健用食品」という新しいカテゴリーを追加することにより、食品業界にいわゆる健康食品を特定保健用食品とする機会を増やすためであった。

訳注5　2013（平成25）年6月に食品表示法が制定された。同法に基づく食品表示基準に機能性表示が規定され、2015（平成27）年4月から機能性表示食品が認められている。いわゆる健康食品も、販売前に届出をすれば機能性クレームの表示が可能となった。

(4) 表示と法律

　薬事法、食品衛生法、農林物資の規格化及び品質表示の適正化に関する法律[訳注6]（JAS法）といったさまざまな法律により健康食品の表示は規制されており、その中で薬事法は、食品の機能性ないし（and/or）効能クレームを管理するうえで重要な役割を果たしてきた。保健機能食品以外の健康食品は、原則として、機能性ないし効能クレームが認められていない。このような表示やクレームは、次のような医薬品に関わるものと解釈されるからである。

1. 人または動物に対する疾病の診断、治療または予防のため。
2. 人または動物の身体の構造または機能に影響を及ぼすことを目的とする。
3. 薬事法に違反する効能効果の暗示。暗示の例を以下に示す。
  - 医薬品を暗示するような製品の名称、宣伝文句、またはフレーズ
  - 医薬品成分の説明
  - 医薬品を暗示するような製造工程の説明
  - 医薬品を暗示するような起源や由来の説明
  - 新聞や科学雑誌などの記事、または医師や学者の談話からの引用や掲載

　しかし、健常人の健康状態を維持または増進するという範囲内の表現を用いたクレームは、健康食品として認められる。

1) 健康食品の摂取法・摂取量

　健康食品の摂取法・摂取量については、たとえば以下のような医薬品的な表現をしてはならない。

1. 食前、食後、または食間
2. 1日2～3回
3. 1日2回、1回1～2粒
4. 大人1日3～6錠、症状に応じて調節する
5. 食前、食後に1～2個ずつ
6. お休み前に1～2カプセル

2) 健康食品の形状

　医薬品に使用されるいくつかの特殊な形状は今も食品には禁止されているものの、健康食品で用いられる錠剤、カプセル剤などの形状は自由化されている。特別な形状の例としては、アンプル剤、舌下錠、粘膜吸収剤、口腔内に液体を噴霧するスプレー剤などがある。一方、食品として使用することが認められた形状は、ハードゼラチンカプセル、ソフトゼ

訳注6　「農林物資の規格化及び品質表示の適正化に関する法律」は、2013（平成25）年6月28日改正により、題名が「農林物資の規格化等に関する法律」に改められた。

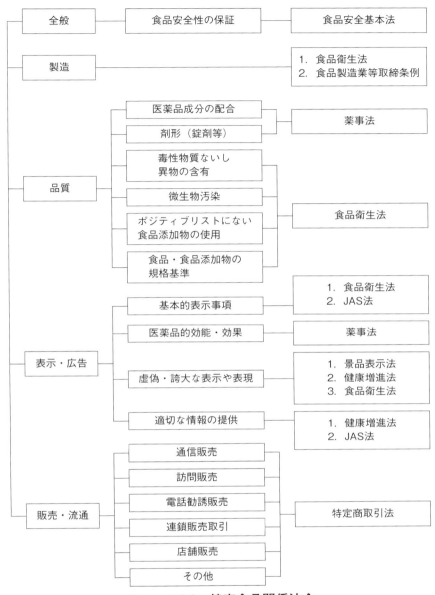

Figure 16.2 健康食品関係法令

参考：東京都福祉保健局・東京都生活文化局（編）・健康食品取扱マニュアル・薬事日報社，2010, p.6

ラチンカプセル、錠剤、粉末、液体、顆粒などである。

16.4 健康食品に関する法制度

　健康食品は、食品の中で区分されていないが、安全性、有効性、品質、製造、表示、広告、販売などについて健康食品を規制する包括的な立法が望まれる。現在、さまざまな法

律、規則等によって規制されているため（Figure 16.2）、横のつながりや包括的な管理に欠ける可能性がある。たとえば、医薬品的な効能効果の表示をした健康食品は、厚生労働省所管の薬事法違反となる。その製品が科学的実証に基づかないで印刷物等に誇大クレームを行った場合には、さらに消費者庁所管の健康増進法および景品表示法違反になる。そして、各々の罰則が異なる。

したがって、消費者が健康食品の製品について誤認するのを防ぐには、健康食品に関する各法律、健康食品のクレームについての理解を高めることが重要である。消費者と健康食品を取り扱う事業者に影響を与える、食品に関連する法律について簡単に説明する。なお、いくつかの法制度については、すでに説明している[2]。

（1）食品安全基本法

本法の主な目的は、以下を順守することにより、消費者に対する食品の安全性を確保することである。

1. 消費者の健康の保護を図るための基本理念
2. 食品サプライチェーンの各段階において適切な措置を講じること
3. 利用可能な科学的根拠に基づき、潜在的健康被害を引き起こす要因を未然に防ぐこと

その他に、消費者の役割や、地方公共団体と食品関連事業者の責務、さらに、食品安全委員会（Food Safety Commission）の設立などがある。また本法では、消費者は食品の安全性についての理解を深め、食品の安全性を確保するための施策について意見を表明することが推奨されると述べている。

食品安全委員会は内閣府内に設置され、たとえば関係大臣の諮問に応じ、または自らリスク評価を実施することにより、本法の目的を実現するための重要な役割を果たしている（http://www.fsc.go.jp/english/index.html）。

（2）薬事法

食品衛生法は、経口摂取するものは食品か医薬品のいずれかであるとしている（Figure 16.1）。医薬品は、以下の項目に基づき、薬事法により規定されてきた。

1. 日本薬局方に収められている物
2. 医薬部外品以外で、人または動物の疾病の診断、治療、または予防に使用されることが目的とされている物であって、機械器具等でないもの
3. 医薬部外品および化粧品以外で、人または動物の身体の構造または機能に影響を及ぼすことが目的とされている物であって、機械器具等でないもの

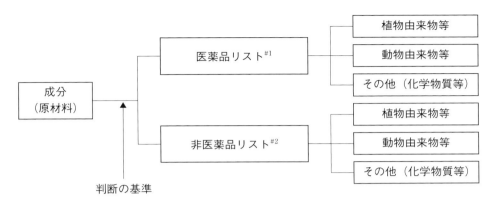

#1 専ら医薬品として使用される成分本質（原材料）リスト
#2 医薬品的効能効果を標ぼうしない限り医薬品と判断しない成分本質（原材料）リスト[2]

Figure 16.3　医薬品と非医薬品の区別

　医薬品と非医薬品とを識別するため、厚生労働省は薬事法に基づき、次の2つのリストを公表した。

1. 専ら医薬品として使用される成分本質（原材料）リスト（医薬品リスト）
2. 医薬品的効能効果を標ぼうしない限り医薬品と判断しない成分本質（原材料）リスト（非医薬品リスト）

各リストはさらに、次の3つのサブカテゴリーに分類される（**Figure 16.3**）。

1. 植物由来物等
2. 動物由来物等
3. その他（化学物質等）（化学物質、鉱物、その他合成物質や、天然物質から得られる高純度の物質等）

　以上より、非医薬品とされた物質は、健康食品を含む食品に主に用いられるが、3番目のサブカテゴリーに含まれる物質（化学物質等）は、さらに、厚生労働省が指定するリストに従い食品添加物等に分類される。

　非医薬品リストに収載されている成分、あるいは基原材料に対して、水あるいはエタノール以外の溶媒（おそらく二酸化炭素を用いた超臨界抽出法も含まれる）を用いて特定の成分を抽出するためにさらに加工処理する場合は、当該抽出成分が医薬品リストに掲載されるべきか否かを判断するため、以下に記載した条件に照らして改めて評価が行われる。このことは、水とエタノール以外の溶媒を用いた成分の抽出は、原則的に食品では禁止されていることを示している。

　医薬品リストに収載する物質として厚生労働省が定めた判断条件について、以下に簡単にまとめる。

1. 専ら医薬品としての使用実態のある物（例：解熱鎮痛消炎剤、ホルモン剤、抗生物質、消化酵素、その他の酵素）。
2. 動植物由来物（抽出物を含む）、毒物や劇薬（毒性の強いアルカロイドや毒性タンパク等）などの化学的合成品、麻薬、向精神薬、覚醒剤様作用がある物、および保健衛生上の観点から医薬品として規制する必要性がある物。ただし、一般に食品として飲食に供されている物を除く。

ビタミン、ミネラルおよび4-ヒドロキシプロリンやヒドロキシリシンを含む23種類のアミノ酸は、医薬品のカテゴリーから除外される。上記2つの分類リストのいずれにも記載されていない新しい成分（原材料）を、食品としての分類を意図して申請するには、製造業者あるいは輸入業者は、厚生労働省の医薬食品局監視指導・麻薬対策課に資料やデータを提出し、判断を要請する。評価に必要なデータには、成分（原材料）の学名、使用部位、薬理学的作用または生理学的作用、麻薬・向精神薬作用または覚醒剤様作用の有無、国内外における医薬品としての承認前例の有無が含まれる（Table 16.1）。食経験は、この評価の際に重要な役割を果たす。提出されたデータや情報は、厚生労働省に設置された薬学・医学等の専門家からなる委員会において検討される。

さらに、医薬品リストに収載された成分を非医薬品リストに分類変更することも可能である。成分の分類変更の要請については、前述の厚生労働省の担当部門が受け付け、前述の専門委員会による検討結果に基づいて変更される。

たとえば、3つの有名な成分が、医薬品リストから非医薬品リストに分類変更されている。2001年3月のCoQ10、2002年11月のL-カルニチンとその有機酸塩、および2004年

Table 16.1 新規成分（原材料）に関する資料と評価

1. 一般的名称および科属等	
2. 学名	
3. 使用部位	
4. 有効成分あるいは含有成分[#1]	
5. 毒性学的データ	LD_{50}（経口など）（mg／kg）
	その他慢性毒性データ：有・無
6. 麻薬、向精神薬作用、または覚醒剤様作用	有・無
7. 医薬品としての使用実態	有・無
（1）国内外での医薬品としての承認前例の有無	有の場合、国名
	効果の記載
（2）民間薬的な使用の有無	有・無
8. 国内での食経験[#2]	流通形態等：生食・加熱調理
9. 海外での食経験[#2]	有・無
	有の場合、国名
	製品形態：生食、加熱調理、またはサプリメント
10. ハーブ類、動物、または非医薬品リストと医薬品リストに収載された既判断成分の参照	

[#1] 成分リストは定期的に公表される（年1回）。
[#2] 食経験がサプリメントに限定される場合は、十分ではない[2]。

Table 16.2 医薬品リストから非医薬品リストへの分類変更例

物質名 （食品として分類変更された日付）	医薬品	食品[#1]
コエンザイム Q10 （2001年3月）	用量：30mg/日（経口） 適応症：軽度または中等度の鬱血性心不全症状	通常 100～200mg/日
L-カルニチン （2002年11月）	用量：30～60mg/kg/日（経口）（レボカルニチン塩化物として） 適応症：プロピオン酸血症またはメチルマロン酸血症における L-カルニチン欠乏の改善	通常、20mg/kg/日[#2]または1,000mg/日[#3]以下
α-リポ酸（チオクト酸） （2004年3月）	用量：10～25mg/kg/日（静注・筋注・皮下注） 適応症：（1）チオクト酸の需要が増した際の補給（激しい肉体労働時）（2）Leigh症候群、（3）薬剤中毒性難聴、騒音性内耳性難聴	通常 100～200mg/日

[#1] 厚生労働省による上限量は決まっていない。
[#2] 米国で定められた最大摂取量。日本ではこの1日投与量が最大摂取量として厚生労働省により推奨されている。
[#3] スイスで定められた最大摂取量。日本ではこの1日投与量が最大摂取量として厚生労働省により推奨されている。[2)]

3月のαリポ酸（チオクト酸）である。これらの1日量に矛盾が生じているのは明白である（Table 16.2）。健康食品としての1日量が、医薬品としての指定用量を超えているという問題に関しては、内閣府の食品安全委員会において検討された。その結果、食品安全委員会と厚生労働省はCoQ10の摂取量問題について以下の結論に達した。すなわち、上限量は設定しないがCoQ10の販売事業者に対して、製品に係る有害事象についての市販後調査を行なうよう求めている。

薬事法の別の面としては、食品に対し、先に定義した医薬品と誤認されるような表現を禁止する役割がある。これは容器包装や添付文書などの表示・広告、パンフレット、リーフレット、書籍、小冊子等の印刷物、さらにTVやラジオ、新聞、雑誌、インターネットなどのマスメディアに適用される。またさらに、訪問販売や通信販売、電話勧誘販売等の直接販売にも適用される。

さらに、医薬品リストに記載されている化学物質やハーブなどの原材料を配合したり、あるいはそれらの混入も禁止している。社会問題にまで発展した代表的な事例は、2002年に問題となった中国製ダイエット用健康食品による健康被害である。フェンフルラミン、N-ニトロソフェンフルラミン、甲状腺ホルモンなどの医薬品成分がさまざまな濃度で含まれた健康食品を摂取した消費者に、肝機能障害や甲状腺への有害な影響が発現し、死亡例も発生した。その他、ダイエット製品によく使用された医薬品成分として、センナ（*Cassia angustifolia* Vahl や *Cassia acutifolia* Delile）の葉から得られる瀉下作用を有するセンノシド（AとB）がある。その他に有害事象が認められた医薬品成分としては、1990年代にノルエフェドリンやエフェドリンが、また、塩酸シブトラミン一水和物などがある。

（3）健康増進法

　2002年、厚生労働省所管の栄養改善法が廃止されて健康増進法が制定された。その目的は、国民の健康増進の観点から、栄養改善も含めた必要な基本的事項を定め、その措置を講じ、国民保健の向上を図ることである。この法律は特に、人口の高齢化と生活習慣病に対する急速な関心の高まりを考慮している。また、特別用途食品（Foods for Special Dietary Use）や保健機能食品の許可、表示、品質保証、成分などについて規定している。本法に基づいて、これらの製品の表示が、栄養表示基準に従って行われ、エネルギー、たんぱく質、脂肪、炭水化物、ナトリウム、その他の栄養素が適切な単位とともに一定の供給量ごとに示される。また、製品のラベル表示や広告、カタログなど、消費者に情報を伝える手段において、虚偽、誇大、ないしは誤解を与えるような説明を禁止している。現在、本法の表示関係については、消費者庁が所管している。

（4）食品衛生法

　食品衛生法の目的は、食品摂取に起因する健康被害のリスクを管理することにより食品の安全性を確保し、国民の健康を保護することである。国、地方自治体、食品等事業者のそれぞれの責任を定めている。

　また、食品の安全性を確保するための最も重要な法律の1つとして、本法は健康食品に対しても多様な役割を果たしている。有毒物質や発がん性物質、健康に良くない物質、健康被害をもたらす物質、国民の健康に対して高いリスクを有する添加物などを含んでいる可能性のある食品の製造、輸入、販売、使用、陳列等をすべて禁止している。以下に例を示す。

1. 劣化した食品や病原微生物に汚染された食品
2. 菌類やその他からの毒素、植物由来のアルカロイド等
3. ガラスや金属の破片などの異物が混入したもの

　食品添加物（food additive）の製造や使用に関するレギュレーションも、本法に基づく。遺伝子組み換え食品や食品添加物、それらの規格を含む食品の製造、保存と使用に関する基準を設けることができる。

　その他の役割として、健康食品を含む食品のラベル表示が正しく行われているかどうか、表示から何らかの必須記載事項が抜け落ちていないかを監視する。食品衛生法上、表示には以下の項目が記載されていなければならない[訳注7]。

訳注7　2013（平成25）年6月に食品表示法が制定された。これにより、販売の用に供する食品および添加物に関する表示については、消費者庁の所管となった。

1. 名称
2. 使用した食品添加物
3. 保存方法
4. 賞味期限（消費期限または品質保持期限）
5. 製造業者の名称と所在地
6. 遺伝子組み換え食品やアレルギー誘発性食品の記載

　また、本法は、薬事法および健康増進法と同じように、表示や広告における虚偽のまたは誤解を招くような記載を禁止している。保健機能食品の製品表示も、健康増進法に加え、食品衛生法のもとでも管理されている。

　さらに、本法には、消費者とのリスクコミュニケーション、食品中の残留農薬に関するポジティブリスト等、輸入食品に対する監視システムに関する規定がある。

(5) 農林物資の規格化及び品質表示の適正化に関する法律（JAS法）

　農林物資の規格化及び品質表示の適正化に関する法律は、JAS（Japanese Agricultural Standards）法と略称され、農林製品の規格、適切な表示、加工食品などの製品情報の要件を規定する。健康食品の表示は、加工食品となった時点で、次のような情報を備えなくてはならない。名称、使用した原材料と添加物の一覧、保存方法、製造業者または輸入業者の名称および所在地、内容量（正味重量）、賞味（消費）期限、該当する場合は遺伝子組み換え体を含む食品または有機食品に関する記載、輸入製品の場合は原産国。製品が有機材料からつくられたものである場合には、有機JASマークを表示できる。農林水産省の所管法律である（http://www.maff.go.jp/e/index.html）。

(6) 不当景品類及び不当表示防止法等

　食品に関するその他の法律には以下のようなものもある。

1. 不当景品類及び不当表示防止法（景品表示法）
2. 特定商取引に関する法律（特定商取引法）

　上記法律は双方とも、販売の観点から消費者を保護するものである。景品表示法は公正取引委員会の所管であったが、現在は消費者庁の所管となっている。この2つの法律は、食品だけではなく、消費者の購入できるその他の製品やサービスにも適用される。目的は、製品の販売者や、そのサービスが引き起こす購入意欲によって消費者が判断を誤ったり誤解したりし、結果として金銭的損失やなんらかの損害を被らないように、消費者を保護することである。たとえば、健康食品の健康効果に関し、その製品を対象とした科学的裏づけがない虚偽のまたは誇大な宣伝文句などは、次のように厳しく規制されている。

1. 根拠のある証拠が15日以内に提出されない場合、違反行為の差止めなどの措置命令が行われる。
2. これには、訪問販売や通信販売、直接販売、電話勧誘販売などの製品の販売方法や手段の大半が含まれる。

　景品表示法、特定商取引法に対する違反は深刻な社会的問題に発展することがある。さらに、違法な販売方法は、時として消費者による健康食品に対する否定的な見方を招き、それにより最終的に健康食品業界全体へ影響を及ぼす結果となる。したがって、景品表示法と特定商取引法は、健康食品の正確な情報やデータを管理する上で、きわめて重要な役割を担っている。

16.5　食品添加物

　日本では、食品添加物の使用は原則的に食品衛生法により規制されている。以下の目的を有し、厚生労働大臣が指定したものしか使用が認められない。

1. 食品の栄養価を保持するため
2. 特定の病気の予防や治療を目的としてではなく、特別な食事を必要とする消費者のために、食品に特定の成分を供給するため
3. 消費者のために、食品の本質、その特性、または品質を変化させることなく食品の品質保存や安定性を向上させ、あるいは感覚的特性を改善するため
4. 不安定な原材料、または望ましくない手段や技術の使用による影響を受けることなく、食品の製造、加工、調製、処理、包装、運搬または貯蔵を可能とするため

　食品添加物については、有効性、安全性、および物理化学的な性質と規格に関する厳密な試験の実施が求められる。

　抗菌剤、香料、着色剤、安定剤などの食品添加物に求められる有効性確認試験には、以下の事項が含まれる。

1. 有効性、および他の同種の食品添加物との効果の比較
2. 食品の栄養成分に及ぼす影響

　食品添加物の安全性を実証する情報・データまたは試験には、以下の事項が含まれる。

1. LD_{50}（単回投与試験）
2. 28日間反復投与毒性試験
3. 90日間反復投与毒性試験
4. 1年間反復投与毒性試験
5. 繁殖試験
6. 催奇形性試験

7. 発がん性試験
8. 1年間反復投与毒性／発がん性併合試験
9. 抗原性試験
10. 変異原性試験
11. 一般薬理試験
12. 体内動態に関する情報
13. 1日摂取量に関する資料
14. ヒトでの安全性に関する情報

さらに、通常必要とされる食品添加物の物理化学的性質と成分規格に関する情報は、名称、構造式、分析、製造方法、確認試験および純度試験の結果、安定性などである。

また、先に述べたように食品衛生法に基づき、健康食品の調製に使用される食品添加物は、その健康食品の摂取回数や、形状が錠剤やカプセル剤であるか通常の食品形状であるかにかかわらず、容器包装に必ず表示しなくてはならない。

16.6　保健機能食品

ヨーグルト、食用油、乳酸菌飲料などの通常の食品は、当初から特定保健用食品のカテゴリーの対象であったが、錠剤やカプセル剤といった食品形状は、現在まで認められていない。2001年に特定保健用食品が保健機能食品制度に位置づけられた際に、サプリメントに通常使用されるカプセル剤、錠剤またはその他の形状も含めることとされた。特定保健用食品は、消費者庁の許可を得て、身体の構造と機能に関する表示、疾病リスク低減表示をすることが認められている。したがって、特定保健用食品には健康に及ぼす利益の記載が認められている。ただし、クレームの範囲は以下に限られる。

1. 容易に測定可能な体調の指標の維持、増進に役立つ旨（正常な血圧を維持するために役立つ等）
2. その食品が体の生理機能や組織機能の維持・増進に役立つ旨（お腹の調子を整える等）
3. その食品により体調が一時的に改善される旨。ただし、継続的かつ慢性的な改善をもたらすこと、およびそのような改善を期待させることを示さない場合に限る（疲労を感じる方に等）（Table 16.4）

16.7　特別用途食品

1947年の食品衛生法の制定後、第二次世界大戦後の国民の不十分な栄養状態を改善するために、特別用途食品の前身となる制度が1952年に設けられた。以後発展を続け、これを必要とする利用者の健康状態の要件に見合うようさまざまな食品へと多様化した。現

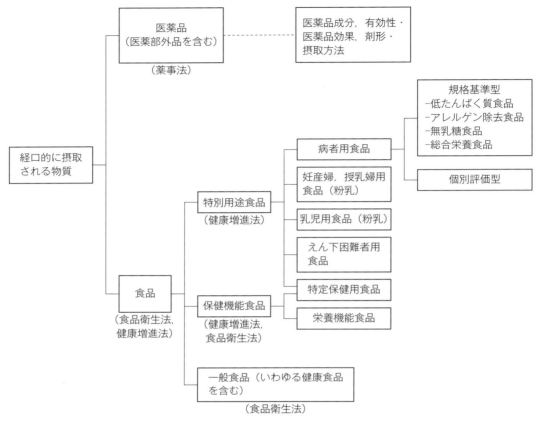

Figure 16.4　医薬品と食品（特別用途食品、保健機能食品、いわゆる健康食品）の位置づけと関係法規

在、特別用途食品は、健康増進法の下で、消費者庁の表示許可に基づいている。特別用途食品は次のように分類される（Figure 16.4）。

1. 病者用食品（低たんぱく質食品、アレルゲン除去食品、無乳糖食品、総合栄養食品）
2. 妊産婦、授乳婦用食品（粉乳）
3. 乳児用食品（粉乳）
4. えん下困難者用食品
5. 特定保健用食品

16.8　特定保健用食品

　特定保健用食品は、特別用途食品のサブカテゴリーであると同時に保健機能食品のサブカテゴリーでもある（Figure 16.4）。保健機能食品には、もう1つのサブカテゴリーとして、栄養機能食品がある。特定保健用食品は、消費者委員会と食品安全委員会による審査結果

に基づき、消費者庁により個別に表示が許可される。栄養機能食品は健康食品として取り扱われるものの1つで、消費者庁により、十分に確認された科学的根拠に基づいて栄養機能表示が認められるもので、特定の栄養素（ビタミンとミネラル）のみに限定されている訳注8。

(1) 特定保健用食品の許可制度

　特定保健用食品としての表示許可を得るには、主要成分すなわち関与成分の確認と、その成分の作用機序の解明が必要である。許可には、次の要件に適合する必要がある。

1. 食生活の改善が図られ、健康の維持増進に寄与することが期待できるものであること。
2. 食品または関与成分について、表示しようとする保健の用途に関わる科学的根拠が医学的、栄養学的に明らかにされていること。
3. 食品または関与成分についての適切な摂取量が医学的、栄養学的に設定できるものであること。
4. 食品または関与成分が、添付資料等からみて安全なものであること。
5. 関与成分について、次の事項が明らかにされていること。ただし、合理的理由がある場合は、この限りではない。
　(1)物理学的、化学的および生物学的性状ならびにその試験方法
　(2)定性及び定量試験方法
6. 同種の食品が一般に含有している栄養成分の組成を著しく損なったものでないこと。
7. まれにしか食されないものでなく、日常的に食される食品であること。
8. 食品または関与成分は、医薬品リストに含まれるものでないこと。

　効果すなわち特定の保健の用途は、作用機序を明らかにすること、摂取量を設定すること、動物試験および無作為化プラセボ対照二重盲検試験下で行ったヒト試験の実施と、適切な統計解析による試験結果の評価により実証される。安全性については、国内外での食習慣を示すこと、in vitro および in vivo 試験を実施すること（安全性を確保するための最小限の要件として、急性毒性試験、28日間と90日間の反復投与毒性試験、変異原性試験を含む）により実証される。安全性は、過剰投与試験（通常、設定した摂取量の3～5倍）を実施することにより、臨床的にも証明しなくてはならない。毒性試験の結果によって、あるいは、既に許可された製品に入っていない新たな関与成分が含まれている場合は、繁殖試験、慢性毒性試験、抗原性試験、発がん性試験、催奇形性試験または一般薬理試験が求められる場合がある。関与成分と関与成分を含む最終製品の安定性と同様に、関与成分

訳注8　2015年4月にn-3系脂肪酸が追加された。

第Ⅳ部　各国のレギュレーション

Table 16.3　特定保健用食品のヒト試験に求められる健康状態と一般的留意事項に関する基本的要件[訳注9]

ヒト試験	健康状態と基本的評価指針
コレステロール関係	LDLコレステロール値が120〜159mg/dLである被験者を対象に、試験期間を12週間の試験とし、4週間の後、観察期間を設定する。総コレステロールは参考データとする。
中性脂肪（TG）関係	正常高値域者およびやや高めの被験者を対象に試験を実施する（120〜199mg/dL）。 (1) 中長期的な血中中性脂肪関係の試験期間は原則12週間とし、4週間の後、観察期間を設定する。 (2) 原則として、負荷食とともに、試験食またはプラセボ食をそれぞれ1回摂取する。
血圧関係	原則として、外来血圧値が正常高値血圧者およびⅠ度高血圧者を対象とする。正常高値血圧：収縮時血圧130〜139mmHg または拡張期血圧85〜89mmHg、Ⅰ度高血圧：収縮期血圧140〜159mmHg または拡張期血圧90〜99mmHg。試験期間は原則12週間とし、4週間の後、観察期間を設定する。
血糖値関係	原則として、空腹時血糖値もしくは75gOGTTが境界域の者または食後血糖が高めの者を被験者とする。空腹時血糖値：110〜125mg/dL、75gOGTT2時間値：140〜199mg/dL、随時血糖値：140〜199mg/dL。試験期間は原則12週間とし、4週間の後、観察期間を設定する。
体脂肪関係	原則として肥満度1（BMIが25以上30未満）または正常高値の者（BMIが23以上25未満）を示す被験者を対象に、試験期間は原則12週間とし、4週間の後、観察期間を設定する。

の物理化学的性質も、品質の観点から明らかにする必要がある。

　すべての毒性試験は、医薬品の安全性試験の実施に関する基準（Good Laboratory Practice: GLP）に基づいて実施する必要がある。また、臨床試験は、ヘルシンキ宣言の精神に則り、被験者の人権保護に配慮し、倫理委員会等の承認を得て、医薬品の臨床試験の実施に関する基準（Good Clinical Practice: GCP）に基づいて実施しなくてはならない。

　さらに、ヒト試験は、原則として無作為化プラセボ対照二重盲検試験を実施する必要があり、試験結果は、対照群に対する統計的有意差として$p \leq 0.05$であることが求められる。ヒト試験の被験者は健常者、あるいは血中コレステロールや中性脂肪、血糖値、血圧など検査値が境界領域にあると判断された者でなければならない（Table 16.3）。ヒト試験の結果は、特定保健用食品として許可するための決定的な要因である。

　関与成分を正確に測定することは、特定保健用食品の許可要件の1つとして不可欠である。製品の製造方法の確立も必須である。特定保健用食品の対象製品については、ラベル表示、消費期限または賞味期限、原材料、摂取量、栄養成分表示、注意事項等を明確に記載しなければならない。

訳注9　「特定保健用食品の表示許可等について」（平成26年10月30日付通知消食表259号）の別添2に基づき、原著の表を修正した。

Table 16.4 特定保健用食品（2011年4月1日現在の許可製品955件）

利用目的	食品の種類	関与成分（例）	保健の用途の表示内容	許可件数
胃腸機能	テーブルシュガー	オリゴ糖	お腹の調子を整える。便通を良くする。	350（36.6%）
コレステロール値	粉末清涼飲料	キトサン	コレステロールの吸収を抑える。	142（14.9%）
中性脂肪 体脂肪	食用油	中鎖脂肪酸	体脂肪をつきにくくする。	70（7.3%）
	ウーロン茶	ポリフェノール	体脂肪が気になる方に適する。	
血圧	粉末スープ 飴	ペプチド	血圧が高めの方に適する。	120（12.6%）
骨	清涼飲料	大豆イソフラボン	カルシウムの吸収を高める。骨の健康が気になる方に適する。	53（5.5%）
歯	チューインガム	キシリトール、リン酸一水素カルシウムとフクロノリ抽出物の混合物	歯を丈夫で健康にする。	79（8.3%）
血糖値	清涼飲料 インスタント味噌汁	難消化性デキストリン	血糖値が気になる方に適する。	141（14.8%）
合計				955
疾病リスク低減表示	魚肉ソーセージ	カルシウム	[#1]	17[#2]

[#1] 本クレームについては、本文中に示す。
[#2] 2011年10月31日現在。

出典：消費者庁

（2）特定保健用食品の許可等件数

2013年1月現在、1,030件の製品が特定保健用食品としての表示を認められている[訳注10]。Table 16.4 に、特定保健用食品関与成分または機能性成分を保健の用途別カテゴリーに応じて一覧表として示す。特定保健用食品の約36.6%は、「お腹の調子を整える」ことを謳っている。オリゴ糖、乳酸菌（*Lactobacillus*）、ビフィズス菌（*Bifidobacterium*）、食物繊維が、このカテゴリーの製品の機能性を示す主要成分である。他の22.2%を占めるカテゴリーは、血清コレステロールまたは中性脂肪が気になる方、および体脂肪が気になる方に適するという保健の用途を表示している。キトサン、大豆タンパク質、植物ステロール、食物繊維、EPA、DHA などが、これらのカテゴリーにおける主要な関与成分となっている。

（3）条件付き特定保健用食品と規格基準型特定保健用食品

2005年2月の保健機能食品制度の緩和により、条件付き特定保健用食品および規格基

訳注10　2015年4月時点の特定保健用食品の許可等件数は、1,139件である（1,138件の許可および国外製造向けの承認1件）。

Table 16.5　保健機能食品の改定（2005年2月）

	保健機能食品		
	栄養機能食品	特定保健用食品	
制度の種類	規格基準型	従来型 規格基準型	条件付き
機能性	栄養素（12種類のビタミンと5種類のミネラル）	栄養素とその他の食品成分	栄養素と成分 その他の食品成分
クレーム	栄養機能表示（構造・機能表示）	個別に指定されたヘルスクレーム（構造・機能表示） 疾病リスク低減表示クレーム	個別に指定されたヘルスクレーム（構造・機能表示）
科学的根拠のランク	A[#1]	A, B[#2]	C[#3]

[#1] 科学的根拠が医学的・栄養学的に確立している。
[#2] 既に許可されている製品と同等の有効性が示されている。
[#3] 効果の根拠が確立していないが、ある程度の有効性が示唆されている[2]。

Table 16.6　従来型特定保健用食品と条件付き特定保健用食品の許可基準の差異

臨床試験[#1]		無作為化比較試験（RCT）		非無作為化比較試験 （$p<0.05$）
		$p<0.05$	$0.05 \leq p < 0.10$	
作用機序	明確	従来型特定保健用食品	条件付き特定保健用食品	条件付き特定保健用食品
	不明確	条件付き特定保健用食品	条件付き特定保健用食品	―

[#1] 比較対照：プラセボ、被験者：健康〜境界域被験者（ヘルシンキ宣言の遵守）

準型特定保健用食品を、従来の特定保健用食品制度の枠組みに導入し、申請者が特定保健用食品としての許可をより取得しやすくし、上市できるようにした。同時に、コーデックス委員会（国際食品規格委員会）の決定を反映して、「疾病リスク低減表示」を従来型の特定保健用食品に表示を認めることとした。新しい保健機能食品制度の構成をTable 16.5に示す。また、従来型特定保健用食品と条件付き特定保健用食品との差違をTable 16.6に示す。主な差違は以下の通りである。

1. 関与成分の作用機序に関する要件
2. 統計解析におけるp値の許容幅

　条件付き特定保健用食品では、関与成分の作用機序の解明を必須としない。ヒト試験から得たデータの統計解析において、対照に対する有意水準としては$p<0.1$で受け入れ可能であり、また、条件付き特定保健用食品では無作為化比較試験は、必須ではない。従来型の特定保健用食品と同様に、条件付き特定保健用食品の許可にも、過剰摂取による悪影響を確認するための高摂取量でのヒト試験やその他のデータ・資料が必要である。
　規格基準型特定保健用食品には、「お腹の調子を整える」と「食後の血糖値が気になる方に適す」という保健の用途の表示が許可されている。前者の表示に資する関与成分は、

次の通りである。

1. 難消化性デキストリン（3〜8g／日）
2. ポリデキストロース（7〜8g／日）
3. キシロオリゴ糖（1〜3g／日）
4. フラクトオリゴ糖（3〜8g／日）
5. 大豆オリゴ糖（2〜6g／日）
6. イソマルトオリゴ糖（10g／日）
7. 乳果オリゴ糖（2〜8g／日）
8. ガラクトオリゴ糖（2〜5g／日）
9. グアーガム分解物（5〜12g／日）

また、後者の表示に関する成分は、難消化性デキストリン（4〜6g／回／日）である。

これらの成分を含む特定保健用食品（総計100製品以上）は、当該表示を裏づけるのに十分な科学的根拠があると考えられることから、規格基準型特定保健用食品として認められた。したがって、安全性を確認するためのヒト試験以外のヒト試験の実施は許可に必要とされない。現在の特定保健用食品の表示を規格基準型特定保健用食品にするためには、以下の基準を満たす必要がある。

1. 同一の関与成分を含む100種類以上の特定保健用食品製品が上市されている。
2. 上記特定保健用食品は、少なくとも6年以上市場において流通しており、かつ同じ表示分類に属する製品を販売している企業が2社以上であること。

（4）特定保健用食品と日本の伝統的な食事

特定保健用食品のあるものは、日本の伝統的な食事に用いられる食材に基づいている。たとえば、発酵させた大豆（納豆）にはカルシウムの吸収を助けるビタミンK_2（メナキノン-7）が含有されており、これが特定保健用食品として許可された[5,6]。大豆は伝統的に用いられてきた作物で、発酵させて、味噌、醤油、納豆などが作られる。大豆イソフラボンは、ミネラルの吸収を高める効果があることが示され[7]、大豆タンパク質は、血清コレステロール値をコントロールする関与成分であることが証明された[8,9]。

大豆イソフラボンを用いた特定保健用食品の安全性に関して最大摂取量の問題が持ち上がり、食品安全委員会で検討された。その結果、その安全上限量は、イソフラボンのアグリコンとして1日当たり70〜75mgとされた。日本人が食品から大豆イソフラボンのアグリコンとして摂取する平均値は1日当たり40mgと推定されることから、特定保健用食品またはいわゆる健康食品としてのアグリコンの最大摂取量は、1日当たり30mg以下が安全であると判断された（http://www.fsc.go.jp/hyouka/hy/hy-singi-isoflavone_kihon.pdf）。

その他、日本の伝統食である鰹節（発酵させた鰹）は、血圧を下げることが証明されて

いるペプチドを含んでおり[10]、「血圧が高めの方に適する」旨の表示がなされている。また、茶ポリフェノールは「虫歯になりにくい」旨の表示をしている特定保健用食品の関与成分である[11]。日本の伝統的な食事から、さらなる表示が特定保健用食品の製品として許可されることが期待される。

(5) 特定保健用食品と植物

これまでにいくつかの植物性製品が特定保健用食品として許可されている。この中には、「血糖値が気になる方に適する」という表示の関与成分であるポリフェノールを含有するグアバ（*Psidium guajava* L.）の葉、「体脂肪が気になる方に適する」という表示の主要成分であるカテキンを含有する緑茶（*Camellia sinensis* L.）などがある。特定保健用食品として許可されたその他の植物としては、「血圧が高めの方に適する」という表示の関与成分であるゲニポシドを含有するグッタペルカノキ（*Eucommia ulmoides* Oliv.）の葉などがある。これらの製品は茶飲料の形態をとっている。植物を基にした特定保健用食品の関与成分を非医薬品リストに収載すること、また、特定保健用食品制度を最大限に活用するため、確認済みの安全性や有効性について消費者がもっと知ることができるようにすることが期待される。

(6) 疾病リスク低減表示

食糧農業機関（Food and Agricultural Organization）と世界保健機関（World Health Organization）により設置されたコーデックス委員会（国際食品規格委員会）の決定に従って、厚生労働省は、従来の特定保健用食品制度に「疾病リスク低減表示」を導入した。疾病リスク低減表示は、現在カルシウムと葉酸の2つの成分に限定されており、1日当たりの最小・最大摂取量が規定されている。疾病リスク低減表示のための成分の選択にあたっては、明確な科学的根拠に全面的に基づいている必要があり、科学者によって、総合的に受け入れられているものでなければならない。容器包装に疾病リスク低減表示を記載する場合には、同時に既定の注意喚起事項も記載しなくてはならない。

1) カルシウム

特定保健用食品の製品から摂取されるカルシウムの1日当たりの摂取量は、300～700mgでなければならない。表示は以下の通りである。「この食品はカルシウムを豊富に含みます。日頃の運動と適切な量のカルシウムを含む健康的な食事は、若い女性が健全な骨の健康を維持し、歳をとってからの骨粗鬆症になるリスクを低減するかもしれません。」

2) 葉酸

特定保健用食品の製品から摂取される葉酸の1日当たりの摂取量は、400～1,000μgでなければならない。表示は以下の通りである。「この食品は葉酸を豊富に含みます。適切

な量の葉酸を含む健康的な食事は、女性にとって、二分脊椎などの神経管閉鎖障害を持つ子供が生まれるリスクを低減させるかもしれません。」

16.9 栄養機能食品

栄養機能食品制度を創設したのは厚生労働省であったが、現在は消費者庁が、基礎的かつ明確な科学的根拠に基づいて実施している。表示（クレーム）は規格基準型であり、消費者庁により決定される。栄養機能食品の対象となる栄養素は、人間の基本的な生命活動に不可欠であり、科学的根拠によって裏づけられ、医学的・栄養学的に広く認められているものでなければならない。栄養機能食品のクレームを決める際には、消費者庁は、1日摂取量の基準として、個々の栄養素の1日摂取量の上限と下限を決定する。表示には、個々の栄養素に応じて注意喚起表示も必要である。栄養機能食品は、厚生労働省のもとで2001年4月1日に制度化された。

12種類のビタミン（あるいはβ-カロテン）、5種類のミネラルが本カテゴリーに採用されており、各栄養成分の栄養機能表示が告示されている[訳注11]。Table 16.7にこれらのビタミンとミネラルを示す。栄養機能食品としてのビタミン・ミネラルの摂取量、認められているクレームをTable 16.8から追加Table 16-2に示す[訳注12]。栄養機能食品の表示には、次のような注意事項も含まれている。「本品は、多量摂取により疾病が治癒したり、より健康が増進するものではありません。1日の摂取目安量を守ってください。」さらに、次の表示も必要である。「この製品は、特定保健用食品とは異なり、消費者庁長官による個別の審査を受けたものではありません。」

Table 16.7 栄養機能食品の基準適合性とビタミン・ミネラル（2015年4月改定）

適合(19)[#1]	13種類のビタミン	A（あるいはβ-カロテン）、B_1、B_2、B_6、B_{12}、パントテン酸、ビオチン、ナイアシン（またはナイアシンアミド）、葉酸、C、D、E、K
	6種類のミネラル	鉄、カルシウム、銅、亜鉛、マグネシウム、カリウム
不適合(6)	日本では欠乏症が存在しない	リン
	国民栄養調査に基づく栄養パラメータの算出に利用可能なデータがないもの	ヨウ素、マンガン、セレン、クロム、モリブデン

[#1] クレームは、表示に必要とされる「十分な科学的合意」に基づき、個々の栄養素に対して消費者庁が決定する。免責事項の表示も必要である[2]。

訳注11　2015年4月改定により、ビタミンK、カリウム、n-3系脂肪酸が加わった。
訳注12　2015年4月改定を反映させるため、Table 16.8とTable 16.10にビタミンKを、Table 16.9とTable 16.11にカリウムを足し、n-3系脂肪酸のために新たに追加Table 16-1と追加Table 16-2を作成した。

Table 16.8　ビタミンの栄養機能食品としての1日当たりの摂取基準値（2005年7月、2015年4月改定）

	ナイアシン（mg）	パントテン酸（mg）	ビオチン[#1]（μg）	ビタミンA[#2]（μgまたはIU）	ビタミンK[#3]（μg）
上限値	60	30	500	600μg（2,000IU）	150
下限値	3.3	1.65	14	135μg（450IU）	45
	ビタミンB_1（mg）	ビタミンB_2（mg）	ビタミンB_6（mg）	ビタミンB_{12}（μg）	
上限値	25	12	10	60	
下限値	0.30	0.33	0.30	0.60	
	ビタミンC（mg）	ビタミンD（μgまたはIU）	ビタミンE（mg）	葉酸（μg）	
上限値	1,000	5.0μg（200IU）	150	200	
下限値	24	1.50μg（60IU）	2.4	60	

[#1] ビオチンは保健機能食品にのみ使用が認められている。
[#2] ビタミンAの前駆体であるβ-カロテンは、ビタミンA源の栄養機能食品として認められている。その場合の上限値は7,200μg、下限値は1,620μgである[2]。
[#3] ビタミンKは2015年に追加された。

Table 16.9　ミネラルの栄養機能食品としての1日当たりの摂取基準値（2005年7月、2015年4月改定）

	カルシウム（mg）	鉄（mg）	カリウム[#4]（mg）
上限値	600	10	2,800
下限値	210	2.25	840
	亜鉛[#1]（mg）	銅[#1]（mg）	マグネシウム[#1]（mg）
上限値	15（一般食品からの最大摂取量をUL[#2]から引く）	6（一般食品からの最大摂取量をULから引く）	300（米国で設定されたULを平均的な米国人と日本人の体重差を勘案して算出）
下限値	2.10（NRV[#3]の30%）	0.18（NRVの30%）	75（NRVの30%）

[#1] 亜鉛、銅およびマグネシウムは2004年に追加された。
[#2] UL（tolerable upper safe intake level：許容上限安全摂取量）
[#3] NRV（nutrient reference value：栄養素等表示基準値）[2]
[#4] カリウムは2015年に追加された。カリウムについては、過剰摂取のリスク（腎機能低下者において最悪の場合、心停止）を回避するため、錠剤、カプセル剤等の食品を対象外とする。

追加Table 16-1　n-3系脂肪酸の栄養機能食品としての1日当たりの摂取基準値（2015年4月追加）

	n-3系脂肪酸（g）
上限値	2.0
下限値	0.6

第 16 章　日本における健康食品と保健機能食品

Table 16.10　ビタミンの栄養機能表示

ビタミン	栄養機能表示
ナイアシン	ナイアシンは、皮膚や粘膜の健康維持を助ける栄養素です。
パントテン酸	パントテン酸は、皮膚や粘膜の健康維持を助ける栄養素です。
ビオチン	ビオチンは、皮膚や粘膜の健康維持を助ける栄養素です。
ビタミン A[#1]	ビタミン A は、夜間の視力の維持を助ける栄養素です。 ビタミン A は、皮膚や粘膜の健康維持を助ける栄養素です。
ビタミン B_1	ビタミン B_1 は、炭水化物からのエネルギー産生と、皮膚や粘膜の健康維持を助ける栄養素です。
ビタミン B_2	ビタミン B_2 は、皮膚や粘膜の健康維持を助ける栄養素です。
ビタミン B_6	ビタミン B_6 は、たんぱく質からのエネルギー産生と皮膚や粘膜の健康維持を助ける栄養素です。
ビタミン B_{12}	ビタミン B_{12} は、赤血球の形成を助ける栄養素です。
ビタミン C	ビタミン C は、皮膚や粘膜の健康維持を助けるとともに、抗酸化作用を持つ栄養素です。
ビタミン D	ビタミン D は、腸管でのカルシウムの吸収を促進し、骨の形成を助ける栄養素です。
ビタミン E	ビタミン E は、抗酸化作用により、体内の脂質を酸化から守り、細胞の健康維持を助ける栄養素です。
ビタミン K	ビタミン K は、正常な血液凝固能を維持する栄養素です。
葉酸	葉酸は、赤血球の形成を助ける栄養素です。胎児の正常な発育に寄与する栄養素です。

[#1] ビタミン A の前駆体である β-カロテンはビタミン A 源の栄養機能食品として認められる。

Table 16.11　ミネラルの栄養機能表示

ミネラル	栄養機能表示
カルシウム	カルシウムは、骨や歯の形成に必要な栄養素です。
鉄	鉄は、赤血球を作るのに必要な栄養素です。
亜鉛	亜鉛は、味覚を正常に保つのに必要な栄養素です。 亜鉛は、皮膚や粘膜の健康維持を助ける栄養素です。 亜鉛は、たんぱく質・核酸の代謝に関与して、健康の維持に役立つ栄養素です。
銅	銅は、赤血球の形成を助ける栄養素です。 銅は、多くの体内酵素の正常な働きと骨の形成を助ける栄養素です。
マグネシウム	マグネシウムは、骨や歯の形成に必要な栄養素です。 マグネシウムは、多くの体内酵素の正常な働きとエネルギー産生を助けるとともに、血液循環を正常に保つのに必要な栄養素です。
カリウム	カリウムは、正常な血圧を保つのに必要な栄養素です。

出典：2）

追加 Table 16-2　n-3 系脂肪酸の栄養機能表示

n-3 系脂肪酸	n-3 系脂肪酸、皮膚の健康維持を助ける栄養素です。

16.10　安全性

　安全性は、健康食品の消費者および製造業者にとって何よりも重要である。健康食品の安全性を確保するために、特に製造業者には、今後の動きに加え、すでに定められているさまざまな規則やガイドラインに沿って入念な対策を講じることが求められている。した

がって、事業者は、消費者の健康に寄与するためにあらゆる努力を払うという、全面的な責任を負っている。

（1）食品安全委員会によるリスク分析

食品安全基本法に基づき食品安全委員会（http://www.fsc.go.jp/english/index.html）を設立することになった重要な決定要因は、日本での牛海綿状脳症（狂牛病）の発生であった。食品の危害要因（hazard）に対処するために食品安全委員会がリスク評価を行い、厚生労働省と農林水産省がリスク管理を担当する。リスク評価はリスク管理から独立して行われ、また食品安全委員会は自ら危害要因を選定して評価する責任も有している。さらに、食品安全委員会は特定保健用食品の安全性に関わる申請書類の評価も行う。また、市販後の食品が関わる危害要因についても評価を行う。

（2）一般食品と安全性についての懸念

いわゆる健康食品は、一般食品のカテゴリーに含まれる（Figure 16.1）。海外ではサプリメントとして一般的に使用される錠剤、カプセル剤等の形状をした食品は、日本では栄養機能食品やいわゆる健康食品のカテゴリーに含まれる。ハーブや植物を使った製品の大半はいわゆる健康食品に含まれるが、一部の植物は特定保健用食品にも使用されている。一般食品には栄養成分表示が認められているだけで、機能性に係る表示は一切認められていない[訳注13]。前述の通り、いわゆる健康食品は関連領域の諸法令で規制されている。直接の法令枠組みは存在しない[訳注14]。さらに、錠剤やカプセル剤等の形状をした健康食品の大半はいわゆる健康食品のカテゴリーに含まれており、それらには高度に濃縮された活性成分が使用されることから過剰摂取の危険性が起きやすく、その結果、有害事象が生じる場合がある。実際、過去に肝障害などの事象が発生したこともあり、それらはいわゆる健康食品の摂取によるものと考えられた。そのため、このような出来事の発生を防ぐための効果的な対策が求められる。

一方で、たとえば効果を高めるために医薬品成分が意図的に食品材料に添加され、強い有害事象が発現した例が報告されている。そのような場合、医薬品成分の含有が確認された製品はもはやいわゆる健康食品として販売することは許されず、「無承認無許可医薬品」となり、その製品名や医薬品成分名が公表される。過去の事例には、食欲抑制剤や、医薬品成分のシルデナフィルを混ぜた強壮剤などがあり、これらは個人輸入された製品等であることが多い。

2005年に厚生労働省は、錠剤、カプセル剤等の形状の健康食品の安全性を確保し、製品の品質を保証するために、2つのガイドラインを公表した。

訳注13　訳注5を参照。
訳注14　訳注5を参照。

1. GMPガイドライン
2. 錠剤、カプセル剤等の健康食品の原材料の安全性に関する自主点検ガイドライン

GMPによって最終製品と原材料に関する要件を管理し、安全性と品質を確保するこのようなガイドラインは、海外においても実践される可能性がある。

(3) 健康食品のGMPガイドライン

厚生労働省は医薬品のためのGMPを参考にして、錠剤、カプセル剤等の健康食品のためのGMPガイドラインを作成した。国によって示されたが、あくまで事業者が自発的に実施すべきものとされている。しかし国は、健康食品の製品製造にGMPシステムをとりいれることを強く推奨している。このガイドラインでは、健康食品の最終製品だけでなく、原材料や輸入原材料あるいは輸入最終製品もGMPの対象としている。

現在、日本健康・栄養食品協会（Japan Health and Nutrition Food Association: JHNFA; http://www.jhnfa.org/）と日本健康食品規格協会（Japanese Institute for Health Food Standards: JIHFS; http://www.jihfs.jp/）の2つの組織が、それぞれ独自のGMP規範を作成し、製造施設に対する認定制度を実施している。さらにJHNFAとJIHFSは、GMP監査と審査を経て認定した施設で製造された製品に、各々のGMP認定マークを付与している。2012年に厚生労働省は、健康食品の品質を確保するため、GMPの認定施設で製造した製品にGMPマークを付けることを推奨した（http://www.mhlw.go.jp/topics/bukyoku/iyaku/shoku-anzen/dl/kenkou_shokuhin_gmp.pdf）。

(4) 原材料の安全性に関する自主点検ガイドライン

健康食品の製造に用いられる原材料については、厚生労働省が作成したガイドラインに従って、安全性について自主点検するよう求められている。錠剤、カプセル剤、粉末、液剤などの形状の食品は、特に、原材料が抽出、分画、精製、化学的反応などの手法で加工されている場合、原材料の安全性に関する「自主点検」の対象となる。最終製品の販売業者はもとより、原材料の製造者は、原材料の自主点検手順に従って安全性を評価することが求められている。

原材料の安全性の自己点検は、厚生労働省が作成したモデルとして以下の手順に沿って行われる。

Step 1：最終製品のすべての原材料を明確にすること。
Step 2：医薬品リストまたは非医薬品リストに従って原材料を特定すること。
Step 3：プロファイリング分析やDNA解析、形態的特徴等の合理的な技術を用いて、個々の原材料が何であるかを確認すること。または、自主的な適正農業規範（Good Agricultural Practice: GAP）のもとで原材料の栽培が行われているかを

確認すること、など。

Step 4：原材料が、一般的に流通している食品の成分として使用されている既存の材料と同等であるかを確認すること。

Step 5：安全性、毒性情報、疫学データ等に関して、信頼できるデータが入手できるかを、Chemical Abstract、PubMed、RTECS などから原材料の安全性データに関する情報を入手して調査すること。

Step 6：文献などから、望ましくない物質（例：アルカロイド、トキシン、ホルモン、神経作用物質、発がん物質、催奇形物質、遺伝毒性物質、その他の毒性物質とこれらの物質に構造が類似した物質）が含まれているかを確認すること。上述の物質に関する情報が十分に得られない場合は、望ましくない物質が存在するかを確認するために、原材料の分析を行うこと。

Step 7：本ステップは、Step 6 によるデータ入手がないことで安全性の確認ができない場合に適用されるが、原則として 90 日間以上の反復経口投与毒性試験と *in vitro* の遺伝毒性試験などの毒性試験を実施すること。

Step 8：重金属や微生物などの不純物がないことを確認し、また、適切な GMP システムのもとで製造工程が管理されていることを証明して最終的確認が終了する。

16.11　考察

　日本は、米国に続き世界第 2 位の健康食品市場を有しており、これは EU 市場とほぼ同等の規模である。実際、特定保健用食品を除く健康食品の市場は 2012 年に 119 億ドル（約 1 兆 1,900 億円）に達し（**Figure 16.5**）訳注15、2011 年の市場全体は 177 億ドル（約 1 兆 7,700 億円）であった。特定保健用食品市場は健康食品市場全体の約 32.9％ であった（**Figure 16.6**）。健康食品市場の成長は 2001 年以降著しく加速しているが、これはおそらく、日本政府が実施した規制撤廃による影響が反映されたためと考えられる（**Figure 16.5**）。そのため、日本は、大規模な健康食品市場が形成された数少ない国の 1 つである。その一方で、日本が健康食品のために作り上げた制度は、ヨーロッパ、米国、他のアジア諸国のものとは異なる。最も注目すべき違いは、サプリメントの位置づけが制度として法的に定義されていないという点である。

　保健機能食品といわゆる健康食品は、機能性表示を分類・決定するための枠組みとして日本で認識されている。特定保健用食品と栄養機能食品は、ともに特定の機能性表示が認められているが、薬事法に抵触しないことが前提とされてきた。いわゆる健康食品は、一般食品として位置づけられて市場で流通しているが、容器包装に機能性表示を記載することは、薬事法により認められてこなかった訳注16。

訳注15　2014 年の市場規模は、約 1 兆 1,700 億円である。
訳注16　訳注 5 を参照。

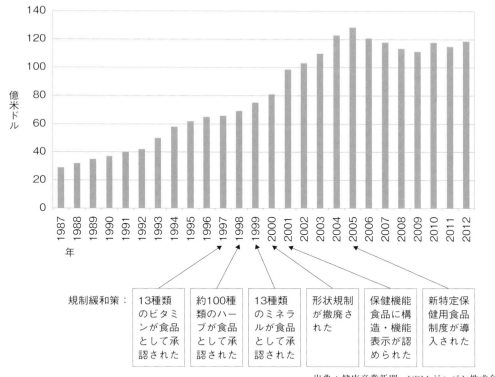

Figure 16.5　日本における特定保健用食品以外の健康食品の市場規模の変化

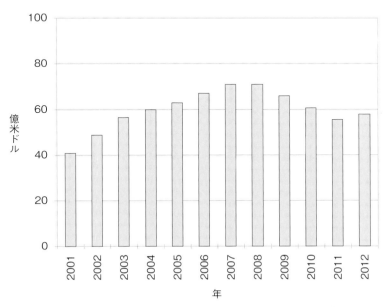

Figure 16.6　日本における特定保健用食品の市場規模の変化

健康食品は、機能性表示が認められているかどうかにより、保健機能食品といわゆる健康食品に分類される[訳注17]。しかし、従来の食品に欠けているか、またはその生理学的・栄養学的機能が一般食品からは期待しえない成分については、錠剤またはカプセル剤のような形状のサプリメントとして提供されることがある。消費者の健康に寄与するために、これらサプリメントを最大限に使用することにより、必要な成分を定期的、定量的、継続的に摂取することが可能となる。しかし残念ながら、健康食品を形状によって区別するという概念や制度は、日本には存在しない。

海外の主要な国や地域が、サプリメントの制度を検討中であるか、または制度を確立中であるが、すでに制度が完成した国もある。このような制度を確立することは、根拠に基づく有効性と、安全性および品質保証の観点からサプリメントの製造に欠かせないものである。日本には高度な特定保健用食品の許可制度が存在するにもかかわらず、いわゆる健康食品を対象とする包括的な固有の法律がない。そのため、さまざまな法律によって管理されている。いわゆる健康食品を直接な対象とする法制度がないため、このカテゴリーに属する製品には、効果などを表示することは認められておらず、安全性と品質の問題を全面的に取り扱うよう求められている。さらに、これらの製品では機能性表示が禁止されているため[訳注18]、健康食品業界は、いわゆる健康食品を対象とした広告ばかりでなく、容器包装にも有効成分の機能を記載することなく、それらの製品を販売せざるを得ない。加えて、そのような状況下で引き起こされる問題としては、錠剤やカプセル剤等の形状である製品の大部分はいわゆる健康食品として流通しているものの、まれにあたかも特定保健用食品のように販売されているということがある。いわゆる健康食品には特定保健用食品とは異なり許可制がないことから、薬事法、食品衛生法、健康増進法、景品表示法などに抵触していない限り、いわゆる健康食品は自発的な判断に基づき、国の許可を得ることなく自由に販売することができる。

錠剤やカプセル剤等の形状をした健康食品、特にいわゆる健康食品の流通に伴い、有害事象などの重大な問題を引き起こす主なリスクとして過剰摂取の問題がある。加えて、誇大広告や虚偽の広告、有害物質による汚染、薬物相互作用などがいわゆる健康食品に見られる場合もあり、法的問題や時には社会的問題に発展した。日本の消費者に発生した健康食品関連の重大な健康被害の原因には、いわゆる健康食品が関与していた。問題のあるこの状況から、他の多くの国々で実践されているように、サプリメントを規制するためのより厳密な法律を制定する必要性が示唆される。

厚生労働省は、安全性の問題に強い懸念を示して対策を示してきた。厚生労働省は錠剤やカプセル剤等の形状の健康食品に十分な注意を払い、健康食品事業者のためにGMPに沿った製造工程管理と、原材料の安全性自主点検の2つのガイドラインを導入し、安全性と品質の確保に責任を負う事業者に対して積極的に問題を解決するように求めている。食品安全基本法によると、健康食品の品質と安全性の確保に対する一義的責任は事業者にあるとされるが、ガイドラインに沿うことは事業者の任意の取り組みとされる。

訳注17　訳注5を参照。
訳注18　訳注5を参照。

製造工程を管理するための基準であるGMPは、最終製品だけではなく原材料にも、さらには輸入された原材料や最終製品にも求められる。上記の2つのガイドラインは、国際的な視点からも、ユニークで重要である。原材料の安全性を確認するガイドラインは、高度に洗練され、国際的にも通用すると考えられる「デシジョン・ツリー」の形式が提供されている。

本章で先に述べた通り、サプリメントのための法制度がないことについては、サプリメントの意義が世界的には十分認められてきているにもかかわらず、そのことが日本では受け入れられていないことを意味している。その一方でわが国は、錠剤やカプセル剤等の形状の食品が有する安全性に関する重要な問題に注意を向けているが、サプリメント製品は独立した法制度によって取扱われ、管理される必要性があると考える。

政府は現在、サプリメントの世界的動向から離れて独自の立場から健康食品の取り扱いを推進しているが、有効性や安全性に関する情報やデータの国際的共有、品質管理方法の国際的ハーモナイゼーション、国際貿易の推進などを踏まえれば、サプリメント固有の法制度が必要である。

健康を増進し疾病リスクの低減を推進してさまざまな健康問題を解決し、人類の福祉の向上を目指す国際的なハーモナイゼーションの中で、サプリメントが果たす役割についての理解を促進するために、サプリメントのための法制度の確立に向けて積極的な立場をとることが日本に期待されているということを認識することは、重要である。また、食品の機能性に関する概念を生み出し、さらに現在においては、高度な方法を用いて安全性と品質管理に関する新しいガイドラインを提案していることからも証明されるように、日本が果たすべき役割は重要であると考える。

新たに条件付き特定保健用食品と規格基準型特定保健用食品が、特定保健用食品制度に追加された。この「規制緩和」は、新たな特定保健用食品制度の下にいわゆる健康食品をとり込むことによって、違法な表示・広告の数や低品質の製品の数を減らすことなど、多くの問題を解決することを目的としていた。日本の健康食品に対する制度が諸外国の制度に比べてやや複雑になってきたこともあり、厚生労働省は、安全性と有効性の面から、健康食品が果たす役割に関する消費者教育と、それに資するサプリメントアドバイザーの育成を推奨している。

前述したように、国は、消費者が市販の健康食品を過剰摂取することを懸念しており、消費者の健康に寄与することを担保するため、健康食品企業に対し製品についての一連の安全性試験の実施を強く期待している。しかし健康食品業界の側からすると、中小企業においては、GMP導入はもとより、製品の安全性を保証するための安全性試験や関連検査を実施することにより、重い費用負担に苦しめられる可能性がある。結果として、大規模な食品会社や製薬会社には健康食品市場に参入して事業を拡大する機会がある一方で、健康食品市場から撤退する企業も出てくることが予想される。実際に、製品として許可された特定保健用食品の大半は、優れた研究開発部門のある大企業から出ている。このような競争に打ち勝つことが、きわめて重要である。そのため、とりわけ健康食品の安全性や適切なマーケティングの分野において、大学や研究機関、地方の民間関連組織などのさまざ

まな組織、さらには国も含めて健康食品の中小企業に対して精力的な協力体制がとられれば、最終的には消費者や業界に恩恵を与え、消費者が安全性に問題のある健康食品を購入しないで済むようになるであろう。

基本的な考え方として、非医薬品リストに記載された成分のすべてが安全という訳ではない。消費者の健康被害を少なくするためには、製造業者の努力だけでは十分ではない。消費者が自分の摂取する食品や健康食品に関する正確な情報を得る必要があるのはもちろんであるが、販売業者や、テレビ・新聞・雑誌・書籍などのマスメディアは、適切な情報やデータを消費者に提供するべきである。特に重要な役割を果たすのは健康関連のテレビ番組である。たとえば、2007年1月に放送された人気テレビ番組での出来事は社会的問題を引き起こし、食品の健康効果に関する科学的根拠をねつ造したことで、マスメディアの倫理観が問われた[12]。これは、食品に関する正確な情報が健康食品の使用者を含む視聴者に伝えられず、視聴率が優先された事例である。

健康食品の成分の有効性や安全性に関する信頼性の高いデータ、健康食品による健康被害に関する最新の問題など、消費者への情報の提供者として、国立健康・栄養研究所（http://www.nih.go.jp/eiken/english/index.html）と東京都福祉保健局・生活文化局（http://www.metro.tokyo.jp/english/index.html）がある。これらの健康食品に関するホームページや情報源あるいはデータが存在することを、消費者に十分に知らせることが課題である。

健康食品の適切な使用法や安全性については、消費者に対し販売業者からの説明がなされるべきである。また消費者も表示の内容を注意してよく読み、自ら製品に関する情報やデータを得ることが求められている。これが達成できない場合、健康食品の安全性や使用法について消費者の理解を助けるためのシステムを作る必要があろう。たとえば、ラジオ、テレビ、薬局、病院など、あらゆるコミュニケーション手段を利用して、健康食品の専門知識を有する認定資格者や栄養士、薬剤師、さらには医師など、ヘルスケアの専門家が教育や訓練を行うということも、この目的を果たすのに有用であろう。

さらなる懸念は、健康食品に関するホームページの不正利用、またはそこからもたらされる虚偽の情報やデータであり、これは国が厳しく監視する必要がある。そのため国は、前述の組織を十分に活用し、消費者に健康効果やリスクに関する正確な情報やデータを提供するため、ホームページの構築を支援している。

最近では、消費者が使用しているOTC薬や処方薬と健康食品との相互作用が医療機関より報告されている。健康食品は食品として規制されているため、先にも述べた通り、医薬品のように明確な用法・用量の指示はラベルに記載されていない。健康被害を引き起こす過剰摂取、高濃度の成分と医薬品の同時摂取については、健康食品と医薬品との有害な相互作用に関する科学的に立証されたデータの蓄積をもとに、明確に管理されているものもある。

消費者の健康に対する有用性を守るために用いられるその他の方法としては、いわゆる健康食品や保健機能食品を対象とする、健康食品の市販後調査がある。国は、健康食品の市販後調査の方法の開発を一旦は開始したが、効果的な方法はまだ策定されていない。厚生労働省は、食品と医薬品との相互作用も含む健康被害に関する情報やデータの入手・蓄

積が早急に必要であることも認識している。現状で実施されていることは、保健所や医療機関から集められた有害事象に関する報告への対応と、報告された各事例の公表と注意喚起、あるいは対象製品の販売差止め等である。

　すべての消費者が、適切で十分に規制された健康食品から健康上の恩恵を得て、病気にかからないように日常生活を続けていくことができ、結果として国が負担する医療費の削減にも役立つことが期待される。

謝辞
　本稿の執筆に際し、貴重な情報を提供して頂いたUBMジャパン株式会社の牧野順一氏に感謝の意を表します。また、健康食品におけるレギュレーションに関する情報を収集して頂いたバイオヘルスリサーチリミテッドの安藤進氏に感謝致します。

文献

1) Arai S. Studies on functional foods in Japan. *Biosci Biotechnol Biochem* 1996; 60: 9-15.
2) Ohama H, Ikeda H, Moriyama H. Health foods and foods with health claims. *Toxicology* 2006; 221: 95-111.
3) Sugimura T. Food and cancer. *Toxicology* 2002; 181-182: 17-21.
4) Hosoya N. Health claims in Japan-foods for specified health uses and functional foods. *J Nutr Food* 1998; 1: 1-11.
5) Yamaguchi M, Taguchi H, Gao YH, Igarashi A, Tsukamoto Y. Effect of vitamin K2 (menaquinone-7) in fermented soybean (natto) on bone loss in ovariectomized rats. *Bone Miner Metab* 1999; 17: 23-9.
6) Tsukamoto Y, Ichise H, Yamaguchi M. Prolonged intake of dietary fermented soybeans (natto) with reinforced vitamin K2 (menaquinone-7) enhances circulatory γ-carboxylated osteocalcium concentration in normal individuals. *J Health Sci* 2000; 46: 317-21 (abstract in English).
7) Fujikura K, Chiba Y, Yano H, Kobayashi C. Effect of soft drink containing soy isoflavone on urinary bone resorption marker (deoxypyridinoline) in middle aged women. *J Nutr Food* 2003; 6: 69-79.
8) Ishikawa T, Jun CJ, Fukushima Y, Kegai K, Ishida H, Uenishi K, et al. Effect of soy protein drink on serum lipids in subjects with high and normal cholesterol level. *J Nutr Food* 2002; 5: 29-40 (abstract in English).
9) Anderson JW, Johnstone BM, Cook-Newell ME. Meta-analysis of the effects of soy protein intake on serum lipids. *N Engl J Med* 1995; 333: 276-82.
10) Fujita H, Yamagami T, Ohshima K. Effects of an ace-inhibitory agent, katsuobushi oligopeptide in the spontaneous hypertensive rat and in borderline and mild hyperten- sive subjects. *Nutr Res* 2001; 21: 1149-58.
11) Sakanaka S, Aizawa M, Kim M, Yamamoto T. Preventive effect of green tea polyphe- nols against dental caries in conventional rats. *Biosc Biotech Biochem* 1992; 56: 593-4.
12) Cyranoski D. Japanese TV show admits faking science. *Nature* 2007; 445: 804-5 February 22.

第17章

オーストラリアにおける補完医薬品のレギュレーション

Complementary Medicine Reguation in Australia

ディリップ・ゴーシュ
ニュートリコネクト社　シドニー，オーストラリア
Dilip Ghosh
Nutriconnect, Sydney, Australia

17.1　はじめに

　医療環境は世界中で急速に変化しつつあり、過去10年間で補完代替医療（complementary and alternative medicine: CAM）への関心が高まってきた。オーストラリア人の間でもCAMの利用は明らかに増加している。この20年間で、オーストラリア人は日常的に補完医薬品（complementary medicines: CM）を取り入れるようになっており、地域調査によると、調査対象の約半数は過去12ヶ月間に1種類以上のCMを利用していた[1,2]。一方で、CAMを対象とするレギュレーションはこのような需要の急増には対応できていない。CAM製品は、年間推定30億ドル（約3,000億円，1ドル＝100円）に相当する産業となっている[3]。オーストラリア国内の全健康相談のうち、最大で半数をCAM施術者が受けているが、そのうち3分の1はプライマリ・ケア医が受けるべきものかもしれない。

17.2　補完医薬品とはどのようなものか

　オーストラリアでは、ハーブ、ビタミン、ミネラル、ニュートリショナルサプリメント、ホメオパシー製剤・特定のアロマセラピー製剤などの成分を含む医薬製品（medicinal product）をCMと称し、1989年の医療用品法（Therapeutic Goods Act）の下で、医薬品として規制している（http://www.comlaw.gov.au/Series/C2004A03952）。

(1) 指定有効成分

CM は、1990 年の医療用品法施行規則（Therapeutic Goods Regulations）において、「主に 1 種類以上の、本規則の表 14 に記載された指定有効成分からなり、各指定有効成分の特性が明確にされ、伝統的な使用法が確立されている医療用品」と定義されている。以下のものが含まれる。

1. アミノ酸
2. 木炭
3. コリン塩
4. 精油
5. 植物性物質、ハーブ由来物質または合成法により製造されたそれらの物質の代替品（植物繊維、酵素、藻類、菌類、セルロース、セルロース由来物とクロロフィルを含む。）
6. ホメオパシー製剤
7. 微生物全体またはその抽出物（ワクチンを除く）
8. ミネラル（ミネラルの塩類と天然に存在するミネラルを含む）
9. ムコ多糖類
10. ヒト以外の動物由来物質または合成法により製造されたそれらの物質の代替品（乾燥材料、骨および軟骨、脂肪および油脂、その他の抽出物または濃縮物を含む。）
11. 脂質（必須脂肪酸またはリン脂質を含む）
12. ハチにより産生された、または得られた物質（ローヤルゼリー、花粉、プロポリスを含む。）
13. 糖類、多糖類または炭水化物
14. ビタミンまたはプロビタミン

17.3 補完医薬品はどのように規制されているか

オーストラリア保健省医療用品局（Therapeutic Goods Administration: TGA）は、以下を通じて医療用品を規制している。

- 市販前評価
- 市販後のモニタリングと規制基準の施行
- オーストラリアの製造業者に対する製造許可制、海外の製造業者がオーストラリアの規制に相当する基準に準拠していることの確認

(1) 2層構造の制度

オーストラリアは、CM を含む医薬品の規制に関して2層構造の制度を有している。

1. 高リスク医薬品は、オーストラリア医療用品目録（Australian Register of Therapeutic Goods: ARTG）に登録する必要があるが、登録には、製品の品質、安全性、有効性に対する個別の評価を受けて審査を通る必要がある。
2. 事前に認められた低リスク成分を含み、限定的なクレームを表示する低リスク医薬品は、ARTG にリストできる。

このレギュレーションの枠組みにおいて、CM を含む医薬品は、適用を免除される場合を除いて、「登録」（R）または「リスト」（L）のいずれかに分類され、オーストラリア国内で販売するまたは同国から輸出する前に ARTG（http://www.tga.gov.au/industry/cm-argcm.htm）に収載されていることが必要である。

1) 登録医薬品
- 登録医薬品は、TGA によって品質、安全性、有効性が評価される。
- すべての処方薬が登録されている。
- 一般用（over the counter: OTC）医薬品のほとんどが登録されている。
- CM の一部が登録されている。

2) リスト医薬品
- リスト医薬品は、TGA によって品質と安全性が評価されるが、有効性の評価は受けない。
- OTC 医薬品の一部がリストされている。
- CM のほとんどがリストされている。

ホメオパシー療法などの特定製剤など、一部の CM は ATRG への収載が免除される。
オーストラリア補完医薬品ガイドライン（Australian regulatory guidelines for complementary medicines: ARGCM）には、具体的な指針が示されており、事業者が法的義務を果たせるよう支援している。

(2) リスク管理

オーストラリアの社会は、市場で流通している医療用品が、安全で、高品質であり、同等の国々の医療用品の水準と少なくとも同じ水準にあることを望んでいる。そのため、TGA はリスク・ベネフィットに基づいて許可制を実施している。

すべての医療用品は潜在的リスクを有しており、それらのリスクは軽微なものもあれば、深刻なリスクをもたらしうるものもある。TGA は、科学的、臨床的専門知識を用いて、

製品のベネフィットがリスクを上回るか否かの意思決定を行っている。

　リスクの程度を評価する場合には、当該製品を意図して使用するための副作用、長期使用による潜在的危害、毒性、病態の重症度等の要因をすべて考慮する。TGAの規制レベルは、医薬品または医療機器がもたらしうるリスクの程度に応じて厳しくなる。TGAはリスク情報を用いて、医薬品をどのように供給するかを決定する。たとえば、高リスク医薬品が処方せんによってのみ供給されているのに対し、低リスク医薬品はスーパーマーケットでも安全に販売されている。TGAのリスク管理方法には、以下のものが含まれる。

- 医療用品がもたらすリスクの同定（identifying）、アセスメント（assessing）、評価（evaluating）。
- あらゆる対策を講じて生じたリスクに対処すること。
- 長期にわたるリスクのモニタリングと評価。

　リスク・ベネフィット手法は、消費者に対して、彼らの健康ニーズに合致する製品を供給する一方で、その用途に関して製品が安全であることも保証するものである。

(3) オーストラリア補完医薬品ガイドラインの構成と内容

　オーストラリア補完医薬品ガイドライン（ARGCM）は、以下の5つのパートによって構成される（http://www.tga.gov.au/industry/cm-argcm.htm）。
　第Ⅰ部は、CMの登録に関する指針を示す。
　第Ⅱ部は、リストCMに関する指針を示す。
　第Ⅲ部は、リスト医薬品に用いられるCM成分の評価に関する指針を示す。
　第Ⅳ部は、ホメオパシー、伝統的ハーブ医薬品、アロマセラピー等のCM療法に関する一般的な指針を示す。ここでは、ATRGへの収載を免除される医薬品、補完医薬品と通常の医薬品（pharmaceutical medicines）の組み合わせ、食品と医薬品との境界に関する情報も示され、用語集も含まれる。
　第Ⅴ部は、CMに対するTGAの方針についてのガイドラインの詳細を示す。

(4) 補完医薬品に関するTGAの市販後レギュレーション

　TGAの市販後レギュレーションは、ARTGにリストまたは登録された医療用品が市販された後の、それらの継続的な安全性、品質、有効性の監視による。コンプライアンスに関わるリスクに対するTGAのアプローチは、TGAのレギュレーションの枠組みにおいて公開されている（http://www.tga.gov.au/about/tga-regulatory-framework.htm）。TGA製造品質局（http://www.tga.gov.au/about/tga-structure-omq.htm）は、製造業者が適正製造規範（Good Manufacturing Practice: GMP）に準拠しているか否かを定期的に査察する。
　TGAは、リストされたCMに関する適合性調査（compliance review）も行う（http://

www.tga.gov.au/industry/cm-basics-regulation-compliance-reviews.htm）。

(5) 有害事象報告

　医薬品（CM を含む）は、想定外の好ましくない作用をもたらすことがある。TGA は強力な医薬品安全性監視プログラムを有しており、本プログラムにおいて消費者、医療従事者、製薬業界、各国の医薬品規制当局、または TGA 諮問委員会（http://www.tga.gov.au/safety/problem-medicine.htm）の医薬専門家・科学専門家によって TGA に報告された有害事象が評価される。医薬品、医療機器、または製造業者に問題が発見された場合には、TGA は措置を講じることができ、とりうる措置は、モニタリングの継続から市場からの製品回収までさまざまである。

17.4　補完医薬品の広告

　CM をはじめとする医療用品のマーケティングと広告は、製品の適切な使用を促進し、社会的責任に鑑み、消費者の誤解を招いたり、欺いたりしない方法で行うべきである。オーストラリアにおける医療用品の広告は、1989 年の医療用品法、2007 年の医療用品広告規則（Therapeutic Goods Advertising Code: TGAC）および補助的規則、1974 年の取引慣行法、その他の関連法令が定める広告要件を満たす必要がある（http://www.tga.gov.au/industry/legislation-tgac.htm）。

　このレギュレーションの枠組みは 3 層構造の制度となっており、1989 年の医療用品法と 2007 年の TGAC に加えて、共同規制（co-regulation）、自主規制（self-regulation）が存在する。TGAC 協議会（Therapeutic Goods Advertising Code Council）、苦情解決委員会（Complaints Resolution Panel）、そしてオーストラリア大衆薬協会（Australian Self Medication Industry）（http://www.asmi.com.au/）とオーストラリア補完保健医療協議会（Complementary Healthcare Council of Australia）（http://www.chc.org.au/）の 2 つの業界団体がこの制度に密接に関与している。医療用品法において定義されたように、医療用品に関する広告には「当該医療用品の使用や供給を、直接的または間接的にかかわらず促進することを意図した記述、写真や絵による視覚的表現、デザインで作成方法を問わないもの」が含まれる。

　消費者向けの医療用品広告は TGAC に準拠しなければならないが、一方で、医療従事者のみを対象とした広告は業界が共同で規制し、TGAC は適用されない。TGAC は、善意のお知らせ、公益に資する場合、娯楽番組や、価格情報に関する規範に沿った資料には適用されない。一般的に、医療用品広告は、連邦、州、特別地域の制定法と判例法（common law）に従っていなければならず、また、正確でバランスの取れた記述のみを含み、かつ、含まれるクレームは事業者が確認済みでなければならない。誰でも医療用品広告に対する苦情を申し立てることができ、すべての苦情は内密に取り扱われる。

17.5　補完医薬品に対する消費者と医療従事者の姿勢

　オーストラリアの消費者はCMに対し、医療とは異なるさまざまな期待を抱いている。期待のほうが得られる健康効果を上回っていることがほとんどであるが、それにもかかわらず、消費者はCMに満足感を示している。CMは安全性が非常に高いという認識が、このような大きな期待をもたらす一番の要因である。しかしそのような認識があるのは、潜在的リスクに関する知識が限られているためかもしれない。ほとんどのCM利用は消費者自身による独自の利用法（self-prescribed use）であるため、このような知識のギャップは適切でないCM利用につながる。

　最近の多くの研究において、CMに関して、消費者と医療専門家とのコミュニケーションが適切に行われていないことが明らかになっている。医療専門家はCMの利用を少なく見積もっていることが多く、このような製品の使用について患者に質問をすることはほとんどない。限られたデータからではあるが、たとえば都市部と地方とでは、医療専門家の間でCMに対する姿勢が異なるようである[1,2]。概して補完代替療法に対する医師の姿勢は肯定的であったものの、医師はCMの安全性と有効性について強い疑念を抱いていた。これはCAM施術者への紹介率の低さに反映されている。

　CAMに対する肯定的な姿勢は、看護師についても報告されている[4]。また、限られた文献による情報ではあるが、一般的に薬剤師はCMを有用で安全であると考え、肯定的な姿勢を示している。しかし、多くの薬剤師がこれらの製品の有効性については疑問を持っていることも示唆されており、薬剤師がCMを薦めるのは、消費者の求めによるもののようである。

(1) 最近の論争

　オーストラリアで代替医療およびCMに関するレギュレーションが開始された際、約6,000種類の市販済みCM製品がARTGへの収載を免除（grandfathered）されたが、安全性上の問題が懸念されたものは、新設されたTGA補完医薬品局の専門家グループによって審査された。新制度への移行以前は、治療効果に関するクレームを裏づけるエビデンスについて審査は行われなかった。しかし、1999年からは、査察の一部としてまたは苦情が申し立てられた場合に備えて、事業者はこのようなエビエンスを持っておくことを義務づけられるようになった。申請者は、TGAの電子提出システムを利用して、（使用が認められている成分を含む）新製品をリストさせることができる。最近、市民からの抗議によって、このシステムが濫用され、「粗雑な」製品が規制を擦り抜けている可能性があることが明らかになっている[5,6]。CMを取り巻く最新の状況は、2011年8月に会計検査院から公式に発表されている[7]。

　この報告では、自己評価制度が整っているにもかかわらず、オーストラリア市場に出回っているCM製品の90％がレギュレーションを遵守していないことが示された。31種類のCM製品からなる少数のサンプルが無作為に抽出され、調査された結果、これらに

関して表示、情報の不完全、品質、科学的実証に関する問題が明らかになった。

最近の論文で、サリス[8]はいくつかの重大な懸念について述べているが、その1つは「一部の企業は、品質が劣る自社製品（基準に準拠しておらず、類似した化学的同等性も備えておらず、そして有効成分がほとんどもしくはまったく含まれていない可能性がある）の販売促進のために、レギュレーションを遵守している高品質の製品の試験から肯定的なエビデンスを選択的に借用している可能性がある」という内容であった。一般市民に対して、製品間にはそのような品質の差があることを啓蒙することの重要性についても強調された。

17.6 解説

CMの大半は、主流である医薬品ほど厳格に試験されていないため、それらと同じ安全性、品質、有効性の基準を満たしていない。試験とエビデンスのレベルに関する情報は、医師、消費者、CAM施術者にとって利用しやすいものであるべきである[9]。

現在のオーストラリアにおけるレギュレーションは、CMのクレームを管理しておらず、エビデンスに基づく業界への支援もしていないという見方が強い[5]。現在、これらすべての課題を克服し、必要な改革を実施する責任は、連邦政府にある。同様にCM業界も、今後は誇大広告ではなく、エビデンスに基づくものとすることを受け入れなければならない。最後に、医療専門家と消費者の双方に求められるのは、CMのベネフィットとリスクについての理解を深め、これらの問題について、互いに進んで議論しようとすることである。

（すべての場合ではないにせよ）十分な有効性データが存在しない場合には、正確な表示も含め、有効性とそれを評価するためのエビデンスの基準に関して明確かつ正しい説明がなされることがきわめて重要である。TGAなどの政府機関や全国処方サービス（National Prescribing Service）などの啓発機関は、CMの安全性、品質、有効性、費用対効果に関する情報を、消費者と医療従事者が容易に入手できるようにすべきである。

CAM施術者やその活動についても適切なレギュレーションを設ける必要がある。オーストラリア政府は、CAMの多くの主要分野（カイロプラクティック、オステオパシー、中国医学など）を対象としたレギュレーション整備に着手したものの、自然療法は依然としてほとんど規制されていない[10]。広告に対する苦情の申し立ての仕組みを堅固なものとし、罰則規定も設ける必要がある。透明で持続可能なレギュレーションを整備するためには、企業はすべての結果を公表し、裏づけのあるクレームのみを行わなければならない。さらに、CAM企業の知的財産権を保護することによって、研究への投資が促進される可能性がある。ただし、併せて、試験結果の説明責任を強化することが非常に重要である[8]。CAM施術者においては、臨床家としての理解をさらに深め、エビデンスに基づいたCAM適用の理解と実践のために、適切かつ定期的な教育と訓練が必要である[11]。

17.7　将来に向けて

　2003年12月、オーストラリアとニュージーランドの両政府は、医療機器、処方医薬品、OTC医薬品、CMを含む医療用品のレギュレーションを目的として、2国間で単一の機関であるオーストラリア・ニュージーランド医療用品局（Australia New Zealand Therapeutic Products Agency）を設立するための条約を締結した[12,13]。数年の政治的膠着状態を経て、2011年6月20日、オーストラリアとニュージーランドの両首相は、医療用品のレギュレーションに向けた共同政策の続行に同意した。両国間の共同政策の策定は、経済統合を促進し、両国の医療専門家、消費者、業界に利益をもたらすと同時に、公衆衛生と安全性を保護する。この新しい試みは、医薬品と医療機器に関する潜在的な安全性への懸念について国民に助言するために、タスマン海を超えた2国間に早期警戒制度を確立することを目的としている。

文献

1) D'Onise K, Haren MT, Misan GM, McDermott RA. Who uses complementary and alternative therapies in regional South Australia? Evidence from the whyalla intergenerational study of health. *Aust Health Rev* 2013; 37: 104-11.
2) MacLennan AH, Myers SP, Taylor AW. The continuing use of complementary and alternative medicine in South Australia: costs and beliefs in 2004. *Med J Aust* 2006; 184: 27-31.
3) Access Economics and National Institute of Complementary Medicine. Cost effectiveness of complementary medicines. http://www.nicm.edu.au/content/view/159/276/; August 2010 [accessed Mar 2013].
4) Armstrong AP, Thie´baut SP, Brown LJ, Nepal B. Australian adults use complementary and alternative medicine in the treatment of chronic illness: a national study. *Aust NZ J Public Health* 2011; 35: 384-90.
5) Harvey KJ. A review of proposals to reform the regulation of complementary medicines. *Aust Health Rev* 2009; 33: 279-87.
6) Smith AJ. The efficacy of complementary medicines: where is the evidence? *J Pharm Pract Res* 2012; 42: 174-5.
7) Auditor-General. Audit report No. 3 (2011-12). Performance audit: therapeutic goods 0020 coregulation: complementary medicines. Canberra: Australian National Audit Office; Available from, www.anao.gov.au/〜/media/Uploads/Audit%20Reports/2011%2012/201112%20Audit%20Report%20No%203.pdf; 2011.
8) Sarris J. Current challenges in appraising complementary medicine evidence. *MJA* 2012; 196: 310-1.
9) Australian Medical Association Position Statement. Complementary medicine -2012; 2012.
10) Wardle J, Steel A, Adams J. A review of tensions and risks in naturopathic education and training in Australia: a need for regulation. *J Altern Complement Med* 2012; 18: 362-70.
11) Leach MJ, Gillham D. Are complementary medicine practitioners implementing evidence based practice? *Complement Therap Med* 2011; 11: 128-36.
12) Ghosh DK, Skinner M, Ferguson L. The role of the therapeutic goods administration and the medicine and medical devices safety authority in evaluating complementary and alternative medicines in Australia and New Zealand. *Toxicol* 2006; 221: 88-94.
13) Ghosh D, Skinner M, Ferguson L. Complementary and alternative medicines in Australia and New Zealand: new regulations. In: Bagchi D, editor. *Nutraceuticals and functional foods regulations in the United States and around the world*. USA: Elsevier; 2008, Chapter 16, p. 239-48.

第18章

ロシアにおけるニュートラシューティカルと機能性食品のレギュレーション
Russian Regulations on Nutraceuticals and Functional Foods

ヴィクトル・A・トゥテリャン，ボリス・P・スハノフ，アラ・A・コチェツコヴァ，スヴェトラーナ・A・シェヴェレヴァ，エレーナ・A・スミルノヴァ
ロシア医科学アカデミー栄養研究所　モスクワ，ロシア
Victor A. Tutelyan, Boris P. Sukhanov, Alla A. Kochetkova, Svetlana A. Sheveleva, Elena A. Smirnova
Institute of Nutrition of the Russian Academy of Medical Sciences, Moscow, Russia

18.1　はじめに

　生活様式と食事は、人の健康、労働力、厳しい環境条件に対する抵抗力の元となる重要な要素である。エネルギーや不可欠な物質を人体に供給するために、食事からの栄養が必要である。それらは、人々の健康や身体的・創造的活動を大きく決定する。ロシア国民の生活環境や労働環境の変化によってエネルギー消費量が減少した結果、食物摂取量が減少した。同時に、必須栄養素の要求量は変化していないにもかかわらず、その摂取量も減少した[1]。

　ロシア医科学アカデミー栄養研究所が、各地域の医学研究所と協力して1983年から実施している、ロシア国民の栄養摂取の継続的モニタリングによって、以下のことが明らかになった。ほぼすべての調査集団において、動物性タンパクの摂取不足、動物性脂肪の過剰摂取、多価不飽和脂肪酸の不足、食事における炭水化物の割合の高さ、食物繊維の摂取不足、ビタミンC、B_1、B_2、B_6、B_{12}、葉酸、β-カロテンと多くのミネラルと微量元素（カルシウム、鉄、ヨウ素、フッ素、セレン、亜鉛）の摂取不足といった、栄養状態の重大な障害が生じている。栄養状態の障害は、健康指標に悪影響を及ぼし、多くの非伝染性疾患の発症と進行をもたらす深刻な危険因子となる。近年、心血管疾患発症率が大幅に上昇し、心血管疾患による死亡がロシアにおける死亡率全体の55％を占めるようになった。消化器疾患、腸内細菌叢機能不全症候群、糖尿病も広がりつつある。免疫状態や、自然または科学技術に由来する環境因子に対する抵抗力が低下する人々も増加してきた。同時に、人体内の順応不全変化を示すマーカーとしての役割を果たすことが多い腸内細菌叢の構成異

常が、最近成人および小児の間でよくみられるようになってきた[1〜3]。

このように、わが国においては、国民、特に低所得者層における必須栄養素と微量元素の不足と栄養失調関連疾患の予防が重要となっている。

国家食料安全保障はきわめて重要であり、政府にとって本質的な問題である。すべての人々に、活動的で健康的な生活を送るのに十分な量の食料を手頃な価格で確実に供給することは、依然として社会的安定性の鍵となる要因であり、ロシア国民の生活の質を向上させるための前提条件である。

大統領令（120, 2010.1.30）によって定められたロシア連邦食料安全保障方針は、食料の国家的保障を定めた基本文書である。この方針の主要目標の1つは、活動的で健康的な生活様式に結びつく十分な栄養所要量に応じた量と範囲で、安全な食料の安定供給を実現し、維持することである。より健康的な国民の栄養摂取の促進を目的として、この文書は、新しい食品・食品成分の安全性に関する医学的・生物学的評価における基礎・応用研究の発展、革新的技術と有機生産技術の導入、新しい強化食品（fortified food）、栄養療法食品（dietetic food）、機能性食品（functional food）の増産を掲げている。

2010年、当時のプーチン首相は、2020年までの健康な国民の栄養に関する政策枠組みを承認する政府命令（873-r, 2010.10.25）に署名した。この政策枠組みの主要目標には、不十分な食料やアンバランスな食事によって引き起こされる疾病の予防と公共健康の維持が含まれている。目標を達成するために設定された重要な政策の1つは、必須栄養素を強化した食品、特殊ベビーフード製品、機能性食品、栄養療法食品（医療用と疾病予防用）、生物学的活性を持つフードサプリメント（ニュートラシューティカル）の生産を向上させることである。

現在、ロシア、ベラルーシ、カザフスタンにおける共通関税地域の設立と3国関税同盟の成立、ロシアの世界貿易機関への加盟を踏まえ、国際法への調和と、食品の安全性に関する新しい科学データの活用を目的として、食品の品質・安全性に関する大掛かりな法令の改正作業が進行中である。関税同盟に必要な食品の共通要件を設定するため、共通関税地域で流通・販売される食品の自由な輸送を確保するために、技術的なルールが積極的に作成されている[4]。

ロシア連邦が、さまざまな栄養障害の治療に用いられる食品の品質を規制する国家規格（national standard）を継続的に改善していることも注目される。技術規則（technical regulation）に関する連邦法律（184-FZ, 2002.12.27）に基づいて、規格化を進める技術委員会制度の構築と機能性食品の標準規格の管理のために、機能性食品に関する技術規格化委員会（36番）が2008年8月に設置された。この委員会は、以下の3つの小委員会からなる。

第一小委員会は植物由来の機能性食品、第二小委員会は動物由来の機能性食品、第三小委員会は機能性食品・成分の有効性評価を扱う。この技術規格化委員会の主要目的は、ロシア連邦の諸法令の整合性を取り、これらと国際基準・諸外国の法令との調和化を図り、潜在的な機能性を持つ成分とそれらの食品中含有量を特定し、認証と模倣品防止のための方法論を構築し、機能性食品の健康上の利益を消費者に知らせるための指示を設定し、関係国際機関においてロシア連邦の利益を代表することである。

この技術規格化委員会による機能性食品の規格化は、独立国家共同体（Commonwealth of Independent States: CIS）の州際標準化・計測・認証会議によっても支持された。同会議は、2011年に機能性食品に関する州際技術標準化委員会（ITC 526）を設立させた。同委員会は、強化食品やプロバイオティック食品を含む植物由来機能性食品と動物由来機能性食品、プロバイオティクス、プレバイオティクス、シンバイオティクスを含む植物由来と動物由来の機能性食品成分を扱う。

食料安全保障方針、2020年までの健康な国民の栄養に関する政策枠組み、のような重要文書を国が採用し、機能性食品に関する技術規格化委員会を設置したことは、食品産業、とりわけフードサプリメント、機能性食品、栄養療法食品・特別用途食品の生産におけるイノベーションへの国家的支援の顕著な表れである。

18.2　ニュートラシューティカルのレギュレーション

マルチビタミンやミネラルのサプリメントで食事を強化することによって、呼吸器疾患が特に春と秋に著しく減少し、他の慢性疾患の発症も減少することは、ロシアの大規模集団調査において繰り返し示されてきた。臨床試験においても、病院食にマルチビタミン・ミネラルのサプリメント、微量化合物、プロバイオティクス、プレバイオティクスを組み込むと、回復が促進され、投薬量が減少することが示された。このような食事は、入院期間の短縮、慢性疾患患者の増悪頻度の減少と臨床症状の軽減に有用である[5〜7]。

そのため、食事における栄養不足を補う方法を見つけ出さなければならないことは明白である[8]。

可能な解決策の1つは、ロシアのフードサプリメント業界の発展促進である。ロシアでは食品の品質と安全性に関する連邦法律（29-FZ）に基づき、欧米、アジアの先進国と同様に、フードサプリメントは食品に分類されている。同法は、生物学的活性を持つフードサプリメント（biologically active food supplement: BAFS）を、「食品とともに摂取されるまたは食品の構成要素にすることを目的とする、天然または天然と同一の生物学的活性を持つ物質」と定義している。

ロシアにおけるBAFS市場の活発な成長は1990年代初めに始まった。BAFS製品は、微量食品成分の不足などの必須栄養素の欠乏症を減らす主要な手段の1つであり、非感染性疾患のリスクを減少させ、栄養の質と生活様式を向上させる強力な推進力とされた。ユーロモニター・インターナショナル社の調査によると、ロシアのフードサプリメント市場の売上高は、2012年に14億ドル（約1,400億円，1ドル＝100円）を記録した。これは2011年に比べ12％の上昇であった。専門家は、同市場は今後5年間、年平均5％で成長を続け、2016年には、17億ドル（約1,700億円）に到達すると予測している。歴史的に、フードサプリメント・ダイエタリーサプリメントは、一定の形態（錠剤、カプセル剤、粉末、トローチ剤など）で製造される。これにより個々の消費者ニーズを加味しつつ、活性成分の厳密な質的管理を行うことができる。

ロシア領域内でのBAFSに関するレギュレーションには、まず、衛生と疫学的安寧に関

する連邦法律（52-FZ, 1999.3.30）、食品の品質と安全性に関する連邦法律（29-FZ, 2000.1.2）、消費者の権利保護に関する連邦法律（196-FZ, 2001.12.30）、広告に関する連邦法律（38-FZ, 2006.3.13）のほか、政府決定・政府命令、国家規格（GOST-R 51074-03, 食品つ消費者向け情報つ一般的要件）などがある。さらにBAFS製品の流通、品質、安全性、有効性のさまざまな側面が、衛生規則・規準（SanPiN）、指導指針（MG）、指導勧告（MR）といった法律上の根拠を有する他の多くの文書によっても規制されている。また、BAFSに関するレギュレーションの重要な箇所は、保健省、消費者権利保護・福利監督庁（通称：ロスポトレブナドゾル）の省庁令のほか、国家衛生医師長官の告示、関係各所における業界の個別分野向け文書などにも属している。

　これらのレギュレーションに従って、製造業者は製品の品質、安全性、有効性と、自社製品に関する情報の真実性、完全性に対して責任を負う。ロシアにおけるフードサプリメントの法的枠組みは継続して進化、改善している。

　ロシアにおけるフードサプリメント制度は、使用の際の指示内容を含めて、欧州や米国の制度と大部分調和がとれている。しかしロシアの制度は、BAFSの組成に関してより厳格である。特に他国と異なり、ロシアはフードサプリメントに使用が禁止される物質、化合物、特定の細胞組織、動物種・微生物種のネガティブリストを保有している。これらにはとりわけ、人による食経験のない薬用植物（関連リストには190を超える種類が記載されている）が含まれる。ロシアのレギュレーションでは、小児の食事におけるフードサプリメントの使用を、ビタミン、個々のミネラル、プロバイオティクス、プレバイオティクスの供給源とみなされるもののみに制限している[9]。

　フードサプリメントを製造する際に使用が認められる成分について、ロシアは166から成るポジティブリストを保有している。このリストには、アミノ酸、脂肪酸、ビタミン、ミネラル、生物学的活性を持つ物質と酵素が含まれ、推奨摂取量と最大安全摂取量（maximum safe intake）に関する情報が記載されている。フードサプリメントにおけるこれらの化合物と物質を検出する方法が開発され、公式に使用されている[9]。

　BAFSについては、衛生に関する法に従い、国家規格に適合しているかどうかの認証が必要であるのみならず、消費者権利保護・福利監督庁による登録管理の対象となる。BAFS製品の品質と安全性がロシア連邦と関税同盟における法令上の要件を満たしているかを一括して確認できる。認証を取得し国家登録されたBAFS製品の情報は、国の認証登録データベースに保存される[10]。

　食品の品質と安全性に関する連邦法律は、BAFSを医薬品、すなわち人の疾病の診断や治療を目的とするものと位置づけていない。BAFSは食品に分類され、必須栄養素の追加供給源としての役割を果たす。BAFSの製造と販売に対する監督権限は、消費者権利保護・福利監督庁にある。

　個々の施設に対する製造許可は、消費者権利保護・福利監督庁の担当部門が衛生関連の諸規則を遵守しているかを判断した上で、与えられる。

　BAFSの製造に対する国の監督は、衛生と疫学的安寧に関する連邦法律（52-FZ, 1999.3.30）、食品の品質と安全性に関する連邦法律（29-FZ, 2000.1.2）、衛生と疫学的国家

管理に関する規則（政府決定569, 2010.4.21）に基づいて、消費者権利保護・福利監督庁の管轄とされている。

　食品の製造における衛生的な伝染予防対策および規則遵守のための組織と管理に関する衛生規則（SR 1.1.1058-01）の修正・追補規則1号（SR 1.1.2193-07）は、フードサプリメントを製造するにあたってどの法令を遵守すべきか、製品の品質と安全性をどのように管理すればよいかについて、消費者権利保護・福利監督庁が承認した分析方法を踏まえて規定している。品質や安全性の評価基準は、食品の安全と栄養価の衛生的要件に関する衛生規則・規準（SanPiN 2.3.2.1078-01）、同衛生規則・規準の修正・追補規則・規準7号（SanPiN 2.3.2.2351-08）、フードサプリメントの安全性および有効性の評価に関する指導指針（MG 2.3.2.721-98）に規定されている。

　さらに、衛生規範に関する関税同盟協定に従い、関税同盟の共通関税地域におけるBAFSの安全性は、同盟国に適用される衛生的・疫学的監視および管理の対象となる製品の公衆衛生的・疫学的・衛生統一要件によって規制される。この統一要件は、ロシアでは、生物学的活性を有するフードサプリメントの製造・販売に関する衛生要件に関する衛生規則・規準（SanPiN 2.3.2.1290-2003）に組み込まれて施行されている。同衛生規則・規準は、ロシア連邦領域内におけるBAFSの開発、製造、輸入、保管、輸送、販売の要件を定めている。

　消費者権利保護・福利監督庁の権限には、現在市場に出回っているBAFSの品質と安全性の管理も含まれている。

　BAFSの安全な市場を守るには、活性成分や微生物含有量を管理し、製品に表示される成分量を確認するための信頼性の高い方法がなければ不可能であろう。その方法こそが、BAFSの品質と有効性を管理する規準である。ロシアで開発された方法では、120種類を超える活性成分の定量的測定が可能である（生物学的活性を有するフードサプリメントの品質と安全性管理方法に関する指針（G 4.1.1672-03））。

　近年、フードサプリメントや食品に使用されるプロバイオティクスの安全性と信頼性を管理する制度を構築する重要性が非常に高まってきた。ロシア領域内のプロバイオティクスは、これまでに述べた法令および公式文書に加え、食品製造における遺伝子組換え微生物の微生物学的・分子遺伝学的専門技術の管理に関する国家衛生医師長官告示（149, 2003.9.16）、食品の安全と栄養価の衛生的要件に関する衛生規則・規準（SanPiN 2.3.2.1078-01）の修正・追補規則・規準6号（SanPiN 2.3.2.2340-08）、遺伝子組換え微生物を用いて製造された食品の微生物学的・分子遺伝学的評価に関する指導指針（MG 2.3.2.1830-04）、食品製造に用いられるプロバイオティクスの安全性と機能的効果の衛生的・疫学的評価に関する指導指針（MG 2.3.2.2789-10）などによって規制されている。

　現在BAFSも対象となっている国家規格への適合認証制度は、国際的に認められている慣行、とりわけ国際食品規格委員会（Codex Alimentarius Commission：コーデックス委員会）による規格・基準の策定と調和している。また、カナダ、ドイツ、英国、米国（特に連邦食品医薬品化粧品法）などの法制度と類似している所も多い[10]。ロシアにおいてBAFS製品の品質と消費者の保護を決定づけるBAFSの特性評価方法は、既存のレギュレーション

を参考にしている。

　生物学的活性を有するフードサプリメントの製造・販売に必要な衛生要件に関する衛生規則・規準（SanPiN 2.3.2.1290-2003）とフードサプリメントの安全性および有効性の評価に関する指導指針（MG 2.3.2.721-98）に基づいて、BAFSの評価には官能評価が含まれ、消費者向け情報に関する衛生的・疫学的技術は、表示に関係する専門技術になっている。評価基準の選定は、BAFSの個々の特性に依存する。たとえば、官能面での特徴、物理学的・化学的特性と機能、現代的な食事における役割などである。この方法は、世界中の多くの食品と栄養の専門家によって広く利用されている。

　製品ラベルのクレーム欄に記載される消費者に対する情報は、BAFSの国家認証時に、専門家による確認の対象となる。生物学的活性を有するフードサプリメントの製造・販売に必要な衛生要件に関する衛生規則・規準（SanPiN 2.3.2.1290-2003）は、クレーム欄には製品に含まれる成分に関する情報しか記載してはならないとしている。また、BAFSの治療的・治癒的効果について記載するのは違法である。

　同衛生規則・規準は、BAFSの有効性を説明するための表現として、以下を認めている。

　　「種々の機能的条件における炭水化物・脂質・ビタミンその他の代謝の最適化」
　　「器官や器官系の機能状態の正常化ないし改善」（異なる機能的状態における健康促進、穏やかな強壮、鎮静またはその他の効果を含む）
　　「疾病リスクの低減」
　　「消化管内細菌叢の正常化」
　　「腸管内吸着剤としての作用」

他にも、国家規格（GOST-R 51074-03, 食品つ消費者向け情報つ一般的要件）に反しない範囲で、製造業者が表示したいクレームの効果を証明できるのであれば、製品にそのクレームを表示できる。こちらの方は、フードサプリメントの表示において多くの国が取っている方法に基本的に似ている。ただしロシアでは、新たに申請されたクレームを審査・評価した上で認める手続きが完全には確立されていない。

　また、BAFSの製品表示は、その他にも細かな要件を満たさなければならない。具体的には、生物学的活性を有するフードサプリメントの製造・販売に必要な衛生要件に関する衛生規則・規準（SanPiN 2.3.2.1290-2003）を参照してほしい。たとえば、フードサプリメントの製品名に、当該製品が意図する効果を反映させてはならない。製品名にも表示ラベルにも、「環境に優しい製品」という表現を使用してはならない。法令違反のまたは科学的エビデンスを欠く表現は使用してはならない。

　複数の成分を配合したフードサプリメントの組成は、量の多いものから順に、または各成分の量を特記せずパーセント順に記載される。BAFS製剤に使用されたすべての賦形剤（excipient）も、活性成分リストの後に記載しなければならない（同様に、重量順またはパーセント順に記載する）。

　フードサプリメントは、包装単位ごとに重量と内容量を表示しなければならない。他に

表示を義務づけられている情報は、摂取方法、摂取量、用途、使用禁忌のほか、「本製品は医薬品ではない」、「使用前に医師に相談することをお勧めします」という文言などである。どのような疾病が特定の食品・フードサプリメントの使用禁忌になるかについては、ロシア連邦保健省がリスト化している。

これら以外にも表示が義務づけられている重要項目には、製造日、有効期限または消費期限、保存方法がある。BAFS 製品の開発者と製造者にはその製品について消費者に対する責務があり、消費期限が切れるまで生物学的活性を持つ物質が製品中に規定量存在することと、それらの生物学的利用能（bioavailability）を保証しなければならない[9]。

国家認証に関する情報も表示されなければならない。認証の取得日と国家登録番号が併記されなければならない。さらに、製造者の社名と所在地、製造者または販売者が顧客から苦情を受けるために設けたセンターの所在地と電話番号も表示しなければならない。これらの情報は、消費者が読みやすいように記載しなければならない。

フードサプリメントは、処方せん薬局、ドラッグストア、健康食品専門店、食品スーパーマーケット・コンビニ（専用売場、専門コーナー、専用ブース）などでの販売が認められている。フードサプリメントの販売は、規範的・技術的文書によって規定されている要件を満たす必要がある。流通は、小売用に包装された形態のみが許されている。

18.3 機能性食品のレギュレーション

栄養状態の障害が平均余命（ロシアでは現在、男性 64.0 年、女性 75.6 年）と死亡率に悪影響を及ぼすことはよく知られている。必須主要栄養素と必須微量栄養素の不足を予防し、それによって種々の集団において栄養不良や低栄養関連疾病を予防することが優先事項であるのは明らかである。栄養不足を補う最も合理的な方法は、一般に入手可能な大量に消費される食品（食パン・菓子パン、食用油・油脂食品、牛乳・乳製品、果汁・飲料など）に、不足しているビタミン、ミネラル、食物繊維、多価不飽和脂肪酸その他の機能性成分を強化することである。さらに、身体活動の急激な低下を特徴とする現代的な生活様式が、食物摂取量の減少をもたらし、それに伴って微量栄養素の摂取が大幅に減少したことにも留意する必要がある。その結果として 1 日当たりの食事カロリー消費を約 2,000～2,400kcal と仮定すると、十分な量の必須微量栄養素をロシア国民が食事で摂取することが難しくなった。さらに、ロシアの約 60 地域での栄養調査で収集された十分なエビデンスによって確認されたように、食事における食品の栄養素密度は、急激な生活様式の変化を特徴とする過去 50 年の間変化していない。以上のような最適栄養問題に対する現実的な解決策は、明白な生理学的作用を持つ機能性食品を考案することである[11,12]。

ロシアにおける機能性食品・機能性成分市場は現在、まず、技術規則に関する連邦法律（184-FZ）、消費者の権利保護に関する連邦法律（196-FZ）、衛生と疫学的安寧に関する連邦法律（52-FZ）、食品の品質と安全性に関する連邦法律（29-FZ）といった一般的なレギュレーションの下にある。さらに、機能性食品に関する技術規格化委員会（36 番）が、品質要件を規定する多くの国家規格を生み出し（Table 18.1）、ロシアにおける機能性食品

の製造・販売に関する技術規範体系が形成されている。

　ロシアの機能性食品・機能性飲料分野における研究開発は、国家規格（GOST-R 52349-2005, 食品つ機能性食品つ用語と定義）が定める用語法に基づいて行われる。この国家規格で、機能性食品は、「栄養関連疾病リスクの低減および健康全般の維持・増進を目的として、健康なすべての年齢層によって、日常の食事の一部として計画的に摂取されるように意図された食品の一カテゴリー」と定義されている。

　2010年、国家規格改善計画の一端として、国家規格（GOST-R 52349-2005, 食品つ機能性食品つ用語と定義）の修正国家規格1号が定められ、用語の一部が修正された。この修正によると、機能性食品とは、「健康なすべての年齢層によって日常の食事の一部として計画的に摂取されるように意図されており、科学的に証明された特性を有し、栄養関連疾病リスクを低減させ、人体における栄養不足を予防または補充し、健康全般を維持・増進する食品の一カテゴリー」である。修正国家規格1号には、強化食品の定義も含まれており、「ニュートリエント不足ないし（and/or）腸内細菌叢機能不全を予防または補充するために必要な量で、一般食品に1種類または複数の機能性食品成分を加えることによって製造される機能性食品の一カテゴリー」としている。

Table18.1　機能性食品に関する技術規格化委員会（36番）が定めた国家規格

番号		名
2005年		
1	GOST-R 52349-2005	食品つ機能性食品つ用語と定義
2009-2010年		
2	GOST-R 53861-2010	栄養療法食品（医療用と疾病予防用）つ乾燥タンパクサプリメントつ一般的技術基準
3	GOST-R 52349-2005の修正1号	
4	GOST-R 54014-2010	機能性食品つ酵素重量法による水溶性・不溶性食物繊維の定量
5	GOST-R 54060-2010	機能性食品つ同定つ一般規定
6	GOST-R 54059-2010	機能性食品つ機能性食品成分つ分類と一般的要件
7	GOST-R 54058-2010	機能性食品つカロテノイド定量法
2011年		
8	GOST-R 54637-2011	機能性食品つビタミンD_3の定量
9	GOST-R 54635-2011	機能性食品つビタミンAの定量
10	GOST-R 54634-2011	機能性食品つビタミンEの定量
2012年		
11	GOST-R（案）	食品つ機能性食品つ明確な区別と有効性に関する情報
12	GOST-R（案）	特別用途食品つ重量オスモル濃度測定
13	GOST-R 53861-2010の修正1号	
2013年		
14	GOST-R（案）	機能性食品つ生物学的活性を持つフードサプリメントつトレーサビリティ要件
15	GOST-R（案）	機能性食品つ微生物学的分析法
16	GOST-R（案）	機能性食品つビフィズス菌の特性の決定法
17	GOST-R（案）	機能性食品つプロバイオティック微生物の検出法と計数法

この修正国家規格1号には、機能性食品成分についても規定されている。「機能性食品の製品1個当たり、1日の生理学的必要量の15％以上の量が含まれており、計画的に摂取する条件の下で、科学的に証明されておりエビデンスを有する効果を1種類または複数の生理学的機能または人体の代謝過程にもたらす、生きた微生物、動物・植物・細菌もしくはミネラル由来の物質もしくはそれらの複合物、または天然物と同一の物質」である。

必須栄養素によって強化された食品は、人間のこれまでの食事慣行への顕著な介入であり、その必要性は、生活様式、行動範囲、消費される食品の栄養価などの客観的な変化によって説明される。したがってこの強化は、正確かつ科学的に証明・試験された医学的・生物学的・技術的な原則に基づいてのみ行われるべきである。これらの原則は、強化食品の開発、生産、販売過程において生じる最重要課題の解決に役立たなければならない。

主要栄養素または微量栄養素の不足に関連した疾病を予防する方法の1つは、大量に消費される食品をビタミンやミネラルで強化することである。ロシアにおけるその実践は、1939年に早くも開始された。当時のソビエト連邦人民委員会議は、製粉工場で生産される小麦粉に対し、ビタミンB_1、B_2、PPを、原料に含有されている量まで強化するという政府決定を出した。この政府決定は、製粉工程や外皮の除去におけるビタミンの大幅な損失に関する科学的データに基づいていた。現在では、小麦粉だけでなく、ベーカリー製品、乳製品、食用油・油脂食品、そして飲料の強化が優先されている。これらのような大量に消費される製品は、計画目標の達成にとって効果的と考えられるからである[8]。

食品のこのような強化方法は現在、食品の製造に広く用いられている。ビタミンとミネラルの使用についての医学的、生物学的、工学的側面は深く研究され、解明されてきた。対応する技術的なレギュレーションの問題も大半が解決されている[13]。

ビタミン・ミネラル強化食品（fortified food）を市場に流通させるには、食品安全に関する国内法令、関税同盟の衛生的・疫学的監視および管理の対象となる製品の公衆衛生的・疫学的・衛生統一要件、食品の安全と栄養価の衛生的要件に関する衛生規則・規準（SanPiN 2.3.2.1078-01）の修正・追補規則・規準22号（SanPiN 2.3.2.2804-10）に従っていなければならない。

修正・追補規則・規準22号は、人々の実生活上の栄養に関する広範な研究、国民へのビタミン・ミネラルの供給の有効性、食品と調理済み食品におけるビタミン・ミネラル含有量、ロシアおよび諸外国で蓄積されたビタミン・ミネラルによる食品強化の経験を踏まえて作成された。さらに、コーデックス委員会が定めている食品への必須栄養素添加の一般原則（CAC/GL 09-1987）とも調和がとれている。

修正・追補規則・規準22号に従い、1種類または複数のビタミン、主要元素、微量元素による食品強化は、以下の要件を満たさなければならない。

- 強化が許されるのは、（1）成人と3歳以上の小児が日常的に広く利用する大量消費食品、（2）精製または他の技術的加工を経ることでビタミン・ミネラルの大幅な損失が生じる食品、に対してである。
- 国民の間で客観的に消費が少ないないし不足しているビタミン・ミネラルを強化す

ることが推奨される。
- 被添加食品に元々含まれている種類のビタミン・ミネラルを強化してもよい。
- 特別な強化微量栄養素（とその量・形態）は、食事の栄養価を高める過程での安全性と有効性に応じて選ばれる。
- ビタミン・ミネラルの添加量を計算する際は、製品の消費期限までそれらが基準値を下回らないように、被添加食品または原料に元々含まれている量、製造・保管過程における損失などを考慮する必要がある。
- 強化成分と被添加食品の成分との間に化学的相互作用が生じる可能性を考慮した上で、製造中と保管中に強化成分が最も減少しないような強化の組み合わせ、形態、方法、工程を選択する必要がある。
- 強化によって、被添加食品の元々の属性を劣化させてはならない（例えば、強化するビタミン・ミネラル以外のニュートリエントの水準と有用性を低下させる、味が悪くなるなど製品の官能特性を著しく損なう、消費期限を短縮させる）。
- 強化によって、被添加食品の安全性を低めてはならない。
- 強化食品におけるビタミン・ミネラルの保証含有量が、個々の製品のラベルに表示されなければならない。
- 新しく特殊な食品にビタミンないしミネラルを添加する際の合理性は、当該食品の安全性、当該ビタミン・ミネラルを身体に届ける能力、健康状態の改善能力、が研究によって裏づけられなければならない。

ビタミンないしミネラルによる強化が推奨される食品は、例えば以下のような食品である。
- 小麦粉・ベーカリー製品
- 乳製品
- ノンアルコール飲料
- ジュース、果実（ベリーを含む）や野菜から作られたジュース様飲料（果汁、果実ないし野菜のネクター、果汁ないし野菜液汁の飲料品）
- 食用油・油脂食品（マーガリン、バター様スプレッド、マヨネーズ、ソース）
- 食卓塩
- シリアル製品（朝食用シリアル、調理済み押出成形製品、スピード調理用パスタなど）
- 濃縮食品（果実ピューレ、インスタント飲料・食品、インスタントシリアル）
- 穀物、豆類その他の栽培品から作られたタンパク製品、特定集団向けの食品
- ベビーフード製品
- 栄養療法食品（医療用と疾病予防用）
- 機能性食品
- 特別用途食品（既定の配合組成食品を含む）

逆に、一部の食品群には、ビタミン・ミネラルを強化することは認められていない。すなわち、未加工食品（果実、野菜、肉類、家禽、魚類）、発酵飲料、アルコール含量1.2%

以上の飲料（別の目的でビタミン・ミネラルが添加されている低アルコール性強壮飲料を除く）である。

また、広く消費される食品に、ナトリウム、コリン、イノシトール、カルニチン、タウリン、銅、マンガン、モリブデン、クロム、セレンを強化させてはならない。ただし、特別用途食品（スポーツフード、栄養療法食品、既定の配合組成食品）、機能性食品、ベビーフード製品、生物学的活性を有するフードサプリメントは例外である。

ビタミンないしミネラルの生理学的摂取基準の15〜50％を、当該製品の1日平均摂取量に含ませると、「強化された」と評価できる。と同時に、添加する強化成分の最低量は、少なくとも人の標準的な生理学的必要量の10％に達していなければならない。強化高エネルギー食品（100g当たり350kcal以上のエネルギー価）については、ビタミン・ミネラルの含有量は、（製品の標準的な1食分量で）100kcal当たり、人の標準的な生理学的摂取基準値の15〜50％である必要がある。

強化食品は、認証機関による証明を要する製品および適合申告を要する製品の統一リスト（政府決定982, 2009.12.1）に基づいて、適合申告を要する製品として位置づけられている。

消費者の権利保護に関する連邦法律（2300-1-FZ, 1992.2.7）および同法の修正法律243号（2007.10.25）に従い、製造業者は、消費者が正しい選択をできるように、適時に十分かつ正確な製品情報を消費者に提供しなければならない。強化製品に表示がなされていないと、流通・販売の過程で意図的または非意図的に、類似の非強化製品に置き替えられる可能性がある。表示は、強化成分の含有量に関する情報を、絶対値と、人の標準的な生理学的摂取量での割合として表す相対値とで示す必要がある。

ロシアの機能性食品市場の分析結果によると、近年、ビタミン・ミネラル以外の必須栄養素を強化した食品の人気が高まっている。さらに、このような製品の種類が、ヘルスクレームを伴う新たな食品や飲料の登場によって広がり続けていることが明らかになっている[14〜16]。

新たな配合設計と製品の開発作業には、ヘルスクレームに関する課題に対処することが含まれる。必須栄養素で強化された食品との関わりでは、健康上の利益は、機能性成分が、ロシア内の異なる集団におけるエネルギーおよび栄養の生理学的必要摂取量基準値に関する指導指針（MG 2.3.1.2432-08）に規定されている人の生理学的必要量に対応した上で、信頼できる有効性にとって必要な量が含まれていることと定義される。

ロシアでは、機能性食品の活用による一般的な栄養関連疾患のリスク減少とその有効性を推定するために、以下の指標が用いられている。肥満指数（body mass index）、エネルギー消費量、筋細胞グリコーゲン、耐久性試験、アレルギー反応の強さ、血圧、高比重と低比重リポタンパク値、コレステロール値、グリセミック指数（glycemic index）、空腹時血糖値、インスリン値、大腸の状態、腸内細菌叢の構成と特性、骨密度、カルシウム排出動態などである。機能性食品の生理学的な効果とは、具体的には、身体持久力・免疫力の強化、消化機能の改善、食欲のコントロール（特に食欲抑制）への有益な効果である。

国家規格（GOST-R 54059-2010, 機能性食品つ機能性食品成分つ分類と一般的要件）に

規定されている分類の中に、人の特定の身体機能や健康状態に対して科学的に証明された効果を及ぼす成分が属する群がある。具体的には、必須栄養素の代謝、抗酸化状態、心血管系作用、腸内細菌叢の構成や生物学的活動を含む消化管作用、歯・骨組織の健康状態、免疫系応答といった身体機能や健康状態に対する効果である。

　強化食品についての他の特筆すべき側面は、ニュートリエントによる強化食品製品の表示に記載される、ないし広告に用いられるニュートリションクレーム・ヘルスクレームの問題である。現在、製造業者は、エビデンスに基づく医学データによって証明されていない有益な効果に関する情報を、食品の表示に付け加えることが多い。その原因の1つは、ロシアにこのような表示を規制するレギュレーションが存在しないことである（唯一の例外は、ビタミン・ミネラルで強化された食品である）[17]。

　しかし2012年、新しい国家規格（GOST-R, 食品⊃機能性食品⊃明確な区別と有効性に関する情報）の案が作成された。これが、機能性食品の栄養と有効性に関するクレームを評価する場合、このようなクレームを表示、広告する場合、におけるルールを定めた最初のレギュレーションである。また、ロシアの製造業者は、機能性食品の開発と表示を行うにあたって、コーデックス委員会が定めたニュートリションクレーム・ヘルスクレームの使用に関する指針（CAC/GL 23-1997）に従ってもよい。

18.4　特別用途食品のレギュレーション

　関税同盟の枠組みの中で、特別用途食品の要件が整備されてきている。食品安全に関する関税同盟技術規則（TR-CU 021/2011, 関税同盟委員会決定 880, 2011.12.9）、医療用・疾病予防用栄養療法食品を含む特別用途食品の安全性に関する関税同盟技術規則（TR-CU 027/2012, ユーラシア経済委員会理事会決定 34, 2012.6.15）に含まれている。これらの技術規則は、2013年7月1日から適用されている。

　これらの技術規則は、特別用途食品を次の5つの属性が1つでも当てはまる食品と定義した上で、5つの下位カテゴリーを設けた（**Figure18.1** 参照）。

1. 特定物質のまたはすべての物質・成分の含有量ないし比率に関する要件を満たしている。
2. 当該食品における特定物質の元々の含有量ないし比率を調整している。
3. 当該食品には本来存在しない物質または成分（食品添加物・香料を除く）を含ん

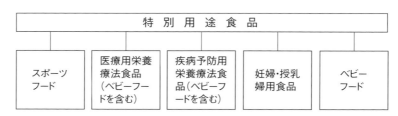

Figure18.1　特別用途食品の種類

でいる。
4．健康増進・維持についてのクレームが表示されている。
5．特定の集団によって安全に使用されることを目的とする。

　スポーツフードは、身体活動や精神的神経的ストレスに対する人の適応能力増大に特定の効果を及ぼし、規定の配合組成を有し、増強された栄養価ないし特定の有効性がある食品を一連のまたは特定種類の製品にしたものである。この種の製品は、運動選手の適応能力と運動成績の向上、運動後の迅速な疲労回復、水分補給の目的で、選手へのエネルギー、主要元素、微量元素、ビタミン、その他必要な生物学的活性を持つ物質の供給を改善するために摂取される。特定スポーツフードは、特定のスポーツ向けに考えられたプログラムに従って、運動前、運動中、運動後に選手が摂取するように作られている。

　栄養療法食品は、炭水化物・脂質・タンパク・ビタミンその他の代謝を補正することを目的として、特定物質の元々の含有量ないし比率を調整した、または本来含まれていない物質・成分を添加した食品である。このカテゴリーには、疾病予防用ないし疾病リスク低減用に設計された食品も含まれる。医療用の栄養療法食品（医療用食品）は、治療食として用いることを目的とする、既定の栄養価、エネルギー価、物理的・官能特性を有する食品である。医療用食品には、経腸栄養食品、糖尿病用栄養食品、低乳糖・無乳糖食品、低アミノ酸・無アミノ酸食品（たとえば、無フェニルアラニンまたは低フェニルアラニン製品）などがある。

　妊婦・授乳婦用食品は、妊婦と授乳婦の生理学的必要性に合わせて、特定物質の元々の含有量ないし比率を調整した、または本来含まれていない物質・成分を添加した食品である。

　ベビーフードは、乳児と低年齢児（0～3歳）、未就学児（3～6歳）、学齢児（6歳以上）の栄養補給向けに開発された、小児の生理学的必要性を満たし、各年齢層に対して安全性に問題のない食品である。乳児用調製粉乳（母乳代替品）、初期育児用ミルク・補完ミルク、乳幼児用食品に添加される補助食品、未熟児・低出生体重児向け調整粉乳、逆流抑制調整粉乳などがある。

　特別用途食品は、主に年齢、体重、個々の食品に対する耐性、運動、後天性疾患、職業上の健康リスクによって使用が決められる。最大限の効果を発揮するために、特別用途食品の使用目的と使用方法はこれらの特殊な要素に基づいて決まる[18]。

　ロシアだけでなく関税同盟の共通関税地域内でも、特別用途食品は、定められた摂取条件下で消費期限まで安全性の問題があってはならない。医療用・疾病予防用栄養療法食品を含む特別用途食品の安全性に関する関税同盟技術規則（TR-CU 027/2012）、食品安全に関する関税同盟技術規則（TR-CU 021/2011）において、特別用途食品の安全性と栄養価の一般的要件、使用が認められる原料と認められない原料のリスト、製造・輸送・流通・再生利用の方法が定められている。特別用途食品への使用が認められる食品添加物と認められない食品添加物は、食品添加物、香料、製造用剤の安全性に関する関税同盟技術規則（TR-CU 029/2012, ユーラシア経済委員会理事会決定58, 2012.7.20）としてまとめられ、

2013年7月1日から適用されている。

　一部の特別用途食品は、すべての食品に求められる安全性の一般的要件だけでなく、追加的な要件も満たしていなければならない。

　遺伝子組換え生物（genetically modified organism: GMO）を含むまたはGMO由来の原料は、ベビーフード、医療用・疾病予防用食品、妊婦・授乳婦用食品への使用が禁止されている。

　さらに、ベビーフードの製造においては、保存料（安息香酸、ソルビン酸およびそれらの塩類）の使用、殺虫剤を用いて栽培された植物性原料の使用が禁止されている。香りと風味づけには、天然香料のみの使用が認められている。医療用・疾病予防用の栄養療法食品に用いられる特定の食品成分を除いて、ベビーフードには甘味料の使用は禁止されている。乳児用食品（母乳代替品）中のトランス脂肪酸の量は、総脂肪酸量の4%を超えてはならない。乳児・未就学児・学齢児向け食品の製造において使用が認められない原料は、食品安全に関する関税同盟技術規則（TR-CU 021/2011）にリストが掲載されている。この関税同盟技術規則の付録9に、乳児用食品の製造に使用可能なビタミン・ミネラルの化学形態が掲載されている。

　医療用・疾病予防用栄養療法食品は、当該集団における疾病の特徴と要因、疾病分類の生理学的・生化学的性質、疾病リスク因子を考慮した上で、生理学的に必要なニュートリエントとエネルギーの摂取量を提供しなければならない。同食品は、現在と将来の世代の健康にリスクをもたらす、汚染物質、生物学的活性を持つ物質・化合物、微生物その他の生物学的物質の許容量に関する既定の公衆衛生的要件にも適合していなければならない[19～21]。

　スポーツフードには、向精神性・麻薬性・有毒性・ドーピング物質ないしそれらの代謝産物が含まれてはならない。世界アンチ・ドーピング機構のリストに記載されている禁止物質も含まれてはならない。

　特別用途食品の包装と表示は、医療用・疾病予防用栄養療法食品を含む特別用途食品の安全性に関する関税同盟技術規則（TR-CU 027/2012）、食品標識に関する関税同盟技術規則（TR-CU 022/2011）、安全な包装に関する関税同盟技術規則（TR-CU 005/2011）に規定されている要件を満たさなければならない。食品標識に関する関税同盟技術規則は2013年7月1日から適用され、安全な包装に関する関税同盟技術規則は2012年7月1日から適用されている。

　特別用途食品は、輸送と保管の条件を前提として、製品の安全性、表示された消費者特性が消費期限まで確保されるように、販売前包装と販売時包装が施されなければならない。特別用途食品の包装に用いられる素材や品目は、安全な包装に関する関税同盟技術規則に規定されている、食品と接触する素材または品目の安全性要件を満たしていなければならない。劣化しやすい医療用・疾病予防用栄養療法食品は、1回摂取ごとの小容量包装で製造されなければならない。

　特別用途食品の表示には、その製品の用途、対象者も記載されていなければならない。組成の調整や使用上の注意に関する情報の記載が求められる場合もある。医療用・疾病予

防用栄養療法食品については、開封後の消費期限に関する指示も記載しなければならない。製品を一度開封したら保管してはならない場合、またはその包装のまま保管してはならない場合には、特別な警告を記載する必要がある。

　特定スポーツフード製品の表示は、次の追加情報を含まなければならない。栄養価・エネルギー価、標準的な生理学的必要量に占める割合、推奨摂取量、調合方法（該当する場合）、摂取条件・摂取期間である。消費者が購買する時点での包装には、「スポーツフード製品」と記載されていなければならない。

　特別用途食品が技術規則の要件を遵守しているかが確認されるのは、国家認証時である。そもそも食品の製造、保管、輸送、流通は、国家認証の取得後に可能となる。特別用途食品の場合は、関税同盟国から権限を与えられた担当機関によって認証が行われ、認証された場合は期限が付されない国家登録書が交付される。製品ごとに適合性が審査された上で認証が与えられ、さらにそれらの情報が一元化されるという国家登録の対象になっている。

　特別用途食品の国家登録は、国家登録が必要な食品の統一登録システムの一部を成す。この統一登録システムは、関税同盟の各加盟国ごとに権限を与えられた登録機関によって作成・維持されているシステムが集まって構成されている。また、登録情報は電子データベースに保存され、データ損失や不正アクセスから保護されている。インターネット上でも一般向けに公開されており、日々更新されている。

　特別用途食品の製造、保管、輸送、流通、再生利用における適合性の審査は、関係する技術規則の規定に従い、国の監督と管理に基づいて行われる。安全性の要件を満たし、適合性の審査を経て国家登録された特別用途食品には、統一認証取得済みマーク[訳注1]が与えられる。関税同盟加盟国の市場に出す場合には、このマークを製品に付さなければならない。

訳注1　EAC（EurAsian Conformity）マークを指す。

文献

1) Kobelkova I, Baturin A. Analysis of the relationship lifestyle, diet, and anthropometric data to the health of persons working in a particularly harmful production. *Vopr Pitaniya* 2013; 82(1): 74-8.
2) Tutelyan V, Baturin A, Kon I, Safronova A, Keshabyants E, Starovoytov M, et al. Evaluation of nutrition and nutritional status of infants and young children in the Russian Federation. *Vopr Pitaniya* 2010; 79(6): 57-63.
3) Sazonova O, Baturin A. Nutrition and nutritional status of brainworkers with low physical activity. *Vopr Pitaniya* 2010; 79(3): 46-50.
4) Onishchenko G, Slepchenko A, Smolensky V. About the actions taken for the implementation of the Customs Union Agreement on Sanitary Measures and cooperation with the World Trade Organization. *Vopr Pitaniya* 2013; 82(12): 70-4.
5) Spirichev V. Biologically active food supplements are an additional source of vitamins in the diet of healthy and diseased people. *Vopr Pitaniya* 2006; 75(3): 50-8.
6) Spirichev V. Scientific and practical aspects of pathogenetically based application of vitamins in the prevention and treatment purposes. Message 2. Vitamin deficiency – a factor that complicates the disease and reduces the effectiveness of treatment and prevention. *Vopr Pitaniya* 2011; 80(1): 4-13.
7) Tutelyan V, Lashneva N. Biologically active substances of plant origin. Flavones: food sources, bioavailability, the effect on the xenobiotic metabolism enzymes. *Vopr Pitaniya* 2011; 80(5): 4-23.
8) Spirichev V. Scientific and practical aspects of pathogenetically based application of vitamins in the prevention and treat-

ment purposes. Message 1. The lack of vitamins in the diet of modern man: causes, consequences and ways of correction. *Vopr Pitaniya* 2010; 79(5): 4-14.
9) Tutelyan V, Sukhanov B. Biologically active food supplements: modern approaches to quality and safety assurance. *Vopr Pitaniya* 2008; 77(4): 4-15.
10) Sukhanov B, Kerimova M, Elizarova E, Chigireva E. Sanitary and epidemiological examination of foods in the frame of state sanitary and epidemiological surveillance on the customs border and customs territory of the Customs Union. *Vopr Pitaniya* 2011; 80(4): 25-31.
11) Kochetkova A. Functional foods: the general and particular practical problems. *Food Ingredients* 2012; 1: 34-7.
12) Kochetkova A. Actual aspects of technical regulations in the field of healthy foods. *Food Ingredients Raw Mater Addit* 2013; 1: 71-4.
13) Smirnova E, Kochetkova A, Vorobiova I, Vorobiova V. Theoretical and practical aspects of the development of foods fortified with essential nutrients. *Food Ind* 2012; 11: 8-12.
14) Smirnova E, Kochetkova A. Market of functional dairy foods. *Dairy Ind* 2011; 2: 63-6.
15) Mazo V, Kodentsova V, Vrzhesinskaya O, Zilova I. Fortified and functional foods: similarities and differences. *Vopr Pitaniya* 2012; 81(1): 63-8.
16) Samoilov A, Kochetkova A. *Functional fat and oil based foods. Spreads with synbiotic.* LAMBERT Academic Publishing; 2011.
17) Bagraintseva O, Mazo V, Kochetkova A, Shatrov G. The use of "functional foods" labeling. *Milk Process* 2013; 2: 64-8.
18) Vorobiova I, Vorobiova V, Kochetkova A, Smirnova E. Foods for special dietary uses: general and specific definitions and characteristics. *Food Ind* 2012; 12: 16-8.
19) Vorobiova V, Shatnyuk L, Vorobiova I, Mikheeva G, Trushina E, Zorina E, et al. Classification and characterization of specialized foods for sportsmen nutrition. *Vopr Pitaniya* 2010; 79(6): 64-8.
20) Tutelyan V, Nikitiuk D, Pozdnyakov A. Optimization of sportsmen nutrition: realias and horizons. *Vopr Pitaniya* 2010; 79(3): 78-82.
21) Zilova I, Nikitiuk D. Analysis of specialized foods intended for sportsmen nutrition (Research carried out in 2007-2010). *Vopr Pitaniya* 2011; 80(2): 71-5.

第19章

インドにおけるニュートラシューティカルと機能性食品に関するレギュレーション

Nutraceutical and Functional Food Regulations in India

ラジ・K・ケセルヴァニ[*]，アニル・K・シャーマ[*]，F・アーマッド[†]，ミルザ・E・ベーグ[**]

[*]ラジーヴ・ガンディー工業大学大学院薬学研究科　ボーパール，インド
[†]F-34　オクラ，ニューデリー，インド
[**]ファイザー株式会社　ハリヤーナー，インド

Raj K. Keservani[*], Anil K. Sharma[*], F. Ahmad[†], Mirza E. Baig[**]

[*]School of Pharmaceutical Sciences, Rajiv Gandhi Proudyogiki Vishwavidyalaya, Bhopal, India
[†]F-34, Okhla, New Delhi, India
[**]Pfizer Ltd., Haryana, India

19.1　はじめに

　ニュートラシューティカルは、「栄養」(nutrition)と「薬剤」(pharmaceutical)という言葉の合成語であり、疾病の予防や治療を含む健康的利益や医薬品的利益をもたらすと報告されている食料または食品を指す。ニュートラシューティカルは、生理学的利益を有することや、慢性疾患を予防することが示されている。製品としては、単離されたニュートリエント、ダイエタリーサプリメント、特定の食事、遺伝子組換え食品、ハーブ製品、そしてシリアル、スープ、飲料のような加工食品まで多岐にわたる。細胞レベルでのニュートラシューティカル物質の最近の進歩により、研究者・医師は、補完代替療法の臨床試験から得られた情報を、責任ある医療行為に取り入れ評価するためのひな型を作成中である[1]。

　機能性食品は、食品に対し新規成分（またはより多くの既存成分）を添加した食品であり、新しい製品は追加の機能（健康促進や疾病予防に関連した機能である場合が多い）を有する[1]。

　インド、エジプト、中国、シュメールの各文明は、疾病の治療や予防に薬として食品を効果的に用いることができることを示唆するエビデンスを示した数少ない文明である

(Table 19.1 参照)。5000 年の歴史を持つ古代インドの健康科学であるアーユルヴェーダでは、治療を目的とした食品の利益について述べられている[2]。

Table 19.1　機能性食品成分

機能性成分	原料	可能性のある利益
カロテノイド類		
α-カロテン/β-カロテン	ニンジン、果実、野菜	細胞に損傷を与える可能性があるフリーラジカルの中和
ルテイン	緑色野菜	黄斑変性症のリスクを低減
リコピン	トマト製品(ケチャップ、ソース)	前立腺がんのリスクを低減
食物繊維		
不溶性食物繊維	小麦ふすま	乳がん・大腸がんのリスクを低減
β-グルカン	カラスムギ、オオムギ	心血管疾患のリスクを低減、心疾患・一部のがんからの保護、LDL コレステロールと総コレステロールの低下
水溶性食物繊維	オオバコ	心血管疾患のリスクを低減、心疾患・一部のがんからの保護、LDL コレステロールと総コレステロールの低下
脂肪酸類		
長鎖 ω-3 脂肪酸 DHA/EPA	サケ油、他の魚油	心血管疾患のリスクを低減、精神的・視覚的機能の向上
共役リノール酸	チーズ、肉製品	身体組成の改善、特定のがんのリスクを低減
フェノール類		
アントシアニジン類	果実	フリーラジカルの中和、がんのリスクを低減
カテキン類	茶	フリーラジカルの中和、がんのリスクを低減
フラボノン類	カンキツ類	フリーラジカルの中和、がんのリスクを低減
フラボン類	果実/野菜	フリーラジカルの中和、がんのリスクを低減
リグナン類	アマ、ライムギ、野菜	がん・腎不全の予防
タンニン類(プロアントシアニジン類)	クランベリー、クランベリー製品、ココア、チョコレート	尿路系の健康状態の改善、心血管疾患のリスクを低減
植物ステロール類		
スタノールエステル	トウモロコシ、ダイズ、コムギ、木材油	コレステロールの吸収阻害による血中コレステロール値低下
プレバイオティクス/プロバイオティクス		
フラクトオリゴ糖類	キクイモ、エシャロット、玉ねぎパウダー、	腸内細菌叢の質と消化管健康状態の改善
乳酸菌	ヨーグルト、他の乳製品	腸内細菌叢の質と消化管健康状態の改善
大豆エストロゲン類		
イソフラボン類:ダイゼイン、ゲニステイン	ダイズ、ダイズをもとにした食品	ほてりなどの更年期症状、心疾患・一部のがんからの保護、LDL コレステロールと総コレステロールの低下

出典:国際食品情報協議会(International Food Information Council)

第 19 章　インドにおけるニュートラシューティカルと機能性食品に関するレギュレーション

　機能性食品は、健康上の利益に関連する食品の総称である。米国医学研究所の食品栄養部（Institute of Medicine's Food and Nutrition Board）は、機能性食品を「その食品が従来含んでいる栄養を上回る健康上の利益を提供する可能性を持った食品・食品成分」と定義した。機能性食品は、植物性原料由来のものもあれば、動物性原料由来のものもある。ニュートラシューティカルという用語は米国で生み出され、特定の病態を治癒させる可能性がある食品・食品成分を表すために用いられる[3~6]。

　歴史的に、インドでは多数の法令が、食品、食品添加物、食品汚染物質（contaminant）、食品着色料、保存料、表示に関するさまざまな基準を規定してきた。

　インドは最近、ニュートラシューティカル、ダイエタリーサプリメント、機能性食品を含む食品のレギュレーションとして唯一の参照基準となる、統合的かつ近代的な法律である 2006 年食品安全基準法（Food Safety and Standard Act 2006）を制定した。食品安全基準法はそれでもなお、欧米のような国際的な基準に適合するためには、インフラと適切な管理においてさらに実質的なものになる必要がある[7]。1994 年に米国においてダイエタリーサプリメント健康教育法（Dietary Supplements Health Education Act: DSHEA）が同国のダイエタリーサプリメント業界に及ぼしたような大きな影響を、食品安全基準法がインドの機能性食品・ニュートラシューティカル業界に与えるためには、さらに大幅な増強が必要である。

　インドにおいて食品安全基準法が制定されたことは重要な第一歩であるが、旧法令との混乱を招きかねない重複を排除するためには、より一層の努力が必要である。しかし、インドにおいては、機能性食品・ニュートラシューティカルは、米国、欧州、日本のように独立して分類されていない。また、機能性食品という概念は、国が異なれば、意味合いが多少異なってくる。たとえば日本では、機能性食品は天然（合成）成分の使用に基づいて定義される[訳注1]。しかし米国では、機能性食品という概念に、生命工学産物である成分も含まれうる[8]。インドでは、機能性食品は、ハーブ抽出物、香辛料、果実、栄養的な改善が加えられた食品または機能性成分を添加した食品を含む。本章では、インドにおけるニュートラシューティカルと機能性食品について、歴史とレギュレーションの現状を論じる。

19.2　利益の位置づけ

　健康・栄養食品の位置づけには、5 つの主要な利益の基盤がある[9]。ほとんどすべての機能性食品は、いずれか 1 つ、またはこれらの利益の組み合わせとして位置づけることができる。

1. 予防（Prevention）：疾病と症状の予防を通して健康管理をもたらす食品がこれに分類される。

訳注 1　文献 8）の出版年（2000 年）以降、日本でも 2001 年 4 月から遺伝子組換え食品の安全性審査制度が開始されたことに伴い、機能性食品に生命工学産物である成分の使用が可能になっている。

2. 成果（Performance）：心身の状態の改善を通して健康増進をもたらす食品がこれに分類される。
3. ウェルネス（Wellness）：健康状態の利益は、心地良さとバランスを見出だすことに関連する。これは身体、心、精神を含めた、ヘルスケアのためのホリスティック（holistic）なアプローチである。
4. 養育（Nurturing）：他者の健康と生活の質（quality of life: QOL）を思いやる心と介護者の満足感を与える食品である。これを目的とする製品のマーケティングは、成長と発達、加齢、癒しに重点を置く。
5. 化粧品（Cosmetics）：化粧品の利益は、身体状態と外見の向上を通して見栄えを良好にし、自尊心を高めることに関連する。

19.3　インドの市場と健康

　2008年のニュートラシューティカルの世界市場は、1,170億ドル（約11兆7,000万円、1ドル＝100円）になると推定されたが、そのうちのインドのシェアはわずか0.9%である[10]。世界市場は来年までに、7%という健全な年平均成長率（Compound Annual Growth Rate: CAGR）で成長し、1,770億ドル（約17兆7,000万円）に達すると推定される。インド市場への予防を目的とするヘルスケア製品の普及増加、健康意識の高まり、可処分所得の増加、その他の要素に伴って、インドにおけるニュートラシューティカル市場は、過去3年間で18%という有望なCAGRを示した。報告の1つによると、2015年のインドの

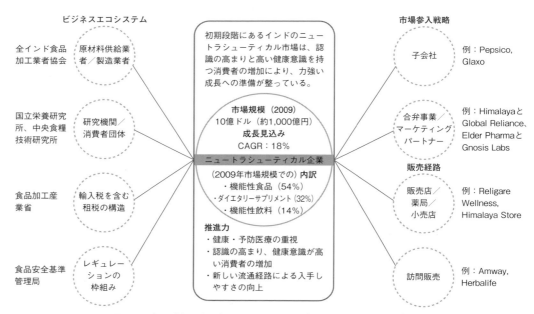

Figure 19.1　インドにおけるニュートラシューティカル市場の概略図

ニュートラシューティカル市場は、約50億ドル（約5,000億円）になると推定される。行動の迅速な消費財企業や製薬企業は、インドのニュートラシューティカル市場において主要な役割を果たしている（**Figure 19.1**）。

19.4　レギュレーション

　世界の主要な地域で、食品を管理するレギュレーションの枠組みが発展しつつある[11]。食品研究、製造・加工の革新、消費者行動の変化が、レギュレーションの採用を促進している。健康への寄与が信じられる、場合によっては特定疾患の治療や予防に効果があると信じられる特定の食品やダイエタリーサプリメントの消費を通して、意識の高まりはますます顕著になっている。これらの食品の多くは、ニュートラシューティカルまたは機能性食品として一般に知られるようになりつつある。

　ニュートラシューティカルは、栄養と薬剤の両方の特徴を備えた製品である。ダイエタリーサプリメントとして摂取した場合、ニュートラシューティカルは、人体が健康状態を維持するために必要としていると思われるニュートリエントを追加して、さまざまな病態の症状を変化させる可能性がある。各国の食品に関する法令は、健康食品、ダイエタリーサプリメント、機能性食品、ニュートラシューティカルを含むあらゆる種類の食品のレギュレーションの基盤となっており、特定の規則や指針等も作成されている。

　ステファン・デフェリーチェは、「ニュートラシューティカル」を疾病の予防・治療を含む医療上のもしくは健康に対する利益をもたらす食品または食品の一部と定義した。

(1)　世界の食品レギュレーション

　1994年、米国は、世界の他の地域における食品と医薬品との間の大幅な柔軟性を容認するDSHEAを制定した[11]。DSHEAのもとで、ダイエタリーサプリメントは、「ハーブその他植物性成分」または「他の分類の原材料の濃縮物、代謝物、成分、抽出物、もしくは組み合わせ」を含みうる。

　米国の食品の安全性に関するレギュレーションは、欧州よりもはるかに中央集権的である。不純物含有（adulteration）の問題は、米国外から不純物含有医薬品の流入を防止する目的で、連邦議会が関税局による検査を義務づけた医薬品輸入法を制定した1848年時点において、国家的問題であった。1862年、不純物含有食品に対処するために、農務省（United States Department of Agriculture: USDA）に化学部門が設置され、その後化学局（現在の食品医薬品局（Food and Drug Administration: FDA））となった。

　米国において、食品に関する立法は、不正に表示されたまたは汚染された食品、飲料、医薬品の州際取引を禁じた食品医薬品法が制定された1906年6月にさかのぼる。1938年、食品医薬品法は、連邦食品医薬品化粧品法にとって代わられた。連邦食品医薬品化粧品法は食品の不正表示と不純物含有に焦点をあて、FDAとUSDAによる食品規制の基本的枠組みとしての役割を果たしている。同法によって、食品基準が作られ、工場査察が義務づ

けられ、さらにそれまで行われてきた回収処分と刑事罰を通じた救済に加えて、裁判所によ
る差止めも規定された。1938年以降、連邦食品医薬品化粧品法は何度も改正され、食
品の安全性、安全上の脅威、栄養に関して支援する関連法律が制定されてきた。また、連
邦法によるこの枠組みは、州法によって補完されている。

USDAとFDAは、米国における食品レギュレーションの主要機関である。これら2つ
の連邦機関は、レギュレーションのためのすべての段階を網羅し、評価、調査、規制、査
察を行い、制裁措置を取る。しかし米国のような中央集権的制度においても、USDAと
FDAを単一の食品局に統合するべきであるという議論がある。FDAは、ダイエタリーサ
プリメント製品とダイエタリー成分を、一般的な食品と医薬品を対象とするレギュレー
ションとは異なるレギュレーションに従って所管している。

DSHEAに基づき、ダイエタリーサプリメント・ダイエタリー成分の製造業者は、これ
らが市場に出る前に安全性を保証することについて責任を負う。FDAは安全でないダイ
エタリーサプリメント製品が販売された場合、すべての製品に対して措置を取ることに責
任を負う。米国内において、試験、品質管理、流通に関与する会社を含むダイエタリーサ
プリメントを製造、包装、表示または保管する国内外のすべての企業は、ダイエタリーサ
プリメントの品質管理に関する最新の適正製造規範（Current Good Manufacturing Practice）
を遵守しなければならない。

また、米国で販売されるダイエタリーサプリメントの表示に名前が記載される製造業者、
包装業者、流通業者は、すべての重篤な有害事象報告をFDAに提出することを義務づけ
られている。さらに、FDAの他の責務として、表示、クレーム、添付文書、添付文献といっ
た製品情報がある。

(2) インドの食品レギュレーションの歴史

インドは世界第2位の果実と野菜の生産国であるが、生鮮農産物のごく少量―米国の
80％に対し約2％―のみが加工される[7]。インフラストラクチャーと物流の貧弱さに加え
て厳格な食品規制が食品分野の成長を妨げる障壁となっている。食品産業内の各セクター
に政策立案者と執行機関が多様にまたがっているため、消費者、生産者、小売業者、企業
の間にかなりの混乱が生じ、機能性食品とニュートラシューティカルの成長に支障をきた
している[12~13]。1990年代中頃までに、食品加工セクターに関する諸法令は、多数の州法
の他に、以下に列挙する連邦法を含めて、文字通り網目状に規制をはりめぐらせてきた。

- 1963年輸出（品質管理および査察）法
- 1967年溶媒抽出油管理令
- 1968年殺虫剤法
- 1973年食肉令
- 1954年不純物含有食品防止法（最終改正：1986年）
  - 1955年同法施行規則

第19章　インドにおけるニュートラシューティカルと機能性食品に関するレギュレーション

- 1986年インド規格局設置法
- 1986年環境保護法
- 1986年汚染統制法
- 1992年乳および乳製品令
- 1992年母乳代替哺乳瓶・乳児用食品の製造および供給に関する法律
  - 1993年同法施行規則
- 1995年食品令
- 1937年農産物法
- 1995年生活必需品法
- 1952年事業の許可および登録に関する規則
- 1998年植物油製品管理令

　1998年、首相の諮問機関である貿易産業委員会は、食品産業と農業に関する部会を設立し、単一の食品レギュレーション機関を作る統一的な法律を制定することが目指された。公的専門家と国会常設委員会は、現行の食品に関する諸法令を、インドの公衆衛生と食品安全に責任を負う単一のレギュレーション機関に集中させるように促した。食品に関連するすべての法令を統合し、多くの階層や部門にまたがる規制を排除し、（明確に定義されていないカテゴリーであるが）消費者の健康に対する将来性と影響力が増しつつあったニュートラシューティカルと機能性食品を特に重要視した。

　2002年、消費者を保護し、業界全体の保護に貢献するレギュレーション環境を促進するために、すべての食品製造会社に科学に基づくエビデンスの提出を義務づけるという主目的で、官製の非営利団体が設立された。

　2003年、保健省の専門家グループの報告によって、現行の食品に関する法令に、機能性食品とダイエタリーサプリメントのための新しい分類を設ける必要性が示された。これらの製品に対する安全性試験を義務づけることが推奨された。インドでは、任意の基準が、インド規格局や、さまざまな食品セクターの利益代表者から構成される規格機関によって策定される。これらの基準は基本的に、製品認証、品質、制度認証、試験、消費者関連問題を扱う。インドの基準を国際基準に調和させるための取り組みが行われている[14]。

　2005年、農業に関する国会常設委員会を含む多数の委員会によって、単一のレギュレーション機関と統合的な法律の必要性が強調された。

　最終的に、食品安全基準法案がまとめられ、インドの食品加工業界に大きな影響を与えることが期待された。2006年に、食品安全基準法が、食品に関する総合法の導入、食品加工業界の科学的発展の振興という2つの主要目的をもって成立し、施行された。

1）2006年食品安全基準法

　2006年食品安全基準法は、多くの階層や部門にわたる管理から単一の系統へ移行させることによって、食品の安全と基準に関するすべての問題の唯一の準拠点を定めることを目的とする。同法は1954年の不純物含有食品防止法の重要な規定を取り入れており、コー

デックス委員会（Codex Alimentarius Commission）などさまざまな国際機関のレギュレーションに基づいている[12]。同法の重要な特徴を以下に挙げる。

- 食品部門に関連する8つの法律を統合し、関連委員会を統括するために、食品安全基準管理局（Food Safety and Standards Authority: FSSA）を設置する。FSSAはいくつかの科学パネルと中央諮問委員会の支援を受け、食品安全のための基準を策定する。これらの基準は、原材料、食品汚染物質、残留農薬、生物学的危害要因、表示その他に関する詳細な記述を含む予定である。
- 食品を扱う国内外の全事業者に対して、許可の取得または州政府・地方自治体による登録を義務づける。
- 州の担当省と地方行政官によって執行される。
- 違反の重大性に従って罰則等が異なる段階的制裁の仕組みを定める。
- ニュートラシューティカルの基準の立案と規制を、FSSAの所掌とする。機能性食品、ニュートラシューティカル、栄養療法用製品、その他の製品の分野も担当する予定である[12~14]。
- 12の章からなる。22条が、ニュートラシューティカル、機能性食品およびダイエタリーサプリメントに対応し、何人もこれらを製造、販売、流通または輸入できるように規制する必要性を規定している。これらの製品には、新規食品、遺伝子組換え食品、照射食品、有機食品、特別用途食品、機能性食品、ニュートラシューティカル、ヘルスサプリメントなどが含まれる。23条および24条は食品の包装、表示、広告制限を規定している[12]。
- 同法において、特別用途食品、機能性食品、ニュートラシューティカルまたはダイエタリーサプリメントは、以下の1に該当する。

    1. 特定の生理学的状態や身体の状態のために特別な栄養上の必要性を満たす目的の下、特別に加工または設計された食品で、類似する性質を有する一般食品中に以下の原材料が1種類以上含まれる場合はその組成がこれらの一般食品の組成とは著しく異なるように加工された食品。
        (1) 植物もしくは植物由来の粉末、濃縮物または抽出物（水、エチルアルコールの単独もしくは併用による）。
        (2) （インド人に対する1日推奨量 recommended daily allowance を超えない量の）ミネラル、ビタミン、タンパク質または酵素。
        (3) 動物由来の物質。
        (4) 総食事摂取量を増加させることによって食事を補う目的で人間が用いる食品成分。
        (5) 非経口ではなく経口投与を意図し、通常の食品の形態をとらず、粉末、顆粒、錠剤、カプセル剤、液体、ゼリー状または他の形状で調整された製品で、特別用途食品、機能性食品またはニュートラシューティカル・ダイエ

タリーサプリメントと表示された製品。
(6) これらの製品には、1940年医薬品化粧品法3条b項で定義された医薬品、同条a項およびh項で定義されたアーユルヴェーダ、シッダ、ユナニ医薬品を含まず、該当規則も適用されない。
(7) （特定の健康上の利益や健康促進のクレームを除く）特定の疾病、障害、病態の治療や緩和に関するクレームを表示できない。ただし、規則によって認められる可能性はある。
(8) 麻薬・向精神薬取締法および同法施行規則で定義された麻薬・向精神薬、医薬品化粧品規則の別表Eおよび別表E1に記載された物質を含まない。

2. 「遺伝子操作または組換え食品」とは、現代生命工学により遺伝子を操作もしくは組換えられた生物からなるもしくは当該生物を含む食品および食品成分、または現代生命工学により遺伝子を操作もしくは組換えられた生物を含まないが当該生物から製造された食品および食品成分を指す。
3. 「有機食品」とは、特定の有機生産基準に従って製造された食品を指す。
4. 「独自開発のノーベルフード」とは、まだ基準は定められていないが、危険ではない食品を指す。ただし、本法および本法施行規則の下で禁じられた食品ならびに食品成分が含まれていないことを条件とする。

2）食品安全基準法導入後の利点
- 8つの法律の統合、すなわち調和に向けたステップ
- 国際的なレギュレーションとの連携
- 科学に基づいた基準
- ノーベルフード分野における明確性と統一性
- 不正行為の抑制支援

3）食品安全基準法導入後の問題

およそレギュレーションは、業界に対する政府による介入を広範囲にもたらす。レギュレーションは、食品の場合、主に製品の品質を管理する。すなわち、レギュレーションの効果には長所と短所がある。食品安全基準法の導入についていえば、同法導入による利点が同法導入によって発生する問題を凌駕した。（DSHEAが制定されてこのような製品を対処するようになった）米国とは異なり、議院内閣制をとるインドでは、健康食品、ダイエタリーサプリメント、ニュートラシューティカルの製造、輸入、販売に関わる法律案の作成には、政府が関与している[13〜14]。

19.5 新たな機会

米国薬局方協会（United States Pharmacopeial Convention: USP）は、ニュートラシューティカルについて独立した諮問パネルの設置を決定し、インドの科学界とともに、現在の所医

薬品と食品のいずれの厳密な区分にも分類されていないダイエタリーサプリメントとニュートラシューティカルの全範囲に対する安全性基準の策定に協力する予定である[15]。国内企業も多国籍企業も、現在年間成長率が40％で5億ドル（約500億円）規模のインドのニュートラシューティカル市場における地位を獲得するために競い合っている[16]。マイソールにある中央食糧技術研究所（Central Food Technological Research Institute）が、USPと提携する主要機関となる予定である。欧米では、すでに大規模市場基盤が整っており、消費者は生活習慣病予防のために、より優れより健康的な選択肢を求めていることから、インドからのニュートラシューティカル輸出によって新たな市場が形成されると考えられる[16,17]。2013年までには、インドから欧米へのニュートラシューティカル輸出単独の潜在的市場は、900億ドル（約9兆円）に達すると考えられる。アムウェイやハーバライフといった訪問販売等の企業は、連鎖販売取引の方法により、消費者の知り合いや信用している人を通して製品を販売して、新たな顧客を獲得している。しかし大手企業のほとんどは、レギュレーション上の混乱、十分な認識や理解の欠如、市場に対する展望が描けないなどの理由から、ニュートラシューティカル市場やダイエタリーサプリメント市場に進出していない[16]。

19.6　ニュートラシューティカルのクレームに関するレギュレーション

　現在、アジアにおいて、機能性食品製品に対する公式の調和した定義や技術的要件・指針は存在していない。研究者や食品会社の一般的な理解では、機能性食品とは、健康を維持・促進するのに役立つ栄養その他の生物学的活性を持つ化合物を含有するまたはそれらによって強化された食品である。アジアにおける機能性食品は、食品として分類される傾向がある。一般に、アジア諸国では以下のクレームが認められている。

　　ニュートリエント含有クレーム：製品にニュートリエントの量を表示する。
　　ニュートリエント比較クレーム：ニュートリエントの量やエネルギー価を、他の類似食品と比較して記載する。

　国際規格の設定機関であるコーデックス委員会（国内法の基準としてアジア各国に参照されている）が制定した疾病リスク低減表示は、アジアでは通常、認められていない。しかしこのようなクレームは、機能性食品に対するレギュレーションをすでに定めている北アジア諸国では用いられている。とはいえ、ヘルスクレームに関するレギュレーション環境は発展の只中にあり、アジアでも今後5年間で著しい変化が見込まれる[18〜20]。

19.7　許可および登録に関するレギュレーション

・すべての国内食品事業者は、2011年にFSSAが定めた規則に規定された手順に従って、

許可および登録の手続きを行わなければならない[21]。
- 食品製造者は、登録されているかまたは有効な許可を有していない限り、業として製造してはならない。
- 小規模食品事業者（年間売上高 120 万ルピー（約 240 万円，1 ルピー＝2 円）未満）は、州に登録しなければならず、年間売上高が 120 万ルピーを超える食品事業者は FSSA から許可を取得しなければならない。
- 既存の許可や登録は、2012 年 8 月 5 日（延長中）までに FSSA の許可・登録に切り替えなければならない。
- 許可の申請は、それぞれの指定機関に対し別表 2 の書式 B を用いて行う。申請 ID 番号の交付日から 60 日以内に許可処分または不許可処分がなされるものとする。
- 申請 ID 番号の交付後、指定機関は、食品安全管理官に対し、FSSA により規定された方法で申請者の施設を査察するよう指示できる。
- 指定機関は別表 2 の書式 C を用いて許可を与えるものとする。
- 登録または許可は、別段の定めがない限り、1 年ないし 5 年の間有効である。

(1) インド市場への参入について

インドでは、ニュートラシューティカルのレギュレーションが発展途上であるため、最近の FSSA 発足によって、その内容の一部が矛盾したり、混乱を招いているおそれがある。しかしインドにニュートラシューティカル産業が形成されるためには、レギュレーションの合理化が必要である[22〜29]。

インドのニュートラシューティカル市場に参入するために、注目すべき重要な点として、製品評価、製品分析、許可の取得、インド特有のヘルスクレーム表示の作成などがある。

1) 製品評価

インドの状況下では、製品設計への対応は非常に奇妙であり、分類において混同が見られる。そのため、各成分の特定量や成分の併用の決定に関し、相当な配慮を払うことがきわめて重要となる。

インドのレギュレーション上の定義に基づいて製品評価を実施するためには、治療、予防、インド人に対する推奨量といった項目ごとに、ビタミン/ミネラルの許容性・基準・量に照らして各有効成分と添加物を評価することが最も重要である。また、製造業者にとって、1954 年不純物含有食品防止法および 1955 年同法施行規則、2006 年食品安全基準法、1940 年医薬品化粧品法および 1945 年同法施行規則に照らし合わせても、自社の製品が食品、サプリメント、医薬品のいずれに分類されるのかがわかりにくい。

2011 年食品安全基準法施行規則は、中央政府機関が策定する執行構造と手続きを強調している。この執行構造は、それぞれ異なる時点の製品分析過程に関与する食品安全委員から食品安全管理官や食品分析官など多くの公務員・指定担当官に至る階層構造である。

製品分析のさまざまな過程には、以下が含まれる。

- 製品に関する書類の抄本作成と、指定機関による当該抄本の認証
- （証人立会いの下での）抜き取り検査
- 指定機関への抜き取り品の発送（大量包装と単一包装には別々の処理を行う）
- 分析
- 規定の期間内に分析が完了しない場合は、指定担当官はさらなる実施計画を用意
- 判定のための諸手続き（問合せ、弁明の機会の付与、聴聞など）

2）許可

　新たに発足したFSSAは、ニュートラシューティカルに対する許可・登録手続きの簡素化を約束しているが、実際の手続きは条件の数によって異なる。インドにおいて製品自体を登録するためには、実際の製品の状態—たとえば以下に当てはまるかどうか—により、複数の許可（ほとんどの場合4～5種類）が必要である。

- 当該会社が販売を望むのがバルク薬剤であるか、それとも最終製品であるか。
- 当該会社が輸入するのが最終製品であるか、それともバルク原材料であるか。
- 輸入予定の製品にインド特有の表示があるかどうか、クレームがインドにおいて作成されるかどうか。
- 当該会社が包装許可を有しているかどうか。
- 製造許可が必要かどうか。
- 販売許可が必要かどうか。

　食品輸入業者は、登録申請書類とともにいくつかの資料を連邦政府機関に提出しなければならない。規制関連商品に携わるコンサルタント会社は、インドにおいてこれらの製品を販売する前に処理しなければならない以下の許可取得手続きに対し、支援を提供している。

- 輸入許可
- 製造許可
- 販売許可
- 州および連邦レベルのレギュレーション面から必要とされるその他の許可等

3）ヘルスクレームとラベル表示

　インドのレギュレーションに特有のヘルスクレームラベル表示の作成は、インド市場への参入において重点的に取り組まれるべき主要な要素である。国内外の顧客が、インドのラベル表示、包装要件、積送品の梱包、見本と登録申告の必要性、積送品の構成とその方法、表示内容、構造・機能クレーム、ラベル表示に関して多くの疑問を持っている。

　当該製品のレギュレーション評価の結果に基づいて、インド特有の表示内容とクレームが作成される。新規参入者は、インドで用いられているヘルスクレームや、特有の製品表示を行うために満たす必要がある要件についても考慮しなければならない。

19.8　提案と結論

　2006年食品安全基準法は、機能性食品・ニュートラシューティカルを法律上定義したものの、さらに効果的なレギュレーションが必要であり、全国に及ぶ効果的な導入を本格化させるためには、ガイドラインや適切な規約が必要である。現在もなお、レギュレーションの枠組みを明確にし、策定する必要がある。実証に基づいて食品安全基準法が効果的に執行されれば、機能性食品やニュートラシューティカル業界にとって非常に大きな機会が広がる可能性がある。たとえば、既存のレギュレーションを改善し得る可能性のある、いくつかの提案を以下に示す。

- 世界的な機会からより大きなチャンスを掴み取るには、インドのニュートラシューティカル製品の製造業者は団結して、インドをブランドとして売り込むための基盤を作らなければならない。製造と研究開発の最前線における、インドの製造業者の一層の協力が必要である。政策立案者、レギュレーション当局、製造業者を含むすべての関係者間の協力が必要である。製造、バリデーション、研究開発、知的財産保護を標準化する必要がある。
- 機能性食品とニュートラシューティカルの製造が安全性・品質基準に準拠するように、インド薬局方などのインドの基準を拡大する必要がある。
- インド政府は、消費者が機能性食品とニュートラシューティカルについての安全性と健康に関する事実を認識できるよう、米国の栄養の表示と教育に関する法律のように、栄養表示に関する法律をさらに改正する必要がある。適切な立法に向けた政府と民間機関による共同努力、食品科学者の支援により、インドにおける加工機能性食品の非常に大きな今後の可能性が示される。
- 新しい小売計画、検証と臨床研究の増加、メディアや行政による認識の向上、健康意識啓発活動に対する企業責任の増大、さらには新しいマーケティング・伝達手法、革新的研究開発、製品開発技術を実現する必要がある。

　結論として、2006年食品安全基準法の制定は重要な第一歩であったが、既存の法律および規則との重複を排除するためには、より一層の努力が必要である。FSSAに先立って、食品安全や基準を規制する多数の法令が存在していた。ニュートラシューティカルは、不純物含有食品防止法に従って分類されていた。それは、強化食品または独自開発食品のいずれかに分類されていた[21]。2006年に、すべての既存の法律は、食品加工業界の組織的かつ科学的な発展を確保する目的で、単一の法律に統合された。食品は、以下の項目に基づいて分類された。

- ノーベルフード
- 遺伝子組換え食品
- 独自開発食品
- 一般食品

- 特別用途食品
- 機能性食品、ニュートラシューティカル、ヘルスサプリメント

　2011年食品安全基準法施行規則は、2011年8月1日にインド官報に掲載され、同月5日に施行された。インドにおけるニュートラシューティカル、機能性食品、ダイエタリーサプリメントの製造、流通、販売について細かく規定されている。

文献

1) Nutraceuticals/Functional Foods and Health Claims on Foods: Policy Paper [Health Canada, 1998]. Hc-sc.gc.ca. Retrieved 06.03.11.
2) Wildman REC, editor. *Handbook of nutraceuticals and functional foods*. 1st ed. CRC Series in Modern Nutrition; 2001.
3) International Food Information Council Functional Foods Now. Washington, DC: International Food and Information Council; 1999 [accessed 01.10.08].
4) Kalra EK. Nutraceutical: definition & introduction. *AAPSPharmsci* 2003; 5(2): Article 25. doi: 10.1208/PS/0500225. [accessed 01.01.09].
5) Hardy G. Nutraceutical and functional food: introduction and meaning. *Nutrition* 2000; 16: 688-9.
6) Brower V. Nutraceuticals: poised for healthy slice of healthcare market? *Nat Biotechnol* 1998; 16: 728-31.
7) Regulation of functional food in Indian Subcontinent, food and beverages news, http://www.efenbeonline.com/view_story.asp?type=story&id=880.
8) New Food Words: Functional Foods and Nutraceuticals, Phytochemicals, http://www.extension.iastate.edu/publications/PMI846.pdf.
9) http://www.agbioforum.org/v3n1/v3n1a05-gilbert.htm.
10) http://www.nutraceuticalsworld.com/issues/2012-11/view_features/tapping-indias-potential/.
11) http://fnbnews.com/article/detnews.asp?articleid=31115&sectionid=49.
12) http://www.commonlii.org/in/legis/num_act/fsasa2006234/.
13) India together: Legislative Brief at, http://www.indiatogether.org/2006/feb/laws-foodsafe/htmal/hilite.
14) FICCI study on Implementation of Food Safety and Standard Act 2006: An Industry Perspective at, http://www.indiaenvironmentportal.org.in/Files/food_safety_study.pdf.
15) KaK A. Supplementary growth, Express Pharma, February 16-29, 2008.
16) Jacobs K. INDIA: Nutraceutical Market sees 40% growth, Just-Food, 17 June 2008.
17) Mehta AG. Untapped wealth of nutraceutical exports. The Hindu Business Line; 2008.
18) http://www.asiafoodjournal.com/article-5565-definingfiunctionalfoodclaims-Asia.html.
19) http://www.Nutraceuticalsworld.Com/Articles/2008/11/India.
20) http://sitesources.worldbank.org/INTARD/ResourcesHealthEnhancing_Food_ARD_DP_30_final_pdf.
21) http://www.grantthornton.in/html/gt_insight/?p=1640.
22) http://mofpi.nic.in/ContentPage.aspx?CategoryId=147.
23) The Food Safety and Standards Act, 2006 - Bare act with short comments. Delhi: Professional Book Publishers; 2009.
24) Nutraceuticals - Critical supplement for building a healthy India, 2009, E & YFICCI report.
25) Industry Insight - Nutraceuticals, August 2010, Cygnus Report.
26) Interlink Knowledge Bank.
27) Expert Interviews.
28) Global Nutraceutical Industry: Investing in Healthy Living, Frost-FICCI report; 2011.
29) Chaturvedi S, et al. Role of nutraceuticals in health promotion. *Int J PharmTech Res* 2011; 3(1): 442-8.

第20章

インドにおけるニュートラシューティカル、機能性食品、ダイエタリーサプリメントのレギュレーション

Regulations on Nutraceuticals, Functional Foods and Dietary Supplements in India

アルリ・V・クリシュナラジュ，キラン・ブパティラジュ，
クリシャヌ・セングプタ，トリムルトゥル・ゴラコチ
ライラ・ニュトラシューティカル社　アンドラプラデシュ州，インド
Alluri V Krishnaraju, Kiran Bhupathiraju, Krishanu Sengupta and Trimurtulu Golakoti
Laila Nutraceuticals, Andhra Pradesh, India

20.1　はじめに

　食品は生命にとって欠かせないものであり、成長を維持するばかりか、人間の生涯における疾病に対抗するためにも必要である。あらゆる生物は食品のマクロ・ミクロ栄養素によって栄養を摂取し、一部の食品には健康上の利益があることが知られている。健康に良いとされている食品、身体の生物学的機能を調節して病的状態の予防と軽減を助ける食品は、一般にニュートラシューティカル、機能性食品、ダイエタリーサプリメントとして知られている。インドは食品の主要な消費国かつ生産国の1つである。すなわちさまざまな気候条件下で多種多様な種類の食品が生産されている。インドのような発展途上国は伝染病の管理においては著しい抑制実績を達成したが、急速に増加する生活習慣病と奮闘しているところである。現在、インド社会では、急速な都市化や、人体を活性化することが知られている適切な食品摂取・必須栄養素・サプリメントへの関心の欠如により、生活習慣病の脅威に直面している。最近の調査によると人口の31％が太りすぎや肥満であることが示されており、これが結局、糖尿病や心臓病の原因となっている。インドは最近では最も循環器系の患者の割合が高い国になった。さらに、医療費の増大によりインド政府と国民には大きな財政負担がのしかかっている。これらの要因が、今後の適切なダイエタリーサプリメントへの関心増加やその活用増大を保証しているといってよい。そして、インド

のニュートラシューティカル業界を確実に活性化させるであろう[1]。ライフスタイルの乱れには、ニュートラシューティカルやフードサプリメントの摂取のような長期的な介入が必要となる。2010年、インドのニュートラシューティカル市場は20億ドル（約2,000億円、1ドル＝100円）と推定された。これは世界市場規模1,401億ドル（約14兆100億円）のわずか1.5％に過ぎない。インドのニュートラシューティカル市場にはダイエタリーサプリメント（40％）、機能性食品と機能性飲料市場（60％）が含まれ、2015年までには50億ドル（約5,000億円）に達すると予測されている[2]。現在、インドの初期段階の市場では伝統的なハーブ原料Chyawanprash（7,450万ドル（約74億5,000万円））などをニュートラシューティカル分野に取り込みつつある。代替医療の需要や伝統的なニュートラシューティカル製品への消費者意識の高まりによって、ニュートラシューティカル市場はニッチ市場となっている。したがって、ニュートラシューティカル市場が成長する中、インドでは輸入、製造、販売、マーケティングを管理するために厳正かつ効果的なレギュレーションが必要となっている。安全で効果的な食品成分を国民に十分供給するため、インドの連邦政府は、2006年食品安全基準法のもとで食品安全基準管理局（Food Safety and Standards Authority: FSSA）を設立した。インドにおける食品、機能性食品、ダイエタリーサプリメントを管理するレギュレーションの枠組みは進化しつつあり、FSSAが設立されて以来、健全なペースで取組みが進んできている。FSSAの主たる目的は科学に基づいた食品基準を確立することであり、食品の製造、加工、供給、販売、輸入を規制し、人々が消費する食品の安全性を確保することにある[2,3]。

機能性食品、ニュートラシューティカル、ヘルスサプリメントは、特有の身体的生理的状態や特定の疾病・障害に対処する目的で、栄養その他の要請を満たすために特に設計、加工された食品である。ミネラル、ビタミン、タンパク質、金属、アミノ酸、植物・植物由来品のエタノール・水性アルコール・水抽出物、およびこれらの複合物が機能性食品に分類される[4]。こうした機能性食品の使用は経口投与のみに限定されている。インドでは特定の疾病や障害に対する植物製品、動物製品、ミネラル、ビタミンの投与はアーユルヴェーダ、ヨガ、ナチュロパシー、ユナニ、シッダ、ホメオパシー庁（Department of Ayurveda, Yoga and Naturopathy, Unani, Siddha, and Homoeopathy: AYUSH庁）が管理している。かつてのインド式医療およびホメオパシー庁（Department of Indian Systems of Medicine and Homoeopathy: ISM&H庁）が、AYUSH医療システムの教育と研究の発展に焦点を絞るため、2003年にAYUSH庁に名称変更された[5]。

過去10年間、非病原性微生物は宿主の腸内細菌バランスを改善する利点があることから、発酵食品を含むさまざまな食料品に添加されてきた。影響力のある研究に裏づけされたことにより、世界市場のみならずインド市場でもプロバイオティクスの需要と消費が急速に高まった。結果としてプロバイオティックダイエタリーサプリメント、プロバイオティック強化食品や飲料が大量に市場に流通している。多くの医師たちやその他の医療関係者たちはさまざまな健康状態でのプロバイオティックの活用を提唱している。プロバイオティクスは強化食品（ヨーグルト、アイスクリーム、乳飲料）やダイエタリーサプリメント（カプセル、錠剤、粉末）の形で入手できる。ネスレ、マザーデイリー、アムール、

第20章　インドにおけるニュートラシューティカル、機能性食品、ダイエタリーサプリメントのレギュレーション

ヤクルトなどの企業が発売したさまざまなプロバイオティクス製品がインドで市販されている。インドにおけるプロバイオティクスの使用は、初期段階とはいえ急速に拡大しているため、その医薬品、生物学的製剤またはフードサプリメントとしての生産と販売を監視・管理するガイドラインが必要になっている[6,7]。同様に、サプリメントや機能性食品の連鎖販売取引（multi-level marketing: MLM）という、新手の訪問販売ともいえるビジネスが、アムウェイやハーバライフなどの企業によってインドで急速に展開されており、販売地域が拡大されつつある。出資金詐欺の脅威に対する強い規制がないため、インド訪問販売協会（Indian Direct Selling Association: IDSA）とインド商工会議所連合会（Federation of Indian Chambers of Commerce and Industry: FICCI）は政府に対し、正当な企業が健全な環境下で事業を行えるようレギュレーションを整備するよう要求している。すでに多くの州政府ではMLM組織を規制、監視するレギュレーションを敷きはじめている。PHD商工会議所・IDSAが刊行した『インド直接販売業界：2010-11年調査』によれば、MLMビジネスには400万人（うち70％は女性）近くの人々が従事しており、売上高は11億4,090万ドル（約1,140億9,000万円）に上り、インドにおいて持続的に急成長を遂げつつある[8]。

20.2　食品安全基準法

連邦議会は食品に関する既存の法令を1つにまとめてそれを単一のレギュレーション機関で執行するため、食品安全基準法を2006年に成立させた。この法律は、主に次の8法令を取り込んだ。

- 1954年不純物含有食品防止法
- 1955年果物製品令
- 1973年食肉製品令
- 1947年植物油製品（管理）令
- 1998年食用油包装（規制）令
- 1967年溶媒抽出油、脱油食品、食用粉（管理）令
- 1992年乳および乳製品令
- 1995年生活必需品法

統一された法律の制定により、新しい国内のレギュレーション機関が発足した。それがFSSAである。この機関は食品に対して科学的根拠に基づいた基準を策定し、その製造、保管、流通、販売、輸入を規制し、人々が消費する安全で健康に良い食品の安定供給を確保する責務を負っている（notification S.O. 2165(E) dated September 5, 2008参照）。さらに2009年10月5日、中央諮問委員会（Central Advisory Committee: CAC）が発足した。この目的は、FSSA、執行関連機関、食品安全分野における諸団体の間の密接な協力を確立することである。CACはFSSAに対しその任務に対する助言、特に業務プログラム、業務の優先順位、潜在的リスクの特定、知識の蓄積、その他の機能を提案するものである[5,9]。

食品安全基準法は、食品（ノーベルフード、健康食品、ニュートラシューティカル、遺伝子組換え食品）に関わる諸概念を一貫させるために必要な手立てを整えている。同法には安全で良質の製造業者に対して許可を与える規定がある。この規定が、消費者の高い信頼を得て、効果的で透明性がありかつ責任あるレギュレーションの枠組みを提供する。この枠組みは、食品業界が国内外の取引上のダイナミックな要請を効率よく遵守できるようにしている。同法には違反に対する罰則規定もある。地方自治体および州の食品安全管理官を通じて、州政府または連邦直轄領が、違反の程度に応じて段階的な罰則を科している[10]。

(1) 食品安全基準法施行規則

2006年食品安全基準法の施行規則が、官報掲載日（notification G.S.R. 362-(E) dated May 5, 2011 参照）の3ヶ月後に施行された。すなわち、食品安全基準法施行規則が2011年8月5日に施行された[11]。この規則は、複数の規則（未制定も含む）から成る一連の規則を指す（Table 20.1）。

Table 20.1　食品安全基準法施行規則

構成規則	食品安全基準法の該当条項
乳および乳製品令（1992）、（2009）[#1]	法1条3項および99条
食品事業の許可および登録（2011）	法31条および92条2項o号
包装・表示（2011）	法23条および92条2項k号
食品規格および食品添加物（2011）	法16条および92条2項e号
販売の禁止および制限（2011）	法26条および92条2項l号
食品汚染物質、毒素、残留物（2011）	法20条および92条2項i号
検査機関およびサンプル分析（2011）	法40条、43条および92条2項q号
食品輸入（2013）	法92条および25条1項

[#1] 1992年乳および乳製品令が、法1条3項に基づき、2009年6月29日付けで規則としてみなされた。

出典：http://www.fssai.gov.in/GazettedNotifications.aspx

(2) 許可および登録

食品安全基準法31条は、食品事業の許可および登録を規定している。食品安全基準法施行規則では、別表4に記載されている要件を満たして許可を取得しなければ食品事業を開始または継続できないとしている。国内のすべての食品事業者（food business operator: FBO）は、小規模食品事業者として登録するか、または許可を取得しなければならない。すなわち、事業の規模や売上額等によって登録か許可かが分かれる。また、同法制定以前の諸法令に基づいて許可を受けているまたは登録している者は、それらの期間満了日を指定機関に報告しなければならない。同法制定前の法令に基づいて期限のない許可や登録を有する者は、改めて手数料を納めて登録するか許可を取得しなければならない[10,12]。

(3) 特定製品の許可

　食品安全基準法 22 条は、機能性食品、ニュートラシューティカル、ヘルスサプリメントを、特別用途食品とともに大まかに規定している。同法が制定される前に既存の法令によってすでに許可されているか否かを問わず、独自開発食品という表示をつけた食品で、かつノーベルフード、機能性食品、フードサプリメント、照射食品、遺伝子組換え食品、特別用途食品または植物・ハーブ・動物由来の抽出濃縮食品にも該当する食品を製造・販売するためには、FSSA が定めた様式 1(b) に従って許可を取得しなければならない。許可の取得には諸条件を満たすことが必要であり、その細則には管理情報、技術情報、食事曝露、栄養学的影響、摂取者に対する潜在的影響、有効性、料金情報等が含まれる。申請手続きは、審査と評価を経る。許可された場合は、製品審査許可委員会（Product Approval and Screening Committee: PASC）から異議なし証明書（No objection Certificate: NOC）が発行される[13]（Figure 20.1）。

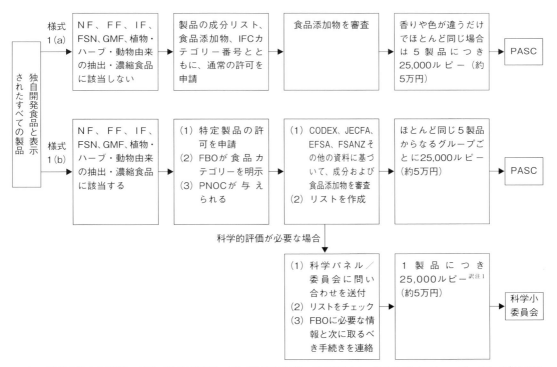

EFSA（欧州食品安全機関）、FBO（食品事業者）、FF（機能性食品）、FSANZ（オーストラリア・ニュージーランド食品基準機関）、FSN（特別用途食品）、GMF（遺伝子組換え食品）、IF（照射食品）、IFC（インド食品基準）、JECFA（食品添加物に関する FAO/WHO 合同専門家委員会）、NF（ノーベルフード）、PASC（製品審査許可委員会）、PNOC（異議なし仮証明書）

Figure 20.1　特定製品の許可手続き

訳注 1　原著では 2,500 ルピーであるが、当局の資料に基づいて 25,000 ルピーに修正した。

(4) 包装・表示

　新興しつつある包装食品の市場では、消費者のニーズに対応するため、加工業者、輸入業者、包装業者、ラベル貼付業者にとって機会と課題の両方が存在する。食品開発におけるイノベーションは消費者を満足させるための主要な差別化要素であるが、包装食品の表示に関しては、規制上の要件への適合が求められる重要なパラメータにもなる。また、表示に対する規制は、消費者に正しい栄養的価値情報を伝えるために、食品安全基準法に規定された。

　食品安全基準法23条は、表示に関する諸条件を義務づけており、本条に基づいて、包装・表示に関する規則も制定されている。具体的には食品名、成分リスト、栄養情報、ベジタリアン／ノンベジタリアン表示、食品添加物、製造者の名称・住所、正味量、ロット／コード／バッチ番号、製造または包装の日付、賞味（best before）／消費（use）期限、（輸入食品の）原産国などが含まれる。摂取上の注意は、一般表示項目とは別の箇所に記載しなければならない（**Figure 20.2**）。同規則には、乳児用ミルク代用品、乳児食、食用油脂、指定着色料、照射食品についての特別な制限規定もある。また、表示面積等に応じた例外規定も設けられている[14]。

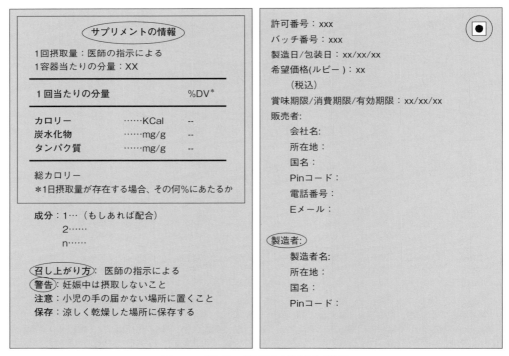

Figure 20.2　表示が必要な項目

（5）食品規格および食品添加物

　FSSA は、食品添加物を製品の区分ではなく個別の製品として扱うことで、複雑な既存の食品システム（コーデックス食品分類システム）から生じた曖昧さを明確にしている。安全性が確認された食品添加物の包括リストは、食品規格および食品添加物に関する規則に掲載されている。具体的には着色剤、人工甘味料、保存料、酸化防止剤、乳化剤、安定剤、凝固防止剤、香料その他関連物質、キレート剤、緩衝剤、指定された制限内で使われるその他の物質が含まれる[15]。新しい区分システムでは、製品が広範囲な一般カテゴリーと下位カテゴリーとで位置づけられることで、現時点である特定の製品に使用が許されている食品添加物が、同一カテゴリーに属する類似の製品や独自開発食品にも認められるようになっている。すべての食品添加物は適正製造規範（Good Manufacturing Practice: GMP）に従い、その条件下で使用される。その条件には次の事柄が含まれる。

1. 食品に加える食品添加物の量は期待される効果が得られるために必要最低限の量にすること。
2. 食品に物理的効果や技術的効果をもたらすことを目的としておらず、食品の製造、加工、包装に使用される結果食品の成分となる食品添加物については、その量を妥当な範囲で減らすこと。
3. 食品添加物も当該食品の品質の適切な等級に当たり、食品成分と同じように調製し、取り扱うこと[16]。

（6）販売の禁止および制限

　食品安全基準法 26 条等に基づいて制定された、販売の禁止および制限に関する規則は、特定の食品を混ぜて販売することを禁止している。特定の食品成分や製品について、人が消費するために適切な条件下でしか販売できないように制限している[17]。

（7）食品汚染物質、毒素、残留物

　食品安全基準法 20 条等に基づいて制定された、食品汚染物質、毒素、残留物に関する規則は、収穫物汚染物質を「食品の生産（作物管理、家畜管理、獣医師による投薬を含む）、製造、加工、調製、処理、包装、包装物輸送、保管の過程で、または環境からの汚染の結果として食品に意図せずに加えられた物質」と定義している。金属汚染物質、収穫物汚染物質、自然毒、農薬・抗生物質・その他の薬理学的活性物質の残留物について基準を定めている[18]。

(8) 検査機関およびサンプル分析

　食品安全基準法43条に基づき、FSSAは、年間を通じて食品分析官と有資格職員が装置を用いてサンプル分析を行い食品の検査を実施するための機関を68ヶ所認定した。この認定制度は国内外で販売されるインド製品の品質と信頼性を高め、インド経済の成長を増進する手助けとなる。認定は、国際標準化機構（International Organization for Standardization: ISO）の規格に従って行われる。また、規則により、大規模見本市や交通の不便な地域に適する移動検査機関も作られている[19〜21]。

(9) ヘルスクレーム表示の許可

　2012年12月27日、FSSAは表示（クレーム）に関する規則案を公表した。科学に基づいており、正当で十分なエビデンスに裏づけられたニュートリションクレームとヘルスクレームに関する指針をFBOに提供するものである。ニュートリエントの機能性をクレーム表示する場合、その表示を付けた食品は、少なくともそのニュートリエントを実質的に供給するものでなければならない。ヘルスクレームにはすべて、その製品の1日の最大摂取量の説明を記載しなければならない。また、その食品が完全な栄養を提供することを意味する「完全な」「計画的な」「徹底的な」「全面的な」「絶対的な」などの語やこれらの類語は、その食品が、体重管理のための完全代用食として提供される場合または特定医療目的の食品として販売される場合を除き、一般的には使ってはならない。規則案は、クレーム作成のための具体的指針も定めており、ニュートリエント比較クレーム（nutrient comparative claim）を含むニュートリションクレームの記載例や、疾病リスク低減クレーム（disease risk reduction claim）を表示するための諸条件を別表に掲載している。規則案によると、許可の最終判断はFSSAが科学委員会による審査と評価に基づいて下し、許可されたクレームは官報に掲載される[22]（**Figure 20.3**）。

(10) 食品回収手続

　食品安全基準法28条に基づいて2009年に制定された、食品回収手続に関する規則（改正中）は、FBOに対して食品の回収する際の手順を提供している。危険で潜在的に有害な食品をいかに効率的かつ迅速に特定し、市場または流通網から排除するかが示されている。危険な食品を回収し、破棄し、または安全な状態にすることが間違いなく行われるようにするものである。回収計画は文書化されなければならず、州の当局またはFSSAから要求があれば提出可能でなければならない。また、回収計画は同規則に従っていなければならない[23]。

1）不純物含有・危険食品の内部告発者のための報奨制度
　食品安全基準法95条は、不純物含有食品や危険食品に関わる違法行為の内部告発者に

第20章　インドにおけるニュートラシューティカル、機能性食品、ダイエタリーサプリメントのレギュレーション

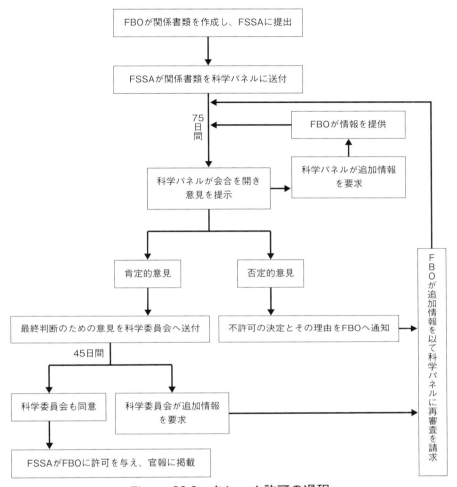

Figure 20.3　クレーム許可の過程

対して報奨を与えることを規定している。これに基づき、以下の違法行為に対する誘引的な報奨制度が作られている。

ⅰ）以下の食品を製造、保管、供給、販売、または輸入する行為
 a. 基準を満たしていない食品
 b. 不正表示の食品
 c. 異物や不要な混ぜ物を含ませた食品
ⅱ）非衛生的または不潔な条件下で食品を加工・製造する行為
ⅲ）ⅰ）またはⅱ）の行為を教唆または幇助する行為

　この制度の趣旨は、すべての関係者から不純物含有・危険食品に関する情報を獲得することにある。報奨の規模は、前述の区分ごとに違法性の程度に基づいて設定される。報奨金の額は、当該食品を摂取した消費者に発生した傷害、または仮に摂取していたら発生し

たと考えられる傷害の程度によって決定される。その範囲は500ルピーから500万ルピー（約1,000円から1,000万円）になる。各州の食品安全管理官が専門担当官を任命し、この担当官が情報を入手して食品安全管理官またはFSSAの執行長官に送り、然るべき措置がとられる[24]。

（11） 食品の輸入と通関手続

食品安全基準法25条は、食品の輸入について規定している。

ⅰ）危険食品、不正表示食品、基準を満たさない食品、不純物含有食品、本法もしくは本法に係る規則または他の法律に違反している食品を輸入してはならない。

ⅱ）連邦政府は、1992年外国貿易法に基づき食品の輸入の禁止、制限またはその他の規制を行うとともに、本法に基づいてFSSAが制定する規則および策定する基準に従うものとする。

ⅲ）輸入には中央許可局の許可が必要であり、既存の法令に基づいて許可を受けている輸入業者も当局に登録する必要がある。すべての輸入品が、食品安全基準法での新しい取組みであるIT化輸入食品安全システムで安全指標を検査される予定である。何人も危険食品、不正表示食品、基準を満たしていない食品、不純物含有食品を輸入できない。

中央許可局は、IT化輸入食品安全システムの企画と構想について、通信・情報技術省の国立スマート政府研究所（National Institute of Smart Government: NISG）と連携している。この取組みの一環として、NISGは専門官を14の主要な通関手続地に配置し、中央許可局による食品輸入通関手続きの業務確立を支援している。輸入食品の安全性を確保するため、食品輸入に関する規則案も作成され、2013年1月24日付けの公開内容では、食品輸入通関手続きに関する指針・細目が規定されている。卸売り包装の表示に関する要件、独自開発食品の検査、ダイエタリーサプリメントの輸入、認定検査機関報告書、卸売り業者による香料の輸入などが含まれている[10,25,26]。2013年5月27日付けの規則案では、FBOによる手続きも規定された（Figure 20.4）。

（12） 不正表示、誤解を招くクレーム表示に関する注意点

食品安全基準法23条に基づいて制定された、包装・表示に関する規則には、ヘルスクレーム、ニュートリションクレーム、疾病リスク低減クレームの定義が含まれている。また、法23条は、以下のことを規定している。何人も、規則によって指定される方式に従わずに表示したもしくは特徴を記載した包装の食品を製造し、供給し、販売し、陳列し、または販売目的で代理店等に発送してはならない。表示は、包装された食品自体、薬効や治療効果を暗示する量・栄養価、または食品の原産国について、虚偽のもしくは誤解を招

第20章　インドにおけるニュートラシューティカル、機能性食品、ダイエタリーサプリメントのレギュレーション

着荷前要件[#1]

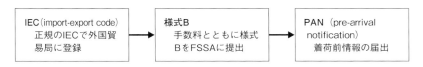

着荷後要件

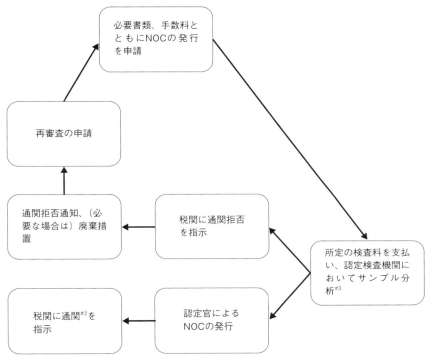

[#1] 主要項目：製品基準、有効期限、表示、包装、保管
[#2] 特定目的による通関：特定の許可に基づく認定輸入、輸出目的の食品の輸入、外交任務による輸入
[#3] サンプル分析を経ない特急通関：品質評価や研究開発目的の輸入、国際展示会や特別なスポーツイベントのための輸入

Figure 20.4　FBO による食品輸入の流れ

く説明、クレーム、デザインまたは図案を含んではならない。

　食品安全基準法24条は、不公正な取引の禁止および広告の制限について、以下のように規定している。

  ⅰ）食品に関して、虚偽である、誤解を与える、または本法の規定に違反する広告を行ってはならない。
  ⅱ）食品の販売、供給、使用または消費の目的で不公正な取引を行ってはならない。口頭、文書または視覚的表現を問わず、以下の不公正または詐欺的な行為を行ってはならない。

a. 特定の規格、品質、量または等級を偽る。
b. 当該食品の必要性もしくは実用性を偽るまたはそれらについて誤解を与える。
c. 科学に基づかないまたは十分な正当性のない効果を公衆に向けて保証する。

　食品安全基準法22条に基づき、FBO含むすべての者は、許可が得られていないもしくは保留中のニュートラシューティカル、ヘルスサプリメントまたは機能性食品を含む食品を扱う場合、ヘルスクレーム、ニュートリションクレーム、疾病リスク低減クレームを広告の中に表示することはできない。違反者には罰則が科される[27]。

(13) エナジードリンクとカフェイン含有飲料

　1954年不純物含有食品防止法の下では、エナジードリンクを対象とする規則は制定されなかった。ただし、1955年同法施行規則は、炭酸飲料のカフェイン上限値を200ppmとしている。この値について、FSSAは2013年4月18日付けで下限値を145mg/Lとし、上限値を320mg/Lに修正した。その後、専門家パネルの決定により、エナジードリンクは、新しく定義された食品カテゴリーとして位置づけられている。このカテゴリーはオーストラリア・ニュージーランド当局が採用しているもので、一般目的とも特定栄養目的とも異なり、「カフェイン含有飲料」と名づけられている。エナジードリンクにおける添加物質の組み合わせや濃度は、有効性よりも安全性に基づいていなければならない。FSSAが現在作成している新たな基準によれば、こうした飲料には消費者に対する以下の警告文を明記しなければならない。「小児、妊婦、授乳中の女性、カフェインに過敏な人、スポーツ選手にはお勧めできません」、「1日に2缶以上は摂取しないでください」[28,29]。

(14) 違反および罰則

　食品安全基準法の48条ないし67条が、違反および罰則について規定している（Table 20.2）。49条は、審判官・審判体が量刑を判断するための次のような考慮要素を規定している[30]。

a. 違反の結果得た利益または不公正な便宜の量
b. 違反の結果人に与えたまたは与えるおそれがあった損害の額
c. 違反の再発性
d. 違反と知らずに行ったかどうか
e. その他の関連要素

20.3　連鎖販売取引・訪問販売

　ダイエタリーサプリメントや機能性食品の連鎖販売取引（MLM）は急速に広がってお

Table 20.2　違反および罰則等

違反	罰則 ［1 ルピー＝約 2 円］
性質、内容または品質が異なる食品の販売	50 万ルピー以下の罰金
基準を満たさない食品の販売	50 万ルピー以下の罰金
不正表示食品の販売	30 万ルピー以下の罰金
虚偽であるまたは誤解を与える広告	100 万ルピー以下の罰金
不要な物を含ませた食品の販売	10 万ルピー以下の罰金
食品安全係官への不服従	20 万ルピー以下の罰金
食品安全係官に対する虚偽情報の提供	3ヶ月以下の禁固または懲役および 20 万ルピー以下の罰金
不衛生な環境での製造	10 万ルピー以下の罰金
不純物含有食品の製造、販売等	20 万ルピー以下または 100 万ルピー以下の罰金（被害の程度による）
無許可の製造、販売等	6ヶ月以下の禁固または懲役および 50 万ルピー以下の罰金
危険食品の販売	
傷害に至らない	6ヶ月以下の禁固または懲役および 10 万ルピー以下の罰金
軽度の傷害	1 年以下の禁固または懲役および 30 万ルピー以下の罰金
重大な傷害	6 年以下の禁固または懲役および 50 万ルピー以下の罰金
死亡	7 年以上の懲役または終身刑および 100 万ルピー以上の罰金
被害者への要補償金	
死亡	50 万ルピー以上
重大な傷害	30 万ルピー以下
傷害	10 万ルピー以下

出典：http://www.fssai.gov.in/portals/0/pdf/food-act.pdf

り、アムウェイやハーバライフは過去数年で著しい業績をあげている。また、インドには 400 以上の訪問販売会社と 400 万人近くの訪問販売員が存在し、2011 年～2012 年の推定売上総額は 11 億 4,090 万ドル（約 1,140 億 9,000 万円）である[8]。1996 年に設立された IDSA は訪問販売の自主規制協会であり、加盟団体に対して訪問販売協会世界連盟が定めた厳しい倫理規定に従って活動するように指示している。訪問販売の明確な定義はないが、通常、訪問販売員が直接説明し、実演を通じて販売することである。

　インド憲法の別表 7 で示されているように、州内の商業取引は州の排他的管轄が及ぶが、連邦政府による規制が公益に適うと連邦議会が宣言した産業の製品および輸入品に係る商業取引については、連邦と州の競合管轄になっている。しかし、連邦にも州にも、ピラミッド型委託構造を有する違法な MLM 企業と、公正な事業を営んでいる合法な MLM 会社とを区別する規則はない。ただし、2011 年に初めてケーララ州政府が MLM に関する指導要領を作成し、ガイドラインとして公表した。これは合法な MLM 企業と違法なピラミッド型 MLM 企業とを区別するためのものである。そこでは、訪問販売が「一般に、販売員が常設の営業所から消費者の自宅や職場、関係者の自宅や職場その他の場所に赴き、製品またはサービスを直接販売することであり、通常、販売員による製品の説明や実演を介する」と定義されている。

このガイドラインによると、ケーララ州の訪問販売団体は以下を遵守することが求められる。

1. 合法的に設立された訪問販売団体であり、法の定めるところに従いすべての収益を報告すること。
2. 有効な許可を取得しており、商品・サービスの商標が適法に使用されていること。
3. 商品・サービス、取引条件、販売員の詳細価格、当該団体および取扱製品についてのすべての関連情報を提供するウェブサイトを作成すること。ウェブサイトは定期的に更新し、地域産業センターの求めに応じて適宜必要な情報を提供すること。
4. 販売員から登録料として会員費を徴収してはならない。販売員には商品の説明書とともに有効なIDを提供すること。
5. 販売員への報酬は、販売した商品・サービスの量のみに基づくこと。
6. 商品・サービスを購入した者は、少なくとも購入日から30日の間返品するまたは取り消すことができ、全額が返金されること。

2013年にケーララ州では、アムウェイ・インドの幹部が、販売員からの苦情を端緒として、1978年無限連鎖講（禁止）法違反の容疑で逮捕された。FICCIは、州警察による逮捕行為は行き過ぎであることを批判し、訪問販売業界に調和するような適切な立法の必要性を強調した。ケーララ州に続き、他の州でもMLMに関する指導要領作りが行われている。連邦政府の3省合同会議は、1978年無限連鎖講（禁止）法の改正、または新しい規則の枠組み作りに取り組むことを表明している。訪問販売を行う団体は、1930年物品販売法、1872年インド契約法、1986年消費者保護法、1978年無限連鎖講（禁止）法以外にも、各州が策定した事業者ための各種指針に従わなければならない[31,32]。

20.4 アーユルヴェーダ、ヨガ、ナチュロパシー、ユナニ、シッダ、ホメオパシー

1995年3月に連邦政府は、インドの医療制度を改善するためインド式医療およびホメオパシー庁（ISM&H庁）を設立した。ISM&H庁は2003年11月に改称され、アーユルヴェーダ、ヨガ、ナチュロパシー、ユナニ、シッダ、ホメオパシー庁（AYUSH庁）となった。これはインド式医療の教育と研究の発展により焦点を絞り、AYUSH薬品の品質管理と標準化をグレードアップし、伝統的な資源を文書化して国民が利用できるようにするためである。

AYUSH庁が目的とするものは、AYUSHの教育と研究のレベルアップ、これらのシステム下での薬草の栽培と再生、AYUSH薬品の薬局方を進化させることなどである[5,33]。

1940年医薬品化粧品法の4A章には、アーユルヴェーダ、シッダ、ユナニ（ayurvedic, siddha, and unani: ASU）薬品に関する規定がある。インド式医療で伝統的に用いられてき

第20章　インドにおけるニュートラシューティカル、機能性食品、ダイエタリーサプリメントのレギュレーション

たハーブ製剤も含んでいるのである。すべてのASU製剤・製品に対して、医薬品に共通する規律が定められている。さらに、ASU薬品の品質を確保し、改善するために、GMPおよび適正農業規範（Good Agricultural Practice: GAP）を適用させる別表Tが追加されている。これにより、原材料が純正であり、定められた品質を維持し、汚染されていないことを確保している。医薬品化粧品法施行規則の一部を改正する規則（2010年）により、医薬品化粧品法施行規則158条の(B)が新設され、ASU薬品製造者が適切なエビデンス（法の別表E1に記載）をニュートラシューティカルとしての安全な消費のために提出した場合にも、製造許可が与えられることになった。なお、医薬品化粧品法は、ASU製品をニュートラシューティカルとしては規定していない[34]。

20.5　プロバイオティクスのレギュレーション概要

インドのプロバイオティクス市場は比較的初期の段階にあり、サプリメントの推定売り上げは1,200万ドル（約12億円）であるが、フロストとサリバンの報告によれば11％以上の伸びを示している。プロバイオティクス製品は消費者やヘルスケア関係者の間で広く使用されるようになっており、サプリメントと機能性食品の強力な成長を導いている。プロバイオティクスは細菌であり、腸内微生物叢の自然なバランスを維持させる働きがある。2002年に、食糧農業機関（Food and Agriculture Organization: FAO）と世界保健機関（World Health Organization: WHO）は、プロバイオティクスを「適正量を摂取すれば、宿主に健康上の利益をもたらす生きた微生物である」としている。プロバイオティクスは健康を促進、増進するダイエタリーサプリメントや食品として世界中で販売されているが、国により違った分類をされている。米国では、食品または生物学的製剤として販売されており、それぞれダイエタリーサプリメント健康教育法、連邦食品医薬品化粧品法の対象になっている。インドでは、特別用途食品または機能性食品として販売されており、2006年食品安全基準法の対象になっている。プロバイオティクスの評価と販売に関する規則については、インドではまだ制定されていない。ただし、インド医療評議会と生命工学省の主導で、食品安全基準法および同法施行規則が対象とする食品中のプロバイオティクスの評価について、指針案が作成されている。この指針案は、食品中にないプロバイオティクスについては対象外としている。それらは、医薬品または有用微生物・遺伝子組換え微生物にあてはまるからである。なお、医薬品または遺伝子組換え微生物としてのプロバイオティクスについては、有効性がないにもかかわらずプロバイオティクスに関する虚偽のクレームを表示しているまがい物の販売を規制するための規則が制定される予定である[6,7]。

20.6　結論

インドは現在、機能性食品やニュートラシューティカルについては「比較的初期段階の市場」とされている。インド人に広く利用されているのは、アーユルヴェーダ、ユナニ、シッダ、ホメオパシーといった伝統的療法であり、さまざまな食品やハーブが医療目的で

使用された長い歴史がある。ニュートラシューティカルに対する認識や入手可能性が高まるにつれて、特定の健康上の利益を有する製品への消費者の需要も高まってきている。2011年食品安全基準法施行規則のような優れたレギュレーション枠組みも導入されたので、安全で効果的なサプリメントや機能性食品の販売が促進され、この市場は急速に拡大するであろう。

　2006年食品安全基準法には機能性食品やニュートラシューティカルについての大まかな規定があるが、FSSAが2011年に同法の施行規則を制定したことでその潜在性が発揮された。食品安全基準法は当初、欧州のレギュレーション枠組みを大部分そのまま真似たものと思われていたが、強力で徹底した枠組みになったといえる。ニュートラシューティカルも食品のサブカテゴリーとして定義された。FSSAは食品やニュートラシューティカルの品質を管理するため、全国規模で地域検査機関を認定した。罰則規定は、食品に関わる違法行為を減少させるに足る厳しいものであるため、安全で品質の高い食品やニュートラシューティカルだけを消費者に届けることができるであろう。2006年食品安全基準法の興味深い点は、危険な食品に関する情報提供者（内部告発者）に対して報奨を与える規定があり、そのための制度が作られたことである。これは市場から不純食品や危険な食品を根絶する一助となる。表示に関する要件の透明化により、消費者は信頼性のあるデータが得られるようになった。また、インドのレギュレーション枠組みでは、ニュートラシューティカルの製造について許可制度が設けられた。FBOに対して、十分な科学的エビデンスに裏づけられたニュートリションクレームやヘルスクレームの許可に関する指針を提供している。この点はFSSAと、欧州、日本、オーストラリア、ニュージーランドなど他国における当局とを大きく区別するものである。他国のレギュレーション機関は、食品としての機能性食品やニュートラシューティカルすべてに対するクレームの許可制度をとっていないからである。インドでは、クレームを保護し、イノベーションを促すための基盤をFBOに提供しているといえる。

　食品安全法を執行するにあたっては多数の課題があるが、FSSAは食品、フードサプリメント、ニュートラシューティカルのための個性的で透明性のある規則を構築するという方針の下で活動している。インドのレギュレーションは総じて、消費者には安全で有効な機能性食品を保証し、FBOには機能性食品分野で事業を展開しながら必要な課題に対応できるよう援助しているのである。こうした背景により、インドのサプリメントと機能性食品の企業が今後数年間に著しい成長と成功を達成できる素地が築かれつつある。

文献
1) India Development Gateway. Lifestyle Disorders in India causing death, http://www.indg.in/health/lifestyle-disorders/lifestyle-disorders-in-india-causing-death.
2) Frost and Sullivan. Nutraceuticals Critical Supplement for Building a Healthy India, http://ficci-nutraceuticals.com/files/Nutraceuticals_Final_Report.pdf; 2012.
3) Interlink's White Paper. Regulatory Perspective of Nutraceuticals in India, http://www.interlinkconsultancy.com/pdfs/whitepapers/Regulatory_prespective_Nutraceuticals_whitepaper_Dec2011.pdf; 2011.
4) Training Manual for Food Safety Regulators. Vol I - Introduction to Food and Food Processing, http://www.fssai.gov.in/Portals/0/Training_Manual/Volume%20I-%20Intoduction%20to%20Food%20%20and%20Food%20Processing.pdf;

2010.
5) Mukherjee PK, Venkatesh M, Kumar V. An overview on the development in regulation and control of medicinal and aromatic plants in the Indian system of medicine. *Bol Latinoam Caribe Plant Med Aromat* 2007; 6(4): 129-36.
6) Malika A, Sujata S, Ashish B. Comparative insight of regulatory guidelines for probiotics in USA, India and Malaysia: a critical review. *Int J Biotechnol Wellness Ind* 2013; 2: 51-64.
7) ICMR-DBT. Guidelines for Evaluation of Probiotics in Food, http://icmr.nic.in/guide/PROBIOTICS_GUIDELINES.pdf; 2011.
8) The Indian Direct Selling Industry, Annual Survey 2010-11, PHD Chamber of Commerce and Industry and IDSA; 2012.
9) Food Standards and Safety Authority of India, http://fssai.gov.in/portals/0/Introduction_to_FSS_Rules_2010.pdf.
10) Food Standards and Safety Authority of India. Vol II - Food Safety Regulations & Food Safety Management, http://www.fssai.gov.in/Portals/0/Training_Manual/Volume%20II-%20Food%20Safety%20Regulators%20and%20Food%20Safety%20Management.pdf; 2010.
11) Food Standards and Safety Authority of India. The Food Safety and Standards Regulations, http://fssai.gov.in/Gazetted Notifications.aspx; 2011.
12) Food Standards and Safety Authority of India. Licensing and Registration of Food Businesses, http://fssai.gov.in/Portals/0/Pdf/Food%20safety%20and%20Standards%20(Licensing%20and%20Registration%20of%20Food%20businesses)%20regulation,%202011.pdf; 2011.
13) Food Standards and Safety Authority of India. New Product Approval Procedure, http://fssai.gov.in/Portals/0/Pdf/productApproval(10-12-2012).pdf; 2012.
14) Food Standards and Safety Authority of India. Packaging and Labeling, http://www.fssai.gov.in/Portals/0/Pdf/Food%20Safety%20and%20standards%20(Packaging%20 and%20Labelling)%20regulation,%202011.pdf; 2011.
15) Food Standards and Safety Authority of India. Food Products Standards and Food Additives, http://fssai.gov.in/Portals/0/Pdf/Food%20safety%20and%20standards%20(Food%20product%20standards%20and%20Food%20Additives)%20regulation,%202011.pdf; 2011.
16) Codex General Standard for Food Additives (Revised 2012), http://www.codexalimentarius.net/gsfaonline/docs/CXS_192e.pdf.
17) Food Standards and Safety Authority of India. Prohibition and Restrictions on Sales, http://fssai.gov.in/Portals/0/Pdf/Food%20safety%20and%20standards%20(Prohibition%20and%20Restrction%20on%20sales)%20regulation,%202011.pdf; 2011.
18) Food Standards and Safety Authority of India. Contaminants, Toxins and Residues, http://fssai.gov.in/Portals/0/Pdf/Food%20safety%20and%20standards%20(contaminats,%20toxins%20and%20residues)%20regulation,%202011.pdf; 2011.
19) Food Standards and Safety Authority of India. List of FSSAI Notified NABL Accredited Food Testing Laboratories, http://fssai.gov.in/Portals/0/Pdf/list%20of%2068%20labs%20final.pdf.
20) Food Standards and Safety Authority of India. http://fssai.gov.in/Portals/0/Pdf/Eight_Meeting_CAC(06-07-2012).pdf; 2012.
21) National Accreditation Board for Testing and Calibration Laboratories, India, http://www.nabl-india.org/index.php?option=com_content&view=article&id=139&Itemid=12.
22) Food Standards and Safety Authority of India. Regulation on Labelling (Claims), http://www.fssai.gov.in/Portals/0/Pdf/covering%20letter%20for%20draft%20regulation.pdf; 2012.
23) Food Standards and Safety Authority of India. Regulations on Food Recall Procedure, http://www.fssai.gov.in/Portals/0/Pdf/Recall_procedure(04-05-2011).pdf.; 2009.
24) Food Standards and Safety Authority of India. Reward scheme for Whistle Blowers, http://www.fssai.gov.in/Portals/0/Pdf/Whistle%20Browers(16-08-2011).pdf; 2011.
25) Food Standards and Safety Authority of India. Food Import Regulations, http://fssai.gov.in/Portals/0/Pdf/Food_Import_Regulations_Draft(07-07-2011).pdf; 2011.
26) Food Standards and Safety Authority of India. Guidelines related to Food Import Clearance Process by FSSAI's Authorized Officers, http://www.fssai.gov.in/Portals/0/Pdf/Advisories_Final.pdf; 2013.
27) Food Standards and Safety Authority of India. Advisory on Misbranding/Misleading claims, http://fssai.gov.in/Portals/0/Pdf/Advisroy_on_misbranding_&_misleading_claims(04-07-2012).pdf; 2011.
28) Food Standards and Safety Authority of India. Regulation of Energy Drinks, and Caffeine (Revised), http://www.fssai.gov.in/portals/0/standards_of_energy_drinks_pdf; 2009.
29) Food Standards and Safety Authority of India, http://fssai.co.in/india-energy-drinks-to-carry-health-warnings/.
30) Food Safety and Standards Act, http://www.fssai.gov.in/portals/0/pdf/food-act.pdf; 2006.
31) Direct selling Guidelines, http://kerala.gov.in/index.php?option=com_docman&task=doc_download&gid=

3522&Itemid=2702; 2011.
32) FICCI Report on Direct Selling Industry in India. Direct selling in India: Appropriate Regulation Is the Key, http://www.ficci.com/spdocument/20237/report-mark.pdf; 2013.
33) Department of Ayush, New Delhi, India, http://indianmedicine.nic.in/.
34) Ministry of Health and Family Welfare. Drugs and Cosmetics (6th Amendment) Rules, 2010, http://www.kdpma.com/wp-content/themes/twentyten/pdf/drugs-cosmetics-act/13.pdf; 2010.

第21章

中国における保健食品の原材料とクレームに関するレギュレーションの経緯
Historical Change of Raw Materials and Claims of Health Food Regulations in China

チュン・フー（胡春）
　　ニュートリライト健康研究所　ブエナパーク，カリフォルニア州，米国
Chun Hu
　　Nutrilite Health Institute, Buena Park, California, USA

21.1　はじめに

　中国では、1996年に保健食品[訳注1]制度が始まって以来、およそ1万2,061種類の国産品と672種類の輸入品が2012年末までに許可されている。この制度の所管は、2003年に衛生部（Ministry of Health: MOH）[訳注2]から国家食品薬品監督管理局（State Food and Drug Administration: SFDA）[訳注3]に移された。SFDAは、保健食品を登録・更新させるレギュレーションを導入し、ヘルスクレームの範囲とクレームの申請手続きを変更することを提案した。

　一方で、保健食品産業の市場規模は急速に拡大し、2010年には1,000億人民元（約1兆5,000億円，1元＝15円）となった[1]。中国保健協会と中国社会科学院による調査では、同年の規模は2,600億人民元（約3兆9,000億円）を超え、全体の20％のブランドが市場の半分以上を占めているとされている[2]。劇的に拡大する市場規模に加えて、中国は世界の健康食品産業における原材料の重要な供給国の1つになった。本章では、原材料とクレームに焦点をあてながら、中国の保健食品に関するレギュレーションの経緯をたどり、今後のありうる変化についても概説する。

訳注1　日本の特定保健用食品に相当する。
訳注2　衛生部（Ministry of Health: MOH）は、2013年3月に組織改編され、国家衛生和計画生育委員会（National Health and Family Planning Commission: NHFPC）になっている。なお、国務院の一部門である点に変更はない。
訳注3　国家食品薬品監督管理局（State Food and Drug Administration: SFDA）は、2013年3月に組織改編され、国家食品薬品監督管理総局（China Food and Drug Administration: CFDA）になっている。なお、国務院に直属する機関である点に変更はない。

21.2　保健食品の定義

　機能性食品の概念（保健食品）は、1990年代中頃、食品衛生法が制定された際に導入された。同法22条は、保健食品を特定の保健機能を持つ食品と定義し、次のように説明している。保健食品とその使用説明は、国務院の衛生行政部門に提出し、評価を受けた上で許可を取得しなければ製造・販売できない。本手続きのための衛生基準および製造・管理に係る規則は同部門が制定する。

　1997年に、保健食品の一般規則（GB16740-97）が制定され、ここで保健食品は次のように定義された。

> 食品の一種であり、食品と共通の特性を持っており、身体機能を調節するため特定集団による摂取に適するが、疾病の治療は意図されていないもの

　2003年に、SFDAが保健食品の評価および許可業務を引き継いだ際、保健食品は次のように定義された。

> 特定の保健機能またはビタミン・ミネラルの補充を標ぼうし、身体機能を調整することで特定の集団による摂取に適した食品であり、疾病の治療を目的とせず、人の身体に急性、亜急性または慢性的な危害を及ぼさないもの[3]

　2009年に、食品安全法が制定され、食品衛生法が廃止された。食品安全法51条において、保健食品は次のように説明されている。わが国は、特定の保健機能クレームを行う食品を厳格に規制する。所管部門は、本法に従って義務と責任を負う。管理方法の詳細は国務院が作成する。特定の保健機能クレームを行う食品は、急性、亜急性、慢性の危害を人体に及ぼしてはならず、表示および使用説明には疾病の予防や治療効果を記載してはならない。表示内容は真実でなければならず、摂取に適する者と適さない者、機能性成分または関与成分、内容量を明示しなければならない。製品の機能および成分は表示および使用説明と一致しなければならない。同条を踏まえ、中国の保健食品には通常、健康上の利益を伴う食品・サプリメントと、ビタミン・ミネラルを供給するニュートリエントサプリメント（栄養素補充剤）[訳注4]がある。保健食品は、特定の集団が健康の維持・改善のために使用するものでなければならない。ただし、治療や疾病の予防を目的として使ってはならない。安全でなければならず、摂取によって急性、亜急性、慢性の危害を人体に及ぼしてはならない。

　現在のレギュレーション構造は、まずSFDAが、保健食品の技術的評価および許可、広告内容の評価、製造者の衛生上の許可、摂取に関するすべての問題の監督についての権限を有する行政機関である。MOHが、新規食品成分・食品添加物の承認、国内の食品安全に関する政策と基準の起草などの業務を担っている。他の政府機関、たとえば国家質量監

訳注4　中国語で栄養素補充剤なので、本章では、ニュートリエントサプリメントを栄養素補充剤と訳す。

督検験検疫総局（General Administration of Quality Supervision, Inspection and Quarantine）は、食品加工の品質と安全性の監視、リスクモニタリング、品質事故の調査、輸出入検査などの業務を担っている。国家工商行政管理総局（State Administration for Industry and Commerce）は、営業許可、流通・販売時における安全性と品質を監視する業務を担っている。

21.3　保健食品に表示できるクレーム

保健食品の概念が1990年代に初めて導入された際、表示できる機能性クレームは12種類だけであった[4]。免疫調整、抗老化、記憶改善、成長促進、抗疲労、体重減少、低酸素耐性、抗放射線、抗突然変異、腫瘍抑制（inhibiting tumor）、血中脂質調整、性機能改善である。1997年には、さらに12種類のクレームが追加された。しかし2000年には、22種類に減少した。そして3年後に、MOHは保健食品検験与評価技術規範（Technical Protocol of Health Food Detection and Evaluation）を作成した。27種類のクレームについて評価のための手順が定められ、保健食品（栄養素補充剤を除く）の機能性クレームに対する技術的評価の公式指針となった。同年にSFDAに移管した際、SFDAは27種類のクレームをすべて採用し、2005年には栄養素補充剤の評価手順を加えた。Table 21.1に、中国で認められたクレームの変遷をまとめる。

Table 21.1　表示可能な機能性クレーム（1996年～2012年）

発行日	クレーム
1996.7.18	12種類 免疫調整、抗老化、記憶改善、成長促進、抗疲労、体重減少、低酸素耐性、抗放射線、抗突然変異、腫瘍抑制、血中脂質調整、性機能改善[4]
1997.7.1	24種類 免疫調整、抗老化、記憶改善、成長促進、抗疲労、体重減少、低酸素耐性、抗放射線、抗突然変異、腫瘍抑制、血中脂質調整、性機能改善、血糖調整、特定の胃腸機能改善、睡眠改善、栄養性貧血の改善、化学物質誘発性肝障害の保護、母乳分泌促進、特定の美容、視力改善、鉛の排出促進、咽を清める、血圧調整、骨粗鬆症の改善、栄養補給[5]
2000.1.14	22種類 免疫調整、血中脂質調整、血糖調整、抗老化、記憶改善、鉛の排出促進、咽を清める、血圧調整、睡眠改善、母乳分泌促進、抗突然変異、抗疲労、低酸素耐性、抗放射線、体重減少、成長促進、骨粗鬆症の改善、貧血改善、化学物質誘発性肝障害保護の補助、美容（ニキビ除去・肝斑除去・皮膚の保湿・皮脂の改善）、胃腸機能改善（腸管内菌叢の調整・胃粘膜保護の補助・消化促進・排便促進）[6]
2003.5.1	27種類 免疫改善、血中脂質の低下補助、血糖の低下補助、抗酸化、記憶改善の補助、眼精疲労の軽減、鉛の排出促進、咽を清める、血圧の低下補助、睡眠改善、身体疲労の軽減、低酸素耐性の改善、放射線傷害保護の補助、体重減少、成長促進、骨密度の改善、母乳分泌促進、貧血改善、化学物質誘発性肝障害保護の補助、ニキビ除去、肝斑除去、皮膚の保湿改善、皮脂量の改善、腸内細菌叢の調整、消化促進、排便促進、胃粘膜損傷防止の補助[7]

発行日	クレーム
	SFDA は、上記クレームの評価と許可に関する MOH の手順を 2003 年に受け継いだ[8]。製品ラベルには、「SFDA 許可保健食品」、青い帽子のロゴマーク、許可番号（国産品を示す「G＋番号」または輸入品を示す「J＋番号」）が印刷される。
2005.7.1	栄養素補充剤の技術的評価のために、その定義、範囲、原材料、ビタミン・ミネラルの上限/下限値に関する規定を追加[9]。
今後（不確定）	SFDA は、クレーム数を 4 種類（「成長促進」、「放射線障害保護の補助」、「血圧の低下補助」、「皮脂量の改善」）減らして 18 種類とし、18 種類については記述を改めることを提案した（実施日は未定）。2011 年と 2012 年に、案に対する国民と業界の意見を求めている[10,11]。将来もし実施されるとすれば、クレームは以下のようになるであろう。免疫改善に役立つ、血中脂質の低下に役立つ、血糖の低下に役立つ、睡眠の改善に役立つ、抗酸化、身体的疲労の軽減に役立つ、体脂肪の軽減に役立つ、骨密度の改善に役立つ、鉄欠乏性貧血の改善に役立つ、記憶の改善に役立つ、咽を清める、低酸素耐性の改善に役立つ、アルコール誘発性肝障害の保護に役立つ、鉛の排出に役立つ、母乳分泌に役立つ、眼精疲労の軽減に役立つ、胃腸機能の改善に役立つ（排便促進、腸内細菌叢の調整、消化促進、胃粘膜保護の補助）、顔面皮膚の健康の改善に役立つ（ニキビ除去、肝斑除去、皮膚の保湿の改善）。

　現在、SFDA が機能性クレームに関する業務を行っているが、審査と許可という典型的な順序になっている[12]。まず申請されたクレームは、政府が指定した試験施設において検証（validation）される。動物ないし（and/or）人での臨床試験によって、申請されたクレームを許可すべきかどうかを検証する。臨床試験のプロトコルは、過去 20 年にわたって改訂を経ている。2003 年以降、27 種類のクレームが MOH の手順に基づいて評価されてきた[7]。SFDA が MOH から引き継いだものである[8]。

　2011 年以降 SFDA は、国民の意見も取り入れつつ、2003 年版の評価手順の改訂を試み、9 種類のクレームについての改訂を終え、2012 年 5 月 1 日以降の申請に対して適用している。抗酸化、胃粘膜損傷保護の補助、血糖の低下に役立つ、眼精疲労の軽減に役立つ、鉄欠乏性貧血の改善に役立つ、血中脂質の低下に役立つ、鉛の排出に役立つ、体重減少、咽を清める（to clear throat）の 9 種類である[13]。改訂の中身は、動物試験のモデル選択、試験期間、測定されるバイオマーカー、評価基準などの変更である。

　たとえば、抗酸化についてみると、自然老化モデルはそのままだが、エタノール誘発性酸化障害モデルが追加され、ブロモベンゼン誘発性と放射線誘発性の酸化モデルは削除された。また、抗酸化モデルにおける試験期間は、2003 年版の 45 日～60 日が 2012 年版では 30～45 日に短縮された。還元型グルタチオンである血清 8-イソプロスタンとカルボニルなどのバイオマーカーが、2012 年版に導入された。動物試験評価基準は、2012 年版では大幅に厳しくなっている。新たな基準では、4 種類のバイオマーカー（過酸化脂質物質、タンパク質酸化物質、抗酸化酵素、非酵素性抗酸化物質）のうち少なくとも 3 種類が陽性であることが必要とされた。この点 2003 年版では、抗酸化酵素と過酸化脂質物質の結果が陽性であることとされていた。同様に 2012 年版では、人を用いた試験の基準も厳しくなっている。これらの変更は、申請数を抑制し、真に良質な製品だけに許可を与えようとする政府の取り組みによく合致する。

（1）新たな機能性クレーム

　2012年まで27種類のクレームしか認められなかったが、政府と食品業界の間では、それら以外のクレームの可能性について議論がなされ続けていた。SFDAはまず2005年に、新たな機能性クレームをどのように認めるかについて、保健食品登録管理暫定規則[3], 訳注5 を制定した。同規則の21条によると、27種類以外のクレームについて申請がなされると、その新たなクレームの評価手順が、必要な関連書類とともに、政府が指定した試験施設で検証される。しかし、この規則は、新たなクレームを申請する際の手続きに関する詳しい規定を欠いていた。そのため、その後もSFDAによって保健食品のクレームが新たに認められることはなく、政府でさえ新たなクレームを申請することには高いリスクがあると表明していた[14]。

　2012年にSFDAは、新たなクレームを評価するための手続きを定めた指導要領案を作成し、それに対する国民の意見を募集した。この指導要領案では、新たな機能性クレームは以下の要件を満たす必要があるとされている[15]。

1. 疾病の予防や治療を暗示せずに、身体機能を調節し、健康を増進し、疾病リスクを低減することを目的とすること。
2. クレームの表現と評価手順は、現在認められているクレームと十分異なるものでなければならない。
3. クレームを支持し得る科学的で一般に受け入れられている十分なエビデンスとともに、科学的な評価手順と評価基準を提出しなければならない。
4. 現行の関連法令に違反していないこと。
5. 政府は、伝統的中医学（traditional Chinese medicine: TCM）に基づく新たなクレームが作成され申請されるように奨励する。

　また指導要領案は、新たなクレームはその製品に固有のものでなければならないとしている。新しいクレームが認められて上市された場合、当該製品は3年間SFDAの監視下に置かれる。この期間中は、製造許可を他人に譲渡してはならない。一方でSFDAは、その期間中同じクレームに基づく許可申請を受け付けない。3年間の監視期間が経過し、有害事象が報告されなければ、SFDAはこの新たなクレームを保健食品のクレームに追加する。なお、他社からの申請の凍結期間を設けるのは、最初の開発者が技術上・営業上の優位性を保てることを保障することで、事業者が自身のリスクの範囲で研究開発活動に踏み切れるようにし、開発者が得るイノベーションの利益を最大化させるためである。

21.4　保健食品に使われる原材料

　保健食品の原材料は、保健食品の機能をもたらす主要な要素である[3]。保健食品の製造

訳注5　SFDAの局令である。

に使われる原材料と賦形剤は、国家の基準を遵守していなければならない（国家基準がない場合は、申請者が業界基準や自身が作成した品質規格を提出しなければならない）。原材料と賦形剤は人が摂取しても安全でなければならず、使用する量は規定量を超えてはならない。SFDA は、一定の成分や賦形剤を保健食品に使うことを禁じている[3]。保健食品の申請の 6 分の 1 が、成分と賦形剤の法令違反、または安全性・毒性の評価データの不提出から不許可になっていると推定されている[16]。

一般に、通常の食物成分は保健食品に使うことが許されている。使用が許されている原材料は主に、中国食物成分表、食品安全国家標準の一部である食品添加剤使用標準（GB2760-2011）と食品栄養強化剤使用標準（GB14880-2012）、および微生物菌株を使う食品目録[17]に掲載されているもの、ならびに中国薬局方に掲載されている医薬品用賦形剤の一部である[18]。他にも、以下のような特定の活性成分が SFDA から通知されている。真菌、プロバイオティック細菌株、アミノ酸キレート、野生動植物、核酸、マクロポーラス吸着樹脂により分離された成分、メラトニン、大豆レシチン、蟻、不飽和脂肪酸、キトサン、スーパーオキシドジスムターゼ、発酵成分[9]、CoQ_{10}[19]、大豆イソフラボン[20]、紅麹米、セレン、クロム、アントラキノン含有成分（たとえば、アロエ、マルバダイオウの根、虎杖根（ツルドクダミの根）、決明子（エビスグサの種子））[21]などである。なお、これらの特定成分を使う場合は、1 日摂取量、摂取に適する者と適さない者、摂取方法を定めておかなければならない。

中国には、伝統的中医学（TCM）の長い歴史がある。多くの薬草（herbal medicinal material）は料理や医療用食品（medicinal food）に加えられており、消費者の間で広く受け入れられている。TCM と保健食品による健康上の効果とを区別するために、MOH は 2002 年に、保健食品への使用が許されるかという観点から TCM 素材（material）を 3 つに分類して、目録を作成した[22]。後に SFDA も引き継いでいる[14]。「食品でもあり医薬品でもある TCM 成分・原材料（ingredient）」[訳注6]、「保健食品に使用可能な TCM 成分・原材料」[訳注7]、「保健食品への使用が禁じられる TCM 成分・原材料」[訳注8]の 3 分類である（**Table 21.2**）。また、保健食品が含有する動植物由来成分の数は 14 種類を超えてはならないことが定められている[22]。安全性の評価は、食品安全と毒性の評価手順に関する国家基準に従って行うことが推奨されている。他方で、保健食品に使用する成分が、新たに開発、発見または導入されたもので、食経験がないまたは限られた地域のみでの食経験しかない成分である場合、当該成分はノーベルフード（novel food）のレギュレーションの枠組みで評価を受けなければならない。

訳注 6　中国語では、既是食品又是薬品的物品名単である。
訳注 7　中国語では、可用於保健食品的物品名単である。
訳注 8　中国語では、保健食品禁用物品名単である。

第 21 章　中国における保健食品の原材料とクレームに関するレギュレーションの経緯

Table 21.2　食品・保健食品への使用の観点から 3 つに分類される TCM 成分[22]

区分	局方名スタイルのラテン名[#1]	漢名（簡体字）	日本語読み	和名等
1) 食品でもあり医薬品でもある TCM 成分・原材料	Caryophylli flos	丁香	チョウコウ	チョウジ
	Anisi stellati fructus	八角茴香	ハッカクウイキョウ	ダイウイキョウ
	Canvaliae semen	刀豆	トウズ	ナタマメ
	Foeniculi fructus	小茴香	ショウウイキョウ	ウイキョウ
	Cirsii herba	小薊	ショウケイ	ノアザミ
	Dioscorea rhizoma	山药	サンヤク	ヤマノイモ
	Crataegi fructus	山楂	サンザ	サンザシ
	Portulacae herba	马齿苋	バシケン	スベリヒユ
	Zaocys	乌梢蛇	ウショウダ	ウショウダ
	Mume fructus	乌梅	ウバイ	ウメ
	Chaenomelis fructus	木瓜	モッカ	ボケ
	Cannabis fructus	火麻仁	カマニン	アサノミ
	Aurantii flos	代代花	ダイダイカ	—
	Polygonati odorati rhizoma	玉竹	ギョクチク	アマドコロ
	Glycyrrhizae radix et rhizoma	甘草	カンゾウ	カンゾウ
	Angelicae dahuricae radix	白芷	ビャクシ	ヨロイグサ
	Ginkgo semen	白果	ハクカ	ギンナン
	Lablab semen album	白扁豆	ビャクヘンズ	フジマメ
	Lablab flos album	白扁豆花	ビャクヘンズカ	フジマメの花
	Longan arillus	龙眼肉（桂圓）	リュウガンニク	リュウガン果肉
	Cassiae semen	决明子	ケツメイシ	エビスグサ
	Lilii bulbus	百合	ヒャクゴウ	ユリ
	Myristicae semen	肉豆蔻	ニクズク	ナツメグ
	Cinnamomi cortex	肉桂	ニッケイ	ニッキ
	Phyllanthi fructus	余甘子	ヨカンシ	アンマロク、ヨカン
	Citri sarcodactylis fructus	佛手	ブッシュ	コウエン
	Armeniacae semen amarum	杏仁（甜，苦）	キョウニン（テン、ク）	アンズ
	Hippophae fructus	沙棘	シャキョク	サージ、シャキョウ
	Ostreae concha	牡蛎	ボレイ	カキ
	Euryales semen	芡实	ケンジツ	オニバス種子の仁
	Zanthoxyli pericarpium	花椒	カショウ	サンショウ
	Vignae semen	赤小豆	セキショウズ	アズキ
	Asini corii colla	阿胶	アキョウ	ニカワ
	Galli gigerii endothelium corneum	鸡内金	ケイナイキン	ニワトリ
	Hordei fructus germinatus	麦芽	バクガ	オオムギ芽
	Laminariae thallus	昆布	コンブ	モエン、モシオ
	Eckloniae thallus	昆布	コンブ	モエン、モシオ
	Jujubae fructus	枣	ソウ	ナツメ
	Siraitiae fructus	罗汉果	ラカンカ	ラカンカ
	Pruni semen	郁李仁	イクリニン	コニワザクラ、ニワウメ
	Lonicerae japonicae flos	金银花	キンギンカ	スイカズラ、ニンドウ
	Canarii fructus	青果	セイカ	カンラン

第Ⅳ部　各国のレギュレーション

区分	局方名スタイルのラテン名[1]	漢名（簡体字）	日本語読み	和名等
	Houttuyniae herba	鱼腥草	ギョセイソウ	ドクダミ
	Zingiberis rhizoma recens	姜（生姜，干姜）	ショウキョウ	ショウガ
	Hoventia dulcis semen	枳椇子	キグシ	ケンポナシ果実・種子
	Lyii fructus	枸杞子	クコシ	クコ
	Gardeniae fructus	栀子	シシ	クチナシ
	Amomi fructus	砂仁	シャジン	シュクシャ
	Sterculiae lychophorae semen	胖大海	バクダイカイ	ハクジュ
	Poria	茯苓	ブクリョウ	マツホド
	Citri furcus	香橼	コウエン	ブシュカン
	Moslae herba	香薷	コウジュ	ナギナタコウジュ
	Persicae semen	桃仁	トウニン	モモ種子
	Mori folium	桑叶	ソウヨウ	クワ葉
	Mori fructus	桑椹	ソウジン	クワ果実
	Citri exocarpium rubrum	桔红	キッコウ	橘皮の外側だけの果皮
	Platycodonis radix	桔梗	キキョウ	キキョウ
	Alpiniae oxyphyllae fructus	益智仁	ヤクチジン	ヤクチ果実
	Nelumbinis folium	荷叶	カヨウ	ハス葉
	Raphani semen	莱菔子	ライフクシ	ダイコン種子
	Nelumbinis semen	莲子	レンシ	ハス実
	Alpiniae officinarum rhizoma	高良姜	コウリョウキョウ	リョウキョウ
	Lophatheri herba	淡竹叶	タンチクヨウ	ササクサ
	Sojae semen preaeparatum	淡豆豉	タントウシ	ナットウ、ダイズシ
	Chrysanthemi flos	菊花	キクカ	キク
	Cichorii herba/radix	菊苣	キクキョ	キクニガナ
	Brassicae jurhnceae semen	黄芥子	オウガイシ	カラシナ種子
	Polygonati rhizoma	黄精	オウセイ	ナルコユリ
	Perillae folium	紫苏	シソ	エゴマ
	Perillae fructus	紫苏籽	シソシ	エゴマ種子
	Puerariae lobatae radix	葛根	カッコン	クズ根
	Sesami semen nigrum	黒芝麻	クロシマ	ゴマ
	Piperis fructus	黒胡椒	クロコショウ	クロコショウ
	Sophorae flos bud	槐米	カイマイ	エンジュ花蕾
	Sophorae flos	槐花	カイカ	エンジュ花
	Taraxaci herba	蒲公英	ホコウエイ	タンポポ
	Mel	蜂蜜	ホウミツ	ハチミツ
	Torreyae semen	榧子	ヒシ	カヤ種子
	Ziziphi spinosae semen	酸枣仁	サンソウニン	サネブトナツメ
	Imperatae rhizoma	鲜白茅根	センビャクボウコン	チガヤ根茎
	Phragimitis rhizoma	鲜芦根	センロコン	ヨシ根茎
	Agkistrodon brevicaduds	蝮蛇	フクダ	マムシ
	Citri exocarpium tangerine	橘皮	キッピ	ミカン皮
	Menthae haplocalycis herba	薄荷	ハッカ	ハッカ
	Coicis semen	薏苡仁	ヨクイニン	ハトムギ
	Allii macrostemonis bulbus	薤白	カイハク	ラッキョウ
	Rubi fructus	覆盆子	フクボンシ	トックリイチゴ

第 21 章　中国における保健食品の原材料とクレームに関するレギュレーションの経緯

区分	局方名スタイルのラテン名[#1]	漢名（簡体字）	日本語読み	和名等
	Pogostemonis herba	藿香	カッコウ	カワミドリ
2) 保健食品に使用可能なTCM成分・原材料	Ginseng radix et rhizoma	人参	ニンジン	オタネニンジン
	Ginseng folium	人参叶	ニンジンヨウ	オタネニンジン葉
	Ginseng fructus	人参果	ニンジンカ	オタネニンジン果実
	Notoginseng radix et rhizoma	三七	サンシチ	デンシチニンジン
	Smilacs glabrae rhizoma	土茯苓	ドブクリョウ	サルトリイバラ
	Cirsii japonici herba	大薊	ダイケイ	ノアザミ
	Ligustri lucidi fructus	女贞子	ジョテイシ	タマツバキ
	Corni fructus	山茱萸	サンシュユ	ハルコガネバナ
	Cyathulae radix	川牛膝	センゴシツ	イノコズチ
	Fritillariae cirrhosae bulbus	川贝母	センバイモ	アミガサユリ
	Chuanxiong rhizoma	川芎	センキュウ	センキュウ
	Fetus ceriv	马鹿胎	バロクタイ	シベリアジカ
	Cervi cornu panthotrichum	马鹿茸	バロクジョウ	シベリアジカ（幼角）
	Os cervi	马鹿骨	バロクコツ	シベリアシカ（骨）
	Salviae miltiorrhizae radix et rhizoma	丹参	タンジン	セキジン
	Acanthopanacis cortex	五加皮	ゴカヒ	ウゴギ根皮
	Schisandrae Chinesis fructus	五味子	ゴミシ	チョウセンゴミシ
	Cimicifugae rhizoma	升麻	ショウマ	サラシナショウマ
	Asparagi radix	天门冬	テンモンドウ	クサスギカズラ
	Gastrodiae rhizoma	天麻	テンマ	オニノヤグラ
	Pseudostellariae radix	太子参	タイシジン	ワダソウ
	Morindae officinalis radix	巴戟天	ハゲキテン	ハゲキテン
	Aucklandiae radix	木香	モッコウ	モッコウ
	Equiseti hiemalis herba	木贼	モクゾク	トクサ
	Arctii fructus	牛蒡子	ゴボウシ	ゴボウ果実
	Arctii radix	牛蒡根	ゴボウコン	ゴボウ根
	Plantaginis semen	车前子	シャゼンシ	オオバコ種子
	Plantaginis herba	车前草	シャゼンソウ	オオバコ葉
	Glehniae radix	北沙参	ホクシャジン	ハマボウフウ
	Ffritillariae ussuriensis bulbus	平贝母	ヘイバイモ	—
	Scrophulariae radix	玄参	ゲンジン	ゴマノハグサ
	Rehmanniae radix	生地黄	ショウジオウ	ナマジオウ
	Polygoni multiflori radix	生何首乌	セイカシュウ	—
	Bletillae rhizoma	白及	ビャクキュウ	シラン
	Atractylodis Macrocephalae rhizoma	白术	ビャクジュツ	シラン球茎
	Paeoniae radix alba	白芍	シャクヤク	シャクヤク
	Amomi fructus rotundus	白豆蔻	ビャクズク	ショウズク
	Haliotidis concha	石决明	セッケツメイ	アワビ科の貝殻
	Dendrobium nobile Lindl（with permit）	石斛	セッコク	ホンセッコク
	Lycii cortex	地骨皮	ジコッピ	クコ根皮
	Angelicae sinensis radix	当归	トウキ	カラトウキ
	Bambusae Caulis in Taenias	竹茹	チクジョ	ハチク内皮

区分	局方名スタイルのラテン名[#1]	漢名（簡体字）	日本語読み	和名等
	Carthami flos	红花	コウカ	ベニバナ
	Rhodiolae crenulatae radix et rhizoma	红景天	コウケイテン	イワベンケイ
	Panacis quinquefolii radix	西洋参	セイヨウジン	アメリカニンジン
	Euodiae fructus	吴茱萸	ゴシュユ	ホンゴシュユ
	Achyranthis bidentatae radix	怀牛膝	カイゴシツ	モンパノイノコズチ
	Eucommiae cortex	杜仲	トチュウ	トチュウ周皮
	Eucommiae folium	杜仲叶	トチュウヨウ	トチュウ葉
	Astragali complanati semen	沙苑子	シャエンシ	ツルゲンゲ
	Moutan cortex	牡丹皮	ボタンピ	ボタン
	Aloe	芦荟	ロカイ	アロエ
	Atractylodis rhizoma	苍术	ソウジュツ	ホソバオケラ
	Psoraleae fructus	补骨脂	ホコツシ	オランダビユ
	Chebulae fructus	诃子	カシ	ミロバラン
	Paeoniae radix rubra	赤芍	セキシャク	シャクヤク
	Polygalae radix	远志	オンジ	イトヒメハギ
	Ophiopogonis radix	麦门冬	バクモンドウ	コヤブラン、ジャノヒゲ
	Testudinis carapax et plastrum	龟甲	キカン	—
	Eupatorii herba	佩兰	ハイライ	フジバカマ
	Platycladi cacumen	侧柏叶	ソクハクヨウ	コノテガシワ
	Rhei radix et rhizoma praeparata	制大黄	セイダイオウ	—
	Polygoni multiflori radix praeparata	制何首乌	セイカシュウ	—
	Acanthopanacis senticois radix et rhizoma seu caulis	刺五加	シゴカ	エゾウコギ
	Rosa davurica fructus	刺玫果	シバイカ	ヤマハマナス
	Lycopi herba	泽兰	タクラン	シロネ
	Alismatis rhizoma	泽泻	タクシャ	サジオモダカ
	Rosae guguose flos	玫瑰花	マイカイカ	ハマナス花
	Roselle	玫瑰茄	マイカイカ	ハマナス
	Anemarrhenae rhizoma	知母	チモ	ハナスゲ
	Apocyni veneti folium	罗布麻	ラフマ	コウマ
	Ilex folium	苦丁茶	クウテイチャ	シケイジョテイ
	Fagopyri dibotryis rhizoma	金荞麦	キンキョウバク	—
	Rosae laevigatae fructus	金樱子	キンオウシ	ナニワイバラ
	Citri reticulatae pericarpium viride	青皮	セイヒ	オオベニミカン
	Magnoliae officinalis cortex	厚朴	コウボク	ホウノキ
	Magnoliae officinalis flos	厚朴花	コウボクカ	—
	Curcumae longae rhizoma	姜黄	キョウオウ	ウコン
	Aurantii fructus	枳壳	キカク	ダイダイ
	Aurantii fructus immaturus	枳实	キジツ	ダイダイ、カブス
	Platycladi semen	柏子仁	ハクシニン	コノテガシワ
	Margarita	珍珠	シンジュ	アコヤガイ、シンジュ
	Gynostemma herba	绞股蓝	ココラン	アマチャヅル

第 21 章　中国における保健食品の原材料とクレームに関するレギュレーションの経緯

区分	局方名スタイルのラテン名[#1]	漢名（簡体字）	日本語読み	和名等
	Trigonellae semen	胡芦巴	コロハ	コロハ
	Rubiae radix et rhizoma	茜草	センソウ	アカネ
	Piperis longi fructus	荜茇	ヒハツ	インドナガコショウ
	Allii tuberose semen	韭菜子	キュウサイシ	ニラ種子
	Polygoni multiflori caulis	首乌藤	シュウトウ	ツルドクダミ
	Cyperi rhizoma	香附	コウブ	ハマスゲ
	Drynariae rhizoma	骨碎补	コツサイホ	ハカマウラボシ
	Codonopsis radix	党参	トウジン	ヒカゲノツルニンジン
	Mori cortex	桑白皮	ソウハクヒ	クワ根皮
	Mori ramulus	桑枝	ソウシ	クワ
	Fritillariae thunbergii bulbus	浙贝母	セツバイモ	アミガサユリ
	Leonuri herba	益母草	ヤクモソウ	メハジキ
	Centellae herba	积雪草	セキセツソウ	ツボクサ
	Epimedii folium	淫羊藿	インヨウカク	イカリソウ
	Cuscutae semen	菟丝子	トシシ	ネナシカズラ、マメダオシ
	Chrysanthemi indici flos	野菊花	ヤキクカ	─
	Ginkgo folium	银杏叶	ギンキョウヨウ	イチョウ葉
	Astragali radix	黄芪	オウギ	キバナオウギ
	Fritillariae hupehensis bulbus	湖北贝母	コホクバイモ	アミガサユリ
	Sennae folium	番泻叶	バンシャヨウ	センナ
	Gecko	蛤蚧	ゴウカイ	オオオヤモリ
	Vaccinum vitis-ideal fructus	越橘	エツキツ	─
	Sophorae fructus	槐实	カイジツ	エンジュ
	Typhae pollen	蒲黄	ホオウ	ガマ、ヒメガマ
	Tribuli fructus	蒺藜	シツリ	ツマゲンゲ
	Propolis	蜂胶	ホウコウ	プロポリス
	Tamarindus fructus	酸角	サンカク	─
	Ecliptae herba	墨旱莲	ボクカンレン	タカサブロウ
	Rhei radix et Rhizmoa praeparata	熟大黄	ジュクダイオウ	ダイオウ加工品
	Rehmanniae radix praeparata	熟地黄	ジュクジオウ	ジオウ加工品
	Trionycis carapax	鳖甲	ベッコウ	スッポンの背腹甲
3) 保健食品への使用が禁じられるTCM成分・原材料	*Dysosamatis rhizoma*	八角莲	ハッカクレン	ミヤオソウ
	Rhododendron molle G. Don flos	八里麻	ハチリマ	トウレンゲツツジ
	Eurphorbiae semen	千金子	センキシ	コハズ、ホルトソウ
	Aristochia debilis radix	土青木香	ドセイモクコウ	ウマノスズクサ
	Anisodus tanguticus radix	山莨菪	サンロウトウ	タングートロウトウ
	Aconiti radix	川乌	センウ	ウズ
	Arstolochia fangchi radix	广防己	コウボウキ	ボウキバトウレイ
	Cariara sinica folium	马桑叶	バンソウヨウ	チュウゴクドクウツギ
	Strychni semen	马钱子	バンセンシ	マチンシ
	Dysosma pleiantha	六角莲	ロッカクレン	ミヤオソウ
	Hyoscayami semen	天仙子	テンセンシ	ヒヨス

区分	局方名スタイルのラテン名[#1]	漢名（簡体字）	日本語読み	和名等
	Crotonis fructus	巴豆	ハズ	ハズ
	Mercury	水银	スイギン	スイギン
	Catharathus rosesus herba	长春花	チョウシュンカ	ニチニチソウ
	Kansui radix	甘遂	カンズイ	カンズイ
	Arisaematis rhizoma	生天南星	セイテンナンショウ	マイズルテンナンショウ
	Pinelliae rhizoma	生半夏	セイハンゲ	セイハンゲ
	Typhonii rhizoma	生白附子	セイビャクブシ	セイビャクブシ
	Euphorbiae ebractaolatae radix	生狼毒	セイロウドク	セイロウドク
	Mercury chloride	白降丹	ビャクコウタン	ショウコウ
	Lycoris radiate bulbus	石蒜	セキサン	ヒガンバナ
	Aristolochia manshuriensis caulis	关木通	カンモクツウ	ウマノスズクサ
	Crotalaria sessiliflora aerea	农吉痢	ノウキツリ	タヌキマメ
	Nerium indicum folium	夹竹桃	キョウチクトウ	キョウチクトウ
	Mercury sulfate	朱砂	シュシャ	シンシャ
	Papaveris pericarpium	米壳（罂粟壳）	ベイカク（オウゾクカク）	ケシ
	Taxus chinensis	红豆杉	コウズサン	チュウゴクイチイ
	Illiccium henryi rhizoma	红茴香	コウウイキョウ	イリキウム・ヘンリー
	Strophantus semen and folium	羊角拗	ヨウカクオウ	ストロファンツス
	Rhodoendrom molle radix	羊踯躅	ヨウテキチョク	レンゲツツジ
	Iphigenia indica bulbus	丽江山慈姑	レイコウサンジコ	サイハイラン
	Euphorbiae pekinensis radix	京大戟	ケイダイゲキ	トウタカトウダイ
	Tripterygium hypoglaucum	昆明山海棠	コンメイサンカイドウ	タイワンクロヅル
	Fugu fish	河豚	カトン	フグ
	Rhodoendri mollis flos	闹羊花	ドウヨウカ	レンゲツツジ
	Lytta caraganae Pallas	青娘虫	セイジョウシ	ミドリツチハンミョウ
	Derris trifoliata Lour.	鱼藤	ギョトウ	シイノキカズラ
	Digitalis purpurea	洋地黄	ヨウジオウ	ジギタリス（キツネノテブクロ）
	Daturae flos	洋金花	ヨウキンカ	ダツラ（マンダラゲ）
	Pharbitadis semen	牵牛子	ケンゴシ	ケンゴシ（アサガオ種子）
	Aresnolite	砒石（白砒，红砒，砒霜）	ヒセキ（ビャクヒ，コウヒ，ヒソウ）	ホウヒソコウ
	Aconiti kusnezoffii radix	草乌	ソウウ	ホザキブシ
	Periplocae cortex	香加皮（杠柳皮）	コウカヒ（コウリュウヒ）	ホクゴカヒ
	Peganum harmala herba	骆驼蓬	ラクダホウ	ペガヌム・ハルマラ
	Dysosma pleianha radix	鬼臼	キキュウ	ハッカクレン
	Illicium lanceolatum folium	莽草	ボウソウ	イリキウム・ランセオラツム
	Aconitum szechen radix	铁棒槌	テツボウスイ	カラトリカブト

区分	局方名スタイルのラテン名[#1]	漢名（簡体字）	日本語読み	和名等
	Convallaria Keiskei herba	铃兰	レイラン	スズラン
	Thevetia peruviana semen	黄花夹竹桃	オウカキョウチクトウ	キバナキョウチクトウ
	Mylabris	斑蝥	ハンボウ	マダラゲンセイ
	Sulfur	硫磺	イオウ	イオウ
	Arsenic disulfide	雄黄	オウ	二硫化砒素
	Tripterygium wilfordii Hook herba	雷公藤	ライコウドウ	タイワンクロヅル
	Belladonnae herba	颠茄	テンカ	ラドンナ（オオカミナスビ）
	Veratrum nigrum radix or rhizoma	藜芦	レイロ	ブラックフォールスヘリボー
	Bufonis venenum	蟾酥	センソ	シナヒキガエルまたはヘリグロヒキガエルの毒腺分泌物

[#1] 名称は、中国薬局方2010と追補による[18]

ノーベルフードの概念が中国のレギュレーションに導入されたのは、ノーベルフードの衛生管理に関する規則[訳注9]が1990年に制定されたときである。この規則は、2007年末の改正によってノーベルフードの管理に関する規則[訳注10]となった[23]。同規則は、ノーベルフードを次のように定義している。

1. 中国で伝統的に摂取されていなかった動物、植物、微生物
2. 動物、植物、微生物に由来する食材で中国では伝統的に摂取されていなかったもの
3. 食品加工中に使用される新種の微生物
4. 製造過程における新技術の採用によって、本来の組成や構造が変化した食材

ノーベルフードの衛生管理に関する規則に比べると、ノーベルフードの管理に関する規則は最終製品（finished good）よりも食品成分に着目している。また、実質的同等性（substantial equivalence）の概念は、2007年の改正で導入された。あるノーベルフードが、従来の食品・食品成分または承認済みのノーベルフードと、種、基原、生物学的特性、組成、食用部分、使用量、適応範囲、摂取に適する者に関して実質的に同等で、生産技術・製品規格の面でも合致する場合、安全性も同等であり実質的に同じ物としてみなされる。

ノーベルフードの申請を受け付けて、安全性評価のために専門家評価委員会を組織させるのは、MOHである。MOHには、ノーベルフードを審査して承認するか否かについて行政処分を行う権限がある。ノーベルフード成分を保健食品に使用することは可能だが、保健食品にしか使用できないノーベルフード成分を申請しても、MOHは承認しない[24]。

過去5年間に承認されたノーベルフードの例を、Table 21.3に挙げた。最近承認され

訳注9 衛生部（MOH）の部令である。
訳注10 2013年に、国家衛生和計画生育委員会が新規食品成分の安全性審査の管理に関する規則を制定したため、ノーベルフードの管理に関する規則は同年10月1日に廃止された。

たノーベルフード成分には保健食品に応用できる可能性が高いものが少なくなく、実際それらの一部はすでに保健食品に使用されている。たとえば、*Chlorella pyrenoidesa* と *Dunaliella salina* は免疫関連製品に使われており、植物ステロール・植物ステロールエステルは血中脂質調整製品に使われている。ドコサヘキサエン酸（DHA）含有藻類オイルは記憶関連製品に、ルテインエステルは視力関連製品や放射線保護製品に使われている。イヌリンは腸内菌叢や便通機能を改善する製品に、共役リノール酸は体重減少製品に使われている。

Table 21.3　2007年以降に承認されたノーベルフードの例

承認日	ノーベルフード
2008.6.6	*Lactobacillus acidophilus* DSM13241、キシロオリゴ糖、ヒアルロン酸ナトリウム、ルテインエステル、L-アラビノース、マンシュウウゴギ（*Acanthopanax sessiliflorus*）、アロエ・ベラ（*Aloe vera*）ジェル
2008.9.9	ガラクトオリゴ糖、*Lactobacillus paracasei* GM080・GMNL-33、*Lactobacillus acidophilus* R0052、*Lactobacillus rhamnosus* R0011、卵黄ペプチド（Bonepep）、イソマルチトール、*Lactobacillus plantarum* 299v、*Lactobacillus plantarum* CGMCC No 1258、植物スタノールエステル
2009.3.16	サナギタケ（冬虫夏草の一種）（*Codyceps militaris*）
2009.3.25	イヌリン（*Cichorium intybus* var. *sativum*（キク科）由来）、ポリフルクトース（*Cichorium intybus* var. *sativum*（キク科）由来）
2009.9.27	γ-アミノ酪酸、初乳由来塩基性タンパク、共役リノール酸、共役リノール酸グリセリド、*Lactobacillus rhamnosus* ST-III、トチュウ（*Eucommina ulmoides* Olive）種子油
2009.12.22	緑茶油（*Camellia snensis* OK. tez）、ドナリエラ（*Dunaliella salina*）および抽出物、魚油および抽出物、ジアシルグリセロール油脂、シマミミズ（*Eisenia foetida* Savigny）由来タンパク、乳由来ミネラル、乳由来塩基性タンパク
2010.3.9	DHA含有藻類油脂、精製オリゴ糖（raffino-oligosaccharide）、植物ステロール、植物ステロールエステル、アラキドン酸油脂、タカサゴサンシチソウ（*Gynura divaricata* (L.) DC）、ケシ種子油
2010.5.20	金花茶（*Camelliachrysantha* (Hu) Tuyama）葉、イレイギク（*Inula nervosa* Wall. ex DC）根茎、ノニ（*Morinda citrifolia* L.）ピューレ、酵母由来β-グルカン（*Saccharomyces cerevisiae*）、組織培養セツレンカ（*Saussurea involucrate*）
2010.10.21	ショ糖ポリエステル、トウモロコシ由来オリゴペプチド粉末、ホスファチジルセリン
2010.10.29	ヘマトコッカス藻（*Haematococcus pluviallis*）、没食子酸エピガロカテキン（EGCG）
2011.1.18	グミ（*Elaeagnus mollis* Diels）油、β-ヒドロキシ-β-メチル酪酸（HMB）カルシウム塩
2011.3.22	メープル種子油（*Acer truncatum* Bunge）、ボタン種子油（*Paeonia ostii* T. Hong & J.X. Zhang または *P. rockii*）
2011.5.18	マカ（*Lepidium meyenii* Walp）
2012.1.20	ヒレイケチョウ貝（*Hyriopsis cimingii*）由来多糖類
2012.8.28	中・長鎖脂肪酸トリグリセリド、小麦由来オリゴペプチド
2012.8.29	栽培朝鮮人参（*Panax ginseng* C.A. Meyer）
2012.11.12	クロレラ（*Chlorella pyrenoidosa*）、テンダイウヤク（*Moringa oleifera*）葉

承認日	ノーベルフード
2013.1.4	緑茶（*Camellia sinensis* (L.) O. Kuntze）花、ホソバハママツ（*Suaeda salsa* (L.) Pall）種子油、グリーンナッツ（サチャインチ）油（*Plukenetia volubilis* L.）、スマック果実油（*Rhus chinensis* Mill.）、広東虫草（冬虫夏草の一種）（*Cordyceps guangdongensi*）子実体、アサイー（*Euterpe oleraceae* Mart.）、スグリタケ（*Phylloporia ribis* (Schumach: Fr)Ryvarden）

出典：www.moh.gov.cn

21.5 栄養素補充剤

中国における栄養素補充剤の概念は、1997年にMOHによって初めて定義された[5]。保健食品のレギュレーション枠組みの下、栄養素補充剤は、単一または複数のビタミン・ミネラルの供給というクレームをすることができる。栄養素補充剤の許可手続きが他の保健食品と異なるのは、機能性評価の報告と機能性クレームは必要とされない点である。

2005年にSFDAは、栄養素補充剤に関するレギュレーションを改め、より詳細な規定を設けた[9]。ここでは、栄養素補充剤は次のように定義された。

> 食事に不足するビタミン・ミネラルを補充することで、栄養欠乏を予防し、慢性的退行性疾患のリスクを低減する製品

ビタミン・ミネラルは、すでに承認されている成分または食品の食用部分から得られたものでなければならない。ビタミン・ミネラル以外の活性物質が有効量含まれていてはならない。新しいレギュレーションでは、成人用の栄養素補充剤におけるビタミンとミネラルの摂取量を詳細に示している（Table 21.4）。妊婦または18歳未満の子供が摂取する場合は、対応する集団の推奨摂取量（Recommended Nutrient Intake: RNI）または目安量（Adequate Intake: AI）の3分の1から3分の2までの範囲内にしなければならない。

Table 21.4 栄養素補充剤のビタミン・ミネラルの下限値と上限値および原材料[9]

名称	下限値	上限値	原材料
カルシウム	250mg/日	1,000mg/日	酢酸カルシウム、炭酸カルシウム、カゼインカルシウム、塩化カルシウム、クエン酸カルシウム、クエン酸リンゴ酸カルシウム、グルコン酸カルシウム、乳酸カルシウム、リンゴ酸カルシウム、第二リン酸カルシウム、第一リン酸カルシウム、リン酸カルシウム、硫酸カルシウム、L-アスコルビン酸カルシウム、グリセロリン酸カルシウム
マグネシウム	100mg/日	300mg/日	炭酸マグネシウム、塩化マグネシウム、クエン酸マグネシウム、グルコン酸マグネシウム、乳酸マグネシウム、リン酸マグネシウム（第二）、リン酸マグネシウム、グリセロリン酸マグネシウム

名称	下限値	上限値	原材料
カリウム	600mg/日	1,200mg/日	炭酸カリウム、リン酸水素二カリウム、塩化カリウム、クエン酸カリウム、グルコン酸カリウム、乳酸カリウム、硫酸カリウム、グリセロリン酸カリウム
鉄	5mg/日	20mg/日	クエン酸第二鉄アンモニウム、塩化第二鉄、炭酸第二鉄、クエン酸第一鉄、グルコン酸第一鉄、硫酸第一鉄、乳酸鉄、ヘム鉄（ポルフィリン第一鉄）、ヘミン（フェリヘム）、コハク酸第一鉄、ピロリン酸第二鉄
亜鉛	5mg/日	20mg/日	酢酸亜鉛、炭酸亜鉛、塩化亜鉛、クエン酸亜鉛、グルコン酸亜鉛、乳酸亜鉛、硫酸亜鉛、酸化亜鉛
セレン	15μg/日	100μg/日	カラギーナンセレン、システインセレン、セレン高含有酵母、セレン酸ナトリウム、亜セレン酸ナトリウム、セレノメチオニン
クロム（Cr^{3+}）	15μg/日	150μg/日	三塩化クロム、ニコチン酸クロム、ピコリン酸クロム、クロム酵母
銅	0.5mg/日	1.5mg/日	炭酸銅、クエン酸銅、グルコン酸銅、硫酸銅
マンガン	1.0mg/日	3.0mg/日	硫酸マンガン、グルコン酸マンガン、塩化マンガン、クエン酸マンガン、グリセロリン酸マンガン
モリブデン	20μg/日	60μg/日	モリブデン酸アンモニウム、モリブデン酸ナトリウム二水和物
レチノール当量（ビタミンAまたはビタミンA・βカロテン）	200μg当量/日	800μg当量/日	オールトランスレチノール、酢酸ビタミンA、パルミチン酸レチノール、オールトランスβカロテン
βカロテン	1.5mg/日	5.0mg/日（合成）	7.5mg/日（天然）
ビタミンD	1.5μg/日	10μg/日	ビタミンD_2（エルゴカルシフェロール）、ビタミンD_3（コレカルシフェロール）
ビタミンE（α-トコフェロール当量として）	5mg当量/日	150mg当量/日	D-α-トコフェロール、DL-α-トコフェロール、酢酸DL-α-トコフェロール、ミックストコフェロール、天然ビタミンE（酢酸D-α-トコフェロール酢酸エステル、コハク酸D-α-トコフェロール）
ビタミンK	20μg/日	100μg/日	ビタミンK_1（フィトナジオン）、ビタミンK_2（メナキノン）
ビタミンB_1	0.5mg/日	20mg/日	塩酸チアミン、硝酸チアミン
ビタミンB_2	0.5mg/日	20mg/日	リボフラビン、リボフラビン-5'-リン酸エステルナトリウム

名称		下限値	上限値	原材料
ビタミンPP	ニコチン酸	5mg/日	15mg/日	ニコチン酸
	ニコチンアミド	5mg/日	50mg/日	ニコチンアミド
ビタミンB_6		0.5mg/日	10mg/日	塩酸ピリドキシン、ピリドキシン-5'-リン酸
葉酸		100μg/日	400μg/日	プテロイルモノグルタミン酸（葉酸）
ビタミンB_{12}		1μg/日	10μg/日	シアノコバラミン、ヒドロキソコバラミン
パントテン酸		2mg/日	20mg/日	パントテン酸、パントテン酸カルシウム、D-パントテノール、D-パントテン酸ナトリウム、パントテン酸カルシウム
コリン		150mg/日	1500mg/日	塩化コリン、重酒石酸コリン
ビオチン		10μg/日	100μg/日	D-ビオチン
ビタミンC		30mg/日	500mg/日	L-アスコルビン酸、アスコルビン酸パルミチン酸エステル、L-アスコルビン酸カルシウム、L-アスコルビン酸カリウム、L-アスコルビン酸ナトリウム

　栄養素補充剤のラベルに表示できるのは、「栄養素補充剤」の語と栄養素補充剤のクレームだけである。3種類以上のビタミンやミネラルを含有するものは「マルチビタミン/ミネラル補充剤」として分類され、含有量を各最小摂取単位に基づく数値で表示しなければならない。摂取上の注意に関して明記すべき事項は、栄養素補充剤を医薬品の代わりに使ってはならないこと、推奨量を超えて摂取してはならないこと、同種の栄養素補充剤を同時に摂取してはならないことなどである。

　栄養素補充剤の申請手続きは、機能クレームを有する他の保健食品と比べると簡単なので、最近許可された保健食品の4分の1以上が栄養素補充剤である。過去5年間において明らかである（Figure 21.1）。また、許可を受けた栄養素補充剤の内、カルシウム、ビタミンDを補充するのが最も一般的なクレームである。800以上のカルシウム補充剤と300以上のビタミンD補充剤が許可されている（Figure 21.2）。

　カルシウム補充剤とビタミンD補充剤について、典型的な摂取表示量をTable 21.5に示した。許可されたカルシウム補充剤の典型的な1日供給量は410～450mgであり、ビタミンD補充剤では1日3.1～4.6μgである。この傾向は、過去20年間にカルシウムの食事摂取量は増加したものの、依然として中国栄養学会の推奨する目安量よりは低いという栄養調査の結果と一致している。2009年に行われた9省の栄養調査では、カルシウムの1日摂取量は男性で415.3mg、女性で367.3mgに過ぎなかった[25]。上海のような経済的に発展している地域であっても、血漿25-ヒドロキシビタミンD濃度についての疫学調査によると、ビタミンD欠乏が比較的多いことが示された[26]。栄養欠乏に関する調査データは、中国の保健食品産業に、ビタミンD補充剤とカルシウム補充剤がまだ重要な成長機会を提供し続けることを示唆している。

第Ⅳ部　各国のレギュレーション

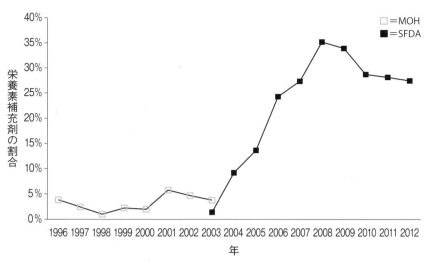

Figure 21.1　1996年から2012年までに許可された保健食品における栄養素補充剤の割合

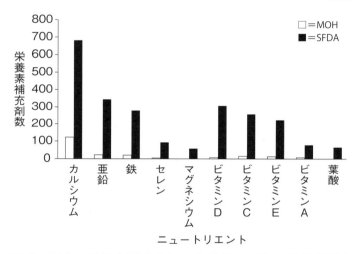

Figure 21.2　最も一般的なビタミン・ミネラルごとの栄養素補充剤の数

Table 21.5　許可された栄養素補充剤のラベルに表示されている
カルシウムとビタミンDの平均値

	カルシウム（mg/日）	ビタミンD（μg/日）
2004	421.6 ± 144.9	3.4 ± 1.3
2005	425.3 ± 120.2	3.1 ± 1.0
2006	435.4 ± 109.1	3.6 ± 1.3
2007	436.5 ± 121.9	4.1 ± 1.6
2008	427.7 ± 107.5	4.2 ± 1.7
2009	446.2 ± 136.2	4.5 ± 1.8
2010	425.5 ± 130.7	4.4 ± 1.9
2011	445.0 ± 134.0	4.2 ± 1.6
2012	417.7 ± 90.6	3.8 ± 1.1

値は、平均値±標準偏差

21.6　これまでの許可取得済み製品

1996年から2003年までの間に、MOHは5,016品目の国産保健食品と472品目の輸入保健食品に許可を与えた。中国で最初の保健食品は、血中脂質調整と免疫機能を表示した蜜蜂花粉由来の製品であった。SFDAは2012年末までに、7,045品目の国産保健食品と200品目の輸入保健食品に許可を与えた。したがって、中国では2012年末までに、1万2,061品目の国産保健食品と672品目の輸入保健食品に許可が与えられた（Table 21.6）。

Table 21.6　許可を受けた保健食品の数

	MOH		SFDA	
	国産品	輸入品	国産品	輸入品
1996	54	2		
1997	981	103		
1998	719	77		
1999	672	88		
2000	763	65		
2001	471	44		
2002	850	50		
2003	506	43	77	4
2004			1,505	54
2005			926	27
2006			714	15
2007			377	10
2008			601	19
2009			577	25
2010			770	21
2011			789	13
2012			709	12
計	5,016	472	7,045	200

中国で許可が与えられた保健食品の大多数が国内製品であることは明らかである。北京、広東省、江西省の事業者が、保健食品の許可を最も多く取得している。また、米国、香港、日本が、輸入保健食品の主要原産国/地域である。許可には5年間の期限が付されており、さらに5年延長するには期限が切れる前に更新の手続きが必要になる[3]。更新の際に、許可を受けているクレームを変更することはできない。ただし、国の方で機能性の評価手順や分類を改めていた場合には、機能性評価試験とクレームをそれに対応させる必要がある[27]。この手続きによって、政府は、市場に流通している許可取得済み保健食品の数を常に管理することができる。

保健食品の中で最も一般的なクレームは、免疫である（Table 21.7）。SFDAが許可した保健食品（栄養素補充剤を含む）の約30%が免疫関連のクレームを表示している。これは、このクレームが人の臨床試験を必要としない数少ないクレームの1つであることと関係があるかもしれない（抗肉体疲労は、人の臨床試験を必要としないもう1つの一般的

クレームである）。免疫、抗疲労、血中脂質調整クレームの製品が、1996年から2005年までの保健食品（栄養素補充剤を除く）の63%を占めるという調査結果とも一致している[28]。

免疫関連製品がすべての保健食品の中で最多の地位を保っており、次いで栄養素補充剤、抗疲労製品という順になっている。2012年には、235品目の免疫製品、198品目の栄養素補充剤、65品目の抗肉体疲労製品、43品目の血中脂質調整製品、36品目の骨密度改善製品があり、計709品目の国産保健食品の81%を占めた。これら以外のクレームで許可を受けている製品は非常に少ないことがわかる。鉛の排出促進、胃粘膜の保護、ニキビ除去、母乳分泌促進などは許可数が最も少ないクレームで、過去10年の年間平均許可品目数は3.3未満である。興味深いことに、MOHもSFDAも皮脂量の改善をクレームする製品を許可したことはない。SFDAは皮脂量改善クレームを今後の枠組みから除くことを提案している[11]。

Table 21.7　許可された保健食品のクレーム別内訳（%）

	2003	2004	2005	2006	2007	2008	2009	2010	2011	2012
免疫	28.6	29.7	32.9	31.6	29.1	27.8	28.5	29.5	35.4	33.1
抗疲労	15.6	15.0	16.7	13.4	11.9	9.8	10.8	11.6	8.4	9.3
血中脂質	9.1	11.7	5.2	4.7	8.5	5.6	5.1	5.3	5.8	6.1
肝障害防止	2.6	4.7	9.6	6.7	9.3	4.3	3.0	6.9	5.6	3.4
血糖	5.2	4.9	5.0	4.2	4.6	3.6	3.5	3.7	3.3	2.5
睡眠	5.2	4.3	4.7	3.6	2.8	3.3	3.9	4.5	3.1	3.8
骨密度	5.2	2.5	1.8	4.3	4.1	3.1	2.7	4.2	5.9	5.1
排便	6.5	6.0	3.6	3.1	1.0	1.5	1.7	3.2	2.7	2.5
記憶	1.3	1.9	3.1	3.5	2.6	3.3	4.7	3.6	1.0	1.4
肝斑の除去	6.5	3.7	2.5	3.4	2.1	2.0	1.4	1.5	1.7	0.7
栄養素補充剤	3.9	12.3	17.4	23.5	28.6	35.4	35.0	29.0	28.5	27.9

保健食品に使われる原材料は、単独としてはクコの実（*Lycium barbarum*）が最も一般的に使用される植物性成分である（Figure 21.3）。クコの実は許可取得済み保健食品の10%以上に含まれており、セイヨウニンジン（*Panax quinquofolium* L.）、オウギ（*Astragalus membranaceus*）がこれに続く。

歴史的には、クコの実はTCMでは肝臓と腎臓を養い、視力を上げるために使われる[18]。研究によれば、抗老化、神経保護、健康増進、疲労回復、持久力、代謝/エネルギー消費、糖尿病における血糖コントロール、緑内障改善、抗酸化、免疫調整、抗腫瘍作用、細胞保護などの健康上の利益があることが明らかになっている[29]。セイヨウニンジンは気（エネルギー）を補い、「陰」を養うのに対し[18]、オウギは気を補い、「陽」を上昇させることが知られている[18]。オタネニンジン（*P. ginseng*）には、抵抗力を高める（adaptogenic）効果、代謝、内分泌、免疫、心血管系に対する健康効果があることが知られている[30]。

第 21 章　中国における保健食品の原材料とクレームに関するレギュレーションの経緯

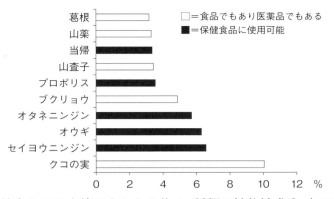

Figure 21.3　保健食品に最も使用された上位 10 種類の植物性成分（1996 年～2012 年）

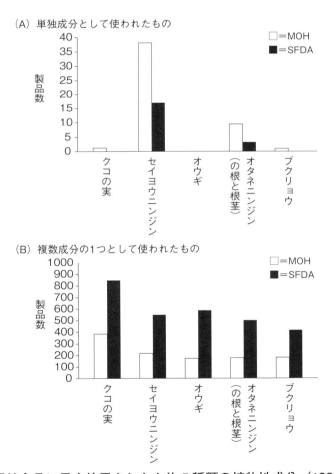

Figure 21.4　保健食品に最も使用された上位 5 種類の植物性成分（1996 年～2012 年）

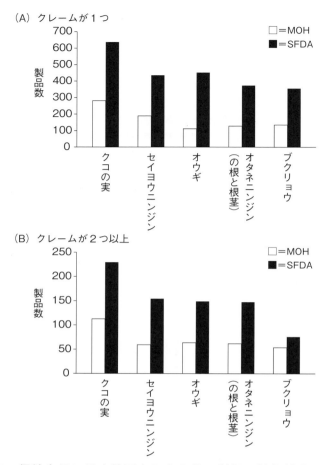

Figure 21.5　保健食品に最も使用された上位5種類の植物性成分とそれらのクレーム数（1996年～2012年）

　植物性成分の上位10品目のうち、半分は「食品でもあり医薬品でもあるTCM成分」の目録に、もう半分は「保健食品に使用可能なTCM成分」の目録に入っている（**Table 21.2**）。最も広く使用される5品目の植物性成分（クコの実、セイヨウニンジン、オウギ、オタネニンジン、ブクリョウ）を単独の活性成分とする製品は、実はわずかである。これらの成分は他の原材料と組み合わせて設計されることがより多く、特に所管官庁がSFDAになった後では顕著である（**Figure 21.4**）。この点は、レギュレーションが以前よりも厳しくなり、保健食品の申請に対してより詳細な評価が実施されていることを示唆している。

　これらの成分は、大多数が1つのクレームしか持たず、2つ以上のクレームを持つ製品は30％未満である（**Figure 21.5**）。また、**Table 21.2**に挙げた201種類の原材料の内、42種類が100製品以上に使用されており、48種類が10製品以下にしか使われておらず、11種類はまったく使われていない。これは保健食品における原材料選択の幅が非常に狭いことを示している。現在、保健食品の製品設計は、一般的な原材料という限られた選択幅を

前提としている。このことは、まだ十分活用されていない原材料を探索して、今後、機能性保健食品の分野で何らかの独自性のある製品を作る機会があることを示唆している。

保健食品が最終製品としての規格に合うためには、何より関与化合物（機能性構成物）が必要である。より正確には、機能性構成物・成分を有効量含有していることが必要である。保健食品が許可を受けて登録されるためにも、許可が更新されて再登録されるためにも、申請者は、なぜ当該関与化合物を選択したのか、どのように定量化したのかについて根拠を示さなければならない。また、関与化合物とその含有量を最終製品に表示しなければならない[31]。

サポニン、フラボノイド、ポリサッカライドは、保健食品で最も一般的に使われる機能性構成物である（**Figure 21.6A**）。これは、多くの植物性成分の中でも、オタネニンジン、クコの実、オウギの使用頻度が高いことと同様である。プロアントシアニンは、サポニン、フラボノイド、ポリサッカライドに比べると使用されていないが、肝斑除去、抗酸化、免疫、骨密度などと関連する（**Figure 21.6B**）。プロアントシアニン、CoQ_{10}、大豆イソフラ

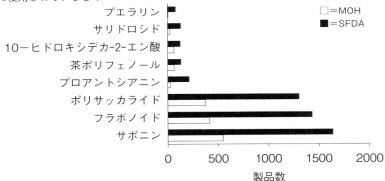
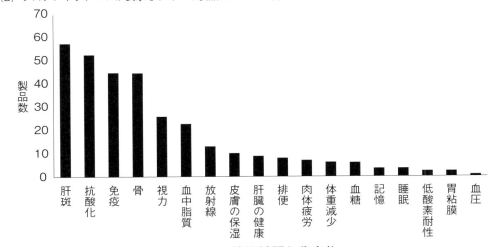

Figure 21.6　機能性関与化合物

第Ⅳ部　各国のレギュレーション

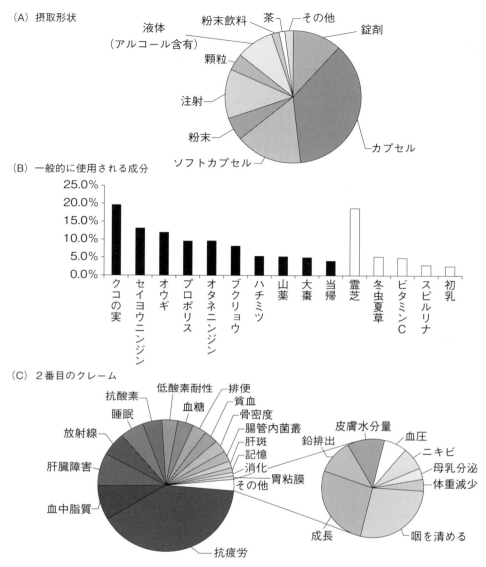

Figure 21.7　免疫関連クレームを有する保健食品

ボン、リコピン、免疫グロブリンG、メラトニン、$α$-リノレン酸、エイコサペンタエン酸、DHA、イノシトールなどの関与化合物については、定量化の国家基準がすでに確立されている。まだ国家基準が定まっていない関与化合物については、定量化の検証方法を申請者が考えて提出しなければならない。

先に述べた通り、免疫関連のクレームが最も一般的なクレームである。2012年末までに4,000品目近くが許可された。免疫関連の保健食品は、カプセル、ソフトカプセル、錠剤が最も一般的な一定量ごとの摂取形状であり（Figure 21.7A）、それぞれ免疫製品全体の36.4％、16.0％、11.7％を占める。粗ポリサッカライド、総サポニン（ジンセノシドを

含む)、総フラボノイドは免疫関連製品で最も頻繁に使われる関与化合物で、それぞれ免疫製品全体の 35.1％、28.9％、19.8％を占めている。植物性成分では、クコの実、セイヨウニンジン、オウギ、プロポリス、オタネニンジン、ブクリョウ、ハチミツ、山薬、サネブトナツメ、シナタラノキが免疫関連製品で最も一般に使われる TCM 成分であり（Figure 21.7B)、すべての製品で使われている成分の順位と大体似ている（Figure 21.3)。霊芝、冬虫夏草、ビタミンC、スピルリナ、初乳も免疫機能をクレームする製品に一般的に使用されている（Figure 21.7B)。免疫関連分野では、約 900 品目の製品が免疫効果以外のクレームも併せ持っている。最も多い 2 番目のクレームは抗疲労であり（Figure 21.7C)、それに続くのが血中脂質、肝障害、放射線保護に関するクレームである。

21.7　結論

　中国の保健食品産業は過去 20 年間に劇的に成長し、世界第 2 位の健康食品/ダイエタリーサプリメント市場になった。中国政府の第 12 次 5ヶ年計画では、2015 年末までに栄養・健康関連の食品産業が 1 兆人民元（約 15 兆円）規模の市場に到達するように、大きな成長の機会を業界に与える構想を描いている。これを達成させるためには、イノベーションが重要な役割を果たす。すなわち、さらなる新規食品資源の開発、生理活性物質の構造機能作用の探索、栄養素補充剤と保健食品に使われる原材料の品質および技術レベルの向上、TCM 資源その他を活用した独自性のある成分の開発などである。科学的・臨床的に確かなエビデンスが、保健食品の将来を支える。質の良い製品のみに許可を与えて市場に流通させるために、より厳格なレギュレーションが保健食品の申請と評価に適用されることになるかもしれない。新しく実施された技術評価手順の内容を見ても、そのことが伺える。許可の更新を実施し、保健食品に認められるクレームも減らしていけば、保健食品の許可件数は十分管理できる範囲内に収めることができると思われる。しかし、もし将来クレーム申請の新たな手続きが実施されれば、独自性のあるクレームを持つ製品を開発する機会を事業者に与えることになるであろう。この方向には研究開発への多くの投資が必要になるが、業界の科学的な信頼度を高めて、政府の政策と指導に足並みもよく合うであろう。

文献

1) Li J, Li D. Current status of Chinese legal system and standard system for health food. *Food Sci* 2011; 32: 318-23.
2) CHCA. China Health Care Association and Chinese Academy of Social Science published the Blue paper of Development of China Health Food Industry, http://www.chc.org.cn/news/detail.php?id=60847, Beijing, China; 2012.
3) SFDA. Interim Administrative Measures of Health Food Registration- Decree No.19, 2005, issued April 30, 2005, http://www.sfda.gov.cn/WS01/CL1131/24516.html, Beijing, China; 2005.
4) MOH. Procedure of Technical evaluation of health foods (MOH oversight division notification 1996 no 38, issued July 18, 1996), Beijing; 1996.
5) MOH. Notification regarding several issues of health foods administration (MOH oversight division notification, 1997, no 38, issue July 1, 1997). Beijing, China; 1997.
6) MOH. Notification regarding the adjustification of scope of acceptable functional claims and approvals of health foods (MOH oversight division notification No. 20, 2000, issued Jan 14, 2000), Beijing, China; 2000.

7) MOH. Technical protocols for health foods detection and evaluation (MOH oversight division notification No 42, 2003, issued Feb 24, 2003), Beijing, China; 2003.
8) SFDA. Implementation of technical protocol of health food detection and evaluation 2003 edition regarding health foods acceptance and evaluation (SFDA Registration Division Notification 13, 2004, issued Jan 17, 2004, http://www.sda.gov.cn/WS01/CL0847/10232.html), Beijing, China; 2004.
9) SFDA. Notification regarding Interim Provision of Nutrient supplement applications and evaluation etc eight provisions (SFDA registration division No 202, 2005, issued May 20, 2005, http://www.sda.gov.cn/WS01/CL0055/10396.html), Beijing, China; 2005.
10) SFDA. Letter to seek public comments on the drafted proposal of adjustment of functional claims scope of health foods (SFDA health food and cosmetic division letter No 322, 2011, issued Aug 1, 2011, http://www.sda.gov.cn/WS01/CL0780/64433. html), Beijing, China; 2011.
11) SFDA. Letter to seek public comments again on the drafted proposal of adjustment of functional claims scope of health foods (SFDA health food and cosmetic division letter No 268, 2012, issued Jun 4, 2012, http://www.sda.gov.cn/WS01/CL0780/72295.html), Beijing, China; 2012.
12) Yang Y. Scientific substantiation of functional food health claims in China. *J Nutr* 2008; 138: 1199S-205S.
13) SFDA. Notification of issuing evaluation protocols related to antioxidant function etc 9 health function evaluations (SFDA Health Food and Cosmetic Division, No 107, 2012; issued April 23, 2012, http://www.sda.gov.cn/WS01/CL0847/71257.html), Beijing, China; 2012.
14) SFDA. Notification regarding matters related to the implementation of interim administrative measures of health food registration (SFDA Registration Division No 281, 2005; issued May 27, 2005, http://former.sfda.gov.cn/cmsweb/webportal/W945325/A64003265.html), Beijing, China; 2005.
15) SFDA. Letter to seek public comments again on the provisions of new function application and evaluation of health food (consulting version)（SFDA Health Food and Cosmetic Division letter No 490, 2012, issued Nov 5, 2012, http://www.sda. gov.cn/WS01/CL0780/75896.html), Beijing, China; 2012.
16) Liu Q, Bai H. The evolvement and safety supervision of administrative system of China health food registration. *Carcinogenesis, tetragenesis, mutagenesis* 2012; 24: 321-4.
17) MOH. List of micobial strains allowed in foods (MOH General Office No 65, 2010; issued April 22, 2010; http://www.moh.gov.cn/mohbgt/s10787/201004/47133. shtml, Beijing, China; 2010.
18) ChP. In: Commission CP, editor. Pharmacopoeia of People's Republic of China 2010, vol. 1. Beijing: China Medical Science Press; 2010.
19) SFDA. Notification regarding matters related to the registion submission and evaluation of health food containing Coeznyme Q10 (SFDA Permission Division No 566, 2009, issued Sept 2, 2009; http://www.sda.gov.cn/WS01/CL0055/41194.html), Beijing, China; 2009.
20) SFDA. Notification regarding matters related to the registion submission and evaluation of health food containing soy isoflavone (SFDA Permission Division No 567, 2009, issued Sept 2, 2009; http://www.sda.gov.cn/WS01/CL0055/41195.html), Beijing, China; 2009.
21) SFDA. Notification regarding matters related to registration submission and evaluation of health food containing red yeast and other raw materials (SFDA permission division No 2, 2010, issued Jan 5, 2010; http://www.sfda.gov.cn/WS01/CL0847/44918.html), Beijing, China; 2010.
22) MOH. Further specification of the raw materials used in the health foods (MOH Oversight Division No 51, 2002, issued Feb 28, 2002; http://www.moh.gov.cn/mohwsjdj/s9160/200810/38057.shtml), Beijing, China; 2002.
23) MOH. Administrative Measures of Novel Food (MOH Decree No 56, 2007, issued Jul 7, 2007; http://www.moh.gov.cn/mohwsjdj/s3592/200804/16500.shtml), Beijing, China; 2007.
24) MOH. Specification on the food additives and novel food administrative permit (MOH Announcement No 14, 2009, issued Oct 13, 2009; http://www.moh.gov.cn/mohwsjdj/s7891/200910/43139.shtml) Beijing, China; 2009.
25) Liu A, Zhang B, Wang H, Du W, Su C, Zhai F. The nutrients intake trend of Chinese population in nine provinces from 1991 to 2009 (VI) Calcium intake trend in Chinese adults aged 18-49 years. *Acta Nutrimenta Sinica* 2012; 34: 10-4.
26) Zhu H, Cheng Q, Gan J, Du Y, Hong W, Zhu X, Li H. Research on the vitamin D status of Shanghai population. *Chin J Osteoprosis and Bone Mineral Research* 2010; 3: 157-63.
27) SFDA. Critical points for the technical evaluation of health food re-registration (SFDA permission division notification No 390, 2010; issued Sept 26, 2010; http://www.sfda.gov.cn/WS01/CL0055/54296.html), Beijing, China; 2010.
28) Shu Y, Liu C, Li L. Study on present situation of certified native functional food products in China. *Chinese Journal of Food Hygiene* 2006; 18: 401-5.
29) Amagase H, Farnsworth NR. A review of botanical characteristics, phytochemistry, clinical relevance in efficacy and safety of Lycium barbarum fruit (Goji). *Food Research International* 2011; 44: 1702-17.

30) Kitts DD, Hu C. Efficacy and safety of ginseng. *Public Health Nutrition* 2000; 3: 473-85.
31) SFDA. Critical points on technical evaluation of health foods (SFDA Permission Division notification No 210, 2011; issued May 28, 2011), Beijing, China; 2011.

第22章

韓国における健康機能食品のレギュレーション

Regulations on Health/Functional Foods in Korea

ジ・イェオン・キム[*], セオン・ジュ・キム[†], ヒュオン・ジョー・リー[**]

[*]ソウル科学技術大学食品化学工学部　ソウル，韓国
[†]食品医薬品安全処　忠清北道，韓国
[**]国立ソウル大学校農業生命科学大学農業生命工学部　ソウル，韓国

Ji Yeon Kim[*], Seong Ju Kim[†] and Hyong Joo Lee[**]

[*]Department of Food science and Technology, Seoul National University of Science and Technology, Seoul, South Korea
[†]Ministry of Food and Drug Safety, Chungcheongbuk-do, South Korea
[**]WCU Biomodulation, Department of Agricultural Biotechnology, College of Agriculture and Life sciences, Seoul National University, Seoul, South Korea

22.1　はじめに

　世界中の高齢者人口の急速な増加とともに、糖尿病、心血管疾患、がんなどの有病率が上昇し続けている。これらの憂慮すべき傾向から、研究者たちは食品中の潜在的に有益な生理活性物質の成分を特定しようと重点的に取り組んでおり、食事と健康の関係はメディアの大きな注目を集めている。一般大衆が食品の健康上の利益に関して得られる情報が増加した結果、消費者は健康に関心を寄せるようになり、健康問題は食品購入決定の際の主要因子となった。そこで、健康への利益を謳う製品の表示や広告が、誤解や誇張を防止するため、レギュレーションの対象となった。消費者を保護し、食品機能についての正確な情報を得る権利を実現するため、1990年代から米国、日本、EUを含む多くの国で機能性食品・ダイエタリーサプリメントの表示に必要な要件やその取締りが厳しくなってきている。2002年に韓国に導入された健康機能食品に関する法律（Health/Functional Food Act: HFFA）は制定当初、サプリメント形状の健康機能食品（health/functional food: HFF）だけを対象としていた[1]。その後の改正で、HFFの定義はさまざまな加工食品を含むようになっていった[1]。本章では、韓国における機能性食品のレギュレーション、その有効性を示すために必要とされるエビデンスの強さ、安全性に対する配慮、将来の展望について述べる。

22.2　健康機能食品に関する法律

　2000年11月に、国会の保健福祉委員会は健康機能食品に関する法律案（HFFA案）を作成した。2002年8月に、HFFの安全性、有効性、表示のための新しいレギュレーション枠組みとしてHFFAが制定され、2004年1月に施行された。同法の究極的なゴールは新しい生理活性物質成分の安全性を確保することで国民の健康を増進することであった。制定当初においては、HFFを「丸剤、錠剤、カプセル剤、液体などのフードサプリメント」と定義しており、これは言い換えれば、一般食品には、機能性に関するクレームをすることは許されていなかった。しかし、食品業界からの要求の高まりにより、2008年以降、HFFはより広く定義し直されてあらゆるタイプの加工食品を含むようになった。

　現在、HFFは、「人体に有益な機能を持つ原材料や食品成分を有して製造または加工された食品」と定義されている。特別用途食品は、食品衛生法に基づいて別のレギュレーション枠組みに置かれている。

　HFFは、告示型（generic）と個別評価型（product-specific）に分けられている。告示型HFFは食品医薬品安全処（Ministry of Food and Drug Safety: MFDS）が定めて告示した機能性成分の規格基準に適合する製品と定義される。こうした製品にはビタミン、ミネラル、他のさまざまな機能性成分が含まれている。他方、MFDSが定めていない成分はすべて、クレームの正確さを確認するため、販売前にそれらの原料や生理学的活性成分に基づいて有効性評価を受ける。評価の結果次第で製品ごとに許可が下される（許可証が発行される。規格基準を改定するわけではない）。HFFAでは、HFFに対するクレームの「実証」を構成する要素が何であるかは定義していない。その代わりにHFFAでは、MFDSに対してHFFの販売前にその安全性と効果を評価する唯一の権限を与えており、MFDSはクレームを実証するためのシステムを構築し、既存の情報に基づいて、製品を広告するクレームについてのエビデンスをすべて提出する責任を製造者や販売業者に対して負わせている。

　HFFAの下では、2004年にコーデックス委員会（Codex Alimentarius Commission）[2]で採択された疾病リスク低減機能と同様な表示を含む、栄養その他の機能性に関する表示がHFFのクレームおよび広告に使用可能である。それぞれのクレームのタイプは、次のように定義される。

- ニュートリエント機能性クレーム：身体の成長、発達、正常な機能における栄養素の生理学的役割を記述するものである。1日当たり推奨摂取量（recommended daily allowance: RDA）があるニュートリエントに適用されており、エビデンスの典拠として現行の大学レベルの栄養学教科書の内容に基づいていなければならない。
- その他の機能性クレーム：全食事量の中でHFFが人体の正常な機能または生物活性に与える特定の有益な効果に関するものである。健康や、特定機能の改善、健康状態の調整や維持に積極的に貢献することに関係している。
- 疾病リスク低減クレーム：（食事全体の中での）HFF摂取と疾病に罹患するリスク低減や健康に関連する状態との関係を記述するものである。

HFFの使用によって個別の疾病を予防したり治癒するというクレームは許されていないが、MFDSは将来的には疾病関連クレームに焦点を絞った定義を検討する予定である。

22.3 告示型健康機能食品

2004年には、ビタミン13種類、ミネラル11種類、必須アミノ酸、タンパク質、食物繊維、必須脂肪酸を含む37種類の告示型HFFが利用可能であった[3]。MFDSはこれらの告示型HFFおよびその規格基準をHFF公典に収載した。カテゴリーはニュートリショナルサプリメント、ヘルスサプリメント、朝鮮人参製品であった。当時のHFFAは機能性表示には科学的評価を要求していなかった。個別評価型HFFとのバランスに配慮するため、またHFFAの基本枠に沿わせるため、告示型HFFの再評価が必要となった。こうした必要性によりMFDSは2003年から2007年にかけて、37種類の告示型HFFのクレームに対して科学的実証のための再評価を実施した。その結果、ローヤルゼリー、イースト、蜜蜂花粉、消化酵素、亀、ウナギを含むいくつかの告示型HFFがHFFから除外された。これらの製品はヘルスクレームを使用できない一般食品として再分類された[4]。

多数のクレームの中で不明確な表現は、「強化された機能」(enhanced function) クレームに変更された。食物繊維は原料ごとに個別にリストアップされ、異なる機能性成分と認識された。改訂HFF公典において、機能性成分は次のように明示された。

> 「機能性成分」は健康上の利益を与え、以下の項目のいずれかに該当する物質である。(1) 動物、植物または微生物に由来する加工された原材料、(2) 項目(1)に記載された成分の抽出物または精製物、(3) 項目(2)に記載された成分の精製物の合成複製物、(4) 項目(1), (2)または(3)に記載された成分の組み合わせ。

さらに、HFF公典に収載された告示型HFFを拡充するために、個別評価型HFFの中から告示型HFFに追加するための新たな原則が導入された。「健康機能食品の機能性成分の認定に関する規則」に基づいて認定された機能性成分は、以下の場合にはHFF公典に加えることが許されることになった。

> 「機能性成分」として認定された後に、品目製造報告書もしくは輸入報告書の日付から2年以上の年月が経過した場合、認定後に3以上の事業者が品目製造報告書もしくは輸入報告書を提出した場合、またはHHFA14条2項に基づいて認定を受けた事業者が掲載を請求した場合（ただし、3以上の事業者が認定を受け、その3分の2が請求した場合に限る）。

しかし、機能性成分であると認定された後で、個別評価型の申請者が、製造工程、機能性に関する人での試験、毒性試験に関するデータについて保護を求めることがある。この場合、当該保護要求の妥当性に基づいて、公典への収載は品目製造報告または輸入報告の日から最長5年間まで延期できる。

告示型HFFについて、ニュートリエント機能性クレームは、RDAが定められているビ

タミンおよびミネラルのサプリメントに対してのみ行うことができる。それらは、身体の成長、発達、正常な機能におけるニュートリエントの生理学的役割を説明する、十分に確立されたヘルスクレームである。1日摂取量当たりのビタミン・ミネラルサプリメントの量は、指定された上限と下限の間になければならない。下限は韓国人のRDAの30％に設定されており、上限は各ビタミンまたはミネラルのリスク分析に基づいて決定されている。現在、ニュートリショナルサプリメントとして使用できるのは14種類のビタミン、11種類のミネラル、タンパク質、必須脂肪酸、食物繊維（非消化性繊維の総称）である。機能性成分として朝鮮人参、緑茶抽出物、さまざまな繊維など55種類の成分が収載されている（Table 22.1）。

Table 22.1　HFF公典に収載された告示型HFF

ニュートリエント			
ビタミン		ミネラル	
ビタミン A	β-カロテン	カルシウム	マグネシウム
ビタミン D	ビタミン E	鉄	亜鉛
ビタミン K	ビタミン B_1	銅	セレン
ビタミン B_2	ナイアシン	ヨウ素	マンガン
パントテン酸	ビタミン B_6	モリブデン	カリウム
葉酸	ビタミン B_{12}	クロム	
ビオチン	ビタミン C		
食物繊維		タンパク質	
必須脂肪酸			
機能性成分			
朝鮮人参	紅参	葉緑素を含む植物	クロレラ/スピルリナ
緑茶抽出物	アロエの全葉	プロポリス抽出物	コエンザイム Q10
大豆イソフラボン	オメガ-3 脂肪酸	γ-リノレン酸	レシチン
スクワレン	フィトステロール/エステル体	アルコキシグリセロール	オクタコサノール
梅抽出物	CLA	ガルシニアエキス	ルテイン
ヘマトコッカス抽出物	ノコギリヤシ抽出物	グルコサミン	ムコ多糖体
N-アセチルグルコサミン	グアバ葉抽出物	バナバ葉抽出物	イチョウ葉抽出物
マリアアザミ抽出物	ホスファチジルセリン	月見草種子抽出物	アロエ葉肉果肉
霊芝子実体抽出物	キトサン/オリゴ糖	プロバイオティクス	フラクトオリゴ糖
紅麹	L-テアニン	大豆タンパク質	
機能性食物繊維			
グアーガム/加水分解物	グルコマンナン	難消化性マルトデキストリン	オート麦繊維
大豆繊維	キクラゲ	小麦繊維	大麦繊維
アラビアガム	トウモロコシふすま	イヌリン	サイリウム種皮
ポリデキストロース	コロハ種子		

22.4　個別評価型健康機能食品

　製造者や販売業者が告示型HFFに含まれていないHFFを販売したい場合には、個別評価型HFFを申請しなければならない[5]。

　その製品中の機能性食品成分が告示型HFFのリストにない（したがって新規成分とみなされる）場合、製造者や販売業者はMFDSに当該製品の標準化、安全性、有効性のエ

ビデンスを提出しなければならない。MFDS は申請の受理後 120 日以内に審査を行う。その際、当該成分の由来と特性、機能性成分（または指標成分）の含有量、加工方法、機能性成分の分析方法とバリデーション（検証）に関する情報、安定性データ、純度（微生物、重金属、農薬などの含有量の観点から）、HFF としての安全性と有効性の科学的エビデンス、に関して主に評価が行われる。

MFDS は関係書類受領後に評価を開始する。まず、規格化が適切に行われているかを判定した後に、安全性、有効性、規格を評価する。要件を満たしていれば、MFDS は有効性があると公的に認める。

（1） 規格化

製造者は機能性成分（機能性成分が不明な場合は原材料を特定するための指標成分）の特徴に関するデータを提出する。製造者は、主たる製造工程から生じる機能性成分（または指標成分）の含有量の収率と変化を明記する。これを受けて、MFDS はこれらのデータが妥当であるか否かを評価する。

（2） 安全性評価

有効成分の安全性は MFDS が評価し、食経験、製造工程、摂取量、毒性試験結果、ヒト試験結果、栄養学的評価結果、生物学的利用能を含む、詳細な提出データの審査を行う。有効成分の安全性は判断樹（decision tree）を参照して科学的に検証されなければならない[5]（Figure 22.1）。作成される安全性データは 4 つのカテゴリーに分けられる。(1) HFF の原材料として使用不可、(2) 科学的データまたは食経験により、製造工程、用途、摂取量、副作用と毒性のデータベース検索、摂取量の評価について説明されているもの、(3) 科学的データ、食経験、副作用と毒性のデータベース検索から、摂取量と栄養学的効果が評価されているもの、(4) 副作用と毒性のデータベース検索から、摂取量、栄養学的効果、毒性データやその他安全性の証明に関わることが評価されているもの。

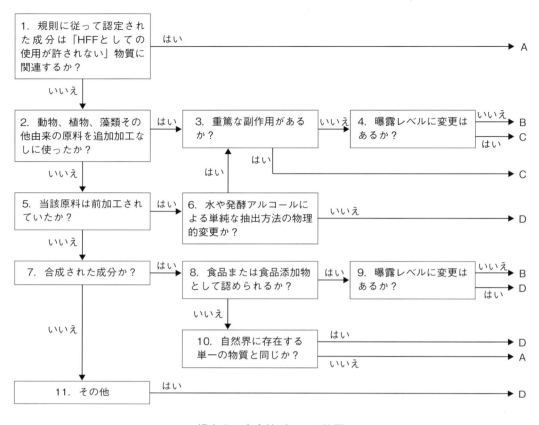

Figure 22.1　安全性データ作成のための判断樹

(3) 有効性評価

　HFFの有効性の評価は、医薬品の場合とは異なる。なぜならHFFの対象となる消費者は、健康な人か疾病の前段階にある人、または潜在的リスクを持つ境界領域にある人だからである。したがって、HFFに要求される有効性は、症状を呈している患者に対して用いられる医薬品ほど明確ではない。

　現在、HFFに関するクレームを実証するのに必要な試験範囲に関して決まった方式は存在しない。そこで、MFDSでは「一定水準にある（competent）信頼できる（reliable）

科学的エビデンス」という一般化された基準を適用して、製造者や販売者にエビデンスの類型に対するある程度の柔軟性を持たせている。それによって、HFFに対する消費者の信頼を保っている。提出された情報が一定水準にある信頼できる科学的なエビデンスであるかを評価するために、各試験は個別に審査され、以下の通り、エビデンス総体の強さ（strength of the total body）が考慮される。

- 研究の個別の審査：第1に、各試験のデザインによる類型を特定する。クレームを実証するのに十分有効で信頼できる科学的エビデンスは、主としてヒト試験から得られる。特にランダム化二重盲検による並行群間比較で、プラセボ対照介入試験（randomized, double-blind, parallel-group, placebo-controlled intervention study）が最良の判断基準（gold standard）と考えられる。動物実験、in vitro 試験、症例報告、メタアナリシス、総説などのタイプの科学的エビデンスは一般に背景情報でしかない。しかし、健康に与える効果についての生化学的メカニズムと生理学的メカニズムを説明したり、用量反応関係を証明するための十分な動物試験や in vitro 試験がない場合には、たった1つのヒト試験だけではクレームを実証するには不十分である。第2に、各試験の科学的な質は試験デザインと実施、被験母集団、データ収集、結果判定法、統計解析、変数のバラツキなどの要因に基づいて審査される。上記因子の大部分に適切に対応している科学的試験は十分に質が高いと判断される。
- 研究の総合性の評価：個々の試験のタイプと質は重要だが、結果として得られる各データは、利用可能な情報全体として検討されなければならない。科学的エビデンス総体の強さは、量（quantity）、一貫性（consistency）、関連性（relevance）などの複数の基準に基づいて検討することができる。独立して実施された試験から集積された大量のデータは、より説得力のあるエビデンスとなる。クレームを実証するのに使われたエビデンスで背景情報を裏づけることができれば理想的である。他方、矛盾したり一貫性に欠けたりする結果があれば、そのクレームが実証できるかどうかが疑問視される。関連するバイオマーカーを、成分と健康評価項目（health endpoint）について提案するための指標や予測因子として使用してもよい。

科学的証明に必要な基準に到達したクレームのみがHFFの表示と広告に使用できるとすると、食品の健康上の利益に関する消費者に対する情報があまりにも限定されてしまうという懸念がある。そこでMFDSは、エビデンスに基づくランク付けシステムを導入した。そこでは各試験のタイプと質、試験全体の量、一貫性、関連性によりランクが決定される。

疾病リスクを低減させるというクレームは最高レベルのエビデンスを必要とし、HFFの永続性のある効果を証明する妥当なデザインによる、十分に計画されたヒト介入試験に主として基づいている。また、その検証は、該当する分野の科学的訓練を受けたクレーム評価経験のある複数の専門家の十分な科学的同意（significant scientific agreement）にも合致していなければならない。他方、より広い範囲の科学的エビデンスは、他の機能性クレームに使うことができる。ヒト介入試験が望ましいが、動物や in vitro 試験だけでも十

分に HFF のその他の機能性クレームを証明するのに十分な場合がある。特に、クレームがヒトの代謝に関連するか、またはヒトの代謝に十分深く関係する場合である。MFDS は科学的エビデンスの度合いに応じて、その他の機能性クレームに以下の 3 レベルを定義した。それらは「説得力のある」(convincing)「確からしい」(probable)「不十分」(insufficient) である (Table 22.2)。

エビデンスに基づくランク付けシステムは、クレームに用いる用語を科学的エビデンスのランク付けによって行うもので、エビデンスのレベルの違いによって、それに相応しい表現が決められる (Table 22.2)。

Table 22.2 科学的エビデンスに応じて HFF に表示できる表現

クレームのタイプ	科学的エビデンスのレベル	表現
疾病リスク低減	十分な科学的同意	「(疾病名) のリスクを減らすことができる」
その他の機能(I)	説得力のある	「に利益を得ることができる」
その他の機能(II)	確からしい	「を改善するかもしれない」 「を増やす (減らす) かもしれない」
その他の機能(III)	不十分	「を改善するかもしれないが、これは検証を要する」 「を改善するかもしれないが、科学的エビデンスは不十分」

(4) 規格

申請者はまた、製品のサンプルを、その機能性成分を分析するために用いた分析方法の文書とともに MFDS に提出しなければならず、それらの文書は分析方法の選択性 (selectivity)、精度 (precision)、正確度 (accuracy)、線形性 (linearity)、測定範囲 (range of method) を検証するものでなければならない。MFDS は機能性成分の含有量を決定し、その製品を HFF として許可する決定をした場合には、適合期間と衛生規格を確認する。

(5) 個別評価型 HFF に認められたクレーム

2012 年 10 月時点で、MFDS は 165 種類以上の機能性成分を認定した。韓国の HFF の表示の大部分はその他の機能性クレーム用であるが、個別評価型 HFF にはさまざまなタイプの機能性クレームが存在する。個別評価型 HFF の数は依然として増加し続けている (Figure 22.2)。ただし、2009 年までは、上市された機能性成分の数は増加傾向にあったが、それ以降、新規の機能性成分の数は減少傾向にある。現行のクレームは多様で、体脂肪減少、関節の健康や目の健康など、更年期以降の女性の健康、尿路の健康、消化器の健康、記憶機能が含まれている (Figure 22.3)。

第22章　韓国における健康機能食品のレギュレーション

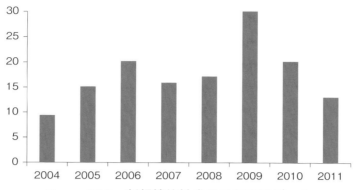

Figure 22.2　新規機能性成分の年度別データ

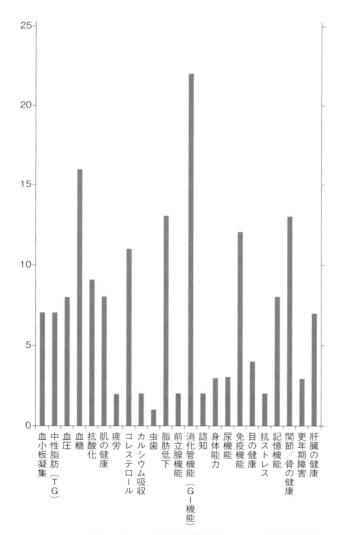

Figure 22.3　許可された個別評価型 HFF の機能性成分

Figure 22.4 では、年間市場規模と国内市場実績に関するデータを示す。これらのデータには輸入された HFF 製品は含まれていないが、市場規模の急速な拡大は明白である。2011 年と 2010 年の数値を比較すれば一目瞭然で、全生産高が 23% 上昇していることを示している。韓国市場で入手できる HFF 製品の中では、紅参が HFF 製品の売り上げの大半を占めている（Figure 22.5）。個別評価型 HFF で見ると、肝臓の健康に関する製品が他を大きく引き離してトップの座にある（Figure 22.6）。これらに次いで多く市販されているのは免疫、関節、皮膚などの健康をつかさどる機能性成分の製品である。

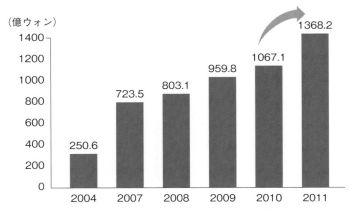

Figure 22.4　韓国における HFF の年度別国内市場規模 ［1 ウォン＝ 0.1 円］

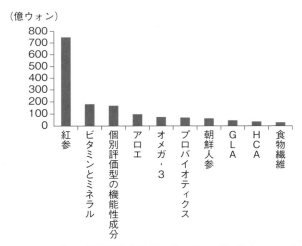

Figure 22.5　2011 年の韓国国内販売データに基づく HFF 製品別売上

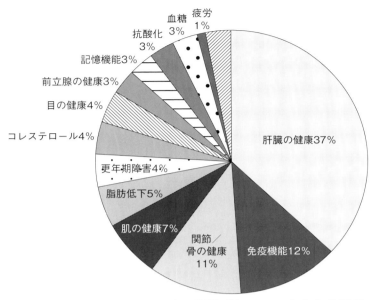

Figure 22.6　韓国における個別評価型 HFF の売上上位製品

22.5　諮問委員会

　MFDS には栄養学、食品科学、医学、消費者団体から選任された 30 名の専門家からなる HFF の諮問委員会がある。この委員会にはレギュレーション、適正製造規範（Good Manufacturing Practice: GMP）、輸出入、新規活性成分、基準と規格、表示と広告に関して MFDS に助言する 6 つの小委員会がある。

22.6　今後の展望

　あるクレームが消費者を誤認させないかどうかを判定する能力は、製品の安全性と消費者の権利確保のために信頼できるプロセスを構築する上で重要である。明確で正確なヘルスクレーム・レギュレーションのシステムをうまく確立するためには、製品クレームの基礎となる科学的エビデンスにさまざまなレベルがあることを消費者に伝えるための適切な文言と表現を定めることが不可欠である。最近行った調査からは、その他の機能性クレームの基礎となる科学的エビデンスを消費者に伝えるには、現在の表現では不十分であることが示唆された。さらに消費者は、現在の表現では効果がわかりやすく説明されていないと考えている。杓子定規な決められた表現を用いるよりも、個々のクレームを説明するほうが適切だと考える人もいる。そこで MFDS のなすべきことは、消費者が情報に基づいて HFF を選択でき、簡単に理解できるようなヘルスクレームの表現を考案し、消費者を啓蒙することである。

　研究の視点から、バイオマーカーに関する懸念は残る。経口摂取されて消化管を通る食

品または食品成分は最終的には血流と肝臓、すなわち腸液に入る。大半の食品成分は摂取量当たりの効率が低いために、穏やかな効果を示す。最近では研究者らは、わずかな変化を検知するのに利用できるバイオマーカーの特定に注目し、「〜オミックス」データを作成している。こうした「〜オミックス」データのための最も感度が高いバイオマーカーの特定は近い将来、非常に重要になるだろう。政府とレギュレーション当局もまた、バイオマーカー特定のための先端科学を支援するために努力しなければならない。

文献

1) HFFA. Health/Functional Food Act, 2008. Korea: Ministry of Health and Welfare; 2008.
2) CCFL. Codex guidelines for use of nutritional and health claims; 2004.
3) HFFC. Health/functional food code, 2008. No. 2004-64. Korea: Regulation of the Korea Food and Drug Administration; 2008.
4) FC. Food code, 2010. No. 2010-2. Korea: Regulation of the Korea Food and Drug Administration; 2010.
5) RHFF. Regulations on the premarket approvals of functional ingredient of product- specific health/functional food and food type health food, 2011. No. 2011-34. Korea: Korea Food and Drug Administration; 2011.

第23章

アフリカにおける植物薬、機能性食品、ニュートラシューティカルとレギュレーション

Phytomedicines, Functional Foods, Nutraceuticals, and Their Regulation in Africa

ティーシャン・バホルン[*]，ヴィドゥシ・S・ニールギーン−ブジュン[*]，
マユリ・ドゥノー[*]，オケジー・I・アローマ[†]
　　[*]モーリシャス大学生命医学生物資源研究ANDI上級センター　レデュイ，モーリシャス共和国
　　[†]アメリカ健康科学大学　シグナルヒル，カリフォルニア州，米国
Theeshan Bahorun[*], Vidushi S. Neergheen-Bhujun[*], Mayuri Dhunnoo[*] and Okezie I. Aruoma[†]
　　[*]ANDI Centre of Excellence for Biomedical and Biomaterials Research, University of Mauritius, Réduit,
　　　Republic of Mauritius
　　[†]American University of Health Sciences, Signal Hill, California, USA

23.1　はじめに

　植物には薬効や、料理の食材としての特性、その他の機能性があると常に考えられてきた。予防薬としての植物の使用は紀元前5000年に遡る。古代ヘブライ人、インド人、中国人、ギリシア人、バビロニア人はすべて薬草学を実践していたことがよく知られ、850種類もの薬草が紀元前1550年のエーベルスパピルス古文書に記載されている[1]。技術的進歩にもかかわらず、世界保健機関（World Health Organization: WHO）はインド人とアフリカ人の80%が依然としてプライマリ・ケアにおいて伝統的治療に深く依存していることを指摘している[2]。生薬学の重要性は、植物の加工時におけるさまざまな制約により一時は低下したが、興味深いことに抽出方法、クロマトグラフィー、電気泳動法、分光法技術などの開発により、植物由来の食品や医薬品の重要性や価値が高まったことから再び蘇ることになった[3]。これまでに、植物から抽出された120種類の化学物質が重要な医薬品とみなされている[3]。バイオテクノロジーや製薬産業は植物培養や植物性医薬品（botanical pharmaceuticals）から得られる生物医薬品（biopharmaceuticals）に強い興味を示し、精力的に研究を行っている[4]。現在でも植物薬（botanical drug）やニュートラシューティカル

の開発と供給を決定する要素には、主に生物資源調査、既存製品の低コスト供給源、新製品導入を規制する基準、既存製品の受容拡大、さらには販売、製造、包装、表示、輸入、流通、貯蔵に関するレギュレーションの枠組みを補完する薬理学的ならびに毒物学的試験などがある。

　食事と健康と安寧（well-being）との関係が確立されて以来、食品はもはや空腹を満たし、欠乏性疾患を防止するためだけの手段ではなくなり、人々を最適な健康とウェルネス（wellness）に導く主要な手段になった[5]。世界中に豊かさが広がるにつれて、このような考え方から、より安全で多様化した食事の摂取が可能となり、それらは皆、長寿を確かにするものであった。研究により、食品中の生理学的活性のある成分の潜在的なメカニズムが特定され、理解されるようになった。それらの成分は健康を改善し、疾患リスク低減を可能とし、同時に全体的な安寧も高める。このように食品の様相が大きく変わったことから、機能性食品の概念が導かれることになった。機能性食品のさまざまな定義が世界にあるが、公式の、または共通に受け入れられた定義はない。あらゆる食品は栄養素を供給し生理学的作用があることから、実際にはすべてが機能的であるという見方もある。機能的とみなされる食品の一部には天然の果物や野菜などが実際あり、健康に関する新たな科学情報が健康への恩恵を宣言するのに利用できる。すべてではないにしろ、多くの果実、野菜、穀物、魚、乳製品、肉製品は複数の天然成分を含み、基本的な栄養以上の恩恵をもたらしている。基本的栄養素以外の健康上の利益を備えた成分を持つ強化・補強・増強された食品のみを機能性とみなすべきだという考え方もある。また、ほとんどの定義は、機能性食品は伝統的食品またはそれに類似したものであるべきで、通常の食事の一部でなければならないということを示唆している。ニュートリゲノミクスや画像法のような有望な新技術や技術の集積が、栄養の研究にますます使われるようになっている。これらの巨大な潜在力は短中期的に明らかになり、アレルギー、糖尿病、肥満、心血管疾患などの疾病やリスク因子を明らかに有する対象集団に対する食品の開発を可能にするであろう。さらに革新的なのは、個人別に食品や治療食をデザインするために、個人の遺伝的情報と食品に対する生理学的反応に関する情報を一つにできることである。機能性食品の技術革新（たとえば、コレステロールを低下させる食品、チューインガムの甘味料、発酵、遺伝子組換え製品）の創意工夫により、最適な健康を維持するのに有用な食品開発のさらなる前進に貢献する可能性がある。

　しかし、遺伝子組換え食品について、アフリカ大陸ではその開発と使用が強い抵抗に遭っていることは注目に値する。アフリカ諸国の大部分では遺伝子組換え（genetically modified）食品が依然として安全でないとみなされており、数か国の政府当局ではこれらの食品を自国の食品制度に導入することをいまだに拒絶している。2001年初頭、アフリカ南部の干ばつにより、大規模な食糧危機が起き、ザンビアでは28％の国民が餓死の危機に瀕するという、最も大きな影響を被った。このような危機的な状況にもかかわらず、ザンビアは穀物の70％が遺伝子組換えされているという理由で世界食糧計画から供与されたトウモロコシを拒絶した[6]。同様にナミビアは、南アフリカ共和国が遺伝子組換えトウモロコシを栽培しているという理由で、2004年に南アフリカ共和国とのトウモロコシ

第 23 章　アフリカにおける植物薬、機能性食品、ニュートラシューティカルとレギュレーション

取引をすべて打ち切った[7]。

　アフリカの各国政府が頑強に遺伝子組み換え食品に反対する理由を、戦略・国際問題研究所（Center for Strategic and International Studies）の世界食品安全プロジェクトの報告書中でクックとドーニーが分析している[6]。彼らは次のように述べている。

　　アフリカでは科学と研究能力が相対的に遅れているために、多くの場所で遺伝子工学の出現とそれらの農業技術への応用が疑いの目で見られていたのは無理もない。南アフリカ共和国以外では科学的コミュニティが存在せず、遺伝子組換え技術を主導して情報を伝える基盤がないからだ。その結果、遺伝子組換え技術に関する論争は、直ちにアフリカ人以外の意見によってかき消されてしまう。一方では、一部の米国を拠点とするバイオテクノロジー企業が、遺伝子組換え技術がアフリカの食糧安全保障問題の扉を開ける鍵になるという大げさな発言をしたからである。他方では、ヨーロッパを拠点とする組織化された非政府組織すなわちNGOがメディアの後押しを受けて、遺伝子組換え食品が健康と環境に与えるリスクを時に誇張し、ひいては西側諸国の企業と取引をしてその利益に依存することの危険性を言外に含ませた。

　エイハーら[8]とボデュロヴィック[9]による評価は、現在の状況でも依然として信頼される非常に興味深い視点を提示している。両者の論文は次のように推論している。

　　アフリカの政策立案者がバイオテクノロジーに対する懸念を持つことになった原因は、一部にはヨーロッパからの懸念が波及した結果である。食品の安全、環境への懸念、さらには多国籍種子企業（multinational seed company）が無節操で食品を操作しているのではないかという一般大衆の不信感がヨーロッパにあるからである。また、アフリカ南部が干ばつに見舞われ、大規模な食糧支援が必要となった2002〜2004年と同時期に、ヨーロッパの消費者の懸念がアフリカに根を下ろしたことにも関係しているとみられる。支援食料の主な供給元は米国であったが、米国には大部分の遺伝子組換えトウモロコシと非遺伝子組換えトウモロコシを同一性保持システム（identity preservation system）で管理するサプライチェーンがなかった。したがって、アフリカ各国政府は食料支援物資の輸入が健康、環境、取引に与える潜在的影響に懸念を持った。国際機関が遺伝子組換えトウモロコシを用いた食品は安全であると宣言するのが遅れたために、バイオセーフティーに関するレギュレーションの欠如や、遺伝子組換えと非遺伝子組換えトウモロコシを評価する能力の欠如が誇張された。信頼できる情報がないため、技術的問題をめぐる議論が国の主権に関わる問題に変わり、反遺伝子組換え活動家に政策決定者や一般市民の恐怖感をあおる恰好の材料を提供したのである。

　現在アフリカでは、南アフリカ共和国、ブルキナファソ、エジプト、ケニヤ、モザンビーク、ナイジェリア、ウガンダ、ジンバブエが遺伝子組換え作物の現地試験の登録を完了している。食料不足の懸念が高まる中、アフリカ諸国は遺伝子組換え食品をある時点で受け入れなければならないであろう。アフリカが自国で遺伝子組換え穀物に反対している理由は、遺伝子組換え食品が完全には受け入れられていないヨーロッパへの輸出売上げが減少

するかもしれないという懸念による。ヨーロッパはアフリカにとって重要な収益先である。毎年、推定 70 億ユーロ（約 8,400 億円，1 ユーロ＝120 円）のアフリカ産農産物がヨーロッパに輸入されている[7]。遺伝子組換え商品の栽培は、これらの国々が予想したほど経済的には悪くならないであろう。なぜなら、ヨーロッパ諸国に輸出される主な食品で遺伝子加工フォーマットを有するものはまだ存在しないからである[7]。遺伝子組換えフォーマットを有する商品は大部分がトウモロコシであり、これは通常、ヨーロッパには輸出されていない。

　南アフリカ共和国学士院は、アフリカにおける農業遺伝子組換え技術のレギュレーションについてまとめた文書の中で[10]、農業バイオテクノロジーと遺伝子組換え作物の採用へ向けた課題には、科学研究やイノベーション推進への不十分な出資、政策決定者の優柔不断、アフリカの科学者や学会の消極的な参加が関わっていると強調している。遺伝子組換え食品の技術的情報の交換、アフリカの科学者教育、バイオテクノロジー問題に対する一般大衆の関心の喚起、そしてアフリカ諸国が自らレギュレーションや法的問題、技術移転に対処する政策を決定するよう支援すること等が、持続可能な統一した考え方への国内対策であることは明らかである。アフリカ人に遺伝子組換え食品について教育し、その潜在的な恩恵を納得させることは明らかに緊急の課題である。

23.2　アフリカのハーブ薬

　アフリカには固有種 3 万 5,000 種を含む 6 万 8,000 種以上の豊かで多様性のある植物相がある。伝統的医療行為はアフリカの文化に深く根ざしている。薬用植物の使用法に関する情報は、長年にわたり薬草医、薬草業者、アフリカ先住民から得てきた。パリ所在の文化・技術協力機構の支援のもとで、中央アフリカ共和国、ルワンダ、マリ、ニジェール、コモロイスラム連邦共和国、モーリシャス共和国、セイシェル、ガボン、マダガスカル、ドミニカ、チュニジア、トーゴ、コンゴ、ベナン共和国で民族植物学調査が実施された。アフリカ統一機構の科学技術研究委員会（Organization of African Unity's Scientific Technical and Research Commission: OAU/STRC）は、同様の調査を西ナイジェリア、ウガンダ、カメルーン、ガーナ、スワジランドで行った。これらの調査結果はすべてナイジェリアのラゴスにある OAU/STRC によって開発されたデータベースで公表され入手可能である。また、コモロ、マダガスカル、モーリシャス、ロドリゲス、レユニオン、セイシェルなどの島々の植物相のデータベースも公表されている。さらに、東アフリカの植物リストの電子データベースや、アフリカの植物に関して刊行された植物化学物質の文献は、東アフリカと中央アフリカの天然産物調査ネットワーク（Natural Products Research Network for Eastern and Central Africa）データベースで閲覧可能である。

　アフリカ南部には 3,000 種類もの植物薬があり、2,700 万人以上の人々がそれらの植物薬を利用している。一方、アフリカ北部には 1 万種類の植物が生育し、その 70% は薬として日常的に使用されている[11,12]。自然療法薬（natural remedy）は入手しやすく、また値段も手頃であることがこのような破格の使用を正当化している。伝統薬の支持者はこの療

第23章　アフリカにおける植物薬、機能性食品、ニュートラシューティカルとレギュレーション

法によってがんからHIV/AIDSまで治せると主張している。アフリカ諸国ではネギ、ウルシ、バンレイシ、ジシバリ、バラニテス、パパイヤ、ジャケツイバラ、ニシキギ、キク、オトギリソウ（Clusiaceae/Guttiferae）、カキノキ、トウダイグサ、マメ、フトモモ、ミカン、ハマビシ/バラニテスなどの各科に属する多数の植物種が疾患の治療等に役立っている（Table 23.1）。しかし、ここに掲げたリストはすべてを網羅したものではない。これらの治療薬の一部はその効果を発揮し、西欧諸国でも採用されている。今日では、世界市場で自然療法薬の需要が高まっている。これは主に製薬会社が製造した薬に認められる多数の副作用によるものである。たとえば、ある合成薬には運動機能低下や眠気などの好ましくない副作用が伴う[13]。

植物薬は体に優しいことが多く、その作用は疾患症状の治療にとどまらない。たとえばムフル（Vitex doniana）は止瀉剤としての作用を持つだけでなく、ビタミンAとBの欠乏症にも役立つ[14]。同じことはアフリカポテト（Hypoxis hemerocallidea）にもあてはまる。この植物は血糖降下作用で知られ、高血圧症の全身動脈圧と心拍数も下げる[15]。ハーブ薬は感染症の治療にも有効であり、化学医薬品よりも副作用が少ない。ナイジェリアの薬草医はカッコウアザミ（Ageratum conyzoides）をHIV/AIDSの治療薬として使う[16]。伝統薬には抗真菌活性もある。530人のHIV陽性患者に対して行われた最近の研究では、カッコウアザミ（ゴートウィード/キンググラス）の葉、ニンニク（ガーリックAllium sativum）の球根、ビターリーブス（Vermonia amyglalina）、ドライウッドマホガニー（Khaya senegalensis）の種子、ワサビノキ（ドラムスティック/セイヨウワサビ Moringa oleifera）、ワニナシ（アボカド Persea americana）の種子は、カンジダ菌やゲオトリクム菌の増殖を顕著に抑制した[17]。

(1) 市場でのアフリカ産薬用植物

多数のアフリカ産薬用植物が医薬品業界で医薬品製造のために利用されている（Table 23.2）。植物のほとんどは通常、欧州、米国、アジアに出荷され、そこで加工される[11]。1996年には植物薬原料約2万6,500トンが欧州に輸出された。現代の治療薬の50%以上が天然物由来なので、薬用植物中に存在する天然成分の特定に注目が集まっている[18]。活性成分の特定、単離、その作用機序の研究は、製薬業界にとっての大きな関心事であり、複合抽出物における相乗作用を総合的に理解するために不可欠である。これまでに、植物の二次代謝産物の3種類（アルカロイド、テルペノイド、ポリフェノール）が治療化合物として高く評価されている。キニーネはアカキナノキ（Cinchona succirubra）の樹皮に含まれるアルカロイドであり、強力な抗マラリア剤である。天然物質の類縁体として開発された一連の合成キニーネ[19]は天然由来物より忍容性が高く（tolerated）、現在では広く使用されている。ニチニチソウ（Catharanthus roseus）から得られたビンクリスチンとビンブラスチンは、現在使用されている最も強力な抗白血病薬である[20]。

Table 23.1　アフリカで使われる薬用植物

植物名	科名	使用部位	治療的使用	産出国	文献
Agathosma betulina（ブッコノキ）	Rutaceae（ミカン科）	葉	利尿、排尿痛緩和、高血圧、心疾患	南アフリカ共和国	41,42)
Ageratum conyzoides（カッコウアザミ）	Asteraceae（キク科）	全草	HIV/AIDS	ナイジェリア	16)
Allium cepa（タマネギ）	Alliaceae（ネギ科）	茎、球根	陣痛誘発	ウガンダ	43)
Aloe barbadensis Linn.（アロエベラ）	Liliaceae（ユリ科）	葉	喘息/気管支炎	カメルーン	44)
Anacardium occidentale（カシューナッツ）	Anacardiaceae（ウルシ科）	葉	糖尿病治療	ナイジェリア	16)
Balanites aegyptiaca（バラニテス）	Zygophyllaceae/Balanitaceae（ハマビシ科/バラニテス科）	根皮	抗かび作用	タンザニア	45)
Carica papaya L.（パパイヤ）	Caricaceae（パパイヤ科）	乾燥種子	寄生虫駆除	ナイジェリア	46)
Cassine orientalis（カッシーネ）	Celastraceae（ニシキギ科）	葉	高血圧、心機能不全	モーリシャス	47)
Cassia fistula（ナンバンサイカチ）	Caesalpiniaceae（カサルピナ科）	さや	緩下	モーリシャス	47)
Deniellia oliveri（ダニエリア・オリベリ）	Fabaceae（マメ科）	葉	下痢	北ナイジェリア	48)
Diospyros usambarensis（カキノキ）	Ebenaceae（カキノキ科）	根	抗かび	タンザニア	49)
Garcinia kola（ガルシニア・コラ）	Clusiaceae/Guttierae（オトギリソウ科）	樹皮	腹痛、皮膚感染	コートジボワール、リベリア、コンゴ	50)
Psidium guajava（バンジロウ）	Myrtaceae（フトモモ科）	葉	抗マラリア、解熱	南アフリカ共和国	51)
Sapium ellipticum（シラキ）	Europhorbiaceae（トウダイグサ科）	葉	がん	ナイジェリア	52)
Sclerocarya bierrea（マルラ）	Anacardiaceae（ウルシ科）	樹皮	結核、炎症、細菌関連疾患	南アフリカ共和国	53,54)
Solanum nigrum（イヌホオズキ）	Solanaceae（ナス科）	果実	胃腸炎、疝痛	スーダン	56)
Spilanthes filicaulis（オランダセンニチ）	Asteraceae（キク科）	花	肺炎	カメルーン	44)

第23章　アフリカにおける植物薬、機能性食品、ニュートラシューティカルとレギュレーション

植物名	科名	使用部位	治療的使用	産出国	文献
Trigonella foenum-graceum L. （コロハ）	Fabaceae （マメ科）	種子	下痢、痙攣、アメーバ、赤痢、肥満防止、母乳分泌促進、胎盤娩出促進	スーダン	55)
Vernonia amygdalina （ヴェルノニア）	Asteraceae （キク科）	葉	嘔吐、吐き気、糖尿病、食欲不振、赤痢、胃腸管障害、性感染症、糖尿病、がん	ナイジェリア、カメルーン、ジンバブエ	56)
Xylopia aethiopica （クシロピア）	Annonaceae （バンレイシ科）	果実	咳	カメルーン	44)

　テルペノイドは数種類の重要な医薬品の開発を可能にした。それらはパクリタキセル（タキソール：抗がん剤）、アルテミシニン（抗マラリア剤）、ジギタリスステロール配糖体（鬱血性心疾患に処方される）、ジオスゲニン（コレステロール低下）とステロイド剤を製造するために使われるステロイドサポニン（プロゲステロン様化合物の合成前駆体）である[21,22]。

　一部のアフリカ諸国での薬用植物の取引は、資料にまとまっている（Table 23.2）。たとえばカメルーンはアフリカプルーン（*Prunus africana*）の樹皮の主な輸出国の1つであり、大部分の樹皮はフランスやスペインに輸出され、製薬産業で使用される。2005年と2006年には、1,500トンから2,000トンのアフリカプルーン樹皮が毎年収穫され、生産者価格は約50万ドル（約5,000万円，1ドル＝100円）、輸出額は550万ドル（約5億5,000万円）であった。1999年のアフリカプルーンの価格は、カメルーンの70万ドル（約7,000万円）に対し、消費国の製薬会社では2億ドル（約200億円）と推定される[23]。カメルーンから輸出されるもう1つの主要な植物としては*Voacanga africana*の種子がある。これはアルカロイドのタベルソニンを豊富に含み、高齢患者の中枢神経抑制薬として使われる。ルイボス茶（*Aspalathus linearis*）、「マルラ」（*Sclerocarya birrea*）、ケープアロエ（*Aloe ferox*）、ブッコ（*Agathsma betulina*）、アフリカポテト（*Hypoxis hemerocallidea*）は、南アフリカ共和国が輸出用に展開したアフリカの固有種である[24]。毎年、南アフリカでは最大70万トン、金額にして1億5,000万ドル（約150億円）の植物原料が消費されていると推定されている[25]。全世界に供給されるデビルズクロー（*Harpagophytum*属）は大部分がナミビア産で、南アフリカ共和国産とボツワナ産はこれよりも少ない[26]。根にはイリドイド配糖体、ハルパゴシドが含まれ、変性リウマチ性関節炎、骨関節炎、腱鞘炎、腎臓炎、心疾患の治療に使用される。2002年には1,018トンの乾燥塊茎が南アフリカから輸出された。その結果、数百万の植物が収穫された。ドイツでの売り上げのピークは2001年に3,000万ユーロ（約36億円）とみられ、リウマチの処方薬の74％にのぼる。マダガスカルではニチニチソウとその他の植物の輸出販売が同国の主要な収益源となっている。*Swartzia madagascariensis*

とアフリカ産のモダマ（*Entada africana*）の根はブルキナファソとマリからコートジボワールのアビジャンに輸出される[27]。ガーナとコートジボワールは、抗鬱と癒し特性のある*Griffonia simplicifolia*の種子の欧州への主要な供給国である。

Table 23.2　市場に流通している治療作用のあるアフリカ産植物

植物種	使用部位	作用	有効成分	産出国	文献
Aloe ferox（ケープアロエ）	葉	緩下	アロイン	南アフリカ共和国	57)
Ancistrocladus abbreviatus（スミレ）	植物体	抗HIV	ミケラミンB	カメルーン、ガーナ	13)
Agave sissalana（サイザルアサ）	葉	コルチコステロイド、経口避妊	ヘコゲニン	タンザニア	13)
Cassia spp.（カッシア）	葉とさや	緩下	センナ	スーダン	58)
Chrysanthemum cinerariifolium（シロバナムシヨケギク）	花	殺虫剤	ピレスリン	ガーナ、ケニヤ、ルワンダ、タンザニア、南アフリカ共和国	13)
Harpagophytum zeyheri; H.procumbens（ハルパゴフィツム；仙草）	根	抗炎症、関節炎の治療	グリコイリドイド	ナミビア、モザンビーク、ボツワナ	38,59)
Griffonia simlicifolia（グリフォニア）	種子	うつ病、肥満、慢性頭痛の治療	5-ヒドロキシトリプトファン	コートジボワール、カメルーン、ガーナ	57)
Glorisa superba（ユリグルマ）	種子	抗白血病	コルヒチン	ナイジェリア、ジンバブエ	57)
Jateoriza palmate（コロンボ）	根	緩下	パルマチン、ヤテオリジン、コルンバミン	タンザニア	57)
Pentadesma butryracea（ビャクシン）	果実	化粧品	油脂	コートジボワール	60)
Prunus africana（アフリカプルーン）	樹皮	前立腺肥大症	ステロール、トリテルペン、n-ドコサノール	マダガスカル、ケニヤ、カメルーン、ザイール、ウガンダ	13,38)
Rauvolfia vomitoria（キョウチクトウ）	根	鎮静、降圧	レセルピン、ヨヒンビン	ナイジェリア、ルワンダ、モザンビーク	13,38)
Voacanga africana; V.thouarsii（ボアカンガアフリカーナ）	種子	心疾患の治療	ボアカミン	コートジボワール、ガーナ、コンゴ	57)

(2) ハーブ薬が直面する難題

　ハーブによるヘルスケアや経済面両方での利点はますます増大しているが、いくつかの難題に直面している。伝統薬施術者、事業者、科学者の間の協力がないことが価値の低下を招いており、最終的には貴重な民間治療薬の知識が失われることになるかもしれない[20,28]。こうした背景から、科学・高度技術国際センター（トリエステ、イタリア）は、各大陸の薬用植物や芳香植物の概論の編纂に着手した[11]。まず最初の巻はアフリカで、その植物、研究と開発活動、伝統的施術の利用状況と取引状況に関する情報が記載されている。この概論では「政策立案者、科学者、事業者が効果的な政策を企画し、研究開発活動を活性化させる計画を立案し、植物薬を成長させる環境を作り出す」ことを目指している[11]。

　植物由来医薬品には副作用がないと一般的に信じられていることが、実際には正しくないことを指摘するのは重要である。この主張を裏づける確かなエビデンスがある[29～32]。過去30年間にわたり、ドイツ医薬品副作用調査部は4,000種以上の植物薬を注意深く調査してきた[33]。多くの伝統薬、補完代替医薬品にアリストロキア酸、ピロリジンアルカロイド、ベンゾフェナントレンアルカロイド、レクチン、ビスコトキシン、サポニン、ジテルペン、シアン化グルコシド、フラノクマリンなどの、毒性があり死をもたらすおそれのある成分を含んでいることが報告されている[34]。WHOのデータベースには1万6,000以上の疑わしい症例報告がある。報告されたそれらの有害作用で最も一般的なものは、高血圧、肝炎、顔面浮腫、血管性浮腫、けいれん、血小板減少症、皮膚炎、死亡である[35]。ハーブ薬に関連する有害事象は2つのクラス、すなわち内因性と外因性に分類できる。内因性有害作用は植物が原因の否定的事象である。たとえば、ピロリジンアルカロイドやククルビタシンのような化合物は、健康に有害な作用がある。これらの副作用は、他の医薬品との相互作用、過剰摂取、毒性によって発生しうる[32,36]。外因性有害作用は製造上の問題によるものである。こうした問題にはサンプルの汚染や植物種の誤同定などがある[36]。したがって、安全な医薬品開発の製造工程まで持っていくには、基本的研究と移行的研究との緊密な連携が非常に重要である。

　アフリカの複数の発展途上国のように技術的発展が十分でない状況では、植物生理活性物質成分の抽出、加工、商業化が難しい。ヌワカの調査[37]では、発展途上国での極端な貧困を緩和することを目指した国際連合の一連のミレニアム開発目標（Millennium Development Goals）に言及している。最重要点の1つは2015年までにHIV/AIDS、マラリア、その他主要な疾病の罹病率の増加に歯止めをかけ、減少させることである。製薬会社との協力により、責任を持って手頃な価格の必須医薬品を提供することが期待されており、最終的には開発途上国のより多くの人々が継続的に手頃な価格の必須医薬品を利用できるようにすることである。いくつかの要素が医薬品の入手に影響を与えている。医薬品供給網が詳細に調査され、下記パラグラフに将来性がまとめられている[37]。

　当然の要素の1つは、医薬品が開発され、製造されなければならないということの可能性

である。このためには、医薬品の発見と開発とが整合するように、基礎研究を適切に管理する必要がある。第2の主要な決定要因は、風土病を持つ国での新薬利用の可能性である。

これにはとりわけ効率的な物流システム、利便性、持続可能な資金援助、訓練されたスタッフと、消費者への情報提供などが必要である。

周縁化された共同体でも植物の収穫によって所得水準が改善したが、継続性の問題も提起された。植物に支払われる低い対価では植物をもとに戻すために育てることができないので、主要な輸入業者からの大量の植物素材の注文によってアフリカでの薬用植物の種類は減少しつつある[38]。

23.3　アフリカにおける植物薬と機能性食品のレギュレーション状況

アフリカにおける伝統薬、ニュートラシューティカル、機能性食品はアフリカの民族的、地理的、環境的、文化的背景のもとで進化してきた。藻類・地衣類を含む植物の全体や部分、または植物を細切りしたものが抽出、蒸留、分別、精製、濃縮、発酵などのさまざまなプロセスを経て植物性食品、植物製剤として利用されている。こうした厳密に標準化された製造段階・手順、品質保証、品質管理技術を定めて実施することはきわめて重要である。登録制などのレギュレーションを通じてこうした製品を評価し、安全性と有効性を確保することが課題となっている。機能性食品、ニュートラシューティカル、植物薬に関わるレギュレーションの状況は国ごとに異なる。多くのアフリカ諸国では、ハーブ薬は依然として公式に認められていない。そこではハーブ薬のレギュレーションは適正に確立されておらず、策定の予定もない。ハーブ薬が認知されている国々でも、伝統薬に関する当局の職務を推進するための適切な予算編成が不十分であったり、まったく欠けていたりする。したがって伝統療法を行う共同体では、国の法令の外で野生種が収集され取引されている。多くのアフリカ諸国では多数の人が薬用植物製剤を広く使用しているにもかかわらず、それらを登録する手続きはない。アフリカ地域での伝統薬のレギュレーション状況を述べた論文[39]では、公式のレギュレーション枠組みに必要なハーブ薬や伝統薬の適切な分類には「薬局方モノグラフ、処方の状況、治療効果のクレーム、成分または物質のリスト化や制限、使用期間の記述」が含まれるとしている。WHOは、この適切な枠組みがない国のために、確実な品質を持つ伝統薬の登録、販売、流通をWHOアフリカ地域において促進する一般的なルール等を含む、多数の汎用ガイドラインを作成した[39]。Table 23.3 に伝統薬のレギュレーション枠組みを確立したアフリカ諸国のリストを示す。

食事に関連のある疾病を管理する上で、主に強調されていることは健康の改善と疾病予防に対して、広範囲な食事内容の変化に焦点をあてることである。このようにして、先進工業国における機能性食品とニュートラシューティカルへの需要は急速に拡大したが[40]、同じシナリオがアフリカでも食品の包装に健康上の利益を表示して起こっている。欧州、米国、カナダ、アジアでは、機能性食品とニュートラシューティカルは、一般食品、ダイ

エタリーサプリメント、特別用途用食品、メディカルフード、または医薬品として整理されて位置づけられているが、それらの区別は食品製造者によるマーケティング戦略、あるいは製品に表示するクレームのタイプに基づいている。アフリカでは機能性食品とニュートラシューティカルに対するレギュレーションの枠組みは依然として初期の段階にあり、今こそ一貫性のある立法をするために必要な行動を起こすべきである。

Table 23.3 アフリカ諸国の一部におけるハーブ薬のレギュレーション

国名	伝統医療/補完代替医療に関する国の方針	伝統医療/補完代替医療に関する法律、規則	ハーブ薬の登録	薬局方
南アフリカ共和国	国の医薬品方針の一部として1996年に策定	作成中	なし	作成中（WHOモノグラフの活用）
ベナン	2002年に策定	2001年に成立	なし	作成中
コートジボワール	1996年に策定	1999年に施行	なし	なし
エチオピア	1999年に保健、医薬品、科学、技術方針として策定	1999年に施行	なし	なし
ガーナ	2002年に策定	1992年に施行	食品医薬品法により1992年に開始	1992年にガーナ薬草薬局方発行。法的拘束力はない。
ギニア	1994年に策定	1997年に施行	通常の医薬品を規制する法律に類似した法律を制定して、1994年に開始	作成中（WHOモノグラフの活用）
モザンビーク	最近承認	作成中	なし	アフリカ薬局方（1985）が国の薬局方の代わりに使われている。法的拘束力がある。
ニジェール	作成中	1997年に施行	通常の医薬品を規制する法律に類似した法律により、1997年に導入	作成中
ナイジェリア	作成中	1993年に施行、1999年に改正	政令15号に基づき1993年に導入。1995年に改正	作成中
トーゴ	1996年に策定	2001年に施行	通常の医薬品を規制する法律に類似した法律により、2001年に導入	なし

国名	伝統医療/補完代替医療に関する国の方針	伝統医療/補完代替医療に関する法律、規則	ハーブ薬の登録	薬局方
ウガンダ	作成中	作成中	医薬品の国家方針および担当会議に関する法律(1993)に基づく。	ウガンダ伝統薬薬局方(1993)
タンザニア	2000年に策定	作成中	なし	なし
ザンビア	国の医薬品方針の一部として1997年に承認	作成中	なし	なし

出典：WHO (2005). National Policy on Traditional Medicine and Regulation of Herbal Medicines - Report of a WHO Global Survey: http://apps.who.int/medicinedocs/en/d/Js7916e/9.1html. （最終アクセス日：2013年2月28日）。

23.4 結論

　アフリカの植物/食用植物は幅広い健康上の利益をもたらし、多くが健康と疾病の管理に活用されている。アフリカ人がハーブ薬に大きく依存していることは広く認識されており、機能性食品の健康上の利益を裏づけるエビデンスも増加してきている。医薬品業界や機能性食品産業の成長と天然物由来の医薬品と自然食品の新たな拡大は、多くの社会で食品と植物薬の重要性を確実に高めるであろう。植物由来医薬品の概念と最近の植物遺伝子工学の進歩により、安価で豊富な医薬品と食品の生産が大いに期待できる。そうした製品に対する調和のとれた規則の枠組みによってアフリカは植物薬を開発し、全世界の規則化された市場に進出することによって、機能性食品産業を主要な経済の柱とする機会を確実に得るであろう。最終的には、アフリカ諸国の諸官庁がどのようにベネフィットとリスクに立ち向かうかが重要な要素となる。

文献

1) Krech S, McNeill JR, Merchant C. *Encyclopedia of world environmental history: F-N, vol. II*. Routledge; 2004.
2) World Health Organization. Traditional Medicine, http://www.who.int/mediacentre/factsheets/fs134/en/; 2008 [accessed 28.02.13.]
3) Srivastava S, Mishra N. Genetic markers - a cutting-edge technology in herbal drug research. *J Chem Pharm Res* 2009; 1: 1-18.
4) BCC Research Botanical and Plant-Derived Drugs: Global Markets: http://www.bccresearch.com/report/botanical-plan-derived-drugs-bio022e.html; 2009 [accessed 28.02.13.]
5) Hasler CM. The changing face of functional foods. *J Am Coll Nutr* 2000; 19: 499S-506S.
6) Cooke JG, Downie R. African perspectives on genetically modified crops: Assessing the debate in Zambia, Kenya, and South Africa. A Report of the CSIS Global Food Security Project. Center for Strategic and International Studies (CSIS), Washington DC, USA: http://csis.org/files/publication/100701_Cooke_AfricaGMOs_WEB.pdf; 2010 [accessed 28.02.13].
7) Paalberg R. *Starved for science: how biotechnology is being kept out of africa*. USA: Harvard University Press; 2009.
8) Eicher CK, Mariddia K, Sithole-Niang I. Crop biotechnology and the African farmer. *Food Pol* 2006; 31: 504-27.
9) Bodulovic G. Is the European attitude to GM products suffocating african development? *Functional Plant Biol* 2005; 32: 1069-75.
10) Academy of Science of South Africa. Regulation of Agricultural GM technology in Africa Mobilising science and Sci-

ence academics for policymaking, South Africa: http://www.assaf.co.za/wp-content/uploads/2012/11/K-9610-ASSAF-GMO-Report- Dev-V8-LR.pdf; 2012. [accessed 1.03.13].
11) Vasisht K, Kumar V. Compendium of medicinal and aromatic plants Volume I Africa. Earth, Environmental and Marine Sciences and Technologies ICS-UNIDO, Trieste, Italy: http://institute.unido.org/documents/M8_LearningResources/ICS/80.%20Compendium%20of%20Medicinal%20and%20Aromatic%20Plants-%20Africa%20%28vol.%20I%29.pdf; 2004. [accessed 28.02.13].
12) Watson RRR, Preddy V. *Botanical Medicine in Clinical Practice*. UK: Cromwell Press; 2008.
13) Okigbo RN, Mmeka EC. An appraisal of phytomedicine in Africa. *KMITL Sci. Tech. J* 2006; 6: 83-94.
14) Ukwuani AN, Salihu S, Anyanwu FC, Yanah YM, Samuel R. Antidiarrhoeal activity of aqeous leaves extract of *Vitex doniana*. *IJTPR* 2012; 4: 40-4.
15) Ojewole JA, Kamadyaapa DR, Musabayane CT. Some in vitro and in vivo cardiovascular effects of Hypoxis hemerocallidea Fisch & CA Mey (Hypoxidaceae) corm (African potato) aqueous extract in experimental animal models. *Cardiovasc J S Afr* 2007; 17: 166-71.
16) Igoli JO, Ogaji OG, Tor-Anyiin TA, Igoli NP. Traditional medicine practice amongst the igede people of Nigeria. Part II. *Afr J Trad CAM* 2005; 2: 134-52.
17) Yongabi KA, Mbacham WF, Nubia KK, Singh RM. Yeast strains isolated from HIV- seropositive patients in Cameroon and their sensitivity to extracts of eight medicinal plants. *Afr J Microbiol Res* 2009; 3: 133-6.
18) Ara I, Bukhari NA, Solaiman D, Bakir MA. Antimicrobial effect of local medicinal plant extracts in the Kingdom of Saudi Arabia and search for their metabolites by gas chromatography-mass spectrometric (GC-MS) analysis. *J Med Plants Res* 2012; 6: 5688-94.
19) Marcus B. *Malaria*. USA: Inforbase Publishing; 2009.
20) Elujoba AA, Odeleye OM, Ogunyemi CM. Traditional medical development for medical and dental primary health care delivery system in Africa. *Afr J Trad CAM* 2005; 2: 46-61.
21) Roberts SC. Production and engineering of terpenoids in plant cell culture. *Nat Chem Biol* 2007; 3: 387-95.
22) Son IS, Kim JH, Sohn HY, Son KH, Kim JS, Kwon CS. Antioxidative and hypolipidemic effects of diosgenin, a steroidal saponin of yam (Dioscorea spp.), on high- cholesterol fed rats. *Biosci Biotechnol Biochem* 2007; 71: 3063-71.
23) UNEP. Review of *Prunus africana* from Cameroon. United Nations Environment Programme World Conservation Monitoring Centre: http://www.unepwcmc.org/media library/2011/11/21/0f8687ce/Prunus%20africana%20from%20Cameroon.pdf; 2008 [accessed 28.02.13].
24) Street RA, Prinsloo G. Commercially important medicinal plants of South Africa: a review. *J Chem*：http://dx.doi.org/10.1155/2013/205048; 2013. [accessed: 28.02.13].
25) Wiersum KF, Dold AP, Husselman M, Cocks ML. Cultivation of medicinal plants as a tool for biodiversity conservation and poverty alleviation in the Amatola Region, South Africa. In: Bogers RJ, Craker LE, Lange D. editors. Medicinal and Aromatic Plants, 43-57. Springer, Netherlands: http://library.wur.nl/frontis; 2006. [Last accessed: 28.02.13].
26) Stewart KM, Cole D. The commercial harvest of devils claw (*Harpagophytum* spp.) in Southern Africa: the devils in the details. *J Ethnopharmacol* 2005; 100: 225-36.
27) Sofowora A. Medicinal plant research in Africa: Prospects and problems. In: Makhubu LP, Mshana RN, Amusan OO, Adeniji K, Otieno DA, and Msonthi JD. *Proceedings of the symposium on African medicinal and indigenous food plants & the role of traditional medicine in health care*, 12-28. C.N.P.M.S., Republic of Benin, 1999.
28) Makhubu L. Traditional medicine in Swaziland. *Afr J Trad CAM Swaziland*：http://tcdc2.undp.org/GSSDAcademy/SIE/Docs/Vol7/Traditional_Medicine_Swaziland.pdf; 2006 [accessed 28.02.13].
29) De Smet PA. Health risks of herbal remedies. *Drug Saf* 1995; 13: 81-93.
30) Brown RG. Toxicity of Chinese herbal remedies. *Lancet* 1992; 340: 673.
31) Rodriguez-Landa JF, Contreras CM. A review of clinical and experimental observations about antidepressant actions and side effects produced by *Hypericum perforatum* extracts. *Phytomedicine* 2003; 10: 688-99.
32) Bateman J, Chapman RD, Simpson D. Possible toxicity of herbal remedies. *Scot Med J* 1998; 43: 7-15.
33) Keller K. Herbal medicinal products in Germany and Europe: experiences with national and European assessment. *Drug Inf J* 1996; 30: 933-48.
34) Adewunmi CO, Ojewole JAO. Safety of traditional medicines, complementary and alternative medicines in Africa. *Afr J Trad CAM* 2004; 1: 1-3.
35) Sahoo N, Manchikanti P, Dey S. Herbal drugs: Standards and regulation. *Fitoterapia* 2010; 81: 462-71.
36) Calixto JB. Efficacy, safety, quality control, marketing and regulatory guidelines for herbal medicines (Phytotherapeutic agents). *Braz J Med Biol Res* 2000; 33: 179-89.
37) Nwaka S. Drug discovery and beyond: the role of public-private partnerships in improving access to new malaria medicines. *Trans Royal Soc Trop Med Hyg* 2005; 99: S20-9.

38) Cunningham AB. African Medicinal Plants: setting priorities at the interface between conservation and primary health care. Working paper 1. Paris: UNESCO; 1993.
39) Sharma S, Patel M, MBhunch M, Chatterjee M, Shrivastava S. Regulatory status of traditional medicines in Africa region. *IJRAP* 2011; 2: 103-10.
40) Verbeke W. Consumer acceptance of functional foods: socio-demographic, cognitive and attitudinal determinants. *Food Qual Pref* 2005; 16: 45-57.
41) Duke JA. *The green pharmacy herbal handbook: your everyday reference to the best herbs for healing*. USA: Rodale; 2000.
42) Navarra T. *The encyclopedia of vitamins, minerals, and supplements*. 2nd ed. USA: Infobase Publishing; 2004.
43) Steenkamp V. Traditional herbal remedies used by South African women for gynaecological complaints. *J Ethnopharmacol* 2003; 86: 97-108.
44) Focho DA, Nkeng EAP, Fonge BA, Fongod AN, Muh CN, Ndam TW, et al. Diversity of plants used to treat respiratory diseases in Tubah, northwest region, Cameroon. *Afr J Pharm Pharmacol* 2009; 3: 573-80.
45) Runyoro DKB, Matee MIN, Ngassapa OD, Joseph CC, Mbwambo ZH. Screening of Tanzanian medicinal plants for anti-Candida activity. *BMC Complement Altern Med* 2006; 6: 11.
46) Okeniyi JA, Ogunlesi TA, Oyelami OA, Adeyemi LA. Effectiveness of dried Carica papaya seeds against human intestinal parasitosis: a pilot study. *J Med Food 2007*；10: 194-6.
47) Gurib-Fakim A, Guého J, Bissoondoyal MD. *Plantes médicinales de Maurice*, Tome 2. Editions de l'Océan Indien. Mauritius: Rose Hill; 1996, 532.
48) Ahmadu AA, Zezi AU, Yaro AH. Anti-diarrheal activity of the leaf extracts of daniellia oliveri hutch and dalz (fabaceae) and ficus sycomorus miq (Moraceae). *Afr J Tradit Complement and Altern Med* 2007; 4: 524-8.
49) Hamza OJ, van den Bout-van den Beukel CJ, Matee MI, et al. Antifungal activity of some Tanzanian plants used traditionally for the treatment of fungal infections. *J Ethnopharmacol* 2006; 108: 124-32.
50) Adesuyi AO, Elumm IK, Adaramola FB, Nwokocha AGM. Nutritional and phytochemical screening of *Garcinia kola*. *Adv J Food Sci Tech* 2012; 4: 9-14.
51) Olajide OA, Awe SO, Makinde JM. Pharmacological studies on the leaf of Psidium guajava. *Fitoterapia* 1999; 70: 25-31.
52) Sowemimo A, van de Venter M, Baatjies L, Koekemoer T. Cytotoxic activity of selected nigerian plants. *Afr J Tradit Complement and Altern Med* 2009; 6: 526-8.
53) Green E, Samie A, Obi CL, Bessong PO, Ndip RN. Inhibitory properties of selected South African medicinal plants against Mycobacterium tuberculosis. *J Ethnopharmacol* 2010; 130: 151-7.
54) Fotio AL, Olleros ML, Vesin D, Tauzin S, Bisig R, Dimo T, et al. In vitro inhibition of lipopolysaccharide and mycobacterium bovis bacillus Calmette Guérin-induced inflammatory cytokines and in vivo protection from D-galactosamine/LPS -mediated liver injury by the medicinal plant Sclerocarya birrea. *Int J Immunopathol Pharmacol* 2010; 23: 61-72.
55) Khalid H, Abdalla WE, Abdelgadir H, Opatz T, Efferth T. Gems from traditional north-African medicine: medicinal and aromatic plants from Sudan. *Nat Prod and Bioprospecting* 2012; 2: 92-103.
56) Farombi EO, Owoeye O. Antioxidative and chemopreventive properties of *Vernonia amygdalina and Garcinia biflavonoid*. *Int J Environ Res Public Health* 2011; 8: 2533-55.
57) Schmelzer GH, Gurib-Fakim A. Medicinal Plants Volume 11 of *Plant resources of tropical Africa*. Netherlands: PROTA Foundation; 2008.
58) Diederichs N. *Commercialising medicinal plants: a southern African guide*. Africa: AFRICAN SUN MeDIA; 2006.
59) European Medicines Agency Assessment report on Harpagophytum Procumbens DC. And/or Harpagophytum zeyhery DECNE, RADIX, London, UK,: http://www.ema.europa.eu/docs/en_GB/document_library/Herbal_HMPC_assessment_report/2010/01/WC500059019.pdf; 2009.
60) van der Vossen HAM, Mkamilo GS. *Vegetable oils*. Netherlands: PROTA Foundation; 2007.

第24章

環太平洋地域アジア諸国における機能性食品のレギュレーション

Regulation of Functional Foods in Selected Asian Countries in the Pacific Rim

ジェルジー・ザヴィストースキー
ブリティッシュコロンビア大学資源食糧学部食品・栄養・健康学科
バンクーバー，ブリティッシュコロンビア州，カナダ

Jerzy Zawistowski
University of British Columbia, Faculty of Land and Food Systems,
Food, Nutrition and Health, Vancouver, British Columbia, Canada

24.1 はじめに

　機能性食品として現在知られている健康上の利益を有する食品を認識することにかけて、アジアは先駆者である。中国などのアジア諸国では、食品は人の健康において重要なものであると古くから考えられてきた。食品は、病気の予防や治療にさえ使われることが多かった。疾病予防に役立つとされていた食品の大部分は科学的に裏づけられていなかったが、茶のような一部の食品は集中的な研究の対象となった。唐の時代（618年～907年）に中国で行われた茶の研究は、茶の主な10種類の効果を確立する最初の原動力となった[1]。この歴史的出来事は、現代の基準で言う機能性食品の、最初のヘルスクレームと考えることができるかもしれない。事実、古代中国の「茶は健康に良く、疲れを取る」[1]という表現は、カナダ保健省自然健康製品管理局（Natural Health Products Directorate: NHPD）が所管するヘルスクレームの1つである「茶は健康を維持し、覚醒度を高めることが認められている」と非常によく似ている。

　機能性食品という現代的な概念も、生まれたのはアジアである。1980年代に、日本政府は国の特定研究として「食品機能の系統的解析と展開」（1984年～1986年）と「食品の生体調節機能の解析」（1988年～1990年）を実施した。これらの研究から食品の第三次機能が特定された。通常の食品機能（第一次：栄養機能、第二次：味などの感覚機能）と異なり、第三次機能は健康を維持増進することができる免疫や消化などの人の生体系を生理学的に直接調節する機能である[2]。食品は第一次機能を満足させるためだけではなく、健康状態をつかさどる身体の恒常性を調節するためにも設計・開発しうることが明らかと

なった。この生理学的機能性食品という新しい考えから、この食品カテゴリーのための新たな法制度が生まれた。1991年、当時の厚生省が、特定保健用食品（Food for Specified Health Use）というレギュレーション枠組みを設けたのである。「トクホ」と略称されるこの制度では、特定の機能性食品に対してヘルスクレームの表示を許可している[3]。

現在日本には、800品目以上[訳注1]のトクホ製品があり、明確で確立された法制度と活気ある市場になっている[4]。日本の例にならって、アジアを含む世界の多くの国々では機能性食品・ニュートラシューティカルの製造と使用に関するレギュレーションが整備されてきた。この特殊で新しい分野のレギュレーションは、非常に重要である。なぜならこの分野は世界でも最も急速に成長している食品分野であり、全世界の売り上げが数1,000億ドル（数10兆円，1ドル＝100円）の市場があるからである。

24.2　台湾

（1）序文

台湾は、アジアで1人当たり国民総生産が最も高い国の1つである。人口が十分多く、新規な物に対する嗜好も強いので、この国は機能性食品とダイエタリーサプリメントの優れた市場である[5]。さらに、台湾では健康食品を含む食品の規制環境が現在よく整備されている。

中華民国の健康に関する行政当局である行政院衛生署（Department of Health: DOH）[訳注2]が、健康に関わる法律の執行、指導、地方の保健機関の調整などを行っている。1999年1月、DOHは健康食品管理法案を作成した。同年2月に健康食品管理法（Health Food Control Act: HFCA）として制定され、8月に施行された。HFCAは数回の改正を経ており、最新の改正は2006年5月である[6]。この法律は、「健康食品」（health food）[訳注3]の基本法であり、許可、製造、輸入、安全性と衛生の管理、表示・広告、食品工場の査察、製造業者と販売業者の監督、執行と制裁などあらゆる事項を扱っている。同法には、健康食品、ダイエタリーサプリメント、医薬品の定義はあるが、機能性食品の定義はない。しかし、健康食品の定義は、機能性食品に非常によく当てはまる。健康食品は、「特殊な栄養素（生理活性成分）を有する、健康を改善する特定の能力を有する、ないし（and/or）疾病リスクを低減させる食品」と定義されている。また、人の疾病の緩和、治癒、治療を目的とするものではない。製品に健康食品や機能性食品と書かれているか否かを問わず、HFCAが規定する定義に触れる表示や広告がなされている食品はすべて、同法の適用対象になる。適用対象はすべて、DOHに対して許可登録手続きを行わなければならない。

健康食品の製造・販売には許可が必要であり、許可を取得するためには以下の条件に適

訳注1　2015年4月時点の特定保健用食品の許可等件数は、1,139件である（1,138件の許可および国外製造向けの承認1件）。
訳注2　行政院衛生署（Department of Health: DOH）は、2013年7月に組織改編されて「署」から「部」へと格上げされ、衛生福利部（Ministry of Health and Welfare: MHW）になっている。
訳注3　日本で用いられている「健康食品」とは意味が異なる。むしろ日本の特定保健用食品に相当する。

合しなければならない[6]。

- 合理的な摂取量の範囲で健康上の利益をもたらす、明確に特定される生理活性成分を含まなければならない。健康上有益な効果は、科学的に証明されなければならない。健康効果をもたらす特定成分の同定が不可能な場合は、健康上の利点を列挙し、それらを裏づける文献を中央当局に提出して、評価と検証を受けなければならない。
- 安全でなければならない。通常の消費量を摂取した場合に、健康に対する有益な効果は、毒性学的手法による評価上人にとって無害でなければならない。
- 中央当局は、食品・生理活性成分の有効性と安全性の評価に用いられる方法論はすべて検討の対象にしなければならない。

健康食品には、DOHが定めた7種類のヘルスクレームを表示することが認められている。

1. 血中脂質の調整
2. 消化管の調整
3. 免疫系の調整
4. 骨粗鬆症の予防
5. 歯の健康の維持
6. 血糖の調整
7. 肝臓の化学的損傷からの保護

　ヘルスクレームは、科学的評価によって裏づけられ、DOHが許可した場合に、食品に表示することができる。疾病や症状（疾病の予防など）に関連して食品がもたらすであろう健康の維持について種類別に定めている。米国や欧州のレギュレーションとは対照的に、HFCAは、食品中の生理活性成分と疾患を関連づけることを認めていない。また、台湾のレギュレーションでは、食品にヘルスクレームを許可する場合でも脂肪、飽和脂肪、塩分、糖類、コレステロールなど害をもたらしうるニュートリエントの最大含有量についての規制がないことに注意してほしい。規制がないことに対して、台湾の一部の民間非営利団体などは、HFCAを改正すべきであると求めるようになった。彼らは、健康食品は全体として評価されるべきであり、食品組成中の過剰な量の有害とされるニュートリエントは制限されるべきであると主張している[7]。この点、米国では、栄養の表示と教育に関する法律の下で、ヘルスクレームを表示する食品の前提条件として規制されている[8]。特定の生物活性物質だけでなく、消費される食品成分すべてが消費者の健康状態の維持に重要な役割を果たすのであるから、規制することは筋が通っている。

(2) 健康食品の販売

　国産または輸入健康食品を販売するには、製造者または輸入者はそれらの登録手続きを

して、DOH から販売許可を取得しなければならない。書類を申請して当局による審査を経ることが必要である。申請には、審査、試験、許可に基づく手数料が必要である。関係書類には、下記のすべての情報が含まれなければならない。

- 成分の一覧とそれらの規格
- 製品のヘルスクレームに関する有効性の評価
- 製品の有効性に関与する成分の評価。この情報には、ヘルスクレームに関係する機能と効果、成分規格、分析方法が含まれなければならない。研究データと文献も含まれていなければならない。
- 製品の安全性評価
- 製品が適正製造規範（Good Manufacturing Practice: GMP）に従って製造されていることを示す製造工程の概要と関係文書。各当局は GMP 基準を示さなければならない。なお、輸入健康食品は原産国の GMP に従っていなければならない。
- ニュートリエント含有量を示す製品ラベル
- 製品の見本
- 申請費（審査費用、許可手数料が含まれる）

許可を取得するまでの手続きは、Table 24.1 記載の 4 段階からなる[10]。すべての申請書類が提出された後、DOH は書類審査を行い、審査に合格すれば、製造者または輸入者は 5 年間有効な健康食品販売許可を与えられる。失効 3 ヶ月前までに更新手続きをとれば、さらに 5 年間延長される。製品の有効性に関する科学的裏づけが疑わしい場合、生理活性成分・組成・製造方法が変わった場合、有効期間における製品の安全性が疑われる場合、DOH には許可を取り消す権限がある。

Table 24.1 健康食品の許可手続き

段階 1：申請者が DOH に審査と登録に関する書類を提出する。
段階 2：DOH が書類の一次審査を行う。
段階 3：DOH に設置された健康食品評価委員会が、その後さらに書類の審査を行い、製品の有効性と安全性が適合していることを確認する
段階 4：審査に合格した場合、DOH が 5 年間の条件で製品販売許可処分を行う。

現在のレギュレーション下で、健康食品としての販売許可を受けている製品は比較的少ない。HFCA の施行後、最初の 4 年間に 28 品目が許可を受けた[11]。2007 年 1 月の時点でも、わずか 88 品目にすぎない。この数は日本（800 品目以上）[4]や中国（3,000 品目以上）[10]で許可されている、台湾の健康食品に相当する製品数よりもはるかに少ない。脂質を低下させる健康食品が、台湾では最多であり、許可された健康食品の 36％を占める[12]。2007 年に台湾大手の食品会社である統一企業が販売した健康食品の例を、Figure 24.1 と Figure 24.2 に示す。

第24章 環太平洋地域アジア諸国における機能性食品のレギュレーション

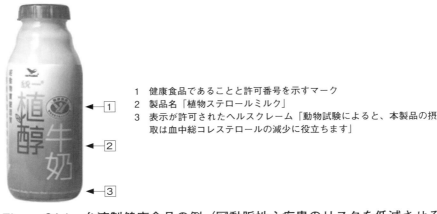

1 健康食品であることと許可番号を示すマーク
2 製品名「植物ステロールミルク」
3 表示が許可されたヘルスクレーム「動物試験によると、本製品の摂取は血中総コレステロールの減少に役立ちます」

Figure 24.1 台湾製健康食品の例（冠動脈性心疾患のリスクを低減させるステロールを含む乳飲料）

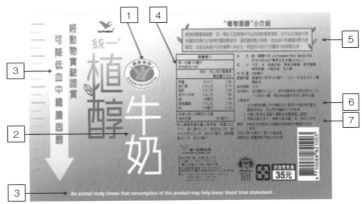

1 健康食品であることと許可番号を示すマーク
2 製品名「植物ステロールミルク」
3 表示が許可されたヘルスクレーム「動物試験によると、本製品の摂取は血中総コレステロールの減少に役立ちます」（中国語と英語）
4 ニュートリエント情報
5 植物ステロールに関する情報
6 摂取方法
7 摂取上の注意「妊婦と授乳中の女性は、本製品を飲む前に医師に相談して下さい」

Figure 24.2 ラベルの例（同乳飲料）

(3) 表示

　台湾では、食品表示に関するレギュレーションは、数多くの法令から成り立っている。国産品、輸入品を問わず、およそ食品は中華民国の基準に適合しなければならない。この基準は、国際的な食品表示基準と類似している。なぜなら台湾が、世界貿易機関の加盟国として、国際的なレギュレーションに準拠するように意識的な努力を行っているからである。

　健康食品として販売することが許可された機能性食品の表示は、食品管理法（Food Administration Act: FAA）[13]およびHFCAに規定されている基準に従って行わなければならな

い。FAAは台湾で販売される食品に適用され、HFCAはさらに健康食品に対する特定の指示を定めている。一般に、食品は中国語で表示されなければならず、製品名、含有成分とその基原、正味重量または容量、製造日、消費期限、製造者の名称・所在地・電話番号を明確に表示しなければならない。輸入食品の場合は、さらに原産国、輸入者の名称・所在地・電話番号を記載しなければならない。

一般的な表示基準に加えて、健康食品の表示には以下の情報を含めなければならない。

- 許可された健康への有益な効果（ヘルスクレーム）
- 健康食品であることと許可番号を示すマーク
- 1回摂取量、摂取に関する重要な事項とその他摂取上の注意
- ニュートリエント情報
- 2種類以上の成分を含む場合は、各成分についての個別表示

表示に関するより細かなルールについては、FAAおよびHFCAを参照してほしい。

24.3　香港

(1)　序文

1997年に香港が中華人民共和国の特別行政区となった時、基本法により2047年まで社会、経済、政治、司法制度の一国両制が確保された。これにより香港は国際社会と直接協働し、食品や医薬品など重要戦略的な物品の貿易を管理することができるようになった。香港には農産物・食品に関する独自の輸入制度がある。これは中国本土のものと異なる[14]。

約700万人の人口と有数の観光業を持つ香港は、多種多様な食品が手に入る豊かな市場である[15]。健康食品は、一般の市場で販売されており、ビタミン・ミネラルのサプリメント、サメの肝油や軟骨、深海魚油、中国産薬用キノコ、ハーブの丸剤、ローヤルゼリーエキス、花粉錠剤、エール（ビールの一種）エキスなどがある[16]。機能性食品の例として、ヤクルト飲料や栄養ドリンク（強壮剤）に代表されるプロバイオティクスがある。プロバイオティクスには、免疫系・消化器系の改善や美容など、精神的・身体的な利点があると長く考えられている。燕の巣とチキンエッセンス（鶏精）は特に人気のある健康食品である。香港のダイエタリーサプリメントは、月見草オイル、グルコサミン、コエンザイムQ10製品など、ますます多様なものが入手可能となりつつある[17]。

社会動向やメディアを通じて健康食品に対する意識が高まることにより、香港市場はより多くの健康食品を求めるようになってきている[18]。高い人口密度とその結果生じる狭い空間での生活様式、女性就業者の増加などによって、香港人は、便利だけれども健康的な食習慣をさまざま受け入れるようになってきている。「金額に見合う価値」（value for money）は、香港の消費者にとって最も重要な概念の1つである。魅力的で人目を引く包装の

商品が消費者に受け入れられるようになっている。市場で最も人気のある商品は、魚油やオメガ脂肪酸など、女性の美容と痩身のための製品で、西洋の健康食品に由来するものが多い。香港で販売されている多くのダイエタリーサプリメントや痩身用食品は、一般食品のカテゴリーに入っている。また、香港で売られているヘルスケア製品の少なくとも3分の2には、中国伝統医学の考え方が取り込まれている。これは、中国人が数百年間にわたり実践してきた治療体系であり、中国の施術師は「陰」と「陽」のアンバランスを熱い食べ物と冷たい食べ物をバランス良く摂ることによって修正できると信じている。中国伝統医学と機能性食品は異なるが、疾患の治療よりも予防に重きを置くという原則は同じである。したがって、香港人が中国伝統医学の考え方を受容していることが機能性食品の人気の主要な要素になっている[19]。

香港には、他の多くの国と同様、健康食品一般について広く認められている定義がない。ダイエタリーサプリメント、ニュートラシューティカル、デザインフード、機能性食品、自然健康食品などの代替的な用語が機会に応じて使われている。健康食品・機能性食品に対する関心が高まっていることは、2004年8月に最初の国際機能性食品会議（International Functional Food Conference）が香港で行われたことによっても明らかである。140以上の企業、大学、政府代表がこの会議に出席し、機能性食品に関する各国のレギュレーションと基準について考え方を共有するための素晴らしいフォーラムが開催された。

(2) 健康食品・機能性食品

香港には、健康食品やヘルスケア製品を直接規制する特別なレギュレーションはない。ただし食品の組成に応じて、健康食品・機能性食品は、以下の条例[訳注4]によって規制される場合がある[20]。

- 薬剤業および毒薬に関する条例（香港法138章，Pharmacy and Poisons Ordinance）
- 中薬条例（香港法549章，Chinese Medicine Ordinance）
- 公共衛生および市政に関する条例（香港法132章，Public Health and Municipal Service Ordinance）
- 不当広告（医療・医薬品）条例（香港法231章，Undesirable Medical Advertisements Ordinance）

香港には、健康食品・機能性食品の法令上の定義はない。そのため、健康食品・機能性食品の規制はそれらの成分に基づいて行われ、一般食品と同じレギュレーションに服する。小売業者は、公共衛生および市政に関する条例61条（食品または医薬品の不当な表示および広告）に従い、真実な表示をしなければならない。中薬や西洋のハーブ健康製品に分類できない健康食品・機能性食品は、一般食品として位置づけられ、公共衛生および市政に関する条例が適用される。製造者と販売者は、製品が人の摂取に適していることを確保

訳注4　香港の立法機関である立法会が制定する法律を意味する。

しなければならない。健康食品・機能性食品は薬用成分を含んではならない。薬用成分が含まれている場合は医薬品とみなされる。薬用成分を含む場合、医薬品としてのクレームを表示する場合は、薬剤業および毒薬に関する条例が適用されるので、衛生署（Department of Health）に登録しなければならない。疾病もしくは疾病症状の診断、治療、予防または緩和についてクレームを表示した製品は、すべて医薬品となり、薬剤業および毒薬に関する条例の適用対象となる（同条例2条）。対照的に、一部の中薬は健康食品・機能性食品とみなされる場合があるが、その場合も中薬条例が適用される。すなわち本条例は、中薬を活性成分として含む健康食品・機能性食品にも適用される。食品のヘルスクレームは、実証されれば表示が認められるが、不当広告（医療・医薬品）条例は、別表に掲載している疾患（Table 24.2に示す）に対して治療上または予防上の効果があることを表示する広告を禁じている[21]。

Table 24.2 広告が禁止または制限されている疾患[22]

1. 良性または悪性の腫瘍
2. 結核、肝炎、ハンセン病を含むウイルス性疾患、細菌性疾患、真菌症、その他の感染症
3. 寄生虫症
4. 梅毒、淋病、軟性下疳、性病性リンパ肉芽腫、陰部ヘルペス、陰部疣贅、尿道炎、膣炎、尿道分泌物・おりもの、AIDSその他の性病
5. ぜんそく、気管支炎、肺炎を含む呼吸器疾患
6. リウマチ性心疾患、動脈硬化症、冠動脈性心疾患、不整脈、高血圧、脳血管疾患、先天性心疾患、血栓症、末梢動脈疾患、浮腫、網膜血管変性、末梢静脈疾患を含む心臓または心臓血管系の疾患
7. 胆石、肝硬変、消化管出血、下痢、ヘルニア、痔瘻、痔疾を含む消化器疾患
8. てんかん、精神障害、精神遅滞、麻痺を含む神経系疾患
9. 腎臓結石、腎炎、膀胱炎、すべての前立腺疾患、包茎を含む泌尿生殖器系疾患
10. 貧血、頸部リンパ節、出血性疾患、白血病、その他リンパ増殖性疾患を含む血液またはリンパ系疾患
11. リウマチ、関節炎、坐骨神経痛を含む筋骨格系の疾患
12. 糖尿病、甲状腺機能亢進症、甲状腺腫、その他内分泌腺の機能低下または亢進による器質的・機能的異常を含む内分泌腺疾患
13. 視覚、聴覚、平衡感覚に影響を与える器質性疾患
14. 皮膚、毛髪、頭皮の疾患

医薬品・薬剤製品は、薬剤業および毒薬に関する条例で定義されている。中薬は中薬条例で、食品は公共衛生および市政に関する条例で定義されている。

ビタミン・ミネラルその他の生理活性物質で強化された食品は、健康食品・機能性食品として考えられており、香港の市場に流通している。特にカルシウム強化食品は、カルシウムサプリメント部門を席巻しており、乳製品からビスケットまで多岐にわたっている[17]。

ユーロモニター社によれば、香港ではプロバイオティックサプリメントは非常に少なく、2003年の売上げは無視できるほどであった。同社は、ビタミンとダイエタリーサプリメ

ントの将来は力強く、2003年から2008年までの販売増加率は、中国で66%、より成熟した香港市場で14%になると予測している。残念なことに、香港にはニュートリエントを強化させた食品に関する特別のレギュレーションはない。とはいえ、国際食品規格委員会（Codex Alimentarius Commission：コーデックス委員会）が作成している基準を参考にすることができる。1987年に食品への必須栄養素添加の一般原則を公表しており、1989年と1991年に改定されている[21]。

(3) 表示

一般食品に適用される表示のレギュレーションが、健康食品・機能性食品にも適用される。公共衛生および市政に関する条例に基づいて、食物環境衛生署（Food and Environmental Hygiene Department）が制定した、食品・医薬品の成分および表示に関する規則（Food and Drugs (Composition and Labelling) Regulations）である。同規則により、すべての包装食品に規定通りの表示が必要であり、食品製造業者と包装業者は、規定された通りに、統一して、読みやすく表示をすることが求められている。以下の情報を適切な言語（中国語もしくは英語またはその両方）で表示に記載しなければならない。ただし、規則で適用除外されている食品は除く。

- 食品名、成分一覧
- 賞味期限または消費期限
- 保存の特別な条件または使用方法
- 製造業者または包装業者の名称・所在地
- 数量、重量または容量

食品・医薬品の成分および表示に関する規則は、2004年に改正された。その改正では、食品の表示には、一部の人にアレルギーを起こすことが知られている成分の有無を成分一覧の中に示さなければならないとしている。そのような成分のリストが改正によって規則に盛り込まれた。具体例としては、グルテンを含む穀物、卵・卵製品、ピーナッツ・ピーナッツ製品、一部の食品添加物、その他である。

香港では、遺伝子組換え食品、機能性食品その他バイオテクノロジー食品を含む新規食品の表示に対する特別なレギュレーションはない。一般食品の表示とバイオテクノロジー食品の表示との間で必要な項目に区別はない。ただし、食品安全センターの下に設置された作業部会が、バイオテクノロジー食品の表示に関する指針案を作成し、以下のように提案している。

- バイオテクノロジー食品の表示は、既存の法令に適合しなければならない。
- 混入の閾値レベルは、本指針では個別の食品成分に関して5%である。
- 組成、栄養価、栄養阻害因子、天然毒物、アレルゲンの存在、使用目的、動物遺伝子の導入など、食品に対して明らかな変更が行われた場合は、食品表示の追加が推

奨される。
- 否定的表示[訳注5]は推奨されない。

この指針は包装されたすべてのバイオテクノロジー食品を対象とするが、あくまで任意であり法的拘束力はない。なお、小売業者等が、否定的表示などを利用して消費者の誤認を招くように計算して購買を刺激する表示（たとえば、「遺伝子組換え作物は一切使われていません」、「遺伝子組換え成分不使用」など）をすると、公共衛生および市政に関する条例61条に基づき、刑事罰を受ける可能性がある[14]。2013年に、香港のレギュレーション当局は、遺伝子組換え食品に特に焦点をあてて市販前の安全性評価を義務づける制度を設けるにあたって一般市民の意見を求めることを決めた。意見聴取期間後2年以内に、規則が制定される予定である[23]。

（4）栄養表示、ニュートリションクレーム、ヘルスクレーム

2008年までは、香港には食品の栄養表示に関する特別なレギュレーションはなかった。形式を問わず、食品にニュートリエントに関するクレーム表示をすることも許されていた[14,24]。

2008年3月31日に、栄養表示とニュートリションクレームに関するルールを導入するため、食品・医薬品の成分および表示に関する規則を改正することが発表された[25]。改正規則は、2008年4月3日に制定・公布され、2010年7月1日から施行されている。

新たなルールは、「ワンプラスセブン」と呼ばれ、エネルギーの他に重要な7種類のニュートリエントを表示することを求めている（タンパク質、消化性炭水化物、総脂質、飽和脂肪酸、トランス脂肪酸、ナトリウム、糖類）。これら以外のニュートリエントも、クレームする場合は表示が求められる。ニュートリエントについては、100g当たり、100ml当たりまたは1回摂取量当たりの量を絶対値で表示すること、エネルギーについてはキロカロリーまたはキロジュールで表示することが必要である[25]。改正規則は、コーデックス委員会食品表示部会の食品表示に関する推奨規格（2007年）に基づいている[26]。

2008年改正規則の下、包装食品に以下の3つのニュートリションクレームが認められている。ニュートリションクレームとは、エネルギー量に関して、ないしタンパク質、消化性炭水化物、総脂質、飽和脂肪酸、トランス脂肪酸、ナトリウム、糖類、ビタミン・ミネラルなどのニュートリエントに関して、当該食品が特性を有していることを述べたり、示唆したり、または暗示する表現である。

- ニュートリエント含有クレーム（nutrient content claim）
    例　「低脂肪」、「無糖」、「高カルシウム」
- ニュートリエント比較クレーム（nutrient comparative claim）
    例　「低脂肪：同じ銘柄の通常製品より25％少ない」

訳注5　特定の成分等が入っていないことをことさら強調するまたは科学的な根拠なしに断定する表示を意味する。

- ニュートリエント機能クレーム（nutrient function claim）
  例 「カルシウムは強い骨や歯の形成を促進し、骨密度の改善に役立つ可能性があります」、「葉酸は胎児の正常な発育に寄与します」

　ニュートリエント含有クレームは、食品に含まれるエネルギー量やニュートリエント含有量について示すものである。ニュートリエント比較クレームは、同じまたは同種の食品とエネルギー量やニュートリエント含有量を比較するものである。ニュートリエント機能クレームは、身体の成長、発達、正常な機能におけるニュートリエントの生理学的役割を説明するものである[25]。これらのうち、ニュートリエント機能クレームが、食品または食品成分を健康に関係づけるクレームに最も近い。

　同改正規則は、ニュートリションクレームを生後36ヶ月未満の小児用の食品や特別用途食品に行うことを禁じている。また、疾病の予防や治癒に関するクレームはもちろんのこと、疾病リスク低減クレームのようなヘルスクレームも禁じている[25]。

　同改正規則にはないが、テレビCMに関する規則[27]には以下のような規定がある。

- 製品やサービスの食事上の効果やニュートリションの効果に関するクレーム・宣伝は、慎重な配慮を要する。
- 資格のある医学的注意・助言が必要と合理的に考えられる健康状態に対する効果や治療に関するクレーム・宣伝は、認められない。
- 食品広告におけるクレームは、科学的エビデンスに基づくか実証されていなければならない。

　残念なことに、健康に対する実証されていない有益な効果を表示した健康食品が香港市場で多く見られる。香港の消費者委員会が実施した大規模調査によると、健康食品・機能性食品を含む7つの食品カテゴリーにおいて疑問のある、偽の、あいまいなクレームがみられた[28]。たとえば、サメ肝油の「がんを抑える」、「アンチエイジング」といったヘルスクレーム、またはダイエタリーサプリメントの「身体を解毒する」といったクレームは、実証を欠いている[20]。

　食物環境衛生署の諮問委員会会議（2001年2月2日）の席上で、ヘルスクレームに対するレギュレーションの必要性が認識された。そこでの議論に基づいて、食物及衛生局（Food and Health Bureau）[訳注6]は、誤解を招く情報や誇大クレームから消費者を守るために、ヘルスクレームを規制し監視する枠組みを作ることが可能かを検討することになった[29]。

　検討案では、信頼できないヘルスクレームを製品に表示することを防止する権限を衛生署署長に与えることになっている。対象となる製品を最初は食品に限定していたが、過去の経験を踏まえて、食品以外にも拡げることが提案されている。健康上の利益を表示する食品を次の2つのカテゴリーに分けることも提案されている[20]。

訳注6　食物及衛生局（Food and Health Bureau）は、漁農自然護理署（Agriculture, Fisheries and Conservation Department）、衛生署（Department of Health）、食物環境衛生署（Food and Environmental Hygiene Department）、政府化験所（Government Laboratory）を統括する行政機関である。

- 特定の疾病・臨床状態（clinical condition）を予防または治癒すると表示する食品は、研究または試験によって適切に実証されたヘルスクレームを衛生署に登録し、市販する前に衛生署署長から許可を得なければならない。
- 健康に対する一般的な利益があると表示する食品は、登録が不要であるが、ヘルスクレームが一般的か特定的かは衛生署署長に判断する権限がある

24.4 韓国

（1）序文

　2003年に、韓国では「健康機能食品」（health functional food）のための制度が開始された。ここで健康機能食品とは、すべての自然健康製品とニュートリショナルサプリメントを含む用語である。

　4,800万人の人口をかかえる韓国は、制度の導入後、アジアでも最大規模の健康食品・機能性食品の市場となった。健康機能食品の市場規模は、2010年で11億5,000万ドル（約1,150億円）と推計されている[30]。韓国市場における主力商品は、朝鮮人参、アロエ、スクワレン、キトサン、グルコサミン、クロレラ、ビタミン・ミネラルなどである。個人消費ではハーブ成分や植物抽出物への関心も高まっている。国産品に加えて、輸入品があり米国や日本からのダイエタリーサプリメントや自然健康製品がその大部分を占めている。この領域は非常に重要であったため、韓国政府は国産および輸入製品に対してレギュレーションを整備した。健康機能食品に関する法律（Health Functional Food Act: HFFA）が制定されたことで、カプセル、錠剤、丸剤、粉末、顆粒、液体の形状をとってニュートリショナルサプリメントとして表示または広告されているすべての製品が、この法律の適用対象に含まれることとなる。この法律に基づいて、韓国のニュートリショナルサプリメント輸入業者は、韓国食品医薬品庁（Korea Food and Drug Administration: KFDA）[訳注7]に輸入申告することが求められ、KFDA は申告製品がニュートリショナルサプリメントとして認めている32の活性成分のいずれに該当するかを判断している[31]。

　韓国では、過去10～15年に栄養に関する行動と販売される製品の種類にある変化が起きている[32]。この変化は、消費者の食事と栄養摂取パターンの変化を反映したものである。すなわち、植物由来食品の摂取と比べて動物由来食品の摂取が増加し、その結果、過去の伝統的な韓国人の食習慣と比較すると、動物性脂肪による摂取カロリーが過去10年でより高くなった。こうした最近の変化により、人々は過体重、肥満となり、それに続いて糖尿病や冠動脈性心疾患など慢性疾患のリスクが高まるようになった[33]。

　これらの栄養状況の変化と並行して、韓国は食品のレギュレーションにおいて積極的な立法を行った。HFFA を制定し、多忙な平均的消費者が簡便に利用できる健康食品・機能性食品の製造・販売を事業者に対して奨励したのである。

訳注7　韓国食品医薬品庁（Korea Food and Drug Administration: KFDA）は、2013年5月に組織改編されて「庁」から「処」へと格上げされ、食品医薬品安全処（Ministry of Food and Drug Safety: MFDS）になっている。

(2) 韓国食品医薬品庁

　韓国食品医薬品庁（KFDA）の設立は、1996年4月に韓国食品医薬品安全本部と6つの地域事務所が設立されたことに始まる。1998年に、同本部が「庁」に格上げされた。KFDAは、食品、医薬品、医療機器、化粧品の安全と有効性を確保し、食品産業と製薬産業の発展を支援し、国民の健康を増進させる主要な行政機関となった。KFDAの綱領の内、健康食品に関わる箇所には、「食品と健康機能食品の製造、輸入、供給およびこれらの安全性を監督する」と記されている。

　KFDAは、食品一般、機能性食品、食品添加物、食品包装、飲食機器の基準と規格の設定および執行を担当する[34]。ソウルにあるKFDAには4つの事務局・担当官室と6つの部（department）があり、2つの部は食品関連である。また、6つのKFDA地域支部を統括している。KFDAは、食品公典（Food Code）、食品表示基準、健康機能食品公典（Health Functional Food Code）、健康機能食品に関する諸規則など、食品関連のレギュレーションを作成している。

　食品公典は薬局方と対比されるもので、食品の製造、加工、使用、調理、保存に関する基準と規格だけでなく、飲食用機器、容器、包装の基準と規格を定めている。この食品公典では、151の食品カテゴリーを20に集約させた上で、個々の基準と規格を定めている。最近では、2005年[34]と2008年に改訂されている。

　健康機能食品公典は2002年8月に作成され、2004年1月31日から適用されている。2008年の大幅な改訂を含めて幾度も改訂されている。製造基準、規格、要件などが、健康機能食品全般と個別の機能性成分に分けて記載されている[33]。健康機能食品は錠剤、丸剤、カプセル、顆粒、粉末、液体の形態でなければならなかったが、2008年の改訂により、一般食品の一部が含まれるように範囲が拡大された。この公典に掲載されているいずれかのカテゴリーの基準に適合する食品には、ヘルスクレームを表示することが許されている。いずれのカテゴリーにも該当しない機能性食品を韓国に輸出しようとする者は、KFDAに、特定の健康効果（有効性）を有する原材料の追加、新規カテゴリーの追加を申請できる。なお、手続きの詳細、必要書類、関連情報については、KFDAのウェブサイトを参照してほしい[34]。

　KFDAには、食品関連の部である食品部と栄養・機能性食品部がある。食品部は次の4課からなる。

- 食品安全政策課
- 食品管理課
- 食品輸入課
- 食品安全監視課

　これらの課は、国際食品規格活動、遺伝子組換え食品に関する問題、食品の輸入・輸出の監督、輸入食品の検査、違法食品・不純食品の監視を含む食品衛生問題全般など、食品

の安全性管理に関わる課題を所管している。

栄養・機能性食品部は、次の 5 課からなる。

- 健康機能食品課
- 新規食品課
- 健康機能食品基準課
- 栄養評価課
- 食品添加物課

6 つの KFDA 地域支部は、ソウル、釜山（3 出張所）、京仁（3 出張所）、大邱広域市、光州広域市、大田広域市にある[35]。各支部で、当該地域における食品と医薬品の監視、輸入食品の検査を行っている。さらに 9 の検疫所が群山市、木浦市、麗水市、馬山市、統営市、蔚山広域市、浦項市、東海市、済州島にある。

なお、輸入申告が必要となる製品には、4 つのカテゴリーがある。食品（肉、魚、卵、乳製品）、食品添加物、飲食器具・包装容器、健康機能食品である。

(3) 食品に関する法

韓国は、機能性食品に関するレギュレーションを比較的最近導入した、アジアで数少ない国の 1 つである。1998 年までは、食品のレギュレーションは保健福祉部（Ministry of Health and Welfare: MHW）の所管であった。1998 年の KFDA 設立とともに、MHW は関係する権限の大部分を KFDA に移した。しかし MHW は、食品衛生法（Food Sanitation Act）および同施行令・同施行規則に関する権限は留保した。当時、同法では、機能性食品は健康食品（health food）およびニュートリションサプリメントと定義されていた[34]。

現在の健康機能食品（HFF）の大部分が、米国で 1994 年ダイエタリーサプリメント健康教育法（Dietary Supplement, Health and Education Act: DSHEA）が定義しているダイエタリーサプリメントと似た錠剤、丸剤、頓服水剤、その他の医薬品のような形態で販売されていることは注目に値する。米国のダイエタリーサプリメントには、必須栄養素とハーブ製品が含まれる。

1) 食品衛生法

食品衛生法という法律は、MHW や KFDA が担当する食品安全関連行政の法的根拠となっている。同法は食の品質を改善し、食品調理中の衛生事故を防止することで国民の健康増進を目指している。食品衛生法施行令（大統領令）と食品衛生法施行規則（保健福祉部令）が、同法の解釈および執行のためのより詳細な規定を提供している。特に食品衛生法施行規則は、飲食業関係者にとって重要な指示を提供しており、罰則の詳細も含まれている。食品に関する基準などその他のレギュレーションは、食品公典、健康機能食品公典、指針、通知その他の形式で提供されており、KFDA が担当している。

2) 健康機能食品に関する法律

健康機能食品に関する法律 (HFFA) は、MHW と KFDA が担当する機能性食品の管理・監督の法的根拠である。

同法は、機能性食品全般の安全性と品質を確保し、これらの製品の健全な供給と販売を促進することで国民の健康増進と消費者の保護を目指している[訳注8]。

同法施行令 (大統領令) が 2003 年 12 月 18 日に制定され、同法施行規則 (保健福祉部令) が 2004 年 1 月 31 日に制定され、同法を執行するためのより詳細な規定を定めている。同法施行規則には、輸入申告、輸入検査、罰則等に関する詳しい規定もある。健康機能食品公典、健康機能食品の表示に関する指針、広告に関する指針、関連告示によって、より具体的な基準やルールが定められている。具体的規準や実務的ルールの作成、改訂、管理は KFDA の所管である[34]。

3) 健康機能食品に関する法律および健康機能食品公典

HFFA の中で、健康機能食品は「人体に有益な生理学的効果を与える、または人体の構造・機能に作用する機能性原材料・成分を含む加工食品」と定義されている[36]。健康機能食品は、「1 回ごとに摂取しやすい錠剤、カプセル、丸剤、顆粒、液体、粉末、ペースト、シロップ、ジェル、棒状の形態に加工しなければならない」[37]。HFFA の 2008 年改正によって、健康機能食品の範囲は一般食品の一部を含むように拡張されたが、現在でもニュートリションサプリメントだけがヘルスクレームを表示できる[38]。

これらの規定には重要な点があり、それはカナダ、米国、欧州連合 (European Union: EU) など西洋のレギュレーションで使われている定義とかなり異なるという点である。韓国の機能性食品は、1 回ごとの摂取用で、医薬品的形状とされている。したがって前述のように、韓国の機能性食品は、カナダや EU で定義されている機能性食品というよりは、米国のダイエタリーサプリメントに似ている。

2005 年の改訂で、健康機能食品公典に、健康機能食品またはニュートラシューティカルの 37 の成分が列挙された。ビタミン・ミネラル、必須アミノ酸、タンパク質、食物繊維、必須脂肪酸の他、人参製品、アロエ、スクワレン、クロレラなどのニュートリショナルサプリメントが含まれている[31,33]。2008 年の改訂では、ビタミン・ミネラル、食物繊維、タンパク質、必須アミノ酸を含む 25 種類のニュートリエントと 47 種類の機能性成分に分けられている[37]。

掲載されているニュートリエントには、ニュートリションクレームの表示が認められている。「ビタミン K は正常な血液凝固に必要です」、「カルシウムは正常な骨や歯の構造に必要です」、「タンパク質は酵素、ホルモン、抗体の正常な形成に必要です」などである。特定の食物繊維 (大麦繊維など)、タンパク質 (大豆タンパク)、必須脂肪酸 (オメガ 3 系) など、掲載されている機能性成分は、ヘルスクレームの許可対象である。掲載されているすべての機能性成分と許可されたヘルスクレームを、Table 24.3 に示す[37]。

訳注8　健康機能食品に関する法律は、2002 年 8 月 26 日に制定され、2003 年 8 月 27 日に施行された。

Table 24.3　機能性成分とそのヘルスクレーム[37]

機能性成分	ヘルスクレーム
テルペン類	
朝鮮人参	免疫機能を補助する
	疲労回復を助ける
紅参	免疫機能を補助する
	疲労回復を助ける
	血小板の血液凝固を抑制し、健康な血流の維持を助ける
葉緑素を含有する植物	健康な皮膚の維持を助ける
	抗酸化活性
クロレラ	健康な皮膚の維持を助ける
	抗酸化活性
スピルリナ	健康な皮膚の維持を助ける
	抗酸化活性
	健康な血中コレステロール値の維持を助ける
フェノール類	
緑茶抽出物	抗酸化活性
アロエ全葉	健康な腸機能の維持を助ける
プロポリス抽出物	抗酸化活性
	口腔内抗菌活性
コエンザイムQ10	抗酸化活性を補助する
	健康な血圧の維持を助ける
大豆イソフラボン	骨の健康の維持を助ける
脂肪酸と脂質	
オメガ-3脂肪酸を含有する食用油	健康なトリグリセリド値の維持を助ける
	健康な血流の維持を助ける
γ-リノレン酸を含有する食用油	健康な血中コレステロール値の維持を助ける
	健康な血流の維持を助ける
レシチン	健康な血中コレステロール値の維持を助ける
スクワレン	抗酸化活性
植物ステロール/植物ステロールエステル	健康な血中コレステロール値の維持を助ける
アルコキシグリセロールを含有するサメ肝油	免疫機能を補助する
オクタコサノールを含有する食用油	持久力の改善を助ける
梅抽出物	疲労回復を助ける
共役リノール酸	肥満成人の体脂肪の減少を助ける
ガルシニアカンボジア抽出物	肥満成人の体脂肪の減少を助ける
ルテイン	黄斑色素密度を維持することにより目の健康を助ける
ヘマトコッカス藻抽出物	眼精疲労の改善を助ける
ノコギリヤシ果実抽出物	前立腺の健康の維持を助ける
糖類と炭水化物	
グルコサミン	健康な関節と軟骨の維持を助ける
l-アセチルグルコサミン	健康な関節と軟骨の維持を助ける
	健康な皮膚の保湿の維持を助ける
ムコ多糖体ムコタンパク	健康な関節と軟骨の維持を助ける

第24章 環太平洋地域アジア諸国における機能性食品のレギュレーション

機能性成分	ヘルスクレーム
食物繊維	
グアーガム/グアーガム加水分解物	健康な血中コレステロール値の維持を助ける 健康な食後血糖値の維持を助ける 健康な腸機能の維持を助ける 健康な胃腸内細菌叢の維持を助ける
グルコマンナン（コンニャクマンナン）	健康な血中コレステロール値の維持を助ける 健康な腸機能の維持を助ける
カラスムギ	健康な血中コレステロール値の維持を助ける 健康な食後血糖値の維持を助ける
難消化性マルトデキストリン	健康な食後血糖値の維持を助ける 健康な腸機能の維持を助ける 健康なトリグリセリド値の維持を助ける
大豆繊維	健康な血中コレステロール値の維持を助ける 健康な食後血糖値の維持を助ける 健康な腸機能の維持を助ける
キクラゲ（*Auricularia auricular*）	健康な腸機能の維持を助ける
小麦繊維	健康な食後血糖値の維持を助ける 健康な腸機能の維持を助ける
大麦繊維	健康な腸機能の維持を助ける
アラビアガム（アカシアゴム）	健康な腸機能の維持を助ける
トウモロコシふすま	健康な血中コレステロール値の維持を助ける 健康な食後血糖値の維持を助ける
イヌリン/チコリ抽出物	健康な血中コレステロール値の維持を助ける 健康な食後血糖値の維持を助ける 健康な腸機能の維持を助ける
オオバコ種皮	健康な血中コレステロール値の維持を助ける 健康な腸機能の維持を助ける
ポリデキストロース	健康な腸機能の維持を助ける
コロハ種子	健康な食後血糖値の維持を助ける
発酵産生微生物	
プロバイオティクス	健康な胃腸微生物集団の維持を助ける 健康な腸機能の維持を助ける
紅麹米	健康な血中コレステロール値の維持を助ける
アミノ酸とタンパク質	
大豆タンパク質	健康な血中コレステロール値の維持を助ける
その他	
アロエジェル	健康な皮膚の維持を助ける 健康な胃腸機能の維持を助ける 免疫機能を補助する
霊芝子実体抽出物	健康な血流の維持を助ける
キトサン/キトオリゴ糖	健康な血中コレステロール値の維持を助ける
フラクトオリゴ糖	健康な胃腸微生物叢の維持を助ける 健康な腸機能の維持を助ける カルシウム吸収を助ける

HFFAは、健康機能食品を2つに分けている。告示型（generic）と個別評価型（product-specific）である。製品の機能性成分が健康機能食品公典に掲載されている場合は、告示型に分類され、当該活性成分は広範囲な特性評価や機能性食品としての効果の証明を必要としない。健康機能食品の製造、使用、保管に関する基準、規格、表示要件を健康機能食品公典に掲載するのは、KFDA長官の権限である（HFFA 14条1項）[33]。機能性食品に使われている多くの新しい生理学的活性成分が健康機能食品公典に掲載されていない。

製品の機能性成分が健康機能食品公典に掲載されていない場合は、個別評価型に分類される。製造者または輸入者は、自ら製品の基準と規格を作り、それらをKFDAに申請して個別に評価を受けて認定されなければならない（HFFA 14条2項）[39]。その際、当該新規の生理学的機能性成分が安全で有効性があることについて、KFDAに科学的エビデンスを提出する必要がある。この申請は販売前に行う必要がある。

(4) 業許可

業として健康機能食品の製造を始めようとする者は、KFDAに申請書を提出し許可を取得しなければならない。機能性食品を業として輸入しようとする者も同様である。KFDA地域支部に、製造業、輸入業の許可申請書を提出しなければならない。健康機能食品の販売業ないし流通業にも許可が必要であり、申請書を市庁、郡事務所、区役所などの地方自治体に提出しなければならない。

(5) 品質と製造工程

健康機能食品の品質と製造工程を改善するために、KFDA長官は健康機能食品を製造する工場における品質管理とGMPの役割を強調した訓令を発出した。これにより、2006年2月から各健康機能食品工場は、施設の衛生状態を確保し、作業員に対して指導と監視を行う品質責任者を置くことになった。さらに今後は、ベンチャー企業や受託製造施設に対しても、GMPの遵守が求められるであろう。なお、これらの改善状況を示した文書を筆者はまだ入手していない。

(6) 表示上の要請

1998年6月以降、食品表示の基準はKFDAの所管である。KFDAの食品安全部が表示に関する基準を作成し、KFDA地域支部ないし地方自治体職員がそれを執行している。健康機能食品の表示基準は2004年1月31日に定められた。HFFAに基づき、KFDA長官が健康機能食品に適用される表示に関する権限を有している。食品の表示ラベルには、製品名、製品分類、輸入者の名称と所在地、製造年月日、消費期限、内容量（重量、容量、個数）、成分の名称と含有量、ニュートリエント、その他食品表示基準で詳細に指定された項目（たとえば、照射の有無、缶詰については固形量）を読みやすく印刷しておかなけれ

ばならない[33]。

　また2006年9月から、全成分名をラベルに表示しなければならなくなったことに注意すべきである。さらにアレルゲンとなる食品（卵、牛乳、ピーナツ、カニ、トマトなど）が含まれていることは、韓国語で表示しなければならない。輸入食品には、必要な情報をすべて韓国語で表示しなければならないが、包装材への直接印刷の代わりにステッカーを貼ってもよい。ただしステッカーは、元の表示を覆い隠してはならず、容易に剥がれるものであってはならない。

　健康機能食品については、ステッカー表示は認められていない[39]。製造者が直接印刷した韓国語の表示を用いなければならない。ニュートリションの表示は、一部例外はあるが、大部分の食品で任意である。健康機能食品にはニュートリション表示が義務づけられているが、健康機能食品として認められていない食品で、機能性成分を含有する以下のような食品にも義務づけられている。

- 特殊な栄養を提供する食品
- 健康を補助する食品
- ニュートリエント含有クレームを行う食品（「カルシウム強化ヨーグルト」と表示する場合、カルシウムの含有量を表示しなければならない）

　韓国では現在、健康機能食品以外の食品にはヘルスクレームの表示を許していない。また、米国やカナダの表示に関するレギュレーションと同様に、「無〜」、「低〜」などの言葉の使用は、特定のニュートリエントの含有量が元々低い食品については禁止されている（低脂肪リンゴ、低コレステロール植物油など）。これらの用語は、特定のニュートリエントが製造過程で低減された場合に使うことができる。飽和脂肪にこれらの用語を使う場合は、製品に含まれるコレステロール量を表示しなければならない。

　健康機能食品の表示基準（labeling standard）は2004年1月に作成され、2005年と2007年に改定された。基準は国産品にも輸入品にも適用される[37,40]。消費者に対して慢性疾患のリスク低減と栄養管理についての正確な情報を提供し、適切な食品の選択をできるようにすることは重要である。製造者は、韓国語の表示を包装に直接印刷しなければならない。漢字や外国語を併記できるが、韓国文字より大きくてはいけない[41]。一般食品にも必要な情報を含む以下の情報を表示しなければならない[39,41]。

- 「健康機能食品」であることを示す文字や図形
- 有効性に関するクレームについての説明
- 製品名
- 製造者または輸入者の名称と所在地
- 消費期限と保存方法
- 正味重量と成分リスト
- 摂取方法の説明と摂取上の注意
- ニュートリエント情報（含有量、参照値または推奨量に対する割合など）

- 機能性成分情報（機能性成分含有量、マーカー成分の量など）
- 医薬品のように疾病を予防、治癒、緩和するものではないことの表明
- 表示に関する詳細な指針に基づくその他の情報（指針では、ニュートリションと機能性の説明、参照値などを含め、表示の方法を詳しく指示している）

(7) 健康機能食品関連のレギュレーション

HFFA の下に、以下のレギュレーションがある。

- 健康機能食品に関する法律施行令（大統領令 18164, 2003.12.18 制定；2006.1.12, 2007.1.18 改正）
- 健康機能食品に関する法律施行規則（保健福祉部令 270, 2004.1.31 制定；2004.12.10, 2006.7.3, 2006.11.20 改正）
- 健康機能食品の機能性成分の認定に関する規則（食品医薬品庁長官告示 2004-12, 2004.1.31 制定；2006.8.29, 2007.7.11 改正）
- 健康機能食品の表示基準[41]
- 健康機能食品の基準および規格の認定について[42]
- 健康機能食品の原材料または成分の認定について[43]
- 輸入健康機能食品の申告および検査手続きについて[44]

(8) 健康機能食品の製品基準、製品規格、成分の認定

HFFA は、製品の基準・規格が公典に収載されていない健康機能食品の審査（14 条 2 項および 4 項）[42]、成分が新規で評価を要する健康機能食品の審査（15 条 2 項および 3 項）[43]についての詳細を、下位規範に委ねている。健康機能食品の製品基準、製品規格、成分の認定を申請するには、それを支持するデータとともに申請書を KFDA 長官に提出しなければならない。審査に合格すれば、KFDA 長官は認定するとともに申請者に対して許可処分を行う。

以下が審査項目である。

- HFFA に違反していないこと
- 健康機能食品関連のレギュレーションに適合していること
- 人の健康に対して有益であること
- 安全性と機能性が科学的に証明されていること
- 生理活性成分に関係づけた機能性が特定されていること

この認定および許可に関する手続きは、国産品にも輸入品にも適用されることに注意されたい。輸入品については、さらに輸入検査に関する指針に基づいて製品を検査する。新規成分の認定申請については、科学的に正しい方法論および適正試験規範（Good Laboratory Practice: GLP）の下で行われた動物と人での臨床試験、ならびにすべての安全性データが必要である。

（9）機能性食品の輸入

輸入された健康機能食品は、HFFAのみならず、表示等に関して韓国製食品に適用されるのと同じレギュレーションに服さなければならない。また、輸入に関する規定は、HFFA 8条および同法施行規則10条にある。輸入しようとしている機能性食品の事前通知と、KFDA地域支部または国の検疫所における指定検査所による検査が必要である[44]。貨物到着予定日の5日以上前に、KFDA地域支部に通知しなければならない。これらの検査は、表示基準や広告基準に適合しているかどうかを確認するために必要である（HFFA 17条および18条）。

適合していないと判定された場合、輸入者は、輸入健康機能食品の申告および検査手続きについて[44]の7条1項に従い、輸入製品を人が摂取するもの以外の目的に転用することができる。

24.5 マレーシア

（1）序文

食事に関連した慢性疾患がマレーシアだけでなく、ブルネイ、インドネシア、フィリピン、シンガポール、タイを含む他の東南アジア諸国で増加している。都市部で特に多く、これらの地域では冠動脈性心疾患が主要な死亡原因の1つになっている[45]。慢性疾患を抑制するために、人々の栄養摂取の傾向は過去20年で大幅に変わり、ニュートリションの予防的役割に焦点があてられている。こうした事実を認識して消費者は今、食事の栄養的価値に注意を一層払うようになった。食品産業も、食品の栄養の質を改善するために望ましいニュートリエントの濃度を高め、望ましくないニュートリエントの濃度を低めるなどの努力を重ねている。

食品科学における新しい科学的発展により、特定の食品が有する健康増進上の特性を強めるさまざまな可能性が高まった。こうした食品の例が、機能性食品とニュートラシューティカルである。このカテゴリーには、ビタミン・ミネラル、植物ステロール、食物繊維、その他の成分が強化された食品が含まれる。

国際生命科学研究機構（International Life Sciences Institute）によると、東南アジアの栄養学研究者の間では機能性食品が以下の基準に従うべきであることについて大まかな意見が一致している[46]。

- 通常の食品の形態であり、食品の外観、色、歯ごたえ、粘度、香りなどの感覚的性質を持つこと。

- 基本的な栄養以上の生理学的利益をもたらすニュートリエントやその他の成分を含むこと。ただし、これらの成分は薬用または治療を目的とするレベルで使用してはならない。
- 科学的に立証された機能性の利益が通常の摂取量で得られること。
- 食品に本来存在するまたは添加された機能性成分（生理活性物質）が含まれており、対象集団が長期間使用しても安全なことが立証されていること。

(2) 機能性食品

　機能性食品のみを扱う特別の単独規則がないため、機能性食品の定義は依然として確定的とはいえないが、マレーシア政府は、この分野でより良いレギュレーションを行うために国際的指針を積極的に取り入れている。最近の進展を取り込むための作業部会も設置されている。

　機能性表示の基準は、1985年食品規則の栄養表示およびクレームに関する一般規定の下に、同規則2003年改正により置かれるようになった。そこで、ニュートリエント含有クレーム（nutrient content claim）、ニュートリエント比較クレーム（nutrient comparative claim）、ニュートリエント機能クレーム（nutrient function claim）が定められている。現在、ニュートリエント機能クレームは52種類許可されているが、疾病リスク低減クレームは禁止されている。しかし、市場にはさまざまな機能性食品があり、一般の食品や飲料の形態でも国内外で製造されている[47]。機能性食品は原則としてフードサプリメントのカテゴリーに入るが、一般の飲食品形態の機能性食品は、食品の安全と表示を定めている現行法令も遵守していなければならない。

　食品の栄養表示は、消費者が健康な食生活を送れるように支援する戦略の1つである。栄養表示は、当該食品のニュートリエント含有情報を示す手段であり、それによって消費者が毎日の食事を決める際により良い食品を選択することが可能になるのである。食品業界、食品製造者、小売業者も食品の栄養特性により注意を払い、その特性を消費者に熟知させるようにすることが重要である[45]。栄養表示は、食品一般にとって重要であるが、機能性食品のような新規の食品には一層重要である。消費者はそうした食品や成分に習熟していないからである。実際、機能性食品の安全性に対して、消費者は頻繁に質問を投げかけている。栄養士も安全性の問題を提起している[48]。こういった懸念は、マレーシアの現行法令がダイエタリーサプリメントの登録制をとっていても、特にニュートリエントの組成が未知の場合に、製品の品質や安全性を十分管理できていないこと、科学的エビデンスや臨床研究で有効性が実証されている例が少ないことに向けられている。

　マレーシアでは、機能性食品はダイエタリーサプリメントのカテゴリーで供給されるので、医薬品に関する法の対象にはならない[48]。そのため、医薬品よりも緩和されているレギュレーションの下では、機能性食品は品質管理問題を起こしがちである。一部の栄養士は、マレーシア食品ピラミッド構想を推進している。これは、健康に必要なすべてのニュートリエントを提供するための食品を一括化させるものである。この構想では、疾病

を予防するための単一の食品・食品成分よりも、むしろ健康を確保するための良好な食事体系を提案している。

機能性食品の品質と安全性を管理するために、マレーシア政府は、保健省（Ministry of Health）主導の下、機能性食品に関する法の執行に3つの組織をあてている[49]。保健省食品安全・品質局、マレーシアの国内コーデックス委員会、国立医薬品管理局（National Pharmaceutical Control Bureau: NPCB）である。機能性食品（サプリメント形態）は、NPCBへの登録が必要であり、その手続きは1984年医薬品化粧品管理規則に規定されているとおりである。なお、生理活性成分を元々含んでいる一般食品形態のいわゆる機能性食品は、保健省食品安全・品質局への登録が求められる場合がある。製品ラベルの審査は保健省食品安全・品質局が担当し、含有成分を判定する。1983年食品法および1985年食品規則の下でこれらが制度化されている[48]。

（3）食品のレギュレーション

1983年食品法（マレーシア連邦法律281）および1985年食品規則は、マレーシアにおける食品に関するレギュレーションの主要部分を占める。この法令は、食品衛生、表示、輸出入、広告、分析評価などを規定している[50]。

1）栄養表示のための具体的要件

1983年食品法および1985年食品規則の下、食品ラベルに表示すべき情報は、製品名、製造者・包装者・（輸入者）の名称、製品重量または容量、指定食品区分、比率または重量に応じた含有成分の一覧である。食品添加物や保存上の注意についても記載しなければならない。マレーシア人口の半分以上はイスラム教徒なので、製品に豚肉ないしアルコールが含まれていることを表示する要請はきわめて厳格である。逆に、1985年食品規則が消費期限の表示を義務づけているのは、パン、缶詰その他の一部の製品だけである。

栄養表示は食品のニュートリエント含有量を消費者に伝えるものである。米国やカナダなど一部の国々では、栄養表示が包装済み食品に義務づけられている。しかし、マレーシアは多くのアジア諸国と同様に、栄養表示は大半の食品で任意とされており、特殊用途食品がその例外になっている。特定のビタミン・ミネラルを増強した機能性食品については、多くの製造者が自主的に栄養表示しているが、共通様式がないので誤りや一貫性のなさが発生しかねない。

2000年8月、保健省は現行規則を改正する意向を表明した。それは、より広範囲な食品に対して栄養表示を義務づけるというものであった[51,52]。多数の主要なニュートリエントの表示を機能性食品、植物由来成分（botanical）入りソフトドリンク、大豆飲料、その他のさまざまな包装済み食品に義務づけるもので、具体的には、エネルギー量と主要栄養素（総糖類を含む炭水化物、タンパク質、脂肪）である。表示に記載しなければならない炭水化物、タンパク質、脂肪、糖類とともに、ビタミン・ミネラルなど他のニュートリエントも、栄養表示基準値（nutrient reference value: NRV）の表（Table 24.4）に収載されて

いるニュートリエントに該当する場合は表示が認められる。ニュートリションクレームをする食品については、クレームするニュートリエント以外のニュートリエントを含めて栄養表示することが義務づけられている[55]。ビタミン・ミネラル以外のニュートリエントの例としては、食物繊維、オメガ-3脂肪酸、コレステロールなどがある。提案されている栄養表示の記載様式は、コーデックス委員会の食品規格指針に従っている[56]。そのため、ニュートリエントの量は、1日当たり推奨摂取量（recommended daily intake: RDI, recom-

Table 24.4　ビタミン・ミネラルのNRV値とマレーシアRDA値[53,54]

ニュートリエント名	単位	NRV	RDA
ビタミンA	μg	800	750
ビタミンD	μg	53	未設定
ビタミンE	mg	10	未設定
ビタミンC	mg	60	30
チアミン	mg	1.4	1.0
リボフラビン	mg	1.6	1.5
ナイアシン	mg	18	16.7
ビタミンB_6	mg	2	未設定
葉酸	μg	200	200
ビタミンB_{12}	μg	1	未設定
カルシウム	mg	800	450
マグネシウム	mg	300	未設定
鉄	mg	14	9
亜鉛	mg	15	未設定
ヨウ素	μg	150	未設定
タンパク質	g	50	未設定

Table 24.5　ニュートリエント含有クレームの条件[53,57]

成分	クレーム	条件（以上）
タンパク質[#1]	供給源	100g（固体）当たりNRVの10% 100ml（液体）または100kcal当たりNRVの5%
	高含有	「供給源」値の少なくとも2倍
ビタミン・ミネラル	供給源	100g（固体）当たりNRVの15% 100ml（液体）当たりNRVの7.5%または100kca当たりNRVの5%
	高含有	「供給源」値の少なくとも2倍
食物繊維	供給源	3g/100g（固体）または1.5g/100ml（液体）
	高含有	6g/100g（固体）または3g/100ml（液体）

成分	クレーム	条件（以下）
脂肪	低含有	3g/100g（固体）または1.5g/100ml（液体）
	含まない	0.15g/100g（100ml）
飽和脂肪	低含有	1.5g/100g（固体）または0.75/100ml（液体）および食品の総エネルギーの10%
	含まない	0.1g/100g（100ml）
コレステロール	低含有	0.02g/100g（固体）または0.01g/100m（液体）
	含まない	0.005g/100g（100ml）

[#1]タンパク質のNRVは50g

mended daily allowance: RDA）に対する割合ではなく、NRV に対する割合で表される（**Table 24.5**）。この表からわかるように、NRV 値は RDA 値とそれほど異ならない。

2003 年、保健省は 1985 年食品規則を改正し、栄養表示とニュートリションクレームに関する規定を新設した。次の食品カテゴリーには、栄養表示が義務づけられることになった[53]。

- 大量かつ頻繁に摂取される食品（調理済みシリアル、パン、乳製品、小麦粉使用菓子、缶詰入り肉、魚、野菜、缶詰入り果実、フルーツジュース、ソフトドリンク、サラダドレッシング、マヨネーズ）
- 特定のビタミンまたはミネラルを強化、増強または補充させた食品
- ニュートリションクレームを表示する食品
- 乳児用調整粉乳、離乳食、乳幼児用食品を含む特別用途食品

この改正は一般に、コーデックス委員会の指針と食糧農業機関・世界保健機関の推奨を忠実に踏襲している。若干の例外もあるが、それらはマレーシアの地域的必要性に合致させるために必要である。

また、改正規則を機能性食品のレギュレーションとして使えるようにするために、ニュートリションクレームに関する規定が設けられた[55]。機能性食品に認められるニュートリションクレームは、以下の 4 つである。

- ニュートリエント含有クレーム
- ニュートリエント比較クレーム
- ニュートリエント機能クレーム
- 食品規則 26 条 7 項に規定する条件下でニュートリエントを増強するクレーム[53]

2）ニュートリエント含有クレーム

ニュートリエント含有クレームは、直接または間接に、食品・食品群の中のニュートリエントの度合を説明するものである。基本的には、2 つの型のニュートリエント含有クレームがある。第 1 の型は否定的なクレームで、コレステロール、ナトリウム、飽和脂肪、トランス脂肪など害を及ぼし得る成分が食品中に「低含有」、「含まない」、「無添加」であることを示すものである。一例として、「コレステロールフリー」（cholesterol free）というクレームは、固体 100g 当たりまたは液体 100ml 当たり 5mg 以下のコレステロールを含む食品に付すことができる[51]。

第 2 の型のクレームは肯定的なクレームである。健康上の利益がある食品成分が「高含有」、「増強されている」、「強化されている」と示すものである[51]。このクレームで使われる表現の例は「ビタミン C 供給源」などである。このクレームをするには、食品に少なくとも NRV 値の 15％を含んでいなければならない。さらに、「ビタミン C 高含有」をクレームするには、少なくとも NRV 値の 30％を含んでいなければならない。

3）ニュートリエント比較クレーム

ニュートリエント比較クレームは、類似する食品、同銘柄の別製品、食品原料が異なる製品などと比較して説明するものである。当該製品のニュートリエント含有に関して、比較する食品を記載する。比較の対象となる食品は明瞭に記載しなければならない。たとえば、新しく設計した食品の組成において旧組成と比較してナトリウム含有量が減少していれば、新規組成の表示は「ナトリウム減」と表示してよい[51]。

4）ニュートリエント機能クレーム

ニュートリエント機能クレームは、ニュートリエントが人体の成長、発達、正常な機能に果たす生理学的役割を説明するものと定義される。しかしこのクレームの使用には禁止事項があり、次のようにまとめられる[57]。

- 疾病の治癒、緩和、治療に関わる説明を暗示したり記載したりしてはならない。
- 少なくとも Table 24.5 に記載されている、当該ニュートリエントの供給源とみなされるレベルのニュートリエント量を含まない限り、機能に関わるクレームをしてはならない。
- 食品規則の中に明示的に列挙されているニュートリエント機能クレーム以外は、当局から書面による許可を事前に取得しなければならない。

個別に許可されたニュートリエント機能クレームは、ニュートリション表示とクレームに関する指導要領に掲載されていく[53]。それらの一部を以下に示す。

- カルシウムは強い骨と歯の形成を助ける。
- タンパク質は人体組織の形成と修復を助ける。
- 鉄は赤血球の形成要素である。
- ビタミン D は人体がカルシウムとリンを利用するのを助ける。
- ビタミン B_1（チアミン）は炭水化物からエネルギーを産生するのに必要である。
- ビタミン B_2（リボフラビン）はタンパク質からエネルギーを産生するのに必要である。
- ナイアシンはタンパク質、脂肪、炭水化物からエネルギーを産生するのに必要である。
- 葉酸は細胞の成長と分裂に不可欠である。
- ビタミン B_{12}（シアノコバラミン）は赤血球産生に必要である。
- ビタミン C は肉以外の食品からの鉄分の吸収を増す。
- マグネシウムはカルシウムの吸収と維持を促進する。

これらは、ニュートリエントと健康や正常発育に必要な人体機能の維持との関係を示している。カナダのニュートリエント機能クレーム（かつてはニュートリエントの生物学上の役割に関するクレームと称されていた）とよく似ている。

ただし、カナダのレギュレーションと異なり、マレーシアのニュートリエント機能クレームは、さまざまな生理活性物質を有する食品に対して認められている。コレステロールの低下特性を持つ成分について、マレーシアでの例を Table 24.6 に載せた。また、マレーシアでは、食品が「供給源」という基準やその他の条件を満たす場合にのみ許される[58]。なお、機能性の表示は、同じ意味であれば別の表現であっても許容される。食物繊維や植物ステロールなどの生理活性物質は、欧州や米国ではもはや機能性食品の成分として位置づけられている。生理活性物質として議論がなされた成分を含む食品の機能性表示のモデル例を、以下に挙げる。

- イヌリンは腸内でのビフィズス菌の増加を助け、良好な腸内環境の維持を助ける。
- オリゴフラクトース（フラクトオリゴ糖）は腸内でのビフィズス菌の増加を助け、良好な腸内環境の維持を助ける。
- イヌリンはビフィズス菌を増加させる。
- オリゴフラクトース（フラクトオリゴ糖）はビフィズス菌を増加させる。
- *Bifidobacterium lactis* は有益な腸内細菌叢の改善を助ける。
- オート麦や大麦の可溶性繊維（β-グルカン）はコレステロール低下や減少を助ける。
- 植物ステロールや植物スタノールはコレステロールの低下や減少を助ける。
- 大豆タンパク質はコレステロール低下を助ける。

Table 24.6 マレーシアのニュートリエント機能クレームにおけるコレステロール低下成分の条件[53]

成分名	必要最低量	その他の条件
β-グルカン	1食当たり 0.75g	1. β-グルカンの供給源は、オート麦および大麦でなければならない。 2. β-グルカンを加える食品は、「供給源」としてクレームするのに必要な量の総食物繊維を含有すること（固体100g当たり3g、液体100ml当たり1.5g以上）。 3. 表示には、「コレステロールを下げる効果のためには3g/日が推奨量である」ことを含めなければならない。
植物ステロール/植物スタノール/植物ステロールエステル	遊離体として1食当たり 0.4g	1. 許容される植物ステロールまたは植物スタノールのタイプ：植物ステロール/植物スタノール、フィトステロール/フィトスタノール、シトステロール、カンペステロール、スチグマステロール、その他関連する植物スタノール 2. 許容される植物ステロールエステルのタイプ：カンペステロールエステル、スチグマステロールエステル、β-シトステロールエステル 3. 植物ステロール/スタノール、植物ステロールエステルを遊離体として添加した製品の1日最大摂取量は、植物ステロール/スタノールとして1日3g以下。 4. 製品に含まれる植物ステロール/植物スタノール/植物ステロールエステルの総量の記載は、100g当たり、100ml当たり、または1回分パッケージの場合は包装当たり、表示に量が定められている場合は1回分量当たりで表す。

成分名	必要最低量	その他の条件
		5.「植物ステロール」、「植物スタノール」、「植物ステロールエステル」以外の用語でこれらの存在を説明してはならない。
		6. クレームを行う場合は、以下の記載を含めなければならない。
		1)「妊娠中および授乳中の女性、5歳未満の小児には推奨できません。」
		2)「コレステロール低下剤を服用している人は、本製品を摂取する前に医師に相談してください。」
		3)「本製品は、バランスのとれた多様な食事の一部として摂取してください。カロテノイドレベルの維持に役立つ果実や野菜を定期的に摂取してください。」
		4)「植物ステロール/植物スタノール/植物ステロールエステル添加」(10ポイント以上の活字で)
大豆タンパク質	1食当たり5g	許容されたクレームの表現：「血中コレステロールを下げるための推奨量は、1日当たり25gです。」

5) ニュートリエント機能クレームとヘルスクレームの違い

　ヘルスクレームとは、食品と特定の慢性疾患状態とを関連づけるクレームである[訳注9]。当該食品または当該食品中の特定成分（生理活性物質など）の存在による健康上の利益が、明確に表現される。すなわち、摂取した場合に、特定の疾病状態のリスク低減ないし予防にどう働くかが明示される。たとえば、「食品Aは鉄を豊富に含んでいる。鉄は貧血症のリスクを低減させる」はヘルスクレームである。なぜなら食品Aは、鉄を豊富に含んでいるため、鉄（生理活性物質）の存在と貧血症を主訴とする疾病の状態とを結びつけるヘルスクレームの要素になり得るからである。

　これに対して、鉄のニュートリエント機能クレームは、「鉄は赤血球の形成要素である」となる。この例では、鉄の機能に具体的に言及しているからである。

　マレーシアには、ヘルスクレームについて直接規定するレギュレーションはない。ただし、関連する規定としてたとえば食品規則18条3項がある。同項は、食品の表示に、「調合」、「薬物治療」、「強壮」、「健康」（health）その他の主に医薬品を説明するために用いられる文言を記載することを禁じている。

　また、ニュートリションクレームも、それ自体の細かな規定はないが、食品規則26条7項によると、Table 24.5で取り上げたニュートリエント量よりも多く含まれていない限り、「豊富」、「増量」、「ビタミン強化」、「補充」、「増強」、「ビタミン・ミネラルの供給源」と表示してはならない[54]。ただし、必須アミノ酸、必須脂肪酸が添加された食品には、「強化」、「補充」という表示を記載してもよい。現実例としては、「低脂肪」、「低コレステロール」、「コレステロール非含有」、「食物繊維高含有」、「脂肪酸含有」（オメガ-3脂肪酸など）、さまざまなビタミンやミネラルの「強化」、といったニュートリションクレームが多くみられる。

訳注9　コーデックス委員会の指針では、ヘルスクレームは、食品または食品成分と健康との関連を示唆・暗示するクレームと定義されているので、ニュートリエント機能クレームはヘルスクレームの中に含まれている。文献68)を参照。

6）禁止されているクレーム

1985年食品規則は、ある種のクレームを禁じており、2003年改正によって以下が追加されている[53]。

- すべての必須ニュートリエントの供給源であるとするクレーム
- バランスの取れた食事や通常の食事の摂取でもすべてのニュートリエントを十分に補えないことを暗示するクレーム
- 科学的エビデンスによって実証できないクレーム
- 疾病、障害、特定の身体的状態に対する予防、軽減、治療、治癒に適しているとするクレーム（ただし、本規則で特に認められている場合はこの限りでない）
- 類似の食品に対して、安全性に疑問を生じさせるもしくは恐怖感を生じさせるおそれのあるクレーム、またはそれを利用しようとするクレーム
- 疾病リスク低減クレーム

（4）健康食品と医療用食品

国立医薬品管理局（NPCB）は医薬品だけでなく、医療用食品や機能性食品など健康に関わるすべての製品に網を掛けている。1952年医薬品販売法と1984年医薬品化粧品管理規則の下で、個々の医療用食品や機能性食品について登録該当性があるか否かを判断している。なお、輸入品にはコンプライアンス課が発行する輸入許可が必要である。NPCBに登録するには、輸出者または指定された販売者が品名、成分名、成分含有量を記した文書で申請しなければならない。製品ラベル・製品パンフレットの写しともに、クレームと用法についても記載しなければならない。

1）医薬品と一部の食品の共通手続き

マレーシアでは、医薬品と化粧品はすべて1984年医薬品化粧品規則に従い、NPCBによって医薬品管理会議に登録されなければならない。これは、保健省食品安全・品質局が所管する食品一般とは対照的である。しかし、食品成分が80％未満で活性成分を20％以上含む食品の場合、当該製品はNPCBの方で規制され、登録の対象となる[58]。一部の高活性成分については、食品中に20％未満しか入っていなくとも担当委員会による評価がなされ、必要に応じてNPCBが規制する。

マレーシアには、食事を補充するように考案されたダイエタリーサプリメント製品があり、丸剤、カプセル剤、液体、粉末の形状をとり、一般食品の形態をとらない。この状況は中国など一部のアジア諸国とは異なる。中国では、医薬品形状の生物活性物質であっても、サプリメントではなく機能性食品として位置づけられている。マレーシアのダイエタリーサプリメントには、ビタミン、ミネラル、アミノ酸、植物・動物由来の天然物質、酵素、栄養学的・生理学的機能を持つ物質を含有してよい。マレーシアのダイエタリーサプリメントは、医薬品類似の基準になるという意味において独特である。製造工程は適正製

造規範（Good Manufacturing Practice: GMP）の要件に適合する必要があり、一定の品質を満たさなければならない。登録が必要であり、NPCBの段階的オンライン登録システムを通じて行う。最長で5年間登録できる。登録期間を延長するには、製造者は製品の安全性と効果に関する情報を更新しなければならない。安全性の配慮に基づいて公衆衛生上の懸念が認められる場合には、製品は登録されない[58]。

24.6　インドネシア

(1)　序文

消費者に健康上の利益を与えうる伝統的食品はインドネシアで長い間利用されており、機能性食品や食品を補充するものとして開発される潜在性を有している。現在、インドネシア固有の食品の機能性が多くの注目を集めている。インドネシアとマレーシアにおいて実施された未加工ヤシ油に関する研究がその良い例である。新しい研究では、マレーシアやインドネシアでよく製造されているトランス脂肪を含まない未加工ヤシ油が豊富に含まれている食事によって血中トリアシルグリセロール値が低下することが示された[59]。

(2)　機能性食品

2005年1月27日、インドネシア医薬品食品監督庁（National Agency of Drug & Food Control: NADFC）長官は、機能性食品の監視に関する告示を制定・公布した[60]。このレギュレーションでは、機能性食品を、「摂取しても安全で、特定の生理学的機能を持つ生物活性物質を1つ以上含み、食品の基本的機能を超えた健康上の利益を持つことが科学的評価によって支持された加工食品」と定義づけている。以下の15種類の成分グループが、機能性成分として認定されている。

1. ビタミン
2. ミネラル
3. 糖アルコール
4. 不飽和脂肪酸
5. ペプチドとタンパク質
6. アミノ酸
7. 食物繊維
8. プレバイオティック
9. プロバイオティック
10. コリン、レシチン、イノシトール
11. カルニチン、スクワレン
12. イソフラボン（大豆）

13. 植物ステロール、植物スタノール
14. 茶ポリフェノール
15. 今後認定される他の機能性成分

現行法上、インドネシアの機能性食品は、一般食品と同じレギュレーションの下で販売することができる（食品として認められている成分でなければならない）。

機能性食品は、食事療法用食品（dietary food）に分類されるか、1996年に地域社会の栄養状態を改善するために始まった食品強化プログラムに組み込まれる[61]。機能性食品で最も人気のある成分は、食品業界が学童向けに開発したオメガ-3脂肪酸（エイコサペンタエン酸、ドコサヘキサエン酸）やオメガ-6脂肪酸などの必須長鎖不飽和脂肪酸と、カルシウムである。

鉄、カルシウム、薬用人参、生姜、ヨヒンベなどの伝統的ハーブ成分が強化された機能性食品も、男女を問わず人気がある[62]。米国で認められている機能性食品の一部が、インドネシアでも販売が認められていることにも注目する必要がある。たとえば、心臓の健康のためのNesvitaミルクなどのような植物ステロール含有食品は、NADFCが販売を認めている。インドネシアでは、当局が許可したヘルスクレームを機能性食品に表示してもよい。ヘルスクレームを付した食品は栄養表示を行わなければならない。

(3) 栄養表示

栄養表示の具体的な要件は、保健省（Ministry of Health）が制定した食品関連規則の中で説明されている[62,63]。栄養表示は、ベビーフード、食事療法用食品、乳製品、その他担当局長が指定する特定の食品に対して義務づけられている。義務的栄養表示は、エネルギー、タンパク質、炭水化物、ビタミン・ミネラルなどを含む食品がヘルスクレームをする場合と、特定のニュートリエントを強化、増量した食品がヘルスクレームを表示する場合にも適用される。栄養表示に関するレギュレーションは、あらゆる種類の食品において自主的に表示する場合にも適用される。

食品関連規則の1つ[63]が、エネルギー、タンパク質、脂肪・脂肪酸の含有、ビタミン・ミネラルの強化によるニュートリエント含有クレームとニュートリエント比較クレームについて詳細な条件を定めている。たとえば、食品の参照量（reference amount of food）当たり、少なくとも300kcalでなければエネルギー「供給源」のクレームは許可されない。「タンパク質供給源」のクレームについては、少なくとも重量比20%のカロリーがタンパク質から得られなければならず、1日摂取目安量に少なくとも10gのタンパク質が含まれていなければならない。

(4) ヘルスクレーム

食品関連規則に基づいて、10種類のヘルスクレームが認められている。それらは、米

国が栄養の表示と健康に関する法律の下で認めているヘルスクレームと似ている。すべてが疾病リスク低減クレームである。カルシウムと骨粗鬆症の例でその形式を説明するならば、「十分なカルシウム摂取量を含む健康な食事を摂取し活動的な生活とをすると、未成年者や女性が健康な骨を維持するのに役立ち、人生の後半で骨粗鬆症になるリスクを低減させます」と表示される。許可されている10種は、以下のとおりである。

1. カルシウムと骨粗鬆症
2. 食事性の脂肪とがん
3. 食事性の飽和脂肪・コレステロールと冠動脈性心疾患
4. 繊維を含む穀物、果実、野菜とがん
5. 繊維（特に可溶性繊維）を含む果実、野菜、穀物製品と冠動脈性心疾患のリスク
6. ナトリウムと高血圧
7. 果実、野菜と消化器系のがん
8. 葉酸と神経管欠損症
9. 糖アルコールは虫歯を増加させない
10. 大豆タンパク質と冠動脈性心疾患のリスク

他方で、一定の条件を満たせば、食品にニュートリエント含有クレームとニュートリエント機能クレームを表示することができる。たとえば、プロバイオティクス（*L. bulgaricus* を除く乳酸桿菌、ビフィズス菌）を含む機能性食品は、一定の条件を満たせば、ニュートリエント含有クレームや、「消化管の健康を維持する」などのニュートリエント機能クレームをすることができる[64]。

食品関連規則は、ある種のクレームを禁止していることにも注意すべきである。たとえば、「ビタミンサプリメントによってのみ健康維持と長寿が達成できます」、「ビタミンサプリメントを飲めば、健康な人でもより若く見られながらより長生きすることができます」などである。

24.7　フィリピン

(1) 序文

他の多くの東南アジア諸国と同様に、フィリピンには機能性食品のみを対象とする特別な法令がない。しかしフィリピンは、機能性食品の潜在的原料となる多くの天然物に恵まれている。少なくとも1万種類の植物が文献に記載されており、2,000種が現在研究されている。機能性食品の表示がなくとも、これらの一部は基礎的な栄養価を超えた薬効や健康上の利益があると認められている[65]。

(2) 機能性食品

　フィリピンは、機能性食品にコーデックス委員会の定義を採用している。機能性食品とは、「健康・安寧の状態を改善することまたは疾病リスクを低減させることで人体の1つまたは複数の目標機能に利益を与える働きが、通常の栄養効果を超えて存在することが十分に証明された食品」である。ビタミン・ミネラルが強化された食品などが含まれる。フィリピンでは、機能性食品は2000年食品強化法の規制を受ける。政府は国内の栄養不良の問題解決を促進する目的で、主食の栄養強化を義務づけるためにこの法律を制定した。しかし、栄養不要問題の1つの効果的な解決策として、機能性食品をこの法の下で推進することもできるだろう。また、医薬品形状のダイエタリーサプリメントも、機能性食品とみなされるだろう。なお、保健省（Ministry of Health）食品医薬品局は、フィリピンに流通する包装食品の栄養およびヘルスクレームの管理に関する規則という省令案を2004年2月に作成している[66]。

(3) 栄養表示とヘルスクレーム

　1984年に制定された食品表示に関する省令は、省令が規定する条件を満たす場合に食品への栄養表示を認めている[67]。表示するニュートリエントに関する情報は、食品の包装に表の形式で記載してもよい。その場合は、別の欄に平均のまたは通常の単位摂取量（一切れ単位もしくは一片単位で、または重量・容量を指定して表す）、調理後に残るニュートリエント量を表示する。いつの時点で検査をしても最低存在するニュートリエント量を省令が定めているので、各製品はそれらを遵守しなければならない。食品の含有成分の抽出と分析に用いる方法は、AOACインターナショナル（Association of Official Analytical Chemists International）の公認法によらなければならない。

　ニュートリションクレーム表示も認められている。エネルギー、脂肪、タンパク質、炭水化物、食物繊維、ナトリウム、ビタミン、ミネラルに関して、栄養表示基準値（NRV）の条件の下、「高～」、「豊富な」、「良い供給源」、「低～」、「無～」などのニュートリションクレームをすることが認められている。これらの基準は、表示に関する現行の法律と、ニュートリションクレームとヘルスクレームの使用に関するコーデックス委員会の指針[68]に基づいて定められている。現在フィリピンでは、ヘルスクレームは2つのみ許可されている。1つはカルシウムが骨粗鬆症のリスクを低減させるというクレームで、もう1つは低脂肪食品を摂取することによってがんのリスクが低減されるというクレームである。フィリピンのレギュレーションは、特定の食品が疾病またはその症状の予防、治癒、治療に効果的であることを示唆するクレームを禁止している。

24.8 シンガポール

(1) 序文

シンガポールのような発展した市場の消費者は、食品についても健康に対する潜在的効果により多くの注意を払う（生理活性物質を含む機能性食品は全般的な健康を増進し、慢性疾患のリスクも低減させると信じられている）。シンガポールにおいて収入のある高齢の消費者の割合が増加していることも、機能性食品の人気に拍車をかけている。高齢の消費者は、栄養と体重維持に若い世代よりも気を遣うことが多いからである。

(2) 機能性食品

シンガポールには特に機能性食品を対象とするレギュレーションはないが、政府は、国際的に適用されている規準に着目し、場合によってはそれらをシンガポールの事情に合うように改変しながら採用している。こうした国際的配慮を伴う管理が、公衆衛生、秩序維持、安全確保のためになされている。食材や食品成分が、現行の食品レギュレーションの射程から外れている場合は、まず農産物・家畜庁（Agri-Food and Veterinary Authority）食品レギュレーション部の許可を得る必要がある。また、シンガポールに新たに導入される食品成分についても、食品加工業者が入手して使用する前にまず食品諮問委員会に提出し、許可を得なければならない。

食品販売法施行規則[訳注10]が認めている食品添加物の一覧に掲載されていない新規の生理活性成分を含む食品の製造・輸入は、申請書を食品レギュレーション部に提出し、許可を受けなければならない。許可処分が行われるかどうかは、ケースバイケースである。最近では、植物ステロール含有機能性食品、たとえばファットスプレッド、総脂肪3%以下の牛乳（100ml当たり脂肪1.5g）、総脂肪100g当たり3%以下のヨーグルトなどが許可された[69]。これらのような製品は、特殊用途食品というカテゴリーに置かれる。すなわち、植物ステロール、植物スタノールまたはそれらのエステルが添加された一定の食品は、以下のヘルスクレームをすることが許されることになる。

> 「植物ステロール/スタノールは、血中コレステロールを低下または減少させることが証明されています。高血中コレステロールは冠動脈性心疾患を発症させる危険因子です。」

興味深いことに、許可を受けた新規の生理活性成分を含む食品は、EUのノーベルフード規則が規定する表示と類似する表示をしなければならない。具体的には、以下の情報について記載しなければならない。

- 本製品は血中コレステロール値を下げようとする人のみを対象にしていること

訳注10　1998年に制定された。

- コレステロール低下剤を服用中の患者は、医師の指導の下で本製品を摂取しなければならないこと
- 本製品を妊婦、授乳中の女性、5歳未満の小児が摂取するのは栄養学的に適切ではない場合があること
- カロテノイドのレベルの維持を助けるための果実や野菜の定期的摂取など、バランスのとれた多様な食事の一部として本製品を使用するのが望ましいこと
- 添加されている植物ステロールの1日3g以上の摂取は避けること
- 1回ごとの摂取量(gまたはml)の定義と1日の摂取回数
- 1回分に含まれる植物フィトステロールの量

許可された植物ステロール含有機能性食品の製品例を、Figure 24.3 に示す。

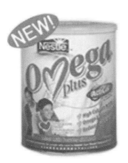

NESTLE®Omega Plus®ActiCol™は、血中コレステロール値を下げたい方向けに特に調製されています。1日コップ2杯で必要な植物ステロール推奨量1.2gを摂取することができます。
1日3g以上の添加植物ステロールの摂取は避けて下さい。多くの果実や野菜などを含むバランスのとれた食事に加えて、植物ステロールを添加した NESTLE®Omega Plus®を召し上がることで、カロテノイド値の維持に役立ちます。コレステロール低下剤を服用中の方は医師に相談してください。妊婦、授乳中の女性、5歳未満の小児にはお勧めしません。

Figure 24.3　カルシウム、オメガ-3・オメガ-6脂肪酸、植物ステロールを強化したN社の機能性ミルク

(3) 栄養表示、ニュートリションクレームとヘルスクレーム

　シンガポールでは、ニュートリションクレームをする食品には栄養表示が義務づけられている。栄養表示とは、その食品が、エネルギー、塩分、ナトリウム・カリウム、ビタミン・ミネラル、炭水化物、脂肪、脂肪酸、コレステロール、アミノ酸、食物繊維、でんぷん・糖質、その他のニュートリエントに関して、ある栄養特性(肯定的であれ否定的であれ)を持つことを示すものである[70,71]。まず1997年に、栄養表示の任意的なプログラムが導入され、保健省(Ministry of Health)が栄養表示ハンドブックを発行した。これは典型的な栄養情報の表形式について説明したものである。この表には、食品の1回摂取量と、8種類のニュートリエントの一覧または主要成分(1回摂取当たりと100g・100ml当たり)を記載しなければならない[72]。
　現行規則の下では、いくつかのニュートリションクレームが認められている。例としては、タンパク質とエネルギーの「供給源」などの表現がある。経緯としては、政府がニュートリションクレームに関する規定を充実させることを試みてきた。まず1993年に行われた検討では、表現が包括的か個別的か、肯定的か否定的かを問わず、栄養特性のある食品を表示するものとして、ニュートリションクレームを定義する必要があるとされた。具体

的な栄養要素には、エネルギー、塩分、ナトリウム・カリウム、アミノ酸、炭水化物、食物繊維、コレステロール、脂肪、タンパク質、でんぷん・糖質、その他のニュートリエントが選ばれた。「無〜」、「供給源」、「低〜」、「軽度」、「高〜」、「低減」などの表現をクレームに利用する際の条件も明らかにされた。そして政府は、「より健康な選択」表示事業という栄養表示の任意的なプログラムを1997年に導入したのである。これは、心臓学会と保健省が共同で実施した[73]。

いくつかのヘルスクレームも、一定の要件を満たした食品に認められている。表示可能なヘルスクレームの表現は、農産物・家畜庁食品レギュレーション部の食品の表示と広告に関する指導要領に掲載されている[74]。以下は、その内のニュートリエント機能クレーム[訳注11]の一部である。

1. タンパク質は組織の形成と成長を助けます。
2. 食物繊維は消化器系を助けます。
3. カルシウムは強い骨と歯の形成と発達の維持を助けます。
4. ビタミンAは目の機能に重要な役目を果たします。
5. ドコサヘキサエン酸（DHA）とアラキドン酸（ARA）は幼児の脳と目の発育のために重要な形成要素です（3歳までの小児用食品のみ）。
6. プロバイオティクスは健康な消化器系の維持を助けます。

現在、表示可能なヘルスクレームの暫定リストに30種類のクレームが掲載されている。この暫定リストは、政府と企業が共同で作成したものであり、企業はこれらのヘルスクレームを製品に表示させて個別に許可を取得することになる。一般向け食品に対するヘルスクレームには、プロバイオティクス、プレバイオティクス、ビタミン、ミネラル、乳糖、タンパク質、食物繊維などに関連するものがある。幼児食については、ビタミン、ミネラル、核タンパク質、必須脂肪酸に関連するものがある。

食品販売法施行規則の2011年一部改正によって、健康的な食事と関連づけた5つの疾病リスク低減クレームが認められた。同規則に別表14が新設され、以下のクレームが掲載された[75]。

1. 「カルシウムとビタミンDが十分な健康的な食事と毎日の運動は、強い骨を作るのを助け、骨粗鬆症になるリスクを低減するかもしれません。［ここに食品名］は、カルシウムの良い供給源となる食品です/カルシウムを豊富に含む製品です/カルシウムが添加された食品です/カルシウム強化食品です。」
2. 「ナトリウムの少ない健康的な食事は、脳卒中と心臓疾患の危険因子の1つである高血圧になるリスクを低減させるかもしれません。［ここに食品名］は、ナトリウムを含んでいません/ナトリウムが非常に少ない食品です/ナトリウム含有量が少

訳注11　シンガポールのヘルスクレームは、コーデックス委員会の指針に基づき、ニュートリション機能クレーム、ニュートリション以外の機能クレーム、疾病リスク低減クレームの3つから成る。

ない食品です/ナトリウムを減らした食品です。」

3. 「飽和脂肪とトランス脂肪の少ない健康的な食事は、心臓疾患になるリスクを低減させるかもしれません。[ここに食品名]は飽和脂肪、トランス脂肪が含まれていません/含有量が少ない食品です。」
4. 「食物繊維を含む全穀粒、果実、野菜に富んだ健康的な食事は、心臓疾患になるリスクを低減するかもしれません。[ここに食品名]は脂肪が少なく/脂肪を含まず、食物繊維を豊富に含んでいます。」
5. 「食物繊維を含む全穀粒、果実、野菜に富んだ健康的な食事は、ある種のがんになるリスクを低減させるかもしれません。[ここに食品名]は脂肪を含まず/低脂肪で、食物繊維を豊富に含んでいます。」

なお、同規則は、品質等について虚偽のまたは誤認を招くクレームを禁止している。別表14のクレームを除いて、治療または予防作用を示唆するクレーム、食品の摂取のみによって身体が改善され健康状態が達成できること示唆するクレームを禁止している。

24.9 タイ

(1) 機能性食品

機能性食品の概念は、タイでは新しいものではない。しかし、タイではこの食品カテゴリーのための特別なレギュレーションは、まだあまり充実していない。タイの市場には、輸入または国産の機能性食品やダイエタリーサプリメントが多くある。しかしこれらの食品の多くは、クレームされている健康上の利益を実証する科学的エビデンスを欠いている。また消費者とレギュレーション当局には、これらの食品をどのように規制すべきかについて若干の混乱もみられる。

保健省（Ministry of Public Health）食品医薬品局の栄養表示に関する告示の下で、機能性食品は特殊用途食品の下に置かれている。一般食品に外観が類似し、通常の食事の一部として摂取され、慢性疾患のリスクを低減させる可能性を含む生理学的利益をもたらす食品と定義されている。しかし、これらの製品は時に食品にも医薬品にも分類できない場合がある。タイには機能性食品に対する特別なレギュレーションがないために、こうした境界にある食品の大部分は現在、医薬品と混同されている。ある製品が医薬品に関する法に服するか食品に関する法に服するかを販売前にはっきりさせるために、明確な境界線を準備する必要がある。機能性食品を医薬品に分類するか食品に分類するかは、主に、その製品に含まれる活性成分の種類および濃度ならびにその製品が表示するクレームによって決まると考えられる。製品が食品に分類される場合は、安全性、品質、有効性という3つの側面を同時に考慮しなければならなくなるだろう[76]。

(2) 栄養表示、ニュートリションクレーム、ヘルスクレーム

タイでは、次の食品カテゴリーに対してのみ栄養表示が義務づけられている。

- ニュートリションクレームを行う食品（特定の成分を持つ食品または人体に対する特定の利益や機能のクレームをする食品）
- 学童や高齢者など特定の集団を対象とする食品
- その他食品医薬品局が指定する食品

規定の要件や様式を満たす場合は、上記以外の食品に栄養表示をすることは可能である。食品法施行規則が、完全様式と簡易様式の例を定めている。米国の食品医薬品局が定めているものと類似している[45]。

ニュートリションクレームを表示するには、ニュートリエントが一定量含まれていなければならない。次の3つのニュートリションクレームが認められている。

- ニュートリエント含有クレーム
- ニュートリエント比較クレーム
- ニュートリエント機能クレーム

それぞれのクレームの条件等は、コーデックス委員会の指針に基本的に準拠している[68]。ニュートリエント含有クレームの例として、「カルシウムの供給源」、「繊維を豊富に含む」、「低脂肪」などが挙げられている。食品が元々当該ニュートリエントを含まない場合、低い場合には、それぞれ「無〜」、「低〜」のクレームをすることは禁じられている。ニュートリエント機能クレームの例としては、「カルシウムは骨と歯の重要な成分です」、「葉酸は赤血球形成に重要な成分です」などがある。

現行規則の下では、ヘルスクレームは認められていない[訳注12]。しかし当局は、ヘルスクレームに関して、コーデックス委員会の指針に基づくレギュレーション案を作成しており、機能性食品を支援するために使えるクレームを現在検討中である[77]。

訳注12　コーデックス委員会の指針では、ニュートリション機能クレームはヘルスクレームの一部とされている。したがって、コーデックス委員会の分類上は、ヘルスクレームが一部認められていることになる。

謝辞

妻ウラからの限りない助けと励ましの賜りに対して、本稿を捧げる。

文献

1) Ling W. *The sprouting and blooming of China's tea culture. Chinese tea culture*. Beijing, China: Foreign Languages Press; 2002, Ch. 2, p. 13-5.
2) Arai S. Studies of functional foods in Japan: state of the art. *Biosci Biotechnol Biochem* 1996; 60: 9-15.
3) The Nutrition Improvement Law Enforcement Regulations, (1996). Ministerial Ordinance 41, July 1991; Amendment to Ministerial Ordinance 33, May 25, 1996.

4) Tee ES. Nutrition labelling and health claims: Codex guidelines. In: Eighth International Food Data Conference. October 1-3, 2009. Bangkok, Thailand; 2009.
5) Chung-fang Ch. Does health food guarantee good health? *Taiwan Panorama* 2007; February 24, 2007.
6) Health Food Control Act. Department of Health, Executive Yuan. Promulgated on February 3, 1999; amended and promulgated on November 8, 2000; amended and promulgated on January 30, 2002, with amended articles of 2, 3, 14, 15, 24 and 28 pursuant to the President's Order Hua Zong Yi Zi No. 09500069821 promulgated on May 17, 2006. (Translated to English by Baker and McKenzi Attorneys-at Law, Taipei, Taiwan); 2006.
7) Iok-sin L. Group pushes for change to labels on "health food". *Taipei Times* 2007; 2-3 March 13, 2007.
8) Code of Federal Regulations. Food and Drugs, 21, vol. 2, Chap. I, Part 101, Food Labelling, §101.14, Health Claims: General Requirements, revised as of April 1, 2002; 2002. p. 62-5.
9) Chou A. Registration requirements for health food in Taiwan, Report ID: 123912, Industry Canada; 2004.
10) Wong E. Regulation of health foods in overseas places: overall comparison. Hong Kong: Research and Library Services Division Legislative Council Secretariat; 2001, May 15, 2001.
11) Yen GC. Current development of functional foods in Taiwan. In: Development of functional food and natural health food products for Asian markets. IFT Annual Meeting, Session 81-3, July 2003, Chicago, USA; 2003.
12) Hwang LS. Recent research and development of functional food in Taiwan. *J Med Invest* 2007; 54: 389-91.
13) Food Administration Act. Council of Agriculture, Executive Yuan, R.O.C. Taiwan; 2007.
14) GAIN Report - HK6017. Hong Kong, Food and Agricultural Import Regulations and Standards, Country Report 2006, USDA Foreign Agricultural Service, August 1, 2006; 2006. p. 1-18.
15) Austrade. Food and beverage to Hong Kong, trends and opportunities. Australian Government; 2007.
16) Austrade. Wellbeing - Hong Kong, market trends. Australian Government; 2007.
17) Jungbeck K. Hong Kong and China: same country - same expectations? *Euromonitor International* 2004; October 7, 2004.
18) Consulate General of India, Hong Kong. Business Opportunities in Hong Kong - Guide to Export Food Products to Hong Kong, January 2002; 2002.
19) Euromonitor. Hong Kong Functional Food Market In: The World Market for Functional Food and Beverages, January 2004; 2004. p. 100-1.
20) Wu J. Regulation of health food in Hong Kong. Hong Kong: Research and Library Services Division Legislative Council Secretariat 2001; May 8, 2001.
21) The Government of Hong Kong Special Administrative Region, Food and Environmental Hygiene Department. *Health and Functional Food*; 2006.
22) CAP 231. Undesirable Medical Advertisements Ordinance of Hong Kong. Diseases and Conditions in respect of which Advertisements are Prohibited or Restricted. Gazette No. E.R. 2 of 2012. Aug. 02, 2012; 2012.
23) Gain Report - HK1309. Hong Kong. Proposed Regulations of GM Food. USDA Foreign Agricultural Service; 2013, March 8, 2013.
24) Public Consultation on Proposed Labelling Scheme on Nutrition Information. Hong Kong, Food and Environmental Department Government of Hong Kong Special Administrative Region; 2003.
25) Legislative Council Brief. Food and Drugs (Composition and Labelling)(Amendment: Requirements for Nutrition Labelling and Nutrition Claim). Regulation 2008. File Ref.: FH CR 1/1886/05. Made by the Director of Food and Environmental Hygiene under section 55 (1) of the Public Health and Municipal Services Ordinance (Cap. 132), Annex A; 2008.
26) CAC. Joint FAO/WHO Food Standards Programme Codex Committee on Food Labelling. CX/FL 07/35/1. Thirty-fifth Session, Ottawa, Canada, 30 April-4 May 2007; 2007.
27) Generic Code Of Practice on Television Advertising Standards. Hong Kong SAR, Hong Kong Broadcasting Authority; 2003.
28) Lai Yeung Wai-ling T. Combating deceptive advertisements and labelling on food products - an exploratory study on the perceptions of teachers. *Int J Consum Stud* 2004; 28: 117-26.
29) Minutes of the 5th Meeting of Advisory Council on Food and Environmental Hygiene. Held on February 2, 2001; 2001.
30) Export Guide. Functional foods and biosupplements market in South Korea. New Zealand Trade and Enterprise; 2011, May 2011.
31) Chay Y. Nutritional Supplements, International Natural and Health Products Expo, 2005, Seoul, Korea; 2005.
32) Sook MS. Food consumption trends and nutrition transition in Korea. *Mal J Nutr* 2003; 9: 7-17.
33) Kim JY, Dai BK, Hyong JL. Regulations on health/functional foods in Korea, Nutrition and Functional Food Headquarters, Korea Food and Drug Administration, Seoul 122-704, South Korea, December 30, 2005; 2005.
34) GAIN Report - KS5037. Food and Agricultural Imports Regulations and Standards Report (FAIRS). Republic of Korea: USDA Foreign Agriculture Service; 2005. p. 1-46. July 21, 2005.

35) Korea Food and Drug Administration, Food Import Team. Introduction on Imported Foods System in Korea, Under the Food Sanitation Act, Seoul, Korea; 2004.
36) Health Functional Food Act. Act No. 6727, Aug. 26, 2002. Amended by Acts No. 7211, March 22, 2004; No. 7428, March 31, 2005; No. 8033, Oct. 4, 2005; No. 8365, Apr. 11, 2007; No. 8852, Feb. 29, 2008; No. 8941, March 21, 2008; No. 9932, Jan. 18, 2010; No. 10128, March 17, 2010; No. 10219, March 31, 2010. Korea Ministry of Food and Drug Safety; 2002.
37) Health Functional Food Code. Enacted in 2002, Enforced in 2004, Amended and renewed in 2008. English version Sept. 2010. Korea Ministry of Food and Drug Safety, http://www.kfda.go.kr/files/upload/eng/4.Health_Functioanl_Food_Code_(2010.09).pdf; 2002 [accessed 25.04.13].
38) Culliney K. Korea's health claim shake up set for next year. Food Navigator Asia; 2012, May 29, 2012.
39) Kim J. The Health Functional Food Act – A New Regulatory Framework in Korea. Seoul, Korea: Assistant Director, Health Functional Food Division, Korea Food and Drug Administration; 2004.
40) Notice #2004-6. Korea Food and Drug Administration, Labelling Standards for Health/Functional Foods, January 31, 2004 (unofficial English translation); 2004.
41) Labelling Standard of Health Functional Food. Korea Food and Drug Administration Notification No. 2004-6, Jan. 31, 2004. Amended by Notification No. 2005-65, Nov. 11, 2005, and by Notification No. 2007-16, March 22, 2007; 2004.
42) Notice #2004-11. Korea Food and Drug Administration, Regulations on Recognition of Standards and Specifications for Health/Functional Foods, January 31, 2004 (unofficial English translation); 2004.
43) Notice #2004-12. Korea Food and Drug Administration, Regulations on Recognition of Raw Materials or Ingredients of Health/Functional Foods, January 31, 2004 (unofficial English translation); 2004.
44) Notice #2004-8. Korea Food and Drug Administration, Regulations on Imported Health/Functional Food Notification Inspection Procedures, January 31, 2004 (unofficial English translation); 2004.
45) Tee ES, Tamin S, Ilyas R, Ramos A, Tan W-L, Lai DK-S, et al. Current Status of nutritional labelling and claims in the Southeast Asian region: are we in harmony? *Asia Pacific J Clin Nutr* 2002; 11: S80-6.
46) Tee ES. Functional food for thought. Briefings from the international conference on functional foods. Malta: The Star Online – health; 2007, May 2007.
47) Tambi Z. Report Of The Regional Expert Consultation Of The Asia-Pacific Network For Food And Nutrition On Functional Foods And Their Implications In The Daily Diet, (2004). FAO of the Regional Office for Asia and the Pacific, Bangkok, Thailand, 2004. RAP Publication 2004/33; 2004.
48) Fatimah A. Functional foods from the dietetic perspective in Malaysia (viewpoint). *Nutr Diet* 2003; 1-5.
49) Fatimah A, Mohd Rizal MR. Regulatory requirements on health claims for nutraceuticals and functional foods in Malaysia. In: Proceedings of Conference on Marketing Nutraceuticals and Functional Foods, January 2000, Singapore; 1999. p. 20-1.
50) Food Act. Malaysia Food Act 1983 and Food Regulations 1985 (with amendments up to May 1998). Kuala Lumpur: Government of Malaysia; 1983, 1998.
51) Tee ES. Proposed requirements for nutrition labelling, Malaysia: Part II. In: Proceedings of the national seminar on nutrition labelling: regulations and education, 7-8 August 2000. Kuala Lumpur; 2000. p. 71-80.
52) Nik Shabnam NMS. Proposed requirements for nutrition labelling, Malaysia: Part I. In: Proceedings of the national seminar on nutrition labelling; regulations and education, 7-8 August 2000. Kuala Lumpur; 2000. p. 73-80.
53) Guide to Nutrition Labeling and Claims. (2010). Expert Committee on Nutrition, Health Claims and Advertisement. Ministry of Health Malaysia. December 2010.
54) Tee ES. Proposed new law on nutrition labelling and claims: what should you know. Nutrition Society of Malaysia, Health Claims and Advertisement; 2000. p. 1-9.
55) Tee ES. Claims and scientific substantiation: efforts in harmonizing in Asia. Conference on Functional Foods, Malta, May 2007; 2007.
56) FAO/WHO. Food labelling: complete texts (revised 1999). Joint FAO/WHO food standards programme. Rome: FAO/WHO; 1999.
57) GAIN Report – MY6025. Malaysia, food and agricultural import regulations and standards, Malaysia. USDA Foreign Agricultural Service; 2006. p. 1-97, July 28, 2006.
58) Tee ES. Labelling guideline. Ministry of Health Malaysia; 2007, February 14, 2007.
59) Ladeia AM, Costa-Matos E, Barata-Passos R, Guimaraes AC. A palm oil-rich diet may reduce serum lipids in healthy young individuals. *Nutrition* 2008; 24: 11-5.
60) Basic Provisions on Functional Food Supervision. HK.00.05.52.0685. The National Drug & Food Control Republic of Indonesia, DJ 2005-01-27; 2005.
61) Bogor Agricultural University. National Fortification Commission, Directorate General of Public Health of MOH, Depu-

ty of Food Safety and Hazardous Substances of NADFC, Directorate General of Chemical, Agro-Forestry Based Industry of MOIT, Wheat Flour Producers Association of Indonesia, Cooking Oil Industries Association of Indonesia, Infant Food Producers Association of Indonesia, Iodized Salt Producers Association of Indonesia. Country Investment Plan for Food Fortification in Indonesia, Report, Jakarta; 2003.

62) Department of Health Indonesia. 3rd ed. Compilation of food regulations, vol. 1. Jakarta: Directorate General of Food and Drug Control, Department of Health; 1994.

63) Department of Health Indonesia. Government regulation number 69 regarding food labelling and advertisement. Jakarta: Directorate General of Food and Drug Control, Department of Health; 1999.

64) Lee YK, Shao W, Jin S, Wen Y, Ganguly B, Rahauyu ES, et al. Probiotics regulation in Asian countries. In: Lahtinen S, Ouwehand AC, Salminen S, Von Wright A, editors. Lactic acid bacteria: microbiological and functional aspects. 4th ed. Boca Raton, FL. USA: CRC Press; 2012. p. 716. Ch. 32.

65) Mallillin AC, Bautista-Batallones C. Review of country status on functional foods: Philippines, Report of the regional expert consultation of the Asia-Pacific network for food and nutrition on functional foods and their implications in the daily diet, FAO Corporate Document Repository, RAP Publication 2004/33; 2004.

66) Austrade. Wellbeing Philippines, health biotechnology and wellbeing. Australian Government; 2007.

67) Department of Health Philippines. Administrative Order nr.88-B; rules and regulations governing the labelling of prepackaged food products distributed in the Philippines. Manila: Bureau of Food and Drugs, Ministry of Health, Republic of the Philippines; 1984.

68) CAC. Guidelines for use of nutrition and health claims. Codex Alimentarius Commission, CAC/GL 23-1997. Adopted in 1997. Revised in 2004. Amended in 2001, 2008, 2009, 2010, 2011 and 2012; 1997.

69) AVA. Part IV. Special Purpose Foods. Foods containing phytosterols, phytosterol esters, phytostanols or phytostanol esters. 250A. Amended S 195/2011 wef 15/04/2011. In: Food Regulations. G.N.No. S 264/2005 revised edition (30th Nov. 2005). Agri-Food & Veterinary Authority of Singapore. 03/09/2012; 2012.

70) Government of the Republic of Singapore. The Sale of Food Act, [Fap.283]. Food regulations 1990 and amendments S 398 of 1993. Singapore: Government of the Republic of Singapore; 1993.

71) AVA. Part III. General Provisions. Nutrition Information Panel. 8A. Amended S 195/2011 wef 15/04/2011. In: Food Regulations. G.N.No. S 264/2005 revised edition (30th Nov. 2005). Agri-Food & Veterinary Authority of Singapore. 03/09/2012; 2012b.

72) Ministry of Health Singapore. Nutrition labelling: a handbook on the nutrition information panel. Singapore: Department of Health; 1998.

73) Tan WL. The Singapore experience in nutrition labelling regulations and their education. In: Proceedings of the national seminar on nutrition labelling: regulations and education, 7-8 August 2000. Kuala Lumpur; 2000. p. 31-5.

74) AVA. A guide to food labeling and advertisements. Singapore: A publication of the Agri-Food & Veterinary Authority; 2011, October 2011.

75) AVA. Part III. General Provisions. False or misleading statements. 6A and Fourteenth Schedule. Criteria for permitted claims. Regulation 9 (6A). Amended S 195/2011 wef 15/04/2011. In: Food Regulations. G.N.No. S 264/2005 revised edition (30th Nov. 2005). Agri-Food & Veterinary Authority of Singapore. 03/09/2012; 2012.

76) Charoenpong C, Nitithamyong A. Review of country status on functional foods: Thailand, Report of the regional expert consultation of the Asia-Pacific network for food and nutrition on functional foods and their implications in the daily diet. FAO Corporate Document Repository, RAP Publication 2004/33; 2004.

77) Kongchuntuk H. Thailand experience in nutrition labelling regulations and education. In: Proceedings of the national seminar on nutrition labelling: regulations and education, 7-8 August 2000: Kuala Lumpur; 2000. p. 36-45.

第25章

マレーシアにおける機能性食品のレギュレーションと開発動向の概要

Overview of Regulations and Development Trends of Functional Foods in Malaysia

テクチャイ・ラウ（刘德才）
　　　トゥンク・アブドゥル・ラーマン大学国際ビジネス学部　セランゴール州，マレーシア
Teck-Chai Lau
　　　Department of International Business, Universiti Tunku Abdul Rahman, Selangor, Malaysia

25.1　はじめに

　がん、心臓病、骨粗鬆症のような食事関連疾患のリスクを下げる機能性食品の可能性により、特に過去、2年ほどの間に機能性食品に対する商業面での関心がきわめて高まっているように思われる。機能性食品の人気は高まりつつあり、疾病の予防や治療のために販売されている。消費者は機能性食品の摂取の利点に敏感になり、ある種の食習慣が慢性病のリスクを減らすことを知るようになって、ますます積極的に健康に取り組むようになった。機能性食品は、健康増進効果を標ぼうし、食事関連疾患に係る健康管理コストの削減に重要な役割を果たすことができる[1]。

　食事と健康の関係に対する消費者の関心により、機能性食品についてより多くの情報が求められるようになってきている。科学技術の急速な進歩、医療コストの増加、食品に関するクレームや表示をめぐる立法の動き、人口の高齢化、食事による健康獲得への関心の高まりなどが、消費者の機能性食品への関心を高めている要素となっている。信頼性のある科学的研究によれば、食品成分には臨床的に立証された、また潜在的な多くの健康上の利益がある。

　マレーシアでは、機能性食品に対する関心が推進力となって、より多くの製品が特許権を取得し、市販されている[2]。マレーシアの健康食品市場には多くの機能性食品がある。これらの機能性食品は、一部は伝統的または文化的な基盤を持つ食品であり、改良、強化された食品やまったく新しい食品もある。最近の機能性食品は伝統的な機能性食品よりも摂取するのが簡単で便利である。西洋の食品市場では、通常の食品、栄養食品、健康食品、

機能性食品などの異なる食品タイプさらには医薬品との区別をするのが比較的簡単である。しかしアジアの食品市場では、これらの区別は簡単ではない。

25.2　機能性食品に関する西洋と東洋の視点

　機能性食品に対する西洋の視点と東洋の視点には、明確な区別があるように思われる。西洋人は機能性食品を何か新しいものとして見ており、機能性食品は食品産業の中で急速に成長している領域である[3]。この理解に基づいて、食品や医薬品、化学物質、小規模専門品を扱う企業は、商業化のためできるだけ早い機能性食品の市場投入に向けて基礎研究・開発研究を行う体制を整えた。

　これとは対照的に機能性食品は何世紀もの間、東洋の文化の一部であった。たとえば伝統的な中医学では、食品には治療的な効果があることが遅くとも紀元前1000年以来、文書で記録されている。中国人は古代においても、食品に予防や治療効果があり健康の一部であることを知っていた。この考え方は現在世界中で認識されるようになっている[3]。

　アジア社会では、機能性食品は伝統的に健康食品に関わっており[4]、文化的価値から大きな影響を受けてきた。「機能性食品」という言葉は一般には使用されないにしろ、機能特性を持つ食品はアジア文化の中で何世紀もの間重要な役割を果たしてきた[5]。消費者の態度や消費行動の動機づけと決定因子において、個人的価値観が重要であることが研究から明らかになっている[6,7]。日本は「機能性食品」という言葉とそうした食品の許可制度の両方を導入した最初のアジアの国であった[4,8,9]。これは主に1985年に日本政府が高齢化社会とその結果生じる高額の医療費を懸念したことによるものである。この時期、日本政府は将来の医療費支出を削減しようとする努力の中で、食事と健康との関係について国民の理解を積極的に高めようとした[10]。

　米国と欧州の機能性食品市場は、過去20年間成長してきた。米国と欧州の市場では、最初に機能性食品は朝食用シリアルや飲料などの基本的食品の強化に用いられた[1]。現在、機能性食品の使用や流通は広い範囲にまで広がり、さまざまな機能性食品成分が食材を改良するために製造され利用されている[11]。機能性食品の成分には食物繊維、タンパク質、乳酸菌、ビタミン、ミネラル、魚油や、ニンニク、甘草、セロリなどの植物エキスなどがある[1]。

　機能性食品という言葉については、世界標準となっている定義はまだない[12]。そこでこの章では、機能性食品を医薬品や、化学物質、ビタミンとはみなされない、健康増進特性を持つ食品のカテゴリーであると定義する[13,14]。機能性食品の成分は医薬品的価値を持ちうるが、医薬品自体は機能性食品ではない[13]。機能性食品は他の食品と同じように入手でき、処方せんは必要としない。マレーシアでは、健康食品・機能性食品のみを対象とする特別のレギュレーションはない[5]。現在、栄養表示とクレームに関するレギュレーションがあるのみである。しかし、政府は医薬品管理機関（Drug Control Authority: DCA）と国立医薬品管理局（National Pharmaceutical Control Bureau: NPCB）にダイエタリーサプリメントを対象とするレギュレーション枠組みを新たに作成することを要請した[5]。

25.3 機能性食品とユニークなマレーシア社会

　マレーシアは過去2、30年で大規模な経済的・政治的安定性を達成した。このことにより消費者の食習慣、食品選択は急速な変貌を遂げ、消費者のライフスタイルや食品摂取パターンも変化した[15]。マレーシアでは食生活を変えて健康で栄養に富む食品を購入しようとする消費者がこれまでになく増加した。これは社会がより豊かになり、食品と健康に関する情報が増加し、健康問題が注目を集めるようになったためである。

　新しいヘルスサプリメントや製品を試してみようとするマレーシアの消費者の進歩性と開放性にもかかわらず、市場で入手可能な健康製品のカテゴリーについては多くの混乱が見られる。マレーシアで機能性食品を製造する際の主な問題の1つは、機能性食品の正確な定義が存在しないことである。このため、消費者が機能性食品とニュートラシューティカル、医療用食品、薬用食品などの他のタイプの食品とを区別することが難しくなってきている。

　マレーシアの機能性食品産業は依然として初期段階にある。健康志向を高めてゆく消費者の機能性食品への要求の強まりに応じるには、より多くの研究や開発が必要である。しかし、機能性食品の範囲は非常に広い。機能性食品は2つの主なカテゴリーに分けられる[16]。

1. 大衆市場製品：屋台市場や薬膳レストランで販売されている伝統的な食品・飲料（たとえば、中薬製品、鶏のエッセンス、キク茶などのソフトドリンク、調理済み食品）。マレーシアの伝統的医療用食品には、ナガエカサ（トンカットアリ）、ヤブコウジ（カチプファティマ）、センシンレン（ヘンペデュブミ）、クミスクチン（ミサイクチン）や、アーユルヴェーダ医療などのインドの伝統的医療用食品がある。
2. 伝統的な食品・飲料でないもの（たとえば、発酵乳飲料、栄養素強化ミルクやヨーグルト飲料、ビン詰め栄養ドリンク）：無糖製品、無グルテン製品、無脂肪製品、高食物繊維製品、その他の輸入栄養食品を含むニッチ市場製品がある。

　マレーシアの消費者の間では機能性食品へのイメージが異なっており、機能性食品は各民族グループの伝統的医療を連想させるものであった。3つの主要な民族グループ（マレー人、中国人、インド人）からなる多文化国家として、各民族グループは食品と健康に対する独自の考え方を持っている。さらに各グループにはそれぞれ機能的特性を持った独特の食品がある。長年にわたり、マレーシア人はその食事に天然の成分を加えてきた。機能性食品の知識は一般に口伝えにより世代から世代へと引き継がれてきた[13,14]。マレーシアには花をつける植物が8,000種類あり[2]、そのうち約6,000種類が薬効を持っていることに注目すべきである。そのうち1,200種類は伝統的医療に使用されている。

　マレーシアの大多数を占める民族グループとしてのマレー人は、何世代にも渡って熱帯雨林のハーブや植物の根を伝統的ダイエタリーサプリメントとして使用してきた[2,18]。い

くつかのよく知られているマレーシア料理は、生命力を増強し、老化、がん、糖尿病、高血圧を予防するために使われてきた[19,20]。中国系マレーシア人は食品と医薬品に同じ原料が用いられることが多いことから、伝統的に人間の健康の基礎は食品を治療的に活用することにあると考えてきた[21]。さらに、食品と医薬品は疾患の治療や予防のために同じように重要であるとされている[21]。また中国の機能性食品には抗酸化作用を持ち、がんを予防するとされているものがある[22]。インド系マレーシア人の間では2000年の歴史を持つ伝統的なアーユルヴェーダ治療に基づく健康食品が共有されている[23,24]。これらはインド人の毎日の料理に定着している。インドのスパイスとハーブの一部はエネルギーを増強し、健康上の利益をもたらすと考えられている。なぜなら、それらは植物化学物質としての特性と抗酸化特性を持ち、多発性骨髄腫とがんの抑制を助けるからである[25]。

近年、伝統的な機能性食品と現代のテクノロジーとの融合が見られる。現在、中小企業が製造した植物抽出物、アロマオイル、複合糖類などの基本的成分や一般的成分が含まれる、伝統的な機能性食品カテゴリーに入る多数の製品がある。ハイテク食品製造者が製造した、より高度な機能性食品や現代的な機能性食品が市場で主要な位置を占めている。このカテゴリーは伝統的なカテゴリーよりも有用で時代感覚に合っているといえるだろう。

他の西洋社会または文化的に単一中心性を持つ一部のアジア文化と比較して、マレーシアはさまざまな民族構成を持ち、機能性食品市場にユニークな貢献をしてきている。各民族グループには独自の伝統食と医薬品があり、それぞれの薬用植物や伝統的な食生活がまだ調査・研究されておらず、多くの可能性が残されている。それはこの国家と国民に独特なものである。現代の技術とテクノロジーの活用とともに、これは独自性のあるマレーシアの機能性食品市場に大きな将来性があることを示すものである。

25.4　マレーシアにおける機能性食品研究

機能性食品に関する多数の研究は、米国、カナダ、フィンランド、オーストラリア、スウェーデンなどの西洋の先進国において機能性食品の役割を検証している。これらの諸国の主要な国民文化は個人主義である。西洋の哲学はモダンまたはポストモダン消費価値を支持して、伝統的な価値を否定しがちである[26〜28]。このため、これらの研究から開発された枠組みは、多くの際立った少数民族を抱える大部分のアジア社会のような発展途上国には適合しないかもしれない[29]。

将来の市場の成長予測とともに機能性食品の人気が高まったとはいえ、アジア地域で実施された研究はほとんどないようである。特にマレーシアの機能性食品に焦点をあてた研究は少ない。しかし、文献による調査から、過去2、3年においてマレーシアで機能性食品の新たな調査が実施されたことが明らかになった。こうした研究は、特にマレーシアのような新興国における機能性食品の調査、研究の知識に膨大な情報を加えることから、非常に有望だと言える。本項では過去3年間にマレーシアで行われた機能性食品の研究を見てみたい。

2011年、急速な社会経済の変化を受けたマレーシアの消費者が機能性食品を選択する

際、対立する価値観にどのように対処したかについて予備的な調査が実施された[30]。この際、民族別消費者主義的視点と質的な社会調査手法であるグラウンデッド・セオリー（grounded theory）を使って定性的な調査データが収集された。2つのアプローチを組み合わせることにより、研究者はこの研究を「エミック（emic）」レベル（文化圏内）で行うことができた。最終的に、マレーシアの主たる3民族グループが機能性食品の消費についてどのように彼らの価値を確立しているのかを示す調査モデルが開発された。調査結果によれば、消費者は文化的、物質的、製品的特性と相容れない個人的な価値観や選択に直面するまでは、消費選択またはそれがもたらす価値について意識して考えるために多くの時間を費やしていないということであった。また所見によれば、価値観は、回答者の健康上の必要性とその状況を満足させる優先順位やバランスにより決められていた[30]。

　同じ研究者による別の調査では、マレー系、中国系、インド系を抱えるマレーシアのような多文化社会のための消費モデルが開発された。この調査は多文化社会において機能性食品の消費動向を説明するには、文化的価値、個人的価値、知識、便利さ、健康上の動機が主要な因子であることを示した。またこの結果から、機能性食品の受容は感情的な因子に大いに依存することが明らかになった。感情的因子は同様に消費者市場の経済的、社会的、文化的状況の影響も受ける[31]。

　マレーシアでは多数派の民族グループであるイスラム教徒マレー人の機能性食品の消費を検証する別の調査も行われた[32]。この研究では、自己記入式アンケートによりデータが収集された。構造方程式モデルを用いて、マレーシアのイスラム教徒マレー人の機能性食品の消費モデルが構築された。結果によると、5つの側面からなる概念モデルが開発された。5つの側面とは、文化的価値、手段価値（instrumental value）、究極的価値（terminal value）、知識、（心身の）健康であった。機能性食品の消費が直接影響を受けたのは健康であり、健康は文化的価値、究極的価値、知識から影響を受けていた。文化的価値は知識や手段価値にも影響を与える。究極的価値（人生の達成）は手段価値（共感）の影響を直接的に受けていた[32]。

　2012年、ある選択された社会経済的な特性や態度が、どの程度消費者の機能性食品への認知度に影響するかについて1つの研究が実施された[33]。マレーシアのクランバレーで調査が行われ、439人の回答者に構造的な調査票を使って面接した。この結果から、大部分の回答者は機能性食品に肯定的な態度を持っていることが判明した。2項ロジスティック推定による結果では、年齢、収入、その他食品の安全性に対する懸念、料理・健康雑誌の定期購読、ベジタリアンであること、食品製造企業にかかわったことのある消費者などの因子がマレーシアの消費者の機能性食品の認知度に有意に影響していることが指摘された[33]。

　プーアら[34]の調査は、機能性食品が消費者の健康に利点があるとして、機能性食品への購買意欲がどのようにマレーシアの消費者に影響するかを評価するために実施された。マレーシアのクランバレーで調査は行われ、消費者の購買意欲を決定するために仮想評価法が使われた。結果から、回答者の大多数が機能性食品を購入する高い意欲を持っていることが明らかになった。因子分析を使って、消費者が機能性食品を購入する意欲に影響した

6つの潜在因子が特定された。その因子とは、食品の安全性、消費者の嗜好、健康への関心、機能性食品に対する知識、製品価格、機能性食品の属性であった。2項ロジスティックモデルを用いた調査結果でも、性別、収入、年齢や、食品の安全性、消費者の嗜好、健康への関心、製品価格、機能性食品の属性が機能性食品を購入する消費者の意欲に有意に影響を与えていた。

マレーシアの機能性食品に関する最近の調査では、研究者はさまざまな国の機能性食品の定義と管轄するレギュレーション機関を調べた[35]。また、彼らはマレーシアにおける機能性食品の成長の可能性を研究し、マレーシアの環境で機能性食品の購入に影響する因子とは何かを検討した[35]。

25.5 マレーシアにおけるレギュレーション枠組みの概要

すべての食品、飲料、食品成分は輸入か国産かを問わず、マレーシアのレギュレーションに適合する必要がある[35,36]。以下のようにマレーシアには食品に関するいくつかの重要な法令がある。

1. 1983年食品法および1985年食品規則
2. 1984年医薬品・化粧品管理規則
3. ハラール（Halal）に関する法律・規則

これらの法令を執行する主たる部局は、以下の通りである。

1. 食品安全・品質部（Food Safety and Quality Division: FSQD）
2. 医薬品管理機関（DCA）：製品の評価と最終的な登録の基盤となる安全性、品質、有効性の一般原則を提供している。
3. 国立医薬品管理局（NPCB）
4. 食品-医薬品境界製品の分類委員会：機能性飲食料品とニュートラシューティカルに関わる。
5. マレーシアの国内コーデックス委員会：マレーシアのレギュレーションが諸外国（通常は先進国）のシステムに沿って作られることを確保している。
6. マレーシア・イスラム開発局（Jabatan Kemajuan Islam Malaysia）：マレーシアの国立ハラール認証組織である。

DCAの基準によると、製品に単一または複数の食品成分が80％以上含まれていれば食品とみなされる（薬理的、医療的特性のある天然の生物学的活性成分は20％以下とされている）。ニュートラシューティカル医薬品は、その複雑な性質と医薬品との関係から、性質、特徴、消費者に与える影響によって食品または医薬品のいずれかに分類される[36]。マレーシアでは機能性食品の公式な定義がないため、機能性食品はその曖昧な性質によりニュートラシューティカル製品とみなすことができる[15,36,37]。機能性食品とは一般に、栄

養特性を超えて健康に有益な効果を与える、栄養素以外の物質を含む食品と理解される。こうした製品が大量にマレーシア市場に流入しているため、より良い管理に向けて国際的なレギュレーションが提案されている。

食品-医薬品境界製品の分類委員会は、製品が食品なのか医薬品なのかを決定するための公式な指針を提供している[38]。この指針は複雑で詳細であるため、ニュートラシューティカルと機能性食品を区別するために重要なものを抜粋する[39]。

1. 製品が、単一か混合かを問わず80％以上の食品成分を含み、薬物学的ないし（and/or）医療効果特性を持つ天然物由来の生物学的活性成分が20％以下含まれている場合、製品は食品とみなされる。これらはFSQDの所管である。多くの機能性食品がこれにあたる。
2. 製品に含まれる食品ベース成分が80％未満で活性成分が20％以上である場合、製品はNPCBの所管である。この一般ルールにかかわらず、高い効力の特定成分を含有する製品の場合は、製品の含有する活性成分が20％未満だったとしても食品-医薬品境界製品の分類委員会によって審査され、医薬品としてNPCBによって管理されることがある[38]。また、製品の有効性や安全性に疑問が生じた場合も、NPCBが当局となるのが望ましいとされている。製品の80％以上が食品ベースであるが、1985年食品規則で許容された量を超える活性成分を含有する場合は、その製造者は機能性成分を減らすよう指導され、FSQDの所管となる[36,39]。

（1）栄養表示とヘルスクレームに関するレギュレーション

マレーシアでは、ヘルスクレームとニュートリションクレームのラベル表示が機能性食品に認められている。これらのクレームはコーデックス委員会のガイドラインに従わなければならない[40,41]。マレーシアには機能性食品や自然健康食品のための良く発達した規制体系がある。これらのクレームは、まずコーデックスの食品規格と一致させることにより、投資家はマレーシアの市場に参入しやすくなるだろう。

ヘルスクレームは、食品を特定の疾病状態と関連づけるものである。マレーシアのヘルスクレームは個別の製品ごとに認められるもので、常に製品の利点をある特定の疾病と結びつけなければならず、疾病リスク低減クレームと疾病予防クレームの2種類がある。マレーシアのレギュレーションはこれらを厳しく規制していない。しかし、薬用、合成物、健康といった言葉を入れたヘルスクレームは禁止されている。科学的エビデンスで実証できないヘルスクレームも禁止されている[41]。

マレーシアで認められているニュートリションクレームは3種類ある[37,41]。

1. ニュートリエント含有クレーム：ニュートリエント含有クレームは食品のニュートリエントの量を示すものである。マレーシアには否定的または肯定的の2タイプがある。否定的クレームはその食品に特定の食品成分が入っていないか、少な

いことを示している。他方、肯定的クレームとは、その食品が特定の食品成分やニュートリエントを豊富にまたは高濃度で含むことを示している。「豊富に含む」のような肯定的クレームの付いた食品には少なくともそのニュートリエント参照値（nutrition reference value）の15％以上が必要で、「高濃度」または「濃縮」クレームの場合は30％以上であることが必要である[41,42]。

2. ニュートリエント比較クレーム：ニュートリエント比較クレームは類似する別製品と比較する場合に表示するものである。マレーシアではニュートリエント比較クレームを付ける食品と比較対象となる食品の両方を明確に特定しなければならない。比較対象の方には表示されない。具体例として「トランス脂肪酸低減」などがあり、このクレームの付いた製品は従前のタイプと比べてトランス脂肪酸が少ないことを示している[41,42]。

3. ニュートリエント機能クレーム：ニュートリエント機能クレームは製品のニュートリエントがどのように成長、発達の面で人体の生理的機能に影響するかを記述するものである。マレーシアのニュートリエント機能性クレームはプロバイオティクスやプレバイオティクスのような生理活性物質に認められているが、製品を疾病の治癒や治療に結びつけることは禁じられている。科学的に証明できないクレームや、通常の食品では人体に必要なニュートリエントを供給できないことを示唆するクレームも禁止されている[41]。

自然健康食品はマレーシアではダイエタリーサプリメントとして知られている。それらは、錠剤、カプセル、液体の形態をとって、食事を補充するものとされている。ダイエタリーサプリメントは一般の食品の形態であってはならない。ダイエタリーサプリメントの成分はビタミン、アミノ酸、動物・植物由来の天然物質などである[41]。機能性食品に認められているすべてのクレームはダイエタリーサプリメントでも認められている。すべてのクレームは個別の製品ごとのものであり市販前にNPCBの許可が必要である。また製造工程は適正製造規範（Good Manufacturing Practice: GMP）に適合していなければならない。ダイエタリーサプリメントは登録手続きを経なければならない。各製品は5年間登録でき、その後、NPCBが更新するまでに製品の安全性に関する追加情報を記録しておかなければならない[41]。

25.6　マレーシア市場の規模・構造と開発動向

2011年のマレーシアの一般食品・飲料市場は300億リンギット（約9,000億円，1リンギット＝30円）と推定されている[35,36]。マレーシアでは機能性食品に関する情報が不足しているため、この巨大な市場から推定すると、機能性飲食料品の魅力的なニッチ市場があると見られている。ある市場情報によれば機能性食品は加工食品、小売包装食品、飲料市場の全体の約40％を占めると推測されている[36]。

有望な分野として、幼児用その他の調整粉乳、乳製品ベースの飲料、エナジードリンク、

スポーツドリンク、フルーツジュース、アジア製ハーブドリンク、シリアル、エナジーバー、ビスケット、焼き菓子、オメガ-3配合卵などがある。これらの分野は主に国内で製造される機能性製品とASEAN域内からの輸入製品（大部分がタイから輸入）である。オーストラリア、米国、欧州などの先進国から輸入される割合は低い[36]。先進国からの輸入が非常に少ないのは、高額なために高級品専門店でしか購入できないからである。機能性製品は高度に多様化しているので、市場領域は細分化されており、市場観測や取引の推定だけでは市場規模の推計は困難である[36]。

　機能性飲食料品がマレーシア市場に登場したのは1990年代である。国内生産者やASEANに拠点を置く多国籍食品企業が、当時起こりつつあった健康ブームや市場拡大を利用して新製品を投入し、新しいニッチ市場を開拓するためにしのぎを削った[36]。これらの企業にはネスレ、ダノン、ユニリーバー、ケロッグ、クエーカーオーツがある。現在、健康な生活はますます食品の市場や販売における重要な要素となっている[43]。Table 25.1 はマレーシア国内の販売店で購入できる製品の一部である[35]。

Table 25.1　マレーシア国内の機能性食品

タイプ	内容	ブランド	生産者
プロバイオティクス	ラクトバチルス・カゼイ・シロタ株（Lactobacillus casei Shirota）を含む乳飲料	Yakult	Yakult Japan
		Nutrigen	Mamee Double-Decker
		Vitagen	Malaysia Milk
プレバイオティクス	フラクトオリゴ糖・DHA/EPA添加チョコレートモルトドリンク	Oligo	Power Root（マレーシア）
機能性飲料	カチプファティマ添加エナジードリンク	Per'l kacip fatimah	Power Root（マレーシア）
	ビタミン強化スポーツドリンク	Gatorade	Permanis for PepsiCo
強化飲料	食物繊維・ビタミン入りオレンジジュース	Sunkist 100% orange juice	F&N
機能性シリアル	ミネラル・ビタミン添加低脂肪全粒朝食用シリアル	Nestlé Fitnesse	Nestlé
ベーカリー製品	β-グルカン入り低コレステロール全粒小麦パン	Gardenia "Breakthru"	Gardenia
	食物繊維強化、低塩、オート麦ベースクラッカー	Jacob's	Kraft
スプレッド	ビタミン・ミネラル配合、オリーブオイル製低コレステロールスプレッド	Naturel	Lam Soon
機能性卵	オメガ-3・ビタミン配合鶏卵	NutriPlus	NutriPlus

(1) 機能性食品の需要

スタントンら[36]によれば、マレーシアでは先進国の消費者よりも加工食品の消費が少ない傾向にある。加工食品の消費の増加傾向は、便利さを求める40歳未満の若い消費者に見られる。これらの消費者は高齢の消費者と比較して高い教育を受けており、情報に敏感で、新製品を受け入れやすい。この調査では、マレーシアの消費者は、選択の余地がある場合、製品間の価格差がそれほど大きくなく品質が類似していれば、一般に通常の製品よりも強化製品を嗜好することが明らかになっている。さらに機能性食品にはその表示がないため、大部分のマレーシアの消費者は機能性食品を購入しているということに気づいていないことが明らかになった。

大部分の機能性食品は十分な差別化が図られておらず、従来の製品と同じように販売されていることが多く、製造者の広い販売網、広告、細分化された市場の一部で販売されているに過ぎない。国産機能性製品または輸入機能性製品は一般に小売網を通じて供給されている。機能性食品は従来の製品と同じ戦略で供給されている。Table 25.2 にマレーシアの主な小売業者を示す。

Table 25.2　マレーシア国内の流通網

タイプ	小売業者
大型スーパーマーケット	Giant（Dairy Farm International グループ） Cold Storage（Dairy Farm International グループ） AEON Big（AEON グループ） Tesco（イギリス-マレーシアジョイントベンチャー） Mydin（国内大型スーパーマーケット） Econsave（国内大型スーパーマーケット）
スーパーマーケット	Jusco（AEON グループ） The Store（国内スーパーマーケット）

(2) 今後の需要と課題

マレーシアでの機能性食品市場の先行きは明るく、将来に向けて拡大するであろう。主な理由をいくつか示す[36]。

- マレーシア経済には活力がある。2013年から2016年にかけて、世界経済の状態にもよるが、年間成長率最大5％が見込まれている。これらの予測では機能性食品を含め幅広い範囲の食品、飲料消費の増加の可能性が非常に高くなっている。
- マレーシアの現在の状況は先進国になりつつある中所得国といえる。個人消費は経済活動において非常に重要であり、2011年のGDPの約45％を占めている[36]。需要の高度化も特に品質、食による健康、安全性、栄養の面で進んできている。多くの場合、これには都会と郊外の両方の消費者が含まれる。理由は、マレーシアではタイやインドネシアのような隣接諸国よりも郊外の消費者が裕福であるためである。

- マレーシアの人口は 2015 年までに 3,000 万人以上になることが予測されている。
- さまざまな種類の健康製品を含め、幅広い範囲の加工食品と飲料を求める多くの中高所得者層が存在する（約 1,700 万人、文献 36）参照）。

マレーシア市場には前向きな推進力がある一方、輸入食品飲料市場の開拓に向けて解決するべき問題もいくつか存在する[36]。

- 世界通貨市場におけるリンギットの価値の低さ
- 原油価格（輸送コストに影響する）と食品原材料価格の高騰
- 特に国内生産では満たされない市場領域における輸入品の卸・小売価格の上昇

25.7 結論

マレーシアには経済的に成長可能な機能性食品市場がある。しかし、マレーシアでは機能性食品は依然として新しい概念であり、消費者は機能性食品の定義に混乱することが多い。人体機能のさまざまな部分に影響を与えうる特殊な食品成分と、それらがもたらす健康上の利益について社会的認知度が増せば、機能性食品は将来人気のある製品となるであろう。

機能性食品の成功は消費者のニーズに合った有効な製品を開発する食品産業の能力にかかっている。機能性食品の世界的な将来性はめざましく、成長を続けている。これは消費者の高齢化、知識の増加、富裕化に関連して健康意識やセルフケアを重んじる傾向が高まったことによるものである。今日の消費者は食品に便利さ、安全性、健康に良いこと、そしてとりわけ味を求めている。日々のそして未来の健康を確保するために、特に機能性食品には、基本的属性を超えた信頼できる健康上の利益が求められている。これらの健康メッセージは透明性が高く、信頼でき、理解可能な方法でさまざまな利害関係者に伝わっていかなければならない。こうした利害関係者とは、消費者の視点を持った科学者や、ヘルスケア提供者、消費者団体、メディアなどのさまざまなオピニオンリーダーである。

政府には機能性食品の将来について果たさなければならない重要な役割がある。政府は、基本・応用研究プログラム、栄養科学に関する継続的で信頼できる消費者教育、公衆衛生問題の統合、倫理的・環境的視点をもち競争力のある革新的な経済発展、短期・長期的な消費者保護、そして栄養と健康に関しての柔軟で信頼できる科学に基づいたクレームのためのレギュレーションといった好ましい環境を整えていかなければならない。さらに政府は、消費者を虚偽のクレームや直接販売業者からの高額な売りつけから保護するために食品に関係する規制を強化しなければならない。同時に政府や民間部門は健全な食事とライフスタイルのキャンペーンを実施し、人々を啓蒙して機能性食品の利点への認識を高めていかなければならない。最後に、機能性食品科学は多くの機会を作るが、その究極的な成功と国民の健康への影響は、味や便利さなどに基づく客観的基準や、信頼性と信用性のような主観的基準に基づいて消費者が製品をより良く理解することにかかっている。

文献

1) O'Regan, E. Give Yourself a Boost with Functional Foods, *Irish Independent*. Monday, April 5th 1999.
2) Ahmad S. Research and development on functional foods in Malaysia. *Nutr Rev* 1996; 54(11): S169.
3) DeBusk, R. (1998). Excerpted from *Integrative medicine: your quick reference guide*.
4) Kojima K. The Eastern consumer viewpoint: The experience in Japan. *Nutr Rev* 1996; 54(11): S186.
5) Tee ES. Functional Foods in Asia: Current Status and Issues, Singapore: International Life Sciences Institute; 2004.
6) Homer PM, Kahle LR. A structural equation test of the value-attitude-behavior hierarchy. *J Pers Soc Psychol* 1988; 54(4): 638-45.
7) Scott JE, Lamont LM. Relating consumer values to consumer behavior: A model and method for investigation. In: Greer TW, editor. *Increasing marketing productivity*. Chicago: American Marketing Association; 1977. p. 283-8.
8) Arai S. Global view on functional foods: Asian perspectives. *Br J Nutr* 2002; 88(2): 139-43.
9) Hasler CM. Functional foods: Their role in disease prevention and health promotion. *Food Technol* 1998; 52(11): 63-70.
10) IFIC. International Food Information Council, http://ificinfo.health.org; 1998.
11) Kuhn, MC. Nutraceuticals in the USA. Foodlink Forum, October 1997.
12) Weststrate JA, van Poppel G, Verschuren PM. Functional foods, trends and future. *Br J Nutr* 2002; 88(2): 233-5.
13) Hassan, SH. Functional Food Consumption in Multicultural Society, PhD thesis, Australian National University, Canberra; 2008.
14) Hassan SH, Dann S, Mohd Kamal KA, Nicholls D. Market opportunities from cultural value convergence and functional food: The experiences of the Malaysian marketplace. In: Lindgreen A, Hingley M, editors. "The New Cultures of Food: Marketing Opportunities from Ethnic, Religious and Cultural Diversity". Aldershot: Gower; 2009. p. 223-42.
15) Arshad F. Functional foods from the dietetic perspective. *Jurnal Kesihatan Masyarakat Isu Khas* 2002; 8-13.
16) Stanton, Emmsand Sia. Singapore's Markets for Functional Foods, Nutraceuticals and Organic Foods 2008 to 2012; 2008.
17) Muhamad ZMAM. *Traditional Malay medicinal plant*. Kuala Lumpur: Fajar Bakti Sdn Bhd; 1991.
18) Rainforest Herbs. *The wisdom of mother nature*, Rainforest Herbs; 2005.
19) Nandhasri P, Pawa KK, Kaewtubtim J, Jeamchanya C, Jansom C, Sattaponpun C. Nutraceutical properties of Thai Yor, Morinda citrifolia and Noni Juice extract. *Songklanakarin J Sci Technol* 2005; 2: 579-86.
20) Wang MY, West JB, Jensen CJ, Nowicki D, Su C, Palu KA, Anderson G. Morinda citrifolia (Noni): A literature review and recent advances in noni research. *Acta Pharmacol Sin* 2002; 23(12): 1127-41.
21) Weng W, Chen J. The Eastern perspective on functional foods based on traditional Chinese medicine. *Nutr Rev* 1996; 54(11): S11-6.
22) Yi D, Yong P, Wenkui L. Chinese Functional Food, Beijing: New World Press; 1999.
23) Alagiakrishnan K, Chopra, A. Health and health care of Asian Indian elders, Curriculum in Ethnogeriatrics: Core Curriculum and Ethnic Specific Modules. available at: www.stanford.edu/group/ethnoger/; 2001.
24) (The) Raj Maharishi Ayur-Veda Health Center. *Ayurvedic medicine*, New York: Thomson PDR; 2004.
25) Krishnaswamy K. Indian functional foods: Role in prevention of cancer. *Nutr Rev* 1996; 54(11): S127.
26) Douglas SP, Craig CS. The changing dynamic of consumer behavior: Implications for cross-cultural research. *Int J Res Mark* 1997; 14(4): 379-95.
27) Finucane ML, Holup JL. Psychosocial and cultural factors affecting the perceived risk of genetically modified food: An overview of the literature. *Soc Sci Med* 2005; 60(7): 1603-12.
28) Steenkamp JBEM, Burgess SM. Optimum stimulation level and exploratory consumer behavior in an emerging consumer market. *Int J Res Mark* 2002; 19(2): 131-50.
29) Durvasula S, Andrews JC, Lysonski S, Netemeyer RG. Assessing the cross-national applicability of consumer behavior models: A model of attitude toward advertising in general. *J Consum Res* 1993; 19(4): 626-36.
30) Hassan SH. Managing conflicting values in functional food consumption: The Malaysian experience. *Br Food J* 2011; 113(8): 1045-59.
31) Hassan SH. Functional food consumption models for multicultural society: Malays, Chinese and Indians in Malaysia. Proceedings of the Academy of Marketing Conference, UK; 2011.
32) Hassan SH. Consumption of functional food model for Malay Muslims in Malaysia. *J Islam Mark* 2011; 2(2): 104-24.
33) Rezai G, Teng PK, Mohamed Z, Shamsudin MN. Functional food knowledge and perceptions among young consumers in Malaysia. *World Acad Sci, Eng Technol* 2012; 63: 307-12.
34) Phuah KT, Rezai G, Mohamed Z, Shamsudin MN. Malaysian consumers' willingness-to-pay for functional food. Proceedings of 2nd International Conference on Management, 11-12 June, Langkawi, Malaysia; 2012.
35) Lau TC, Chan MW, Tan HP, Kwek CL. Functional food: a growing trend among the health conscious. *Asian Soc Sci* 2012; 9(1): 198-208.

36) Stanton Emms, Sia. Malaysia's Market for Functional Foods, Nutraceuticals and Organic Foods. An Introduction for Canadian Producers and Exporters,. South East Asia: Counsellor and Regional Agri-Food Trade Commissioner; 2011.
37) Tee ES. *Report of ILSI Southeast Asia Region Coordinated Survey of Functional Foods in Asia*. Southeast Asia: International Life Sciences Institute; 2007.
38) National Pharmaceutical Control Bureau. Retrieved January 31, 2012, from http://portal.bpfk.gov.my;2012.
39) Ministry of Health. Guide to Classification of Food-Drug Interface Products. Retreived from http://fsq.moh.gov.my/v3/images/filepicker_users/5ec35272cb78/Penerbitan/risalah/GuidetoFDIproducts.pdf; 2012.
40) FAO. The State of World Fisheries and Aquaculture (SOFIA) 2004. Italy: Food and Agriculture Organization; 2004.
41) Malla S, Hobbs JE, Sogah EK. Functional Foods and Natural Health Products Regulations in Canada and Around the World: Nutrition Labels and Health Claims. Report prepared for the Canadian Agricultural Innovation and Regulation Network (CAIRN); 2013.
42) Zawistowski, J. Regulation of Functional Food in Selected Asian Countries in the Pacific Rim. pp. 365-401; 2008.
43) Niva M, Mäkelä J. Finns and functional foods: Socio-demographics, health efforts, notions of technology and the acceptability of health-promoting foods. *Int J Consum Stud* 2007; 31(1): 34-45.

第26章

WTOと食品レギュレーション:サプライチェーンへの影響力
World Trade Organization and Food Regulation: Impact on the Food Supply Chain

オケジー・I・アローマ
アメリカ健康科学大学　シグナルヒル,カリフォルニア州,米国
Okezie I. Aruoma
American University of Health Sciences, Signal Hill, California, USA

26.1　WTO、レギュレーション、サプライチェーン

　食品をとりまく現代のレギュレーションは、消費者の健康を守り、経済活動を促し、安寧を調整し、国内外における食品の公正な取引を実現することを目的としている。これと同様のことが、食糧安全保障の定義にも示されている。標準的な定義には、現代の消費者は一般に、業者主導の食品サプライチェーンによって、安全で栄養のある食品を物理的にも経済的にも継続して十分入手できることが含まれている。

　食品の供給には、気候や利用可能な耕作地など多くの因子が影響を与える。生産、保存、加工、貯蔵まで視野に入れると、技術も影響を与える。この点、現代の食品管理プログラムは、農場から消費者まで、食品サプライチェーンのすべての段階を取り込んでいる(Figure 26.1)。

　今後は、技術的な加工によって食料の供給量が増えているというメリットと、それには健康上・経済上のリスクが伴っているというデメリットをバランスさせていく必要がある。世界の人口が増加傾向にあり、人々の移動が増え、移住者が増え、都市化が進み、これらの影響を受けて食生活が変わりつつある現況下では、バランスをとることの重要性も一層増している。また、Figure 26.1に示した今日の機械化された農業と産業化された食品加工の下では、生産され売り買いされる食物は、どの段階でも受け入れられるように一定の基準に適合していなければならない。食品に関する諸法令が、商品の安全な供給を確保し不正な行為を排除することをめざす背景には、このような現代的な状況もあるのである。食が商品・サービスとして変貌を遂げつつあり、多様化している今日、このような背

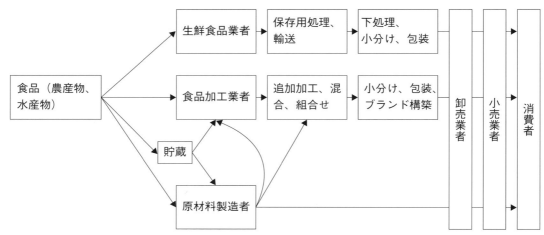

農場等を出発した生産物が処理されてエンドユーザーである消費者に届くまでを示しており、食品を通じた技術革新の1つの姿である。食品の安全性に対する人々の懸念は国の諸機関に重くのしかかっており、率先してきめ細やかに食品産業を規制するよう求められている。また、生鮮食品、冷蔵食品、乾燥食品、冷凍食品を小売店やレストラン等へ届ける物流の最適化に重点が置かれるようになってきている。

Figure 26.1　食品サプライチェーン

景を理解しておくことは重要である。

　さて、本章で最初に注目するのは、各国の政府がなぜ、どのようにして非関税措置（non-tariff measures: NTM）を使っているかを検証した『世界貿易報告書 2012年版』[1]である。NTMには、自国市場への参入を難しくするために、輸入数量を制限したり、自国のサービス産業を国内法で規制したりすることが含まれる。こうした政府の措置は、消費者の健康を守るといった合法的な公序目的に資する一方で、保護主義的な目的にも利用されてしまう可能性がある。この報告書は、サプライチェーンが世界規模で拡大していることや、特に裕福な国では消費者の意向が一層重要になっていることが、いかにNTMのあり方に影響を与えているかを明らかにしている。輸出業者にとっては、NTMは不安の種になっていることも指摘されている。

　本報告書が検証において焦点を当てているのは、次の3点である。

1. 工業製品・農産品を含むすべての産品の規格に関わる、貿易の技術的障壁（technical barriers to trade: TBT）
2. 食品の安全および動植物の健康に関する、衛生と植物防疫（sanitary and phytosanitary: SPS）の措置
3. 自国のサービス産業に対する国内規制

　農業の分野では基準が規制的にはたらいて貿易を抑制する傾向にあるが、工業の分野、特にハイテク分野の製品については、基準の存在がかえって貿易に促進的に作用していることも、本報告書は見いだしている。さらに、基準の調和化や相互承認は、貿易の量を増やす傾向にある。

第26章　WTOと食品レギュレーション：サプライチェーンへの影響力

そして報告書は、国際協調体制や、そこでの自身すなわち世界貿易機関（World Trade Organization: WTO）の役割について、いくつかの課題を提示している。第1に、NTMの透明性を高めることである。この点、新しく創設されたWTOのデータベースである貿易情報の統合ポータルは、透明性の向上に役立つであろう。第2に、ある特定のNTMがとられたのはなぜかを説明しうる、より効果的な判断基準を作成することである。第3に、統合を深化させ、レギュレーションを調和させることである。特にサプライチェーンのグローバル化に伴って必要性が高まっている。第4に、世界全体で生産・管理能力を造成していくことである。国際協力の増進にとって不可欠な要素となる。

肉、魚、野菜などの生鮮食品も、下処理され、加工・包装され、すぐに食べられる形状で国境を越え、輸出先の生産者との競争に挑んでいる。自給自足型農業もあるが、サプライチェーンの意義を代替することはできない。なぜなら、食品サプライチェーン自体が食糧安全保障を強めたり、弱めたりしうるからである。食糧安全保障の標準的な定義から考えてみても、今日の産業界主導の食品サプライチェーンによって、消費者は、一般に安全で栄養のある食品を物理的にも経済的にも継続して入手できている。一昔前のサプライチェーンシステムに比べると、リスクも抑えられている。ただ、現在のサプライチェーンにももちろん脆弱性はある（Figure 26.1のさまざまな段階から複雑さが読み取れる）。しかし、それは結局の所、必要以上の余分な生産能力をめぐって、効率性を追求することをより重視するかまたは適応的な復元力（resilience）を持たせておくことをより重視するかのバランスの問題であろう。とすると、国内外を問わず、市場競争が重要な意義をもっていることがわかる。

世界中の多くの消費者が、遺伝子組換え生物（genetically modified organism: GMO）を利用して品種改良させた作物は健康に悪い影響を及ぼすかもしれないと懸念している。そのため、GMOの許認可と表示に関する規制が厳しくなってきている。その分今日では、非組換え製品の需要が高まってきており、組換え製品とは同一性保持システム（identity preservation system）を使って作物加工の全過程で区別することができる。同一性保持システムとは、透明性のあるコミュニケーションを可能にするシステムであり、重要管理点での危害要因分析（Hazard Analysis and Critical Control Points: HACCP）、トレーサビリティー、ひいてはサプライチェーン内の関連システムをも含むものである。これにより、非組換え由来の食品ロットが有する一定の特性が「農場から食卓まで」（from farm to fork）維持されていることが保証される。製造業者は、非組換え作物を管理するリスクの評価を行う際、偶発的混入または技術的に避けがたい混入を回避する適切な手段を用いたことの十分な証拠を所管官庁に提出できなければならない。もちろん、当該作物の性質や産地、現在のサプライチェーン構造、産業慣行、その他の前提条件によっては、上限を超えない限り混入が容認される場合はあるだろう。なぜなら、遺伝子組換え原材料が偶発的にまたは技術的に避けがたく混入することを防ぐための適切な手段は、なかんずく当該食品・食品成分の原産地、性質および組成に依存するからである。遺伝子組換え食品を判定する条件を管理する手続きにおいて、リスク分析が評価と意思決定のために重要になってきていることも理解できよう[2]。

> WTOは、国家間の貿易ルールを取り扱う唯一の国際機関である。WTO協定は、世界の大半の貿易国で交渉、署名され、各国の議会で批准されている。

> WTO協定は、貿易の法的基盤となるルールであり、加盟国の貿易する権利を保障する。加盟国の通商政策は、相互利益のために合意された限度に留められる。

> WTOの最優先目的は、貿易の流れを円滑で、自由・公正で、予測可能なものにすることである。貿易障壁を下げることは、国家間や国民間のその他の障壁を取り除くことにもつながる。

> 物の生産者らが国境を越えるビジネスを自由円滑に遂行できるようにすることに狙いがある。

GATT/WTO交渉という枠組みで図られる自由化は、かつて交渉が長年にわたって各国政府同士で直接行われていたのを考えると注目に値する。この枠組みの下では、現在の国外市場参入のしやすさが現行の関税取り決めによって導かれており、今後交わされる関税取り決めによって今後の参入しやすさを変えうる可能性は高い。

Figure 26.2　貿易とWTOの役割

　WTOは1995年に設立された国際機関であり、世界規模で国家間の貿易ルールを扱う唯一の機関である。その核心にあるのは、WTO協定である。加盟国が交渉して合意の署名をしたものであり、各国の議会で批准されている。WTO協定の目的は、物の生産者、サービスの提供者、輸出者、輸入者らが自由円滑にビジネスを進められるようにすることにある（Figure 26.2）。協定は、貿易の法的基盤となるルールであり、加盟国にとっては貿易するという重要な権利を互いに保障し合う契約となる。協定により、各国政府は、貿易において差別待遇をしないように、合意された範囲に自国の貿易政策を収めるように拘束される。各国政府が交渉して調印しているが、あくまで物の生産者、サービスの提供者、輸出者、輸入者らが自由円滑にビジネスをできるようにするためである。たしかに、公衆衛生上の問題やそれに係る食品供給に関する問題は国の介入・管理が強いが、食品の安全は、なお消費者の自己責任としての側面も強いため、消費者にも十分な情報が伝えられるべきであろう。

　WTOの活動は、次のようにまとめられる。

- 貿易協定の管理・運営
- 貿易交渉の場の提供
- 貿易紛争の解決
- 加盟国の通商政策の分析
- 技術的支援や研修等による貿易政策面での途上国支援
- 他の国際機関との協力

　少し長くなるが、先の『世界貿易報告書2012年版』から重要な記載を2ヶ所引用しておく。

　　WTO協定の一部であるSPS協定およびTBT協定は、いわゆる「無差別原則の後」（post-

第26章　WTOと食品レギュレーション：サプライチェーンへの影響力

nondiscriminatory）の協定である。「無差別原則の後」とは、無差別原則すなわち差別待遇の廃止規定が引き続き含まれているだけでなく、従来の「浅い統合」（shallow integration）アプローチよりも踏み込んだ内容の規定も含んでいることを意味する。そのためSPS協定およびTBT協定は、国際規格への整合化によって標準化を推進させながら、無差別原則に基づく義務を超えるような新たな義務をも課している。たとえば、正当な目的達成のために、必要以上に貿易制限的であってはならない旨が規定されている。ただし一部では、このような「無差別原則の後」の新たな義務まで課すことがはたして妥当かという疑問も呈されている。ある加盟国がとる特定の措置が必要以上に貿易制限的でないかを判断するには、当該加盟国のとりえた国内政策の選択肢をWTOの紛争解決パネルが事後的に評価することなしには困難だからである。

　各国が協力してNTMに対処していくためには、以下の3つの課題がある。第1に、NTMの透明性が高められなければならない。この点WTOは、通報制度や照会制度など透明性を高めるための多様な仕組みを有しているため中心的な役割を担っている。第2に、ある特定の措置がとられたのはなぜかを説明しうる、より効果的な判断基準が必要である。経済的分析と法的分析をうまく組み合わせることが役立つかもしれない。第3に、サプライチェーンのグローバル化が進むことで、現在の多角的な貿易システムに対して新たな課題が突きつけられており、より深い統合（deeper integration）が必要になっている。

先進国では、安全で健全な食品を一貫して安定的に供給できるように自国の食品システムを常に監視している。しかし、多くの途上国では、安全でない食品や不十分な食料供給の問題に奮闘している。この問題は、重大な経済損失（特に外貨の獲得が困難）をもたらし、栄養失調、食品が媒介する疾患などの健康危害を招いている。経済のグローバル化は国際取引の拡大とすぐに同視されがちだが、興味深い事実として、一部の途上国はそのグローバル貿易になかなか食い込めておらずなお奮闘を続けている。それゆえ、途上国のニッチ製品の輸出を支援するために、格差についての認知度を高め、諸ルールを簡素化し、技能を育成し、インフラを整備し、食品安全の監視を地域の状況に調和させ、リスク管理システムを構築することは大きな意味を持っている[3〜8]。

ヘンソンら[6]が議論しているように、サプライチェーンを通じた力関係の反映という論点もある。スーパーマーケットが高価な生鮮食品の品ぞろえを志向すれば、小規模の生産者にとっては収入増のチャンスとなる。小規模生産者がスーパーマーケットのサプライチェーンに組み入れられたり排除されたりする過程、さらに食品の安全性、品質、流通に関する基準を厳しくすることがその過程にもたらす影響に注目が集まっている。この文脈で、回復力を高めることが商業上の課題としてもますます重要になってきている。ビジネスや名声に影響する多くのリスクから身を守り、もし被害を受けた場合はどうやって立ち直るかが企業の関心事となっているのである。そのために事業継続計画が注目され近年発達してきたが、改善の余地はまだある。一方で、政府にとっては、危機管理計画の策定や食品産業界との緊密な連携が、情報インフラを整備して非常時における調整機能の不十分

さを克服する上で引き続き重要となっている。

　世界銀行が認識するにいたった途上国での問題には、品質と安全性の混同、過剰な規制、偏りのある執行、法律・規則の一貫性の欠如、所管官庁の重複、要求されている基準間の不整合などがある。弱い経済、不十分なインフラ、遅れている技能も、輸出に負の影響を与えている。とはいえ、もし途上国でも先進国の基準に沿って食品の安全性を改善すると、多くの費用がかかり、貧困層の手が届かないほど食品価格が上がるかもしれない。先ほど述べた、格差についての認知度を高め、諸ルールを簡素化し、技能を育成し、インフラを整備し、食品安全の監視を地域の状況に調和させ、リスク管理システムを構築することで途上国のニッチ製品の輸出を支援していくという主張も、全体の調和がとれた世界貿易をめざすという文脈の中にあるのである。

　英国での研究調査によると、中小企業が自然環境保護のレギュレーションを遵守するかどうかに影響を与える要因に、資金不足と時間不足が挙げられている。これはレギュレーションのあり方を考えるにあたって示唆深い。よく知られているように、多くの中小企業は、長期的な展望に基づく潜在的な利潤の獲得よりもとりあえずの生き残りを考えている。そのため、資金や時間の不足は、多種類の法律・規則等を認知し理解するゆとりを奪い、中小企業のレギュレーション対応を抑制してしまうのである。

　さらに興味深いのは、食品業界における中小企業についての新たな研究調査である[9]。食品業を営む中小企業は、食品安全に関する法律・規則等を認知したり理解したりする作業を自らの仕事の一部として捉えていない傾向があることを明らかにしている。むしろ外部の人間、たとえば環境衛生管理士が行政庁の指定を受けて食品安全法40条が定める行動基準に沿って食品を監視しており、こういった人たちの仕事であって自らが積極的に何かすべき筋合いではないと認識しているのである。この研究調査を行ったヤップとフェアマンは、食品業界の中小企業が法律・規則等を認知、理解しないのはそのための時間がないのでなく、このような消極的な態度によると論じている。法律・規則を守るかどうかに影響を与えるその他の要因として、経験の不足、情報の不足（ただし、過剰な情報が混乱をもたらすこともある）、支援の欠如（支援は大企業へ向けられていると感じている中小企業が多い）、関心の欠如（中小企業にとっては法令遵守よりもビジネスでの生き残りが大事である）、知識の不足（中小企業は法令の意義に対する認識が甘い）などが指摘されている。次のような、規制についての社会科学的知見も引用されている。法令の執行におけるいわゆる遵守ルール（compliance rule）は、違反者を探して処理・処罰するよりも、前もって違反者が出ないように懐柔的な行動を取ることで遵守を促すことが主な目的である。逆に、いわゆる抑止ルール（deterrence rule）は、法令違反を特定し、違反の責任者をつきとめ、今後同じような違反が起きることを抑止するために責任者を罰することが主な目的である。英国での研究調査とそこから得られる示唆は、他の国々の中小企業にもおおむね当てはまるであろう。

　関税および貿易に関する一般協定（General Agreement on Tariffs and Trade: GATT）の目的は、多国間の貿易を円滑にすることであった。GATT体制の初期段階では、米国、欧州、日本など大きな通商圏間の貿易やその摩擦に関心の大半が向けられ、小さな途上国への利

益にはほとんど関心が払われなかった。途上国（や低開発国）は、既存の巨大市場のために作られたルールを採用する以外になく、しかも輸出品が他国の異質な食品安全レギュレーションに適合するように自国の制度を調整する時間がほとんどなかった。一般に、食品安全レギュレーションを導入し適用するにあたっては、単に監視費用のかかる基準を設定して終わるのではなく、手続きを合理的なものとし、かつ地域の食品管理慣行に合うように調整しなければならない[4,6,10～12]。その具体的な利点は、レストランでの衛生管理の事例でベーカー[13]が指摘している。もし事例中のレストランが食品安全管理をHACCPベースで行って、店の方針、営業、書類管理、情報提供戦略にうまく組み込めていたならば、衛生上の問題でレア加減のローストビーフのような収益性の高い料理をメニューから外すという犠牲の大きい行為や、商売の勢いを失う、監視が厳しくなる、客からの信頼も薄れるといった波及する損失を避けることができたのである。

　WTO設立協定の附属書の一部であるSPS協定は、食品の安全、動物の健康、植物の健康、の3つを扱っている。それぞれの分野で国際機関が具体的な国際基準を作成しており、WTO加盟国がとった規制措置が正しかったかどうかはそれらに基づいて判断される。自国内での食品安全のためにWTO加盟国が輸入食品に対してとる措置については、国際食品規格委員会（Codex Alimentarius Commission：コーデックス委員会）が策定した規格・基準が参照される。コーデックス委員会で決められる規格や立てられる基準が食品の国際的調和化の進み具合の指標となっており、安全な食品の貿易を保証している[8,14]。SPS協定では、加盟国は自国の食品安全の基準を国際基準と調和させるよう努める必要があるとされており、国際基準はコーデックス委員会が作成する規格・基準を指している。

　貿易制限的な国内ルールを定めることは、先進国が自国の産業を守るためにとる戦略である。具体的には、環境上の基準、公衆衛生上の基準、制限的な原産地規則などがある。労働者を一時的に海外に移動させてサービスを売ろうとする途上国の施策に対抗することもある[15]。たしかに、貿易の自由化にあたっては、健全なマクロ経済の舵取り、効果的な金融レギュレーション、洗練された関税・税務行政など他の多くの政策と足並みをそろえて実施していかなければならない。とはいえ、関係団体と協働して社会的目標の達成を支援し、貧困層を守るといった政策もその中に入るはずである。さらに、貿易に関する国際ルール作りの方も、もし貧困を減らすツールとして用いるのであれば、開発的な視点から捉え直すことが必要である。たとえば、世界全体で生産・管理能力を造成するにあたっては、ルールや政策を策定する作業と実施する作業に途上国の利害関係者が参加できるように下支えすべきであろう。

　国力のある先進国が複雑で費用のかかる法解釈をしたり、すべての関係者にメリットがあるような解決策を見つけるための真摯な努力もせず安易に紛争解決制度を利用したりすることで、WTOというシステムの存続が脅かされるという傾向もみられる。そのため、WTOの決定に従うことの意義をめぐる議論にいまだに関心が集まっている。とはいえ、WTO体制の下で手続きの透明性が高まったのは確かであり、目に余るような貿易侵害は排除された。消費者は、取りうる選択肢が増えて購入品の安全性が増したので、一般に豊かになったのも確かである。2002年に世界銀行が刊行したハンドブックには、貿易の自

由化や障壁についてのガイドラインが掲載されている[15]。ここで述べたことは、おおむねこのガイドラインに基づいている。世界銀行のガイドラインは、端的にまとめるならば、以下の事柄を促進することを狙っている。

- 輸入品に対する各国の制限的措置にも対処できるような、効果的な世界市場参入体制の構築
- 途上国が国外市場に参入しやすく、途上国市場への先進国参入も一層増えるような互恵的な自由化（ただし、克服すべき政治経済上の問題は残っている）
- 貿易の自由化（ただし、途上国にとっては、あくまで貧困を減らしつつ成長するために必要な国内の包括的改革の一部としての位置づけ）
- 世界規模の貿易ルールが途上国にもたらす費用と便益の分析の改善
- 途上国をより効果的に世界経済へ組み込ませる体制の構築

26.2　衛生と植物防疫の措置の適用に関する協定

　食品安全のレギュレーションを世界的に調和させていくことは、国際取引において公正な競争を確保するのに間違いなく役立つであろう。さらに、それによってすべての人々が食品の安全性を同じ程度享受できることにつながる。これは、GATT体制下のウルグアイ・ラウンドの背景にあった思想の1つであり、貿易の技術的障壁に関する協定（TBT協定）、衛生と植物防疫の措置の適用に関する協定（SPS協定）など多くの合意や、WTOの設立をもたらしたものである。

　SPS協定は、1995年のWTO設立協定の附属書に含まれている協定の1つである。その目的は、食品安全を確保する各国の措置に関わる諸問題を管理することにある。かつてのGATT体制下でもこの種の問題に対してある程度の対応はとられていたが、それでも多くの国々が食品安全上の懸念を持ち出して輸入食品に対する規制的措置を正当化したため、貿易における障壁になっていた。そこでSPS協定は、どのような措置であれば許容されるかについて、3条3項に次のように規定した。

> 加盟国は、次の場合に、国際基準、指針もしくは勧告に従った措置によって達成されるよりも高い水準の衛生上・植物防疫上の保護をもたらす措置を導入し、または維持することができる。科学的に正当な理由がある場合、または当該加盟国が本協定の関連規定に従って自国の衛生上・植物防疫上適切な保護水準を決めた場合である。

同項には注がついており、「科学的に正当な理由がある場合」には、加盟国が、入手可能な科学的情報を本協定の関連規定と矛盾なく検討・評価した上で、自国にとって衛生上・植物防疫上適切な保護水準を達成するためには関連する国際基準、指針および勧告では不十分であると判断した場合を含む、とされている。

　なお、「衛生と植物防疫の措置」は、次のように定義されている。

自国の領域内において、以下の危険を含む特定の危険から人または動植物の生命・健康を保護するために適用される措置。（ⅰ）有害動植物、病気を媒介するもしくは引き起こす生物または関連する病気のまん延によって生ずる危険、（ⅱ）飲食物もしくは飼料に含まれる添加物、汚染物質、毒素または病気を引き起こす生物によって生ずる危険、（ⅲ）動植物またはこれらを原料とする産品が媒介する病気によって生ずる危険。

このように、SPS協定は、食品の安全または動植物の健康保護に関する加盟国の広範囲な行為を対象にしている。それにより、国際取引に影響を与えうるすべての衛生と植物防疫の措置に、本協定が適用されることになるのである。他方で、輸出者の方も、輸出先の消費者が要求する品質と安全性を満たさなければならない。貿易ルールが存在する理由の1つは、国際基準が国産品に対しても輸入品に対しても公正かつ平等に適用されるのを確保するためなのである。また、WTO加盟国は、SPS協定に含まれる以下の原理に賛同している。

- 透明性の確保
- 措置の同等性
- 科学に基づく措置
- 地域主義
- 国家主権
- 紛争の解決
- 措置の調和化

具体的には、加盟国は、衛生と植物防疫に関する自国の法令を他の加盟国が知ることのできるように公表すること、照会に応じる窓口を設置すること、が求められている。加盟国間で措置の内容が異なっても、結果として保護のレベルが同じになることが客観的に証明される場合は、他の加盟国の措置は自国の措置と同等であるとして受け入れなければならない。検査や認証等の措置において、輸入品を国産品よりも不利に扱ってはならない。危険性の評価を含め、衛生と植物防疫の措置は、科学的な原則に基づいてとられなければならない。有害動植物または病気の無発生地域・低発生地域の制度が認められている（この制度の下では、国内の一部地域で有害動植物や病気が発生していても輸出は許容される）。加盟国は、国際基準に基づく措置とは異なる措置をとりうる。あらゆる危険への措置について国際基準に従うことには、加盟国は同意していないのである（ただし、SPS協定の規定に違反するものであってはならない）。時宜に即して加盟国間の紛争を解決するための手続きも整えられている。紛争処理パネルが、問題となっている措置が科学的根拠を有しているか、一貫して適用されているかに焦点を絞って報告書を作成して公表する。さらに、SPS協定の前文では、加盟国間で調和のとれた措置をとることが促進されることを希望する旨が述べられている。

ここでいう国際基準を設定する機関ないし枠組みとして、次の3つが挙げられる。

- コーデックス委員会
- 国際獣疫事務局（International Office of Epizootics）
- 国際植物防疫条約

コーデックス委員会は、食品の品質に関する規格や食品の安全に関する基準を定める政府間組織であり、その規格・基準は国際取引において参照されている。この委員会は、1960年代に食糧農業機関と世界保健機関が協同して設立した組織であり、消費者の健康保護と食品の公正な貿易の促進を主たる目的としている。具体的には、個別品目の規格や、食品添加物、食品汚染物質、残留農薬、動物用医薬品に関する基準、あるいは衛生実施規範などを定めている。特に1994年に終結したウルグアイ・ラウンド以降、この委員会の役割は強化されている。その翌年から始まるWTO体制の下では、SPS措置について、コーデックス委員会の規格・基準を適用していれば加盟国は責務を果たしているとみなされているからである。なお、より詳しい情報や最新の情報については、http://www.wto.org を参照してほしい。

1994年の関税および貿易に関する一般協定（1994年GATT）を受けて、かつてみられた保護主義的で輸入制限的な措置は確かに減ってきている。しかし、それは同時に、加盟国にとっては非関税障壁をめぐるSPS措置の重要性が相対的に増したことも意味する[5,8,16〜18]。さらに今後は、食品安全基準に関わるより広い課題に直面し、以下の論点にも突き当たることになるであろう。

1. 生鮮食品の地域間取引の重要性とその特性から生じる問題
2. 安全性を確保する上で、「農場から食卓まで」アプローチと重要管理点での危害要因分析（HACCP，Figure 26.3）が果たす役割
3. 貿易を促進する上で、途上国やWTO加盟各国の政府が果たす役割
4. 高所得国と低所得国の間で基準の同等性を判断する際、さらにはそれらをめぐる紛争を解決する際に、SPS協定が果たす潜在的な役割

26.3　重要管理点での危害要因分析

ある病原体との関連が認められる食品を摂取した集団の健康状態は、その食品に微生物学的リスク評価（microbiological risk assessment: MRA）を行うことで評価できる。これにより、集団レベルでの予測が可能となる。すなわち、当該食品による曝露あたりの特定の有害事象の発生確率を推定することで、問題の病原体ないし食品による1年間の10万人当たりの有症者数や死亡者数を予測できる。なお、MRAは、健康状態について絶対的指標でも相対的指標でも出すことができる。集団レベルのリスクを数値で示したり、ランキングなどのように基準比較式で示したりすることができる。このような食品のリスク評価は、輸入品にも国産品にも適用される。リスク分析に基づく食品管理についての詳細は、Figure 26.4 の通りである。

第 26 章　WTO と食品レギュレーション：サプライチェーンへの影響力

人的・物的容量と対応力には限界があり、当該組織の時間的・資源的制約を認めた上で適用する。食品サプライチェーンの管理システムは、前提となる規範（GMP、GHPなど）、HACCP など食品安全を保証する計画、さらに品質システムや文化的・経営的アプローチ（ISO9000、TQM など）によって品質と安全性を保証している。

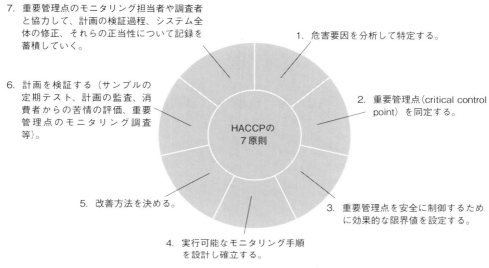

Figure 26.3　HACCP の適用

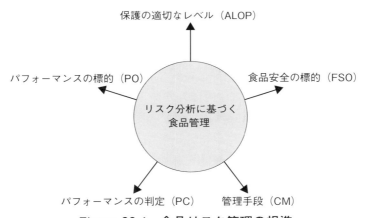

Figure 26.4　食品リスク管理の規準

「保護の適切なレベル」（appropriate level of protection: ALOP）とは、国内の人・動植物の生存や健康を保護するために衛生と植物防疫の措置をとるにあたって適切とみなされるレベルである。「食品安全の標的」（food safety objectives: FSO）とは、ある食品が消費される場合に許容される危害要因の濃度・含有頻度の上限である。ALOP を定める際のリスク指標の 1 つとなる。「パフォーマンスの標的」（performance objectives: PO）とは、食品サプライチェーンの各段階で許容される危害要因の濃度・含有頻度の上限である。FSOや ALOP を定める際に役立つ。「管理手段」（control measures: CM）とは、食品安全に対す

る危害要因を除去したり、許容可能なレベルにまで下げたりするための行為や行動である（具体的には、微生物を特定する、病原体管理の指針や衛生規範を作成する、微生物の判断基準その他の特定情報を表示する、特定情報について訓練・教育する等）。「パフォーマンスの判定」（performance criterion: PC）とは、あるCMを実施することによって危害要因の濃度・含有頻度がどれだけ減るかである。POやFSOを定める際に役立つ。国のレギュレーションによって食品サプライチェーンと公衆衛生上の問題が統括されており、リスクに基づいて国の管理レベルが調節され、食品の安全が管理されている。

　食品業界は、安全な食品を製造するだけでなく、どのようにその安全を図っているかを透明性のある方法で公に示す責任がある。たとえば、製造過程でどのような危害要因を想定に入れているのか、それに対してどのような対策を講じているのかといったデータを公開することである。これは、重要管理点での危害要因分析（HACCP）を発展させ、食品安全確保システムの一部としてHACCP計画を実行することで果たされる。HACCPは、問題発生の防止に基づく単純で合理的なコントロールシステムであり、食品安全管理に対する常識的なアプローチである。

　とはいえ、HACCPがうまくはたらくためには、それを実施する人間の側がきちんとした専門知識や対応能力を備えていなければならない。具体例として、鶏肉産業における水平的な協力体制と垂直的な協力体制の組み合わせを考えてもらいたい。両方向が合わさって生じるネットワーク構造は、養鶏場から包装工場にいたるまで、飼料製造業者、獣医師、品質サービス組織担当者などその産業に多少とも関わるすべての人間を含んでいる。透明性のある情報を提供すること、鶏肉製品の品質を消費者に対して保証することが必要だからこそ、このようなネットワークが形成されるのである。なお、HACCPの機能に関する、より発展的な議論や個別分野への適用例は、たとえば以下を参照してほしい（文献19）～26）、http://www.codexalimentarius.net、http://www.wto.org、http://www.fao.org）。

　危害要因は、「健康に悪影響を及ぼす可能性がある生物学的、化学的もしくは物理学的な食品中物質または食品状態」を意味する[20]。危害要因分析は、危害要因による有害事象の発生確率と重篤度の両方を考慮することが必要とされているため、食品リスク評価の一部を成している。この危害要因分析を検証する作業は重要であり、おそらくHACCP全体でも主要な位置を占めるが、多くの場合困難な作業となる。重要管理点は、プロセスの全体を駄目にしないための前提である。たとえば、手を洗うことが衛生手順に指定されていない場合、洗い忘れると全体に対していくつもの問題が発生しうる。手を洗うことを重要管理点の1つとして位置づければ、そのような事態は起きないのである。**Figure 26.1**で示した農場から食卓までの食品サプライチェーンにおいて、HACCPが食品の加工段階で発生したのは偶然ではない。重大な危害要因を調理、乾燥、酸処理、精製など複数の効果的方法で除去できるのは、この段階なのである。他にもこの加工段階の典型例を2つ挙げるなら、低温殺菌製品と缶詰製品である。最終段階で検査することによってではなく、途中段階での加工を工夫することによって、食品の安全を確保しようとしているのである。HACCPは、食品サプライチェーン全体を端から端まで順を追って受け入れ可能なものに導くことに役立つという意義があり、公衆衛生の改善にとっても必要なことである。ただ、

第 26 章　WTO と食品レギュレーション：サプライチェーンへの影響力

HACCP が理論通り効果的にはたらくためには（特に小売業者の特定ニーズに対応させる場合）、製品、顧客、製造施設、製造機器などの性質とぴったり適合していなければならない。この点は、スパーバー[24] が別の表現で論じている。

　いくら HACCP を採用しても、各現場での取り決めが不十分・不透明なままであれば、食品サプライチェーンに透明性をもたらすことはできない。サプライチェーンの透明性や公衆衛生の保護の向上は、HACCP の本質を理解し実践している加工産業と協力しつつ、科学に基づく品質管理システムを自発的に発展させることによって実現されるべきものである。

また、食品の市場メカニズムによっても公衆衛生の社会的目標を達成するために必要な水準の安全性を提供できない場合には、国による規制措置が適切である。

　食品安全経済学の分野では、厚生経済学的分析は、市場ではうまく問題が解決しない場合にとられる公衆衛生の向上や安寧の分配を促すさまざまな規制に焦点を当てている。政治経済学的分析は、規制の策定過程における私的アクター（利益団体など）のさまざまな役割に焦点を当てている[27]。

　HACCP を用いる管理手法は、適正製造規範（Good Manufacturing Practice: GMP）や適正衛生規範（Good Hygiene Practice: GHP）に基づく管理手法と同様に、被管理者が使用している施設や生産ライン、被管理者が製造している食品に特有な組成・加工内容など、個別に狙いを定めた食品安全への取り組みが基本となっている。これに対して、微生物学的リスク評価（MRA）は、国内で消費される食品すべて（国産か輸入かも問わない）が射程内にある。すなわち、千差万別な施設、生産ライン、製品組成および加工内容を一律に対象とする。MRA は、集団レベルで共通の視点から食品の生産、製造、販売を注視するのである。MRA のリスク評価は、科学に基づく段階的調査であり、危害要因特定、曝露評価、危害要因判定、リスク判定の 4 ステップがある（**Figure 26.5**）。これは、コーデックス委員会によって採用されている考え方に基づいている。

　危害要因特定は、何が問題となるのかを特定してそれをリスク評価の流れに導く。曝露評価は、特定された危害要因への曝露の可能性と程度を推定する。その推定結果が、危害要因判定とリスク判定の 2 段階を通じて、リスクの尺度へと置き換えられる[28]。

国の食品政策に携わる者は、食品の安全を確保する主たる責任は生産している民間部門が負うのであり、公的部門の責任は基礎的な基準の定義づけや監視、取り締まりにあると考えているかもしれない。しかし、食品安全に対する懸念が高まった今日、官民双方がレギュレーション活動で協働して安全な食品を提供することが重要であるのは明らかである[22〜32]。また、国の食品管理担当者は、**Figure 26.4** で説明した「食品安全の標的」を設定する以外にも、個別的なリスク管理対策（たとえば、特定の基準や衛生規範の設定、微生物の分類判定、表示、教育等）を直接実施する場合がある。しかしこのような個別的対策は、一般に、食品サプライチェーンの全過程または大部分の過程に結局は関わってくる

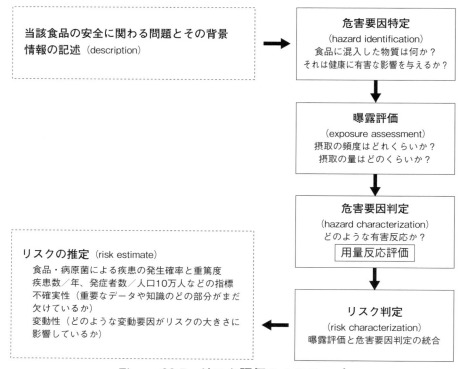

Figure 26.5　リスク評価の4ステップ

ものが多いため、対策の規模をチェーン全体に広げるべきであろう。しかも、これらの個別的対策は、Figure 26.4 で説明した「保護の適切なレベル」を定めるにあたって不可欠とまでいえるかもしれない。「食品安全の標的」は、食品安全にリスクという観点を入れるための1つの指標にすぎないからである。Figure 26.1 で示したように食品サプライチェーンはその内部で多くがしばしば相互に関連しているため、複数の対策を定義して運用することで、「食品安全の標的」が消費段階でうまく設定される方向にチェーン全体を向けさせることもできるからである。

そして、食品の国際貿易における全体的な品質の確保にも、HACCP は大きな貢献をするだろう[28,31,32]。ただし、民間が設定する基準について各国政府やWTOがどのような役割を果たすべきかがより解明される必要がある。この点に関して、本章の始めに取り上げた『世界貿易報告書 2012年版』[1]はじっくりと読むに値する文献である。

最後に、前述したことを補足しておく。非関税措置（NTM）は、各国がとる関税措置以外のすべての措置であり、輸入品に対しても輸出品に対してもとられることがあり、貿易上の争いに影響を与える。その具体的内容は、輸入についてはたとえば、輸入数量割当て、輸入禁止、輸入ライセンス、税関手続き、手数料にまで及ぶ。輸出についてはたとえば、輸出税、輸出補助金、輸出数量割当て、輸出禁止、輸出自粛などがある。その他もっぱら国内向けの措置として、衛生、技術、製品、労働、環境等の基準に関して新たな規制を敷いたり、税金や補助金に関する特別立法をしたりすることも含まれる（当該国内向け

であっても他国に間接的な影響を与える）。すでに明らかになっている通り、ある国が自国のサービス産業に対して敷いている規制を他国が交渉して変えることはとても難しい。なにぶんその国の自治に関わることだからである。本章の締めくくりとして、国の公序に関する政策を国際的に協調させていくためには、世界全体での生産・管理能力の造成が大いに助けになることを指摘しておく。

謝辞

本章は、以下 2 つがもとになっている。Aruoma OI. The impact of food regulation on the food supply chain. *Toxicology 2006;* 221: 119-27。Aruoma OI. World Trade Organization and food regulation: impact on the food supply chain（本書第 1 版; 2008）。

文献

1) WTO. *World Trade Report 2012. Trade and public policies: A closer look at non-tariff measures in the 21st century*. World Trade Organization; 2012.
2) Zepeda C, Salman M, Ruppanner R. International trade, animal health and veterinary epidemiology: challenges and opportunities. *Prev Vet Med* 2001; 48: 261-71.
3) Anyanwu RC, Jukes DJ. Food systems and food control in Nigeria. *Food Pol* 1991; 16: 112-26.
4) Brown CG, Longworth JW, Waldron S. Food safety and development of the beef industry in China. *Food Pol* 2002; 27: 269-84.
5) Henson S, Loader R. Barriers to agricultural exports from developing countries: the role of sanitary and phytosanitary requirements. *World Dev* 2001; 29: 85-102.
6) Henson S, Masakure O, Boselie D. Private food safety and quality standards for fresh produce exporters: The case of Hortico Agrisystems, Zimbabwe. *Food Pol* 2005; 30: 371-84.
7) Jukes DJ. Developing a food control system. The Tanzanian experience. *Food Pol* 1988; 13: 298-304.
8) Jukes D. The role of science in international food standards. *Food Control* 2000; 11: 181-94.
9) Yapp C, Fairman R. Factors affecting food safety compliance within small and medium-sized enterprises: implications for regulatory and enforcement strategies. *Food Control* 2006; 17: 42-51.
10) Chen J. Challenges to developing countries after joining WTO: risk assessment of chemicals in food. *Toxicology* 2004; 198: 3-7.
11) Key N, Runsten D. Contract farming, smallholders and rural development in Latin America: the organization of agroprocessing firms and the scale of out-grower production. *World Dev* 1999; 27: 381-401.
12) Nguz K. Assessing food safety system in sub-Saharan countries: an overview of key issues. *Food Control* 2007; 18: 131-4.
13) Baker DA. Use of food safety objectives to satisfy the intent of food safety law. *Food Control* 2002; 13: 371-6.
14) Boutrif E. The new role of Codex Alimentarius in the context of WTO/SPS agreement. *Food Control* 2003; 14: 81-8.
15) World Bank. *Development, trade and the WTO. A Handbook*. Washington, DC：The World Bank；2002.
16) Kastner JJ, Pawsey RK. Harmonising sanitary measures and resolving trade disputes through the WTO-SPS framework. Part I: a case study of the US-EU hormone-treated beef dispute. *Food Control* 2002; 13: 49-55.
17) Kastner JJ, Pawsey RK. Harmonising sanitary measures and resolving trade disputes through the WTO-SPS framework. Part II: a case study of the US-Australia determination of equivalence in meat inspection. *Food Control* 2002; 13: 57-60.
18) Unnevehr LJ. Food safety issues and fresh food product exports from LDCs. *Agric Econ* 2000; 23: 231-40.
19) Azanza MPV. HACCP certification of food services in Philippine. inter-island passenger vessel. *Food Control* 2006; 17: 93-101.
20) Codex Alimentarius Commission. Hazard analysis and critical control point (HACCP) system and guideline for its application. Annex to CAC/RCP 1997, 1-1969. Rev 3.
21) Jeng H-YJ, Fang TJ. Food safety control system in Taiwan. The example of food service sector. *Food Control* 2003; 14: 317-22.
22) Mortimore S. How to make HACCP really work in practice. *Food Control* 2001; 12: 209-15.
23) Sperber WH. Auditing and verification of food safety and HACCP. *Food Control* 1998; 9: 157-62.
24) Sperber WH. HACCP and transparency. *Food Control* 2005; 16: 505-9.

25) Sperber WH. HACCP does not work from farm to table. *Food Control* 2005; 16: 511-4.
26) Sun Y-M, Ockerman HW. A review of the needs and current applications of hazard analysis and critical control point (HACCP) system in foodservice areas. *Food Control* 2005; 16: 325-32.
27) Martinez MG, Fearne A, Caswell JA, Henson S. Co-regulation as a possible model for food safety governance: opportunities for public-private partnerships. *Food Pol* 2007; 32: 299-314.
28) Lammerding AM, Fazil A. Hazard identification and exposure assessment for microbial food safety risk assessment. *Int J Food Microb* 2000; 58: 147-57.
29) Jukes D. Regulation and enforcement of food safety in the UK. *Food Pol* 1993; 18: 131-42.
30) Varzakas TH, Chryssochoidis G, Argyropoulos D. Approaches in the risk assessment of genetically modified foods by the Hellenic Food Safety Authority. *Food Chem Toxicol* 2007; 45: 530-42.
31) WTO. Agreement on the Application of Sanitary and Phytosanitary Measures. World Trade Organization; 1995.
32) WTO. Review of operation and implementation of the Agreement on the Application of sanitary and Phytosanitary Issues. World Trade Organization; 1999.

第V部

ペットフード分野

第27章

ペットフード産業における機能性成分とレギュレーション

Functional Ingredients in the Pet Food Industry: Regulatory Considerations

ニキタ・マッギ，ジェニファー・ラドセヴィッチ，ナンシー・E・ローソン
AFB インターナショナル　セントチャールズ，ミズーリ州，米国

Nikita McGee, Jennifer Radosevich and Nancy E. Rawson
AFB International, St. Charles, Missouri, USA

27.1　はじめに

　ニュートラシューティカルや機能性成分をペットフードやペットのおやつ、サプリメントに入れることが近年増加してきた。ペットの医療や食餌の品質が向上するにつれ、ペットのオーナーはペットの高齢化に直面することになり、ペットの生活の質（quality of life: QOL）を最大限高めたいと願うようになった[1]。人の食品で効果のあるといわれている多くの機能性成分がペットフードにも使われるようになり、オメガ−6 脂肪酸や抗酸化物質などを含む多数の製品が市場に登場している。これらの成分には臨床研究の裏づけがあり、ペットの認知能力の向上、その他の臨床的な利益があるとされている[2〜5]。こうした傾向は人間の食品産業で起こっていることをそのまま反映している。しかし、ペットフード産業で使用される原材料をどのように規制し管理するかは、人間の食品産業とは異なる。したがって、製造業者は対象とするペットの種類と裏づけとなる研究との関連性だけでなく適切なレギュレーションも考慮しなければならない。

　実はすでに、ペットフード産業は世界規模でレギュレーションの対象になっており、多くの国々でペットフードの成分に対する特殊な規則等が作られている。大部分の国でレギュレーションに関する情報は公開されており、一般の人々が入手できる。しかし、具体的な規則やルールの内容を適切に解釈するにはそれなりの知識や先行経験が必要である。ここで提供する知識は、どの種類の成分にも一般に当てはまるものと考えてよい。

　本章は、米国、カナダ、欧州連合（European Union: EU）、中国、ラテンアメリカのペットフード成分のレギュレーションに関係する一般的な情報を提供するためのものである。情報リソースも提供されているので、読者は詳細な情報を得ることができる。

27.2 規制機関

カナダ、EU、中国、ラテンアメリカにはペットフード成分を管理する単一の主たる規制機関がある（Table 27.1 参照）。米国は例外で、2つの規制機関がペットフード産業とペットフード成分産業を管理している。

Table 27.1　各国の規制機関

米国	食品医薬品局（Food and Drug Administration: FDA） 農務省（United States Department of Agriculture: USDA）
カナダ	食品検査庁（Canadian Food Inspection Authority: CFIA）
EU	欧州委員会（European Commission: EC）
中国	農業部（Ministry of Agriculture: MOA）
ラテンアメリカ	メキシコ農産食料衛生安全品質サービス機構（Servicio Nacional de Sanidad, Inocuidad y Calidad Agroalimentaria: SAGARPA-SENASICA）

27.3 製造施設の許可制

まず大多数の国々では、ペットフード会社とペットフード成分会社は自国で営業するのに国の許可を得なければならない。最低限、各国は国外にある製造施設を規制機関に登録することを求めている。登録に加えて、一部の国では国外にある製造施設に、許可の取得および更新を求めている（Table 27.2 参照）。

Table 27.2　製造施設のレギュレーション

米国	国内外の施設：食品施設登録（Food Facility Registration Module: FFRM）プログラムによる登録。ただし、一部の州では許可制ないし検査が要求されている。
カナダ	国内施設：登録 国外施設：正式な登録手続はないが、工場を譲渡する場合にはCFIA施設質問表に記入が必要。カナダへの輸入にあたっては、質問票に規制機関が署名することが必要。
EU	国内施設：操業には許可が必要 国外施設：規制機関が毎年検査をしてEU内のレギュレーションとの適合性を確認する。
中国	国内施設：操業には許可が必要 国外施設：規制機関が毎年検査をしてEU内のレギュレーションとの適合性を確認する。
ラテンアメリカ	国内施設：操業には許可が必要 国外施設：施設で製造している製品の特性によって登録ルールが異なる。

27.4 ペットフード成分の認定制

米国、カナダ、EU、中国はペットフード産業に関わる成分のうち、国内で使用を認める成分を特定している。認定成分の種類や認定リストの更新頻度は国ごとに異なる（Table 27.3 参照)。

認定成分の使用に加え、中国とラテンアメリカでは、ペットフードの製造について販売前承認が必要である。

新規のペットフード成分の認定手続を大まかにまとめるのは難しい。国ごとの違いと成分カテゴリーごとの違いが大きいからである。各国の詳細情報を得るリソースとして、リンク先を掲載した。

Table 27.3　ペットフード成分

米国	認定成分でなければならない。州レベルで米国飼料検査官協会（Association of American Feed Control Officials: AAFCO）の基準との適合性を要求。 認定成分リスト：一般に公開されていない。アクセスには料金が必要。 　http://www.aafco.org 21 CFR 582：一般に安全と認められる物質（Generally Recognized as Safe: GRAS） 　http://www.ecfr.gov 21 CFR 570; 21 CFR 571; 21 CFR 573：食品添加物 　http://www.ecfr.gov
カナダ	認定成分でなければならない。 認定成分リスト：CFIA 飼料規則（別表 IV および V） 　http://laws-lois.justice.gc.ca/eng/regulations/SOR-83-593/index.html
EU	認定成分でなければならない（EU 飼料添加物登録）。 認定成分リスト： http://ec.europa.eu/food/food/animalnutrition/feedadditives/comm_register_feed_additives_1831-03.pdf 飼料添加物に関する規則（Regulation 1831/2003） http://eur-lex.europa.eu/LexUriServ/LexUriServ.do?uri＝OJ:L:2003:268:0029:0043:EN:PDF
中国	認定成分でなければならない。なお、製品は販売前承認申請が必要である。 認定成分リスト 　http://www.moa.gov.cn
ラテンアメリカ	認定成分でなければならない。なお、製品は販売前承認申請が必要である。 認定成分リスト：アクセスは事業者に限られる。

27.5　世界的に受容されているペットフード成分

認定成分リストは国ごとに異なるものの、多くの成分カテゴリーは各国とも共通である。それらはビタミン、保存料／pH 調整剤、アミノ酸、香料などである。これらのカテゴリーに関して、米国、カナダ、EU、中国、ラテンアメリカで共通して認められているペットフード成分の例を以下に示す。

- ビタミン：ビタミン C（アスコルビン酸）、ビタミン E（トコフェロール）
- 保存料／pH 調整剤：安息香酸、ソルビン酸カリウム、クエン酸
- アミノ酸：メチオニン、チアミン
- 香料：ローズマリーのような天然香料

27.6 レギュレーションの今後の動向

消費者は製品の動向に関心があるので、各ペットフード成分の特性に関する知識は業界にとってますます重要になっている。レギュレーションは今後、遺伝子組換え生物（genetically modified organism: GMO）成分の使用、グルテン含有の有無、天然の定義などについて法制化が始まり、急速に発展していくだろう。

(1) GMO

米国ではGMO成分の使用に関する制限は州レベルで管理されている。この動きは広がりつつあり、それに対して継続して議論がなされている。大半の州でGMOの定義が異なり、ペットフード産業における使用制限に関するルールも異なっている。このような理由から、米国においてGMOをめぐる規範をどの程度遵守するかは、近い将来、大きな課題となるであろう。

EUで使用されるペットフード成分は現在、非GMO宣言を必要とする。カナダ、中国、ラテンアメリカはGMO成分の使用に関する制限を立法化していない。

(2) その他

米国では、グルテンフリーや天然などの用語の定義とその適切な使用について、活発な活動が展開されている。FDAはグルテンフリーの定義を公表した。しかし、「天然」(natural) という用語をまだ定義していない。

(3) ヘルスクレーム

米国内では、連邦食品医薬品化粧品法によって、すべての動物用飼料は人間の食品と同じく、食べても安全で、衛生的状態で製造され、有害物質を含まず、正しい表示をするよう求められている。FDAの動物薬センター（Center for Veterinary Medicine: CVM）はペットフードの特定のクレームを審査している。たとえば「尿路の健康を維持する」「低マグネシウム」「歯石予防」「毛球防止」「消化改善」などである。尿路に対するヘルスクレームを表示するためのデータ収集要領は、FDAウェブサイトのCVM部にある業界向けガイドライン55に示されている。国のレギュレーションに加えて、米国獣医学会（American Veterinary Medical Association: AVMA）はペットフード業界に正しい科学的エビデンスによって裏づけられたヘルスクレームや治療様クレームだけを表示する責任ある行動をとるよう促している。獣医は健康効果または治療様効果のあるペットフードを使ったり、勧めたりする前に、関連性のある製品情報を科学的エビデンスに基づいた医療の原則によって評価しなければならない。AVMAはペットの安全のため、FDAが、ヘルスクレームまたは治療様クレームが暗示または明示されたすべてのペットフード製品に、それらのクレー

ムはFDAによって評価されていないことを示すラベルを目立つように表示させることを推奨している。

リンク

国際飼料産業協会
    http://www.ifif.org
AAFCO［米国］
    http://www.aafco.org
飼料産業協会［米国］
    http://www.afia.org
FDA［米国］
    http://www.fda.gov
連邦食品医薬品化粧品法［米国］
    http://www.fda.gov/AnimalVeterinary/Products/AnimalFoodFeeds/PetFood/default.htm
USDA［米国］
    http://www.aphis.usda.gov/
CFIA［カナダ］
    http://www.inspection.gc.ca
欧州委員会［EU］
    http://ec.europa.eu/index_en.htm
農業部［中国］
    http://www.moa.gov.cn
SAGARPA-SENASICA［ラテンアメリカ］
    http://www.senasica.gob.mx/
CVM［米国］
    http://www.fda.gov/AnimalVeterinary/
業界向けガイドライン 55［米国］
    http://www.fda.gov/AnimalVeterinary/GuidanceComplianceEnforcement/GuidanceforIndustry/ucm053415.htm

文献

1) Taylor J. Antioxidant Update: Adding more than shelf life to petfood. Petfood Industry. June 04, 2012. http://www.petfoodindustry.com/PrintPage.aspx?id=46274.
2) Siwak CT, Tapp PD, Head E, Zicker SC, Murphey HL, Muggenburg BA, et al. Chronic antioxidant and mitochondrial cofactor administration improves discrimina- tion learning in aged but not young dogs. *Prog Neuro-Psychopharmacol Biol Psychiatry* 2005; 29(3): 461-9.
3) Milgram NW, Head E, Zicker SC, Ikeda-Douglas C, Murphey H, Muggenberg BA, et al. Long-term treatment with antioxidants and a program of behavioral enrichment reduces age-dependent impairment in discrimination and reversal learning in beagle dogs. *Exp Gerontol* 2004; 39(5): 753-65.
4) Cotman CW, Head E, Muggenburg BA, Zicker S, Milgram NW. Brain aging in the canine: a diet enriched in antioxidants reduces cognitive dysfunction. *Neurobiol Aging* 2002; 23(5): 809-18

5) Zicker SC, Wedekind KJ, Jewell DE. Antioxidants in veterinary nutrition. *Vet Clin Small* Anim 2006; 36: 1183-98.

第VI部

バリデーション

第28章

ニュートラシューティカル産業におけるバリデーションの取り組み
Validation Approach in Nutraceutical Industry

チャンドラ・S・イーヴァニー，デブ・クマール-ナス
アポテックス社　トロント，オンタリオ州，カナダ
Chandra S. Yeevani and Deb Kumar Nath
Apotex Inc., Toronto, Canada

28.1　背景

　特定の製造工程や、機器、施設、ユーティリティシステムについて検査し、文書化したエビデンスを確立するというプロセスによって、事前に定められた規格と品質特性に適合する製品が一貫して製造される。

　バリデーション（validation）は適正製造規範（Good Manufacturing Practice: GMP）の一部であり、米国の食品医薬品局（Food and Drug Administration: FDA）、欧州連合（European Union: EU）、日米欧医薬品規制調和国際会議（International Conference on Harmonization: ICH）、世界保健機関（World Health Organization: WHO）の最新の適正製造規範（Current Good Manufacturing Practice: CGMP）ガイドラインに含まれる。これらのレギュレーションに従うことは医薬品または原薬製造者の義務であるが、ニュートラシューティカルの製造者の場合はこれらのガイドラインに従う義務はない。しかし、消費者にダイエタリーサプリメントや天然製品（natural product）の摂取が拡がっており、また、新規成分の導入や、成分の組み合わせ、製剤化、摂取経路、さらには、医薬品との併用について患者に適切な認識が欠けているために起こる健康リスクがあるため、ニュートラシューティカルの製造工程全体にわたる、より良い管理が望まれている。ニュートラシューティカル産業は過去十年にわたり着実に成長してきたが、人々の健康と安全を確保するため、FDAのイニシアティブをより多く必要とするようになっている。

　医薬品と食品の領域間にあるニュートラシューティカル業界は、FDAからGMPを実施するよう強い圧力を受けつつある。というのは、医薬品とニュートラシューティカル製品の作用（operation）が、疾病の治療に直接的な効果を伴うという点で類似しているからで

ある。

本章では、ニュートラシューティカル産業界が慣行上求められている最低限のバリデーションと、関連するレギュレーションについて述べる。

28.2 バリデーションの取り組み：V モデル

Figure 28.1 は、適格性評価が必要な重要システムに使用される V モデルを示している[1]。適格性評価試験の流れとそれぞれの相互関係を示している。

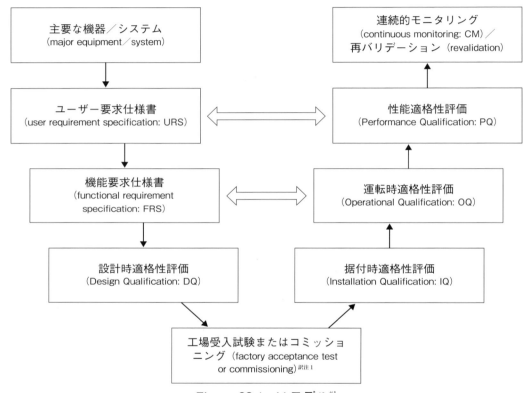

Figure 28.1　V モデル[#1]

[#1] 国際製薬技術協会（International Society for Pharmaceutical Engineering Inc.: ISPE）－自動化製造実践規範（Good Automated Manufacturing Practice: GAMP）ライフサイクルアプローチから引用したものであるが、医薬品・食品産業に合わせて修正を加えた。

適格性評価とバリデーション手順は、施設、付属ユーティリティ、機器、製造工程が GMP に従って設計されるというエビデンスを確立し、文書化して提供しなければならない。これが通常、設計時適格性評価（Design Qualification: DQ）の構成要素となる。施設、付属ユーティリティ、機器はそれらの設計仕様に従って造られ、設置され、これが据付時適格性評価（Installation Qualification: IQ）を構成する。施設、付属ユーティリティ、機器

訳注1　コミッショニングとは、十分に計画され、文書化され、管理された工学的な取り組みである（ISPE 日本本部の定義）。

はそれらの設計仕様に従って運用され、これが運転時適格性評価（Operational Qualification: OQ）を構成する。こうした一定の製造工程により、あらかじめ定められた規格と品質特性に適合した製品が恒常的に製造される。これが性能適格性評価（Performance Qualification: PQ）の構成要素となる。

(1) バリデーションマスタープラン

　バリデーションマスタープラン（Validation Master Plan: VMP）とは、企業全体の方針と目標、バリデーション方針を確立するのに使用されるアプローチをまとめた文書であり、バリデーション全体の運用、その組織構造、内容、計画を示すものである。VMPの中心は、バリデーションすべき事項のリスト／一覧表とバリデーション計画である。

　適格性評価とバリデーションプロセスは、施設、付属ユーティリティ、機器、製造工程がGMPに従って設計されたというエビデンスを確立し、文書化して証拠として提供しなければならない。これが通常DQを構成する。施設、付属ユーティリティ、機器はそれらの設計仕様に従って造られ、設置される。これがIQを構成する。施設、付属ユーティリティ、機器はそれらの設計仕様に従って運用され、これがOQを構成する。一定の製造工程により、あらかじめ定められた規格と品質特性に適合した製品が恒常的に製造される。これがプロセスバリデーション（process validation: PV）を構成する。

　VMPの目的を以下に示すが、これのみにとどまるものではない。

1. 管理（management）：時間、人員、資金についてバリデーションプログラムが関係するものを認識し、プログラムの必要性を理解する。
2. バリデーションチーム（validation team）：関係者の業務と責任を理解する。
3. レギュレーションの確認（regulatory inspection）：工場のバリデーションに対する取り組みや仕組み、すべてのバリデーション活動の組織を理解する。

　すべてのバリデーション活動を要約し、マトリクスフォーマットを作成しなければならない。マトリクスは活動内容の概観を示す。

　VMPフォーマットとその内容は以下を含む[2]。

- はじめに：バリデーションの方針、スコープ、場所、スケジュール
- 組織構造：各個人の担当業務
- プラント／製造工程／製品説明：採用または除外の原則とバリデーションの範囲
- 特定の製造工程における重要配慮事項と特別注意事項
- バリデーションアプローチを用いてマトリクスフォーマットに要約された、バリデーションを行うべき製品／製造工程／システムのリスト
- 再バリデーション活動、実際の状態と将来計画
- 主要な判定基準

- 文書化フォーマット
- 必要な標準作業手順（standard operating procedure: SOP）の参照
- 各バリデーションプロジェクトと対象ごとの時間計画

(2) ユーザー要求仕様書

　ユーザー要求仕様書（user requirement specification: URS）は、機器やシステムに求められている実行内容を記述した要求仕様であり、適合すべき判定基準あるいは条件を、少なくとも一組含む。本文書は機器やシステム設計の複雑性に従い、システム所有者や品質保証（quality assurance: QA）部門が認めたテンプレートやプロトコールの形式でよい。
　URS は次の項目を含むが、これのみにとどまるものではない。

- はじめに
- 運転時要件
- 製造工程管理
- 施設要件
- 制約
- ライフサイクル：開発、工場受入試験（factory acceptance test: FAT）、出荷、サポート、保証
- 用語集
- 参考文献
- 図面／レイアウト

(3) 工場受入試験（FAT）

　施設受入試験は、製造工程の重要度に応じて選択した機器やシステムに対して実施される。FAT のすべての特徴を詳述したプロトコールを作成し、顧客と製造者がこれを事前に確認しなければならない。事前に確認されたプロトコールにより試験が終了したら、入荷前に結果を評価し、承諾する。FAT の結果と報告書は、IQ／OQ など、その後のバリデーション活動に利用することができる。
　製造工程の重要度とカスタマイズの程度に応じて選んだシステムに対して、現地受入試験（site acceptance testing）を実施してもよい。また、機器が使用目的に即して設置され、作動しているかを検証するために現地受入試験を実施することができる。

(4) バリデーションプロトコール

　バリデーションプロトコールには番号を付け、署名と日付を入れ、少なくとも下記の情報を記載しなければならない。ただし、これのみにとどまるものではない[2,3]。

- バリデーション試験の目的、対象の範囲
- バリデーションチームの構成メンバー、適格性、責任
- バリデーションの種類：予測的（prospective）、コンカレント（concurrent）、回顧的（retrospective）、再バリデーション
- バリデーション試験に含めるべきバッチの選択と数
- 使用する全設備のリスト、それらの標準ケースとワーストケースにおける運転パラメータ
- 重要設備のIQとOQの結果
- すべての測定機器のキャリブレーションの要件
- 重要製造工程のパラメータとそれぞれの許容基準
- 製造工程の各ステップの記載：製品のマスター文書の写し
- サンプリング場所、サンプリングを行うステップ、サンプリング方法、サンプリング計画
- データ解析に用いる統計ツール
- 各製造工程担当者の教育研修要件
- 工程内試験や最終製品に対して実施するバリデートされた試験方法（test method）
- 原材料と包装材料の仕様書、試験方法
- 結果を文書化するための形式と図表
- 結果を提示するフォーマット、結論の文書化、結果の承認のためのフォーマット

(5) 据付時適格性評価（IQ）

　IQの間に、スタートアップ前のシステムを完全に解析しておかなければならない。プロトコールは、あらかじめ定められた判定基準によるコミッショニングの実施前、あるいは実施後に、重要なシステム特性をチェックする系統的方法を提供しなければならない。

　システムの詳細な検討内容を記載する。この検討にはシステムの目的とシステムのすべての重要な大型／小型部品が含まれなければならない。使用するSOPのリストを検証する。これにはシステムの運用、保守管理、クリーニング、サニタイゼーション（sanitization）[訳注2]が含まれる。システム設計は、設置されたシステムがURSやDQの指定と同じであることを検証するために、コミッショニング実施中あるいは実施後に評価されなければならない。システムエンジニアリング図（プロセス計装図 process & instrumentation diagram: P&ID）やマニュアル、データシート、仕様は、適切な部品が設置され、配置されたことを文書化するために使用される。

　重要な付帯設備（水、蒸気、電力など）と部品（フィルター、コイル、配管、バルブ、計器、制御装置）が正しく接続され、配置されているかについて、システムを評価しなければならない。製品の品質に影響を与える可能性のある制御装置、モニター、記録装置（圧

訳注2　洗浄や消毒によって衛生的にすること。

力計、温度センサー、タイマーなど）のキャリブレーション（calibration）[訳注3]や精度チェックを文書化しなければならない。キャリブレーションの要件には、適切な国家標準に準拠すべきキャリブレーション機器についてキャリブレーションが実施されていることの確認が含まれる。

IQはコミッショニング作業と同時に行ってもよいが、コミッショニングが問題なく完了する前に結論を出してはならない。設置された機器の予防的メンテナンス要件を、文書化しておかなければならない。この段階で、新しい機器と予防的メンテナンス要件を、予防的メンテナンス計画に加えなければならない。製造工程の完全性や製品の再現性に影響を与える可能性のある、IQで検出された逸脱[訳注4]をすべて特定して調査し、文書化しておかなければならない（正当化、修正、必要な再適格性評価試験（re-qualification study）を含む）。

IQプロトコールには下記の要素が含まれなければならないが、これのみにとどまるものではない。

システム／機器／設備の導入

- 製造工程の内容
- システム／機器の概観（機能の説明）
- 重要な機器と装置（主要な機器と装置のリスト）
- リスク評価

試験計画には以下の検証項目が含まれなければならないが、これのみにとどまるものではない。

- 試験実施の承諾
- 標準作業手順（SOP）
- 主要部品の内容
- 主要機器のキャリブレーションの検証
- 主要装置の試験の検証
- 製品接触部分／表面の試験
- 予備部品のリスト
- 予防的メンテナンス計画と一覧表
- 制御／コンピュータシステムとプログラム可能な論理制御（programmable logic controller: PLC）
- 電力、水、空気などのユーティリティの検査と据付書
- 空気圧検査
- 機械検査

訳注3　校正と訳される場合もある。標準器、標準試料などを用いて計測器の表す値と真の値との関係を求めること。
訳注4　承認された指示、設定された基準または製造手順等からの乖離を意味する。

- 据付時チェック
- 逸脱
- 所有者、エンジニアリング、QA 部門による試験後承認

(6) 運転時適格性評価（OQ）

　システム IQ プロトコルが問題なく終了した後に、OQ を実施しなければならない。OQ はあらかじめ定めたシステムの動的特性を検査するために用いられる。OQ の間に、すべての試験機器を特定し、使用する前にキャリブレーションを行わなければならない。検証済みの試験方法を用いて実施し、得られたデータを収集して評価する。機器、サービスオペレーション、クリーニング業務、メンテナンス要件、キャリブレーション計画に関する SOP 案を整えておかなければならない。OQ プロトコールには、システムの適切な運用に重要な運転時試験、測定、主要パラメータの管理許容誤差を記載しなければならない。試験目的、手順、判定基準をすべての試験について定義する。OQ の実施には、重要なシステム運転時のパラメータについての試験と測定が含まれる。

　本作業には、機器、インジケータ、計器、センサー、試験を受ける材料の物理的特性から得られた運転時データのモニタリングと評価が含まれる。システムの能力を試験するために、運転範囲で起こり得るすべてのシナリオについて調べる。

　OQ 試験の手順と判定基準は、システム機能仕様書（functional specification: FS）、URS、エンジニアリング試験またはコミッショニングの結果に基づくものでなければならない。OQ で認められた逸脱を特定して調査し、文書化しなければならない（正当化、修正、必要な再適格性評価試験を含む）。機器／プラントの IQ と OQ が問題なく終了した後、機器／プラントを次のバリデーション段階に進める。

　OQ プロトコールは以下の要素を含むが、これのみにとどまるものではない。

- 試験実施承諾
- はじめに
- 参加者記録
- 試験計画
- 試験機器のキャリブレーション
- 警報と故障確認試験：適切な警報あるいは反応が生ずる。
- 停電と復旧試験
- コンピュータシステム：災害時復旧評価
- セキュリティアクセス試験[訳注5]
- インターフェース試験
- プロセス運転時試験

訳注5　2つ以上の製造工程、要員、または他の物理的構成要素の間での通信ポイントを試験する。

- 逸脱／調査リスト
- まとめと結論
- 所有者、エンジニアリング、QA 部門による試験後承認

(7) 性能適格性評価（PQ）

システムの IQ と OQ プロトコールが問題なく終了した後、PQ を必要とする重要システムあるいは製造工程に対して PQ を実施する。PQ は、適切な範囲でシステムあるいは製造工程が、試験対象の他のシステムないし器具と統合された場合に、性能に再現性があるか否かを証明するために用いられる。PQ プロトコールは、稼働性や製造工程パラメータが既知で、かつ、どのような仕方であれ、製品の品質に重大な影響を及ぼすシステムについて試験しなければならない。PQ プロトコールは、手順、職員、器具、設備、製造工程についてまとめなければならない。試験目的、手順、判定基準を、PQ 実施前に明確に定める。

再現性のある結果が得られるという、システムの能力を証明するために、十分な回数の反復試験を実施する。試験には化学的、物理学的、微生物学的要素についての分析が含まれる。規定された上限と下限の製造工程変動範囲内において、意図された機能が発揮されるかについて、システムあるいは製造工程の能力を測定する。

PQ の試験手順と判定基準は、機能仕様書、ユーザー要求仕様書（user requirement specification: URS）、レギュレーションに則った製品規格に基づかなければならない。PQ において認められた逸脱をすべて特定し、調査を行なって文書化しておかなければならない（正当化、修正、必要な再適格性評価試験を含む）。PQ プロトコールは以下の要素を含むが、これのみにとどまるものではない。

製造エリア／ユーティリティ適格性評価の例

- 試験実施承諾
- システムの導入（URS／DQ に基づく記述）
- 事前に定めた判定基準
- レギュレーション関連：エリアの分類（例：ISO grade 9 等）
- 試験計画
- 温度マッピング試験
- 非生物粒子計数
- 生物粒子計数
- 煙試験（エアフローパターン）
- リスク評価：使用予定の器具に基づく封じ込め（containment）[訳注6] の観点から

[訳注6] 生物学的、薬理学的な高活性、毒性、バイオハザード性を有する物質から、作業者や作業環境を保護することを目的とした、作業場への有害物質の侵入を防ぐための物理的手段を意味する。通常は、汚染からの製品の保護に加えて用いられる。

- 製造工程作業室と非製造工程作業室間の差圧（differential pressure）
- 水の三段階モニタリングシステム
- 上述の試験で行うサンプリング計画とサンプリング場所の選択
- 逸脱と調査報告
- 結論の概要
- 関係部署とQA部門による試験後承認

(8) プロセスバリデーション（PV）

　2011年のFDAの新PVガイドラインまたはEUのGMPに係るPVをニュートラシューティカル製品の製造に適用できないとしても、同一の品質を持つ製品を恒常的に製造し、顧客のさらなる満足を得るために、これらのガイドラインに示されている原則と方針に従うことが推奨される[4,5]。

　FDAガイドラインに基づけば、PVとは、製造工程設計段階から商業生産段階までに集積されるデータの評価と定義され、当該データにより、当該製造工程が一貫して高品質の製品を製造することができるという科学的エビデンスが確立される。PVは、製品と製造工程のライフサイクルにおける一連の活動を含む。

　FDAガイドラインはPV活動を3段階に分けて説明している。

　　ステージ1　製造工程設計：商業生産製造工程は、研究開発とスケールアップ作業から得られる知識に基づいて、本ステージで明確にされる。
　　ステージ2　PQ：本ステージでは、当該製造工程が商業生産において再現性があるか否かを決定するために、製造工程設計を評価する。
　　ステージ3　継続的PV：継続的な製造において、製造工程の管理が維持されることを、継続的に保証する。

　PVは、最初から最後に至る製品の製造工程に含まれる、直接に関係するすべてのシステムと製造工程に対して先行して行われる、すべての必要な適格性評価作業（IQ，OQなど）が終わってから、製品別に行われるバリデーションである。PVは商業生産と包装用の文書を使って行われる。PV試験の判定基準は、研究開発段階で確立された製品と製造工程パラメータおよび関連するレギュレーションに従う。

　カナダ健康製品・食品監視局（Health Products and Foods Branch Inspectorate: HPFBI）の医薬品剤形のためのバリデーションガイドライン：GUI-0029[2]には、以下のPVアプローチが記載されている。

　　予測的バリデーション：製造工程を、商業生産に用いる前にバリデーションプロトコールを実施する。最終的に合意されたパラメータを用いて、連続する3バッチにおいて、期待される品質が当該製品に得られた場合、当該製造工程には適切なバリデーションが成り立つと一般的には考えられている。

第Ⅵ部　バリデーション

　　コンカレントバリデーション：本バリデーション作業は商業用バッチ製造時に行われる。

　　回顧的バリデーション：多くの施設において、安定的で、かつ日常的に使用されている製造工程については、形式的な文書化されたバリデーションプロセスを受ける必要はない。当該製造工程がバリデートされているというエビデンスを文書化して証明する必要がある場合には、過去のデータを使用してもよい。

(9) クリーニングバリデーション

　クリーニングバリデーション（cleaning validation: CV）は機器に固有のバリデーション活動であり、製品接触機器に対して、清浄度の適格性評価を行うプロセスにおいて実施される。これは医薬品の製造で行われる[6]。クリーニング手順は、製造・包装プロセスに用いられる機器の種類に応じて確立しなければならない。

　QA部門は、正式なリスク評価を記述し、これを承認しなければならない。ニュートラシューティカル製品の取り扱いに関係するリスクは、下記要因によって高リスクと見なされる。

- 原材料の複雑性
- 原材料の基原
- 毒性データの欠如
- 健康危害要因評価
- 単一バッチ内の複数成分
- 個別の製品についての適切で高感度の分析試験方法の欠如
- 強制的分解データの欠如
- 治療的用量が多くの場合未知
- CVに関するレギュレーションの欠如

　これらの要因により、多様なニュートラシューティカルを製造している施設で用いられるクリーニング作業をバリデートすることが不可欠である。異なる種類の製品を製造する場合には、クリーニング手順をバリデートしなければならない。以下のリスク要因に関連する最大許容キャリーオーバー（maximum allowable carry over: MACO）に基づいて、クリーニング作業後の残存限度量を決定しなければならない。

　　a．活性を有するニュートラシューティカル原材料の治療的用量
　　b．毒性（LD_{50}値）
　　c．クリーニング剤に対する原材料の溶解性

　ISPEのRisk MaPPガイド[7]に基づく許容リスク（CV限度値）も利用可能である。ISPE Risk MaPPでは、健康に基準を置いた限度値（health-based limits）は、毒物学と薬物学的

データに基づいて決めるか、あるいは1日暴露許容量（acceptable daily exposure: ADE）の限度を決定するのに用いられる臨床試験データに基づいて決めるべきであるとしている。本件についての詳細は、ISPE Risk MaPP ガイドを参照されたい。

　バリデートされた分析方法は、すべての CV 試験の妥当性を実証するための、重要な前提条件である。

（10）再バリデーションと変更管理

　適格性評価済み（バリデーション済み）の機器に対する改変、移動、大規模変更は、機器に対していかなる変更を加える前に、承認された変更管理プロセスに従って行われなければならない。この正式評価には、機器の再適格性評価の検討が含まれる。小規模変更や、最終製品あるいは中間製品の品質に直接の影響を与えない変更は、予防的メンテナンスプログラムの文書化システムによって処理しなければならない。

28.3　定義

変更管理（change control）
　医薬品の製造、包装、試験に使う施設、原材料、機器、製造工程、または品質もしくは支持システムの運用、に対して影響を及ぼす変更が提案されたときに実施すべき作業を説明した文書化された手続き。

CV（cleaning validation）
　製造／包装に使用する機器に対して実施されるクリーニング手順が、すべての残存量（製品／洗浄剤）に対して許容レベルまで低減したことを証明する文書化された作業。CV は、機器の日常的なクリーニングと保管において、微生物が繁殖しないことも証明する。

コンカレントバリデーション（concurrent validation）
　製造工程パラメータをモニターするために、製造中のバッチを使用するプロセス。本方法は試験対象とする製造中のバッチに対して保証を与え、バッチ間の品質の一貫性に関して限定的保証を与える。

重要製造工程パラメータ（critical process parameter）
　管理しなければ最終製品にバラツキを与えるパラメータ。

機器適格性評価（equipment qualification: EQ）
　製造工程における機器と補助システムが、一定の限度と許容範囲内において恒常的な稼働が可能であることを、信頼性とともに確立する試験。本試験には商業規模のバッチの製造で使用されるすべての主要な機器についての規格、IQ、OQ が含まれる。EQ は「ワーストケース」／負荷状況を含む実際の製造状況をシミュレーションしなければならない。

IQ（Installation Qualification）
　製造工程における機器と補助システムが適切に選択され、正しく設置されたことを証明する文書化された作業。

主要機器（major equipment）
　医薬品の製造・包装に必要な一連の作業の中で、重要な製造工程の段階を担う機械の一つを指す。主要機器の例としては、打錠機、粉砕機、混合機、流動層乾燥機、ヒーター、乾燥オーブン、錠剤コーティング機、カプセル充填機、発酵装置、遠心分離機などがある。

OQ（operational qualification）
　製造工程における機器と補助システムが正しく作動し、定められた規格に従って恒常的に稼働していることを証明する文書化された作業。

PV（process validation）
　既定の規格と品質特性に従って、特定の製造工程が恒常的に製品を製造していることを高度に保証するエビデンスを示す文書を作成すること。PVには予測的、コンカレントまたは回顧的な方法がある。

VP（validation protocol）
　PVの実施方法を示す文書化された作業計画書。VPはさまざまな作業を誰が行うかを特定し、また、試験パラメータ、サンプリング計画、試験方法、規格を定め、製品特性と使用機器を特定する。VPはバリデーション試験に使用する最低バッチ数を指定しなければならない。また、VPは判定基準とそうした科学的試験から得られた結論に署名、承認／非承認する人を明記しなければならない。

文献
1) ISPE-GAMP guide.
2) Health Products and Food Branch Inspectorate Validation Guidelines for Pharmaceutical Dosage Forms: GUI-0029.
3) EU GMP Qualification and validation Annex 15 to the EU Guide to Good Manufacturing Practice.
4) Validation Master Plan Installation and Operational Qualification Non-sterile process validation Cleaning validation (Pics).
5) USFDA Guidance for Industry - Process Validation: General Principles and Practices; 2011.
6) Health Products and Food Branch Inspectorate Guidance Document Cleaning Validation Guidelines: GUI-0028.
7) Risk Based Manufacturing of Pharmaceutical Products- ISPE publication; Sept 2010.

第VII部

有害事象報告

第29章

ニュートラシューティカル、機能性食品、ダイエタリー・フード・ヘルス・サプリメントの有害事象報告と世界のレギュレーション

Global Adverse Event Reporting Regulations for Nutraceuticals, Functional Foods, and Dietary/Food/Health Supplements

アンドリュー・シャオ
ハーバライフ・インターナショナル社　ロサンゼルス，カリフォルニア州，米国
Andrew Shao
Herbalife International of America, Inc., California, USA

29.1　はじめに

　消費者向け製品のレギュレーションの基底にある政策判断では、製品がどのカテゴリーにあるかにかかわらず、利益、消費者のアクセスと選択、それらと安全性（リスク）との間で適切なバランスが取れていなければならない。さらに、新製品の市販前に必要な要件（届出、登録、許可等）に関係なく、製品の安全性と市場での受容性を評価するために最も効果的な方法は市販後調査（post-market surveillance）である。消費者の質問、苦情、有害反応の収集と調査によって市場における商品性能をモニタリングすることは、品質と安全性を保証する真に最も効果的な方法である。

　たとえば米国では、処方薬の包括的な市販前承認制度があるが、75種類以上の承認済みの医薬品が1969年から2002年の間に市場から回収された。これは市販後調査で確認された安全性の問題によるものであった[1]。

　市販後調査と有害事象（adverse event）モニタリングをどのように実施することができるか、またどのように実施されるべきかということを認識することは重要である。この点食品やサプリメントに有害事象報告を要求している少数の国々では、レギュレーション当局は因果関係分析でなく、シグナル検出の情報を使用している。公衆衛生にとって有害事

象報告を収集することの価値は、報告された有害反応と製品間の因果関係を確立することではなく、これらの報告を広く使って市場にある製品に関する品質、安全、製造の問題を特定する当局の能力にかかっている[2]。当局は個々に報告された有害事象を個別に評価して評定することはしない。むしろシグナルを同定する目的ですべての事象を総合的に考察しているのである。

　農業または製造業における間違い、製品汚染、改ざんなどは、有害事象の収集を通じて特定することができる。同様に重要なのは、市販後調査と有害事象報告との区別である。有害事象報告は、一部の国ではレギュレーションの中に規定があり、通常は有害事象の収集、文書化、当局への報告などが行われる。市販後調査は、より広い分野にわたり、有害事象に加えて消費者の疑問や苦情の収集や分析などが含まれ、この情報は問題を解決して継続的な改善を行うために用いるものである。食品・サプリメント産業の企業は市販後調査を、有害事象報告が要求されている場合はそのためにも行うが、それだけではなく、消費者利益に最大限に応えるためにも行っている（結果的に、法的責任を管理することにもなる）。

　本章では、当局への報告が義務づけられている国々でのさまざまなレギュレーションについてまとめる。さらに、効果的な市販後調査のための推奨事項や利用可能な産業界の自主ガイドラインについても提案する。

29.2　有害事象のモニタリングおよび報告に関するレギュレーション

　食品やサプリメントの有害事象モニタリングおよび有害事象報告の制度は各国で大きく異なる。大半の国々では、とりわけ一般食品については要求されていない。一部の国では企業が自発的に報告を行っていたり、また医療従事者が報告したりしている。有害事象報告のための特別な規定を設けている国（米国、カナダ）もあれば、医薬品のために設けられた規定に従うことを要求している国（ペルー、エクアドル）もある。Table 29.1 に報告義務を定めた国々の制度の基本的な点をまとめた。

(1) 米国

　2006年末に、ダイエタリーサプリメントおよび非処方せん薬に対する消費者保護法が可決・成立した。これは米国のダイエタリーサプリメントと非処方せん（over the counter: OTC）医薬品の製造者に対し、重大な有害事象の報告を受けてから15営業日以内に食品医薬品局（Food and Drug Administration: FDA）にすべて届け出て、報告を受けたすべての有害事象の記録を6年間保管することを義務づけるものである[3]。この法律が施行された2007年以前は、サプリメントやOTC医薬品に関するFDAに対する有害事象の報告は、もっぱら自主的なもので、多くの報告は消費者や医療従事者からFDAに直接届けられており、製造者はそのことを知らずにいた。この法律ができてから、毎年FDAが企業から

第29章 ニュートラシューティカル、機能性食品、ダイエタリー・フード・ヘルス・サプリメントの有害事象報告と世界のレギュレーション

Table 29.1 有害事象のモニタリングと報告

国名	法律、規則等	基本的特徴
米国	ダイエタリーサプリメントおよび非処方せん薬に対する消費者保護法	ダイエタリーサプリメント製造業者に対して、入手したすべての重篤な有害事象をFDAに報告し、それらのすべての記録を保管させる。
カナダ	自然健康製品（NHP）規則	NHP許可事業者は、カナダ国内外で入手したすべての重篤な有害事象をカナダ保健省（HC）に報告しなければならない。
オーストラリア	オーストラリア補完医薬品ガイドライン	補完医薬品製造者は、すべての重篤で予期できなかった有害事象を、医療用品局（TGA）に報告するよう義務づけられている。
ペルー	医薬品および医療機器のための安全性・技術監視	健康製品の事業者は、すべての有害事象を医薬品・医療機器・健康製品委員会に報告するよう義務づけられている。
韓国	健康機能食品に関する法律	健康機能食品の製造者に対して、すべての有害事象を食品医薬品安全処[訳注1]に報告し、かつそれらの記録を保管するよう義務づけられている。
フランス[#1]	地域健康管理に関する法律	食品環境労働衛生安全庁（ANSES）は、強化食品とフードサプリメントに関わる有害事象の報告を義務化する規則を提案している。

[#1] 提案段階

受け取る義務的な（重篤）有害事象報告は劇的に増加しており、これは企業のコンプライアンスが改善されていることを反映している。2008年から2011年にかけて、FDAは企業から合計4,300件以上の有害事象報告を受け取っており、FDAはこれが危険な製品を特定し、国民を危険な製品から守ることに役立つと指摘している[2]。

(2) カナダ

カナダのレギュレーションは米国と類似している。許可を受けた自然健康製品（Natural Health Product: NHP）製造者は、カナダ保健省（Health Canada: HC）に、すべての重篤な有害事象を15営業日以内に報告することを求められている[4]。しかし、カナダが米国と異なる点は、その適用範囲である。HCは、どの国で発現したものであっても、当該製品に関するすべての重篤な有害事象を当局に報告するよう求めている。また、HCは国内外の有害事象の報告に企業が従えるように包括的な指導要領となるガイダンスを作成している[5]。

(3) オーストラリア

医療用品局（Therapeutic Goods Administration: TGA）は、補完医薬品（complementary

---

訳注1 2013年に、韓国食品医薬品庁（Korea Food and Drug Administration: KFDA）が格上げされ、食品医薬品安全処（Ministry of Food and Drug Safety: MFDS）に名称が変更された。

medicines）というカテゴリーのもとでサプリメントを規制している[6]。補完医薬品については有害事象報告に関する特定の規定がないため、医薬品安全性監視のレギュレーションに準拠している[7]。その中身は米国やカナダと類似するが、調査を実施してフォローアップ情報を収集することも求めている。

(4) 韓国

健康機能食品に関する法律に基づき、製造業者は食品医薬品安全処に当該製品に関する有害反応を報告し、2年間記録を保管しなければならない[8]。

(5) ペルー

ペルーでは、サプリメントは医薬品・医療機器と同じ法律で規制されているため、すべての疑わしい有害事象は医薬品・医療機具・健康製品に関する担当委員会に報告する義務がある[9]。各企業は当該委員会あてに毎年安全報告書をまとめて提出しなければならないが、これには全治験製品が含まれる。

(6) フランス

欧州連合では、有害事象のモニタリングおよび報告に関する統一的なレギュレーションがまだ実現していないが、一部の加盟国は当該国内の新たなレギュレーションに着手した。フランスでは、食品環境労働衛生安全庁（French Agency for Food, Environmental and Occupational Health & Safety: ANSES）が2009年に新しいレギュレーションを提案している。これは強化食品やフードサプリメントに関わる有害事象の同庁への報告を義務化するというものである[10]。ANSESは栄養安全性監視（nutritional vigilanceまたは"nutrivigilance"）と名づけているが、この提案は現在検討中である。しかし同庁が収集した説得力のあるパイロットデータに基づいて、実現の機運が高まっているように見える[11]。

29.3　市販後調査と有害事象報告

有害事象報告義務を果たしているということは、企業が法令の文言に従っているということである。すなわち、有害事象を受付け、文書化し、まとめて提出する。市販後調査はそれ以上のものであり、さらに市場にある製品の性能や安全に関する経験をモニタリングし、企業の法的責任を管理するのに加えて、品質全般と製品の一貫性を確保するためのものである。

医薬品と違いダイエタリーサプリメントでは、有害事象のほとんどは消費者から「自発的」に当局よりも製造者（医療専門家ではなく）に直接報告される。多くの食品とサプリメントは、国の公的な規格基準を守っていない成分を複数含んでいる。無体財産としての安全性・有効性データを伴い、ある程度の毒性が元々予測される医薬品とは異なり、食品

やサプリメントでは毒性は想定しておらず、ほとんどの市場では毒性があることは容認されない。つまり、安全性と品質の評価は、レギュレーション当局よりも企業が市販後調査に基づいて行う方が都合のよい場合が多い。

強固な市販後調査システムは品質や有害反応時の事象についての包括的調査を含む。これには事象の収集、文書化、分類があるが、さらに、その後適用可能であれば因果関係分析や是正対策またはリスク最小化の努力が行われる。このプロセスは全般的に大半の有害事象報告義務の対象の範囲外にある。製品の品質に関わる消費者の苦情を処理、軽減するために、一部の国では適正製造規範（Good Manufacturing Practice: GMP）を用いている。たとえば、米国のFDAは、2007年に施行されたCGMPに関する規則の中で苦情処理について規定している[12]。

市販後の食品や、サプリメントに関して収集、分析された消費者の苦情や有害事象情報は、企業責任において企業を守るだけでなく、製品改善と開発推進に貴重な情報を提供する。事実、これは医薬品で必要とされる市販前安全試験の多くに類似した目的を果たしている。

29.4　業界とレギュレーション当局へのガイダンス

有害事象報告のレギュレーションは世界でも比較的新しいものであり、より広範囲な市販後調査はまだ義務化されていない。したがって、業界の多くの企業も当局も有害事象をどう収集し、分析し、報告するのかについての文脈（context）や理解を欠いている。こうした理解不足を補うため、国際サプリメント業界団体連合会（International Alliance of Dietary/Food Supplement Associations: IADSA）は有害事象苦情処理ガイドラインを作成して公表した。IADSAが自発的に出した48ページにわたる「サプリメント企業への有害事象取扱いガイドラインのグローバルガイド」は以下のように記載されている。

> これはトレーニングマニュアルとして企図されたハンドブックであり、入手した有害事象の苦情を論理的、機能的、包括的に処理することを確実にするために、企業に手順の作成や実施について指針を提供するものである[13]。

このガイドラインは義務を課すものでも拘束力を有するものでなく、企業が独自に社内の有害事象収集手順を作成し、実施するための自発的ツールとして利用するよう意図している。本ガイドラインは具体的な報告義務がある国でもない国でも活用が可能である。

市場で流通している食品やサプリメントの安全性と品質を保証するには、しっかりとした市販後調査が重要であることが次第に明らかになりつつある。このアプローチは消費者の信頼を築き、市場参入のために投下する資源も少なくて済むように手助けする（すなわち、製品の登録制をとらずに届出制で済む場合がある）。

さらに消費者は安全で良質な製品を入手しやすくなる。ごくわずかの特定の国では、食品とサプリメントに対して有害事象報告義務を既に課している。消費者を適切に保護し、

第Ⅶ部　有害事象報告

開かれた製品選択を維持するには、より多くの国々がこのようなレギュレーションを確立しなければならない。また、有害事象報告と市販後調査について、業界と当局の両者を支援するために規定の具体化が必要である。

文献

1) Wysowski DK, Swartz L. Adverse drug event surveillance and drug withdrawals in the United States, 1969-2002: the importance of reporting suspected reactions. *Arch Intern Med* 2005; 165: 1363.
2) Frankos V, Street D, O'Neill R. FDA regulation of dietary supplements and requirements regarding adverse event reporting. *Clin Pharmacol Therap* 2009; 87: 239-44.
3) 109th Congress of the United States. Public Law 109-462: Dietary Supplement and Nonprescription Drug Consumer Protection Act. Retrieved January 30, 2013, from http://www.fda.gov/RegulatoryInformation/Legislation/FederalFoodDrugandCosmeticActFDCAct/SignificantAmendmentstotheFDCAct/ucm148035.htm; 2006.
4) P.C. 2003-847: Natural Health Products Regulations. Retrieved January 30, 2013, from http://gazette.gc.ca/archives/p2/2003/2003-06-18/html/sor-dors196-eng.html; 2003.
5) Health Canada. Guidance Document for Industry - Reporting Adverse Reactions to Marketed Health Products: Adverse Reaction Reporting by Market Authorization Holders. Retrieved January 30, 2013, from http://hc-sc.gc.ca/dhp-mps/pubs/medeff/_guide/2011-guidance-directrice_reporting-notification/index-eng.php#a13; 2011.
6) Therapeutic Goods Administration. Australian Guidelines for Complementary Medicines (ARGCM) Part II: listed complementary medicines. Canberra, Australia: Australian Government Department of Health and Aging; 2011.
7) Therapeutic Goods Administration. Australian Adverse Drug Reactions Bulletin. Retrieved January 30, 2013, from http://www.tga.gov.au/hp/aadrb.htm; 2011.
8) South Korean Ministry of Health and Welfare. Ministry of Health and Welfare Decree No. 142, 2012.8.1: Enforcement Regulations of the Functional Health Foods Act. Seoul, Korea: Ministry of Legislation, National Law Information Center; 2012.
9) The Peruvian National Authority for Pharmaceuticals, Medical Devices and Health Products. Title V of the pharmacovigilance and technovigilance system. Lima, Peru: Peruvian Government; 2011.
10) ANSES. L'Agence nationale de sécurité sanitaire de l'alimentation, de l'environnement et du travail. Retrieved January 30, 2013, from http://www.anses.fr/index. htm; 2012.
11) ANSES. Dispositif national de vigilance sur les compléments alimentaires: Bilan de la phase pilote et propositions pour la mise en place du dispositif national de nutrivigilance. France: ANSES, Maisons-Alfort Cedex; 2010.
12) FDA. Title 21 - Food and drugs, Subchapter B - Food for human consumption, Part 111 - Current good manufacturing practice in manufacturing, packaging, labeling, or holding operations for dietary supplements, Subpart O - Product complaints. Retrieved January 30, 2013, from http://www.accessdata.fda.gov/scripts/cdrh/cfdocs/cfcfr/CFRSearch.cfm?CFRPart=111&showFR=1&subpartNode=21: 2.0.1.1.11.15; 2012.
13) IADSA. Global guide to the handling of adverse event complaints: guidelines for supplement companies. Brussels, Belgium: International Alliance of Dietary/Food Supplement Associations; 2012.

第VIII部

知的財産、ブランド構築、商標、許可制

第30章

知的財産、ブランド構築、商標、許可制：ニュートラシューティカルと機能性食品の場合

Intellectual Property, Branding, Trademark, and Regulatory Approvals in Nutraceuticals and Functional Foods

ライトン・K・チョン，ローレンス・J・ウデル，バーナード・W・ダウンズ
ウデル・アソシエイツ　カストロヴァレー，カリフォルニア州，米国
Leighton K. Chong, Lawrence J. Udell and Bernard W. Downs
Udell Associates, Castro Valley, California, USA

30.1　はじめに

　いまや知的財産は、比較的ありふれた話題になっている。しかし、この章で読者に提供するのは、創発的な問題を多岐にわたって展開させるような情報である。すなわち、知的財産（および知的財産権）をいかに取得してどう位置づけるかのみならず、どうすればそれを適切に活用できるかという問題である。本章で提供される情報は実用的かつ革新的であり、知的財産の獲得から確立までだけでなく、それをどのようにマーケティングの成功にまで結びつけるかを理解するのに有用である。一言でいえば、防御力の強いブランド戦略によって長期的な投資収益率を手堅く上げていくという知的財産活用法である。私たちは、知的財産の獲得、管理、運用という広大な世界に70年以上もたずさわっており、豊富な成功例に基づくユニークな視点を提供できる。

　さてどうやって、さまざまな産業分野で発明者や起業家と協働して得た多様な経験を文字に記そうか？　まずは、知的財産の価値、さらにそれとニュートラシューティカル産業との関係から理解していただこう。知的財産とニュートラシューティカルとの結びつきという特殊なビジネスに関する知識は、数十年も前から、補完代替医療とともに蓄積されてきた。補完代替医療が話題に取り上げられ始め、一般に受け入れられるようになるよりも前の話である。

　理解の前提として大事なことは、ニュートラシューティカル産業における知的財産は、

特許や商標といった通常の枠組みだけにはとどまらないということである。自然の力を利用して商業化するビジネスが成功するか否かは、自然が創造した物を液剤、散剤、カプセル剤、錠剤、外用剤といった形状の化合物へと変えて、それらを広く法律上保護されるようにする能力にかかっている。法律上保護される知的財産は、独特な方式で原材料を化合して、摂取者に肯定的にはたらく新規な力と特性を備えた製品を作り出す設計、方法、手順その他諸々から成り立っており、しかもその製品の販売には多くの国において当局の許可が必要になるのである。

新規な製品技術は、土壌や海、考えられる限りの植物、昆虫、爬虫類、哺乳類、海洋生物などから得られる。たとえば、植物は植物性栄養素の宝庫である。昆虫からは、さまざまなタンパク質が分析や治療への有用性を伴って抽出されている[1]。爬虫類は、多数の新規物質（抗毒素、免疫複合体など）の源である。哺乳類は、タンパク質から非変性コラーゲンまで、治療に関わる作用因子の供給に貢献してくれる。藻、海草、二枚貝、魚、甲殻類（オキアミ油）などは、治療の選択肢を増やしてくれる。腺抽出物は、治療的介入、自然治癒力の増進、あるいはその間に役立つさまざまな物質を提供してくれる。これらのような潜在的に優れた製品を開発しようとする科学者たちは、人々から必要のない痛みや苦しみを取り除き、人々をより健康にする秘策を発見したいという強い欲望にかられた特殊な集団といえる。

もしかすると彼らは、むしろ発明から得られる名声と富への欲望に染まっているかもしれない。いや、名声と富だけが彼らの動機だとは考えられまい。やはり真に動機を高めているのは、未来へと手を伸ばすこと、彼らがうかがい知ることのない大勢の人々の生活に影響を与えることだろう。そして、すべての動機と結果は、大半の国が知的財産法制度を有している以上、もし効果的にブランドを構築できマーケティング戦略も功を奏せば、作った物が保護されると知ることによって支えられている。

本章の要点は、ここに述べたことにほぼ尽くされている。研究開発に莫大な額を費やした研究者と企業が手にする利益は、成果である発明および発明を元にした商品の潜在的な価値がどの程度あるかによって、大きく左右されるのである。

30.2　ニュートラシューティカル、特許権、生物資源探査

ウィキペディアでも定義されているように、「ニュートラシューティカル」（nutraceutical）とは「栄養」（nutrition）と「薬剤」（pharmaceutical）を合成させた造語であり、人の健康に治療的な有益さをもたらすことを意図した食品、特にダイエタリーサプリメントを意味する。なお、一般の食品（つまり、薬剤の形態をとらない）に含まれている個別の化学物質を意味することもある。

ニュートラシューティカルの多くは、植物性栄養素である。すなわち、健康を維持し増進させる作用を持つ植物性化合物である。食品業界と製薬業界は、ニュートラシューティカルを予備混合物や複合栄養物として製品に使用している。食品に含まれているまたは食品から得られるニュートラシューティカルが、機能性食品と呼ばれることもあるが、正確

にはそれは、機能性食品の成分である。たとえば赤ワインは、レスベラトロールを含有するので、抗酸化性[3]、抗コレステロール性[4]がある。ブロッコリーは、スルフォラファンを含有するので、抗がん作用[5]がある。大豆とムラサキツメクサは、イソフラボノイドを含有するので、女性の動脈の健康を向上させ[6]、腫瘍組織での望ましくない血管形成を防止し（血管新生抑制）[7]、抗腫瘍性[8,9]があるのである。

人類と食の歴史上きわめて稀な出来事として新発見されるものを別にすると、ニュートラシューティカルはすべて、多文化を形成する世界の人々によってすでに利用されている食品・食品成分としての栄養素である。それゆえ、ニュートラシューティカルは「発明」されるのが通常である。すなわち、既存の食材に含まれている活性成分や栄養素のうち、人の健康にとってまだ知られていない有益な作用を持つものを人為的に同定し、分離し、組成を決めることである。まだ知られていない有益な作用を得るために、別種の活性成分を混ぜ合わせることである。あるいは、かつて知られていなかった効果的な方法で、これらを行うことである。

企業がこのような発明を行う際、一般に、知的財産権を取得して、強力なブランド戦略を立てようとする。研究調査に費やした時間と資源の果実を収穫して、開発者たちにやる気を起こさせるためである。今日世界に広まっている制度として、発明で得られた知的財産を保護する主要な方法は、特許権を取得することである。すなわち、当該国において発明に対する排他的な権利を認めてもらうことである。特許権の存続期間は、典型的には、出願日から20年間である。ただし、既知の食品成分から、ある活性成分を同定し、分離し、組成を決めることで特許を得ようとする場合、それらは公知であってはならず、「新規性」および「非自明性」という要件を満たしていなければならない。

食品会社や製薬会社がニュートラシューティカルの特許を受けようとする場合、どうしても避けられない社会的な衝突が生じる。特定の企業がある発明に対して排他的な権利を得ることと、古くから食物とされていたものを共通財産として一般の人々が引き続き自由に入手することとの間の衝突である。ただ衝突といっても、発明には新規で自明でないことが求められるため、有利・不利について一定の法則が成り立つ。既存の食品成分とその効果に関する知識が広く知られていればいるほど、当該活性成分から得たニュートラシューティカルに対して、企業が出願する際の特許申請の範囲は狭くなるし、国が認める権利の範囲もそれだけ狭くなる。逆に、もし食品成分とその効果がまだ広く知られていないと判断されれば、たとえばまだ文書化まではされていなければ、企業は広範な特許権を得ることができるのである。なお、食品成分とその効果の伝承が、言い伝えまたは宗教的儀式を通じて行われてきたために、未開の人々や先住民だけにしか知られていない場合は、文書化されていないことが多い。

文書化されていない（広く世界に知られていない）効果を期待しつつ、自然界に現存する生命体を探し求めて企業がへき地で行う研究活動は、「生物資源探査」（bioprospecting）と呼ばれている。しかし、発展途上国の政府、先住民族、世界の少数民族の間で、生物資源探査によってもたらされる金銭等の利益について認識が深まり、その分配への関心も高まってきた。それに伴い、現在行われているバイオテクノロジー研究活動の倫理性や公正

さに疑問符が打たれ、潜在的な被害が指摘されることも多くなってきている。

　この分野のレギュレーションは、1992年に採択された生物の多様性に関する条約（Convention on Biological Diversity: CBD)[10]が土台であるが、国際的な枠組みと国内措置が複雑化してきているのが現状である。諸国は、自国の天然資源に対して主権的権利を有するものと認められる。生物資源探査を行う企業は、探査する場所の管理・占有主体（国、先住民、地域社会等）と正式な合意をした上で実施するように求められている。遺伝資源の取得について規定するCBD15条は、インフォームドコンセントや、公正で衡平な利益配分などに言及している。遺伝資源の取得の機会が与えられるためには、当該遺伝資源を提供する締約国が事前の情報を得た上で同意することが必要である。締約国が、遺伝資源を提供する他の締約国と、当該遺伝資源の研究および開発の成果ならびに商業的利用その他の利用から生ずる利益を配分する際は、相互に合意する条件で行わなければならない。

　1999年に、CBDを具体化する作業が始まった。締約国が国内法令を整備したり、探査企業が契約を締結したりする際の参考になるように、条約の文言が具体化された。その成果は、2002年4月に「遺伝資源へのアクセスとその利用から生じる利益の配分に関するボン・ガイドライン」として結実し、締約国会議において全会一致で承認された[11]。このボン・ガイドラインは、遺伝資源へのアクセスと利益配分に関するシステムを作り、手続き上のさまざまな段階を踏む契約当事者、各国内当局、提供者、利用者、その他の利害関係者を支援するために作成された。すなわち、アクセスと利益配分について契約その他の取り決めがなされる際の交渉プロセスにおいて、法律上、行政上または政策上の措置を取りやすくするものである。

　米国は、CBDに署名しているが、まだ批准はしていない。そこで国務省は、CBDの情報交換システムに必要とされる各締約国の政府窓口に、さしあたり調整庁を設けた[12]。そのため、政府窓口といっても米国の場合、権限は当面、国立公園、連邦保全トラスト地区、インディアン特別保留地など、生物資源探査がなされる区域を管轄するそれぞれの連邦政府機関にとどまったままである。今後もし米国がCBDを批准すれば、総合的な窓口とその指定機関が、生物資源探査の交渉をする当事者を支援する権限を有し義務を負うことになる。さらに、CBDに沿った生物資源探査がなされるためのレギュレーション枠組みを作るにあたって、総合窓口と指定機関が、各地域の当局となる州の所管機関に対して助言と支援を行うだろう。関係当事者が生物資源の商業化によって得る利益が公正かつ衡平に分配されるようにするための枠組み作りである。

　ボン・ガイドラインでは、遺伝資源にアクセスするには提供国に情報を与えた上で事前の同意を得なければならないことが強調されている。利害関係者の実質的な参加が不可欠であることも強調されている。また、利益を配分するにあたって必要な「相互に合意する条件」について、条件を策定するための基本的要件を掲げている。ほかにも、ガイドラインが遵守されるためのインセンティブ措置、すべての利害関係者の説明責任、遵守状況の検証手段、紛争解決の基本方針などが規定されている。ボン・ガイドラインには、附属書も付いている。そこには、素材移転協定に含めることが推奨される具体項目（機密保持規定等）、配分される金銭的・非金銭的利益の具体例が列挙されている。

生物資源探査によって生じるもめごとの多くは、知的財産権、とりわけ探査の結果に基づいてなされる発明に対する特許権について争っている。そこで、CBDの締約国会議は、知的財産に関する国連の専門機関である世界知的所有権機関（World Intellectual Property Organization: WIPO）に対して、CBDが生物資源探査に課している諸制約とWIPOによる知的財産権保護の国際的推進とが今後どう折り合っていけるのかを研究調査するように依頼した。これを受けてWIPOは、2000年に、遺伝資源、伝統的知識および伝承に関する政府間委員会を設置した[13]。少なくとも17ヶ国が、この政府間委員会のメンバーとして常時活動している。多くの非政府組織や活動家団体が、オブザーバーとして委員会の会合に参加している。

　特許権とは、自身による発明を他人が実施することを排除できる権利であり、国が発明者（または特許を受ける権利を譲り受けた企業等）に付与する。商業的には、通常、発明品を独占的に生産、販売して利益を得ることで特許権者は発明に投下した資本を回収する。ここで、その発明が生物資源探査から得られた遺伝資源や伝統的知識に基づくものであると、以下のようなさまざまな点が問題となるのである。事前に提供者に説明し同意を得るなどして、探査者が生息地の生物学的素材を取得するための適切な手続きを踏んだか。土台となっている遺伝資源や伝統的知識はすでに広く知られているものなのか。取得した生物学的物質と生物学的情報を適切に利用したといえるか。探査者が公正かつ衡平な利益配分について提供者と取り決めを交わしたか。

　さらに、遺伝資源、伝統的知識および伝承に関する政府間委員会は、次のような問題を提起した。特許出願の際、生物資源探査に関わる発明の場合は、資源提供について提供国との合意があった旨を出願人に開示させるべきか[14]。これは、CBDを実効あらしめるために、各締約国は自国の特許制度を修正すべきか、を意味する。政府間委員会の多数派は、生物資源探査をする企業に対してこの積極的な是正義務を課すことに好意的である。すなわち、探査が有効な合意に基づいて法令を遵守して行われたことを出願人に証言させ、それができなければ出願は拒絶査定されるのである。これに対して、保守派（米国、日本など）は懸念を表明している。もしそのような合意の有無に関する実質的な開示義務を課すと、特許制度そのものや、投下資本を回収させてイノベーションに対して報酬を与えるという制度趣旨に、意図していない有害な影響が及ぶ可能性があるからである。WIPOは、政府間委員会でなされた議論を踏まえて[14]、2006年5月に、生物資源探査に関する開示義務の導入についての方針案をCBDの締約国会議に送付した。

　バイオテクノロジー産業側は、生物資源探査に関する国際的な枠組みがCBDの下で作られていることやその重要な一里塚としてボン・ガイドラインが満場一致で承認されたことが、締約国・提供者・利用者にとって意味するところを一般的には理解している。ボン・ガイドラインに法的拘束力はないが、世界のバイオテクノロジー企業は、以下のような原因で損失を被るかもしれないことを検討してこざるを得なかった。もしガイダンスに従うと、探査が先を越されるおそれがある、利益が出ないおそれもある。かといって従わないと、地域から反対を受ける、法的な制裁を受ける、社会的信用を失う、認められた特許が無効になる、などである。検討の末、彼らの多くは、国際的に課される制約にはやは

り従わざるをえないと考えている。少なくとも、今後広く採用されそうな制約には従っておくのがビジネス上有利であろうと考えている。

その一例として、企業による自主的な動きがある。米国の50州と31の国々からバイオテクノロジー企業、学術団体、バイオテクノロジーセンター、その他関連組織が1,100以上加盟しているバイオテクノロジー産業協会（Biotechnology Industry Organization: BIO）は、最近、生物資源探査に関する推奨指針を作成した[15]。このBIO指針は、自主規制であり、生物資源探査に携わる加盟者に求められる最良の行動を定めている。BIOの説明によると、これは1つのロードマップを提供したにすぎず、加盟者は自国の当局からの要請に合わせて、裁量をもって行動すればよい。加盟者にはこのガイドラインに従う義務はないし、制裁が伴うわけでもない。ただ、ガイドラインと異なる行動をとっている企業は、最良の行動ではないという批判を受けるかもしれないことは想像できる。この例からも、バイオテクノロジー産業は、提供国（および地域社会）と正式な合意を経る等、生物資源探査における適切な行動についての認識を持っていることがわかる。

米国では、すべての特許出願において、一定の情報に関する開示義務が出願人等に課されている。発明の特許性にとって重要であるとわかっている情報については、出願人等は開示すべきである、と特許法が規定している。さらに特許法施行規則が、この義務について、次のようにより詳しく規定している。

§1.56　特許性に関する重要情報の開示義務
(a) …。特許の出願とその手続の遂行に関与する個人は、特許商標庁に対する折衝において誠実義務を負う。本条で定義するように、その義務には、特許商標庁に、当該個人が発明の特許性にとって重要であるとわかっているすべての情報を開示する義務が含まれる。この情報開示義務は、係属している特許請求の範囲ごとに、その請求範囲が取り消されるか、考慮の対象から取り下げられるか、または出願が放棄されるまで存在し続ける。…。特許性にとって重要であるとわかっているすべての情報を開示する義務は、それらの情報すべてが特許商標庁によって引用された場合、または§§1.97(b)-(d)および§1.98によって規定される方法で特許商標庁に提出された場合、果たされたとみなされる。ただし、出願に関連して、特許商標庁に対する詐欺行為が実行されたもしくは企てられた、または悪意もしくは故意の違法行為によって開示義務違反が生じた場合は、その出願には特許は付与されない。特許商標庁は、出願人に対し、次の事項を慎重に検討することを勧奨する。
　(1) 略
　(2) 特許の出願とその手続の遂行に関与する個人が、係属している特許請求の範囲の特許性を明確にすると考える詳細な情報（ただし、特許商標庁に確実に開示されるべき重要な情報が含まれていること）

このような現行法令によれば、出願する発明の特許性に関する原料物質、先行使用例または伝統的知識についての情報は、開示義務の対象となるだろう。また、特許法112条は、

出願書類の1つである明細書には「当該発明を製造、使用する手法および方法の説明」を記載しなければならないと規定しているが、少なくとも原料物質を特定して明示することは、この「説明」の対象に含まれるだろう。しかし、バイオテクノロジー分野の発明は、たとえ天然由来の物質や使用例のある物、あるいは伝統的な治療法を出発点にしたとしても、しばしば抽出、修飾、精製、合成など幾多幾種の段階を経て到達するものであることに留意しなければならない。そのため、最初に調べた物質の重要性は、もはや発明の特許性とは関係ないかもしれないのである。にもかかわらず、特許出願の実務においては、最初に調べた原料物質を出願手続きの中で開示しておいたほうが、後になって訴訟になるよりは安全であると考えられている。

30.3　ブランドを構築する

よし！　特許権が付与された。いまや、われわれには特許の保護がある。特許で完全に保護されているという自信を持って天然由来成分の製品を販売できる。そうだろう？（いや、そうかな…もっと他にも考えなければならないことがあるのでは……）

（1）仮想事例のシナリオから

もしニュートラシューティカルまたはその製造技術の発明者が、個性の確立、ブランドの構築、商標の活用といった戦略なしに、特許で保護されているという理由だけで創作物を大々的に市場に出そうとするならば、発明者を待ち構えているのは、大きな失望と法的防御のための多額の出費である。大々的に成功を収められるかどうかを、キャッツクロー、イチョウ葉、セントジョーンズワート、ガルシニア、フーディア、ダイダイ、葡萄種子エキス、ニコチン酸クロム、ノニ、マンゴスチン等々、その他数えきれないほどある創作物について、最初に特許権を取得して販売した人たちに聞いてみるとよい。ニュートラシューティカル製品市場での成功にとって、エビデンスに基づく技術の達成と特許によるそれらの保護は、話の半分に過ぎないのである。市場における長期的な成功の方程式を完結するには、力強いブランド構築戦略が必須なのである。

この世で起きることを原則風に言うなら、こうだ。成功した発明・創作物の市場への影響が大きければ大きいほど、それを模倣してバッタ物を市場に出して儲けようという誘惑は人々の間により強まる。「でも、特許があるから保護されているのでは」とあなたは言うかもしれない。押さえておくべきは、たしかに特許制度は、発明品を防御する基礎を提供してくれるが、侵害されることを防止してくれるわけではない点である。特許の存在が、侵害しようという気持ちをくじかせてくれるというのは、希望的な観測にすぎない。商業的な成功を示した製品は、たとえ特許権を取得済みでも、経験豊富な模倣の達人に対して、棚からぼた餅のように莫大な利益が得られる機会を与えてしまうことを理解すべきである。特に、特許権者が財政的に脆弱なベンチャー企業の場合、そのような事態に陥りやすい。いいカモになったわけである。

どうしてそうなるのか？　以下からは、現実例を単純化させた仮想の事例を設定し、そのシナリオを用いて分析していこう。

まず、米国人のあなたがある植物種を見つけたとしよう（仮想の名称で Onlyess importantium とする）。この植物種は、強力な抗酸化物質で、慢性炎症を抑える顕著な効果があることを発見した。話をわかりやすくするために、Onlyess importantium はすでに植物性の解毒剤として1994年以前から販売されていたとする（それゆえ、食品医薬品局への新規食品成分の申請は不要である）。すでに市場で入手可能であるが、解毒という別の用途で売られているという設定である。さて、あなたがさらに研究を続けたところ、Onlyess importantium に含まれているこれまで注目されてこなかった成分が、実は炎症を抑える機序に最も強く作用していることを突き止めた。そこであなたは、これを inflammanoid と名づけ、さらに inflammanoid（とその配糖体）を50％含有する濃縮物を得るための抽出方法（溶媒不要）を開発した。なお、天然での inflammanoid の濃度は6％である。臨床試験をしたところ、活性酸素吸収能が飛び抜けて高い値を示し、炎症反応をまるでスイッチを入れたかのように止めて即座に回復をもたらすことがわかった（少なく見積もっても臨床試験に25万ドル（約2,500万円，1ドル＝100円）かかったが）。これはすばらしい、やったぞ！　あなたは、抽出の方法、50％ inflammanoid という新規組成物、その抗酸化物質としての用途、炎症性サイトカインの下方制御物質としての用途について特許を出願し、見事権利を取得できた。ここで、特許権の取得にかかった多くの費用を含め、製品化の前にすでに、研究の実施から発表・出版にわたって開発費と諸経費を支払い続けていることに注意してほしい。

あなたは、やっと発明を世界に届けるべき時を迎えた。原材料品としてこれまでに無かったものを作り、最終製品名を AntioxInflam とした。マーケティング戦略の1つとして、広告代理店と契約し、inflammanoid の初めての商品化というコンセプトで AntioxInflam™ を販売することになった。広告の初期投資費用は約150万ドル（約1億5,000万円）、その後毎月約20万ドル（約2,000万円）かかる契約である。もし契約に、数千個単位の瓶を用意して詰める作業を広告代理店が行うと書かれていなければ、別途予算が必要である。ああ、すべてにお金がかかる。

広告戦略が功を奏し、コールセンターの電話は鳴り続けた。あなたの発送センターに在庫を確保する必要性がうなぎ登りのごとく高まった。食品医薬品局および連邦取引委員会の指針を遵守していること、商品の構造・機能クレームに問題はないことを前提として、1個34ドル95セント（約3,495円）の AntioxInflam が月に10万個売れている。あなたは大金をかせぎ、多数の人々の健康に貢献している。人生はすばらしい！　……しかし、あなたはすでに万人から一気に注目を浴びてしまった。特に、便乗業者たちの注目の的になった……。

さてここで、あなたは AntioxInflam だけでなく、Onlyess importantium という原材料の名称も世に広く知らしめたことに注意してほしい。便乗業者は別に特許を取得せずとも、この市場に入れる。彼らはあなたの抽出方法すらまねる必要がないからである。そこそこ濃縮されたものを作れば足りるので、あなたの特許を侵害する必要がないのである。昔なが

らの抽出方法で作った安い *Onlyess importantium* を、最終製品の販売を生業とする名の通った会社にできるだけ多く供給すればよい。こうした便乗業者は、研究開発費がかからないし、市場を開拓する費用も育成する費用もいらない。あなたが負担したこれらの費用の分安く提供できるのである。最終製品化にも、あなたほどお金がかからない。*Onlyess importantium* に便乗する模倣商人は、こうしてあなたより低い希望小売価格をつけて多売し、あなたよりはるかに高い利益を上げることができるのである。

　大事な点なので、もう一度言おう。便乗業者は、安い原材料を作って最終製品業者に供給すればよく、特許を取得する必要はないのである。なぜなら、あなたがすでに *Onlyess importantium* の名を世に広めて流行らせたから、彼らの損益分岐点はきわめて低い。安い *Onlyess importantium* を市場に投入するだけでいいのである。そして、あなたが名前を広めた度合いに応じて、市場にはより多くのまがい物があふれかえる。まがい物はすべて、本物（＝あなたの製品）になるべく似せて作られており、消費者は、効果はそんなに変わらないだろうと考えて安い方を購入する。便乗業者は、本物のような効果はなくともまるであるかのごとき幻想を抱かせる模倣の達人である。これにより、あなたの製品からまがい物へと切り替える消費者が増え始める。あなたの売上げは下がり、それに伴って将来の投資収益率も下がる。さらに悪いことに、消費者は買った製品に効果がないことに気づき、それらと区別がつかないあなたの製品の信用まで落ち始める。便乗業者は、品質改善に無頓着である。あなたの製品への注目度をうまく利用するだけの商売である。

　市場に参入する便乗業者の数は、基本的に、*Onlyess importantium* の販売機会がある限り増え続ける。とはいえ、参入者が増えすぎると、皆にとっての投資収益率が悪くなるので、やがて便乗業者たちは、熾烈な低価格競争を始めて他社を追い出そうとする。一般に、小売企業の買付け担当者は、原価を下げて仕入れるとその分報酬を受け取れることが多い。しかも、買付け担当者だけでなく、利潤追求に熱心なその会社の経営者や株主も、そのほとんどが分析化学を学んだ科学者ではない。同じ原材料品であっても、原材料の作り方が異なれば違いが出ることに気がつかないのがほとんどである。そのため、同じように見えて値段に違いがあれば、小売りの段階で高い製品は安い製品によって駆逐されることになる。その当然の成り行きとして、最終的に消費者の信用が失われる。実際、1990年代後半に生じたニュートラシューティカル市場の暴落には、この一連の現象が大きく影響したという見解が出されている。

　さて、ここであなたは選択に迫られる。あなたは、今後どのくらいの期間、この市場に対して投資を続けますか？　便乗業者は消費者に集中的な宣伝攻撃をしかけており、市場はまがい物であふれかえっている状況である。ここでのシナリオ上は、「さほど長くはない」というのが模範解答である。あなたの売上げと利益は下がり続けており、特許権を維持するための活動と費用は耐え難いほどの重荷となってくる。しかも、日数がたつにつれて便乗業者の数は増えており、潜在的な特許侵害を監視するあなたの能力は低下してきている。今のところ便乗業者は特許権を侵害していないが、将来は、侵害してでも利潤を狙う企業すら現れるであろう。しかしその場合でも、便乗製品全体の数が多ければ、それらの中から侵害品を特定するのは困難なのである。さらに事態を悪化させるのは、あなたと利益を

分配し合っている技術専門のパートナー企業が、総利益の急な減少に徐々に疑いの目を向けるようになってきたことである。このパートナー企業は、何が起こっているのかを理解していない。なぜなら、この分野（Onlyess importantium 関連製品）は、人気を得て爆発的に成長しているように見えるからである。口には出さない疑いが、やがて摩擦となって生じ、非難、報復へと続き、事態は悪くなっていく一方である。このシナリオを変えることは可能なのか？　もちろんできる。…でもどうやって？

(2) 識別コードとブランドで特許を守る——これが正しい道

　当たり前のことを大げさに言うつもりはないが、ブランド構築の伝統的な意味は、その物や行為に含まれている価値の約束を唯一の商品名・役務名と関連づけることである（通常は、他がまねできない優れた商品や役務が想定されている）。これ自体は単純明快で、広く理解されている。しかし多くの人は、このブランドというものを一面的にしかとらえていない。たとえば Band-Aid® のように、商品に表示されている名前または登録商標というとらえ方である。しかし、ニュートラシューティカル、コスメシューティカル、機能性食品、機能性飲料品といった分野では、ブランドは、価値の約束をした企業自体にも、最終製品にも、成分にも、どのような評価・認定・付加価値（商品テスト済み、ANSI 規格、USP 規格、一般に安全と認められている物質、有機製法、宗教規則に従った調理、適正製造規範の遵守など）にも構築できるのである。これは、いくつもの層にわたって価値のある約束を構築するという戦略で、「階層的ブランド構築」（layers of branding）と呼べるだろう。

　この視点から最も重要になるのは、あなたの製品にしかない個性をはっきりさせて、他社製品から差別化することである。それは製品の優位性を主張することにつながる。そもそも原材料の開発を手がけたあなたに対して、価格競争が仕掛けられたのだから、差別化は原材料から始めなければならない。すなわち、あなたが扱っている Onlyess importantium 自体を、他社が扱っているものから差別化しなければならない。あなたが市場に出しているのは特徴のある原材料品なのだから、最終製品名（AntioxInflam）を商標登録しても不十分であり、自社の原材料には他社の原材料とは異なる特性があることを自ら明らかにしなければならない。そうしないと、待っているのは先に述べた市場の厳しい結末というシナリオである。

　ある研究が雑誌（学術誌、業界誌、一般誌等）に載る場合、その雑誌の編集者と出版社は、いくら研究の成果とはいえブランド化された商品名まで載せるのには気が進まないのが通常である。商品名まで載せてしまうと、その商品を支持しているように読者に受け取られ、中立性に対する信頼を失うことを恐れるからである。そのため、（少なくとも定評のある出版物であれば）成分の一般名だけを載せるのが慣例である。これを、あなたの事例にあてはめて考えてみよう。もしあなたが独自に製品化させた AntioxInflam の効果が Onlyess importantium のみによるならば、あなたに照準が合った強力な武器をくだんの便乗業者たちは手に入れることになる。それは、学術誌に機能性成分の一般名として Only-

第30章　知的財産、ブランド構築、商標、許可制：ニュートラシューティカルと機能性食品の場合

ess importantium が載ることによる、*Onlyess importantium* 一般に対する科学的な支持である。また、業界誌や一般誌が、AntioxInflam という商品名の掲載を避けつつ、効果は *Onlyess importantium* から得られると書き立てることで、便乗業者のまがい物による市場開拓の機会が増幅される。

したがって、あなたは、あなたの *Onlyess importantium* を固有化して一般の *Onlyess importantium* と区別できるようにしなければならない。そのための1つの戦術は、研究上の識別コードを割り付けることである（XYZ123 など）。これにより、AntioxInflam は公式に、*Onlyess importantium* の XYZ123 形態を原材料とする唯一の原材料品となる。このコードは学術誌に（少なくとも「原材料と製造方法」の欄には）載ることになる。たとえ商品名を載せたがらない編集者や出版社であっても、一般名に結びついている識別コードの部分を削除するのはためらうからである。そして、その固有のコードはあなただけが持っているのである！

この戦術を用いると、もし必要であれば、さらなるブランド展開にもつなげることができる。一例として、ある大企業があなたの製品を特定の期間、特定の経路で専売したいと考えた場合、XYZ123 などの識別コードがついていれば、その大口顧客に対してだけ特別なブランドを構築して管理することができる。しかも、識別コード付きのブランドなので、当該ブランドにおいても製品の効果をあなたが行った研究の成果に明確に結びつけることができるのである。

識別コードによる固有化という戦術は、あなた自身の手で競争相手をうまく設定することを意味する。自社製品同士を切磋琢磨させるのは、悪意に満ちた便乗業者が競争相手になるよりもはるかに優れた選択肢である。また、ブランド化させた「XYZ123 *Onlyess importantium*」を原材料とする製品をより多くの種類作って市場に出せば、それだけ便乗業者の出鼻をくじくこともできる。あなたがすべて手がける「競合」製品で市場はもはや一杯の様相を呈しているので、まがい物の投資収益率ひいては発生率を下げることができるからである。こうして、あなたの研究、知的財産、高額な投資、製品に含まれている本源的な価値の約束は、市場での海賊行為から守られることになる。

また今後、ブランドを構築する対象として注目すべきは、最終製品が有する複数の関与成分の組み合わせ方である。そもそも最終製品について研究して特許で押さえておくこと自体、熾烈な市場を生き残る上で有利である。また、天然由来製品の産業では、今日にいたるまで研究も特許も、原材料製造者によって単一成分ごとに行われているのがほとんどである。最終製品の複数成分についての研究と特許は、ニュートラシューティカルに関してなされている全体から見ると、ほんの一部にすぎない。その分、もし今後、最終製品における複数成分の組み合わせ方のブランド構築に投資をすれば、大きな収益が得られる可能性がある。

ニュートラシューティカル産業の分野で長期的な成功の可能性を高めるために効果的な戦略は、まだ他にもある。しかしそれらは、マーケティングの上級コースでブランドを取り上げる際に議論される事柄であり、本章の守備範囲から外れる。あえて短く紹介するなら、原材料の開発段階から消費者に届く段階にいたるまで、ニュートラシューティカルに

関する特許権や商標権などの知的財産権を産み出し、確実なものとし、ライセンス等で活用するための指針をどのように作成するかについて戦略的な知識を与えて案内をすることである。

30.4 結論

1994年にダイエタリーサプリメント健康教育法（Dietary Supplement, Health and Education Act: DSHEA）が制定されたが、それ以前の健康食品分野は、線香花火的な企ての市場であった。発売される製品は、長くて2年ともたなかった。そのため1994年以前は、健康の維持・増進機能を明らかにする研究をがんばって行う動機に欠けていた。そもそも重要な情報に富むクレーム表示をすること自体規制されていたこともあり、市場も比較的小さく、この分野における知的財産の数も比較的すかすかの状態だった。しかし、DSHEAが成立してから、わくわくするような研究をする機会、新しい製品技術を開発する機会、重要な知的財産を取得する機会は、ほぼ無限にあるといってよい。私たちは、この成長産業が、広範囲な研究開発を通じて医学界や科学コミュニティを驚かせるような方法で人類に利益を与え続けるすばらしい効果のある原材料を新たに見つけられることを信じている。さらに、将来、ニュートラシューティカルに関する技術と知的財産が、旧くから盤石な製薬・医療分野とますます手を組むようになり、あるいは部分的にそれに取って代わることを期待している。この市場が次の成長の姿を見せてくれるかどうかは、新しい製品技術と特許のための確実な科学的研究がなされるか、より力強く効果的なブランド構築と商標のマーケティング戦略をとれるか、そして国際的なレギュレーションを遵守できるかにかかっている。

文献

1) Beall EL, Lewis PW, Bell M, Rocha M, Jones DL, Botchan MR. Discovery of tMAC: a Drosophila testis-specific meiotic arrest complex paralogous to Myb-Muv B. *Genes Dev* 2007; 15: 904-19.
2) Bagchi D, Misner B, Bagchi M, Kothari SC, Downs BW, Preuss HG. Effects of orally administered undenatured type II collagen against arthritic inflammatory diseases: a mechanistic exploration. *Int J Clin Pharmacol Res* 2002; 22: 101-10.
3) Quincozes-Santos A, Andreazza AC, Nardin P, Funchal C, Goncalves CA, Gottfried C. Resveratrol attenuates oxidative-induced DNA damage in C6 glioma cells. *Neurotoxicology* 2007; 28: 886-91.
4) Pal S, Naissides M, Mamo J. Polyphenolics and fat absorption. *Int J Obes Relat Metab Disord* 2004; 28: 324-6.
5) Dinkova-Kostova AT, Fahey JW, Wade KL, et al. Induction of the phase 2 response in mouse and human skin by sulforaphane-containing broccoli sprout extracts. *Cancer Epidemiol Biomarkers Prev* 2007; 16: 847-51.
6) Clarkson TB. Soy, soy phytoestrogens and cardiovascular disease. *J Nutr* 2002; 132: 566S-9S.
7) Fotsis T, Pepper M, Adlercreutz H, et al. Genistein, a dietary-derived inhibitor of in vitro angiogenesis. *Proc Natl Acad Sci USA* 1993; 90: 2690-4.
8) Barnes S, Sfakianos J, Coward L, Kirk M. Soy isoflavonoids and cancer prevention. Underlying biochemical and pharmacological issues. *Adv Exp Med Biol* 1996; 401: 87-100.
9) Wietrzyk J. The influence of isoflavonoids on the antitumor activity of vitamin D3. *Postepy Hig Med Dosw (Online)* 2007; 61: 253-60.
10) Convention on Biodiversity, available at https://www.cbd.int/convention.
11) Bonn Guidelines on Access to Genetic Resources and Benefit Sharing, Secretariat of Convention on Biological Diversity, April 2002, available at https://www.cbd.int/abs/bonn/default.shtml.
12) CBD, National Focal Points, see listing at https://www.cbd.int/information/nfp.shtml.

13) WIPO IGC Committee on Intellectual Property and Genetic Resources, Traditional Knowledge and Folklore, http://www.wipo.int/export/sites/www/tk/en/resources/pdf/tk_brief2.pdf.
14) WIPO Technical Study on Patent Disclosure Requirements Related to Genetic Resources and Traditional Knowledge, available at http://www.wipo.int/edocs/pubdocs/en/tk/786/wipo_pub_786.pdf.
15) Guidelines for BIO Members Engaging in Bioprospecting, July 2005, available at http://www.bio.org/ip/international/200507guide.asp.

索 引

【あ】

アーユルヴェーダ　14, 310, 317, 324, 336-337, 439-440
アーユルヴェーダ、ヨガ、ナチュロパシー、ユナニ、シッダ、ホメオパシー庁　324, 336
亜鉛　22, 123, 247, 273-275, 293, 356, 358, 372, 418
アカキナノキ　385
アガリクス　254
アグリコン　271
アスコルビン酸　355, 357, 471
亜セレン酸ナトリウム　356
アトピー性皮膚炎　78, 127, 139, 169
アフリカ産薬用植物　385
アフリカ統一機構　384
アフリカプルーン　387-388
アフリカポテト　385, 387
アボカド　385
アマ　21, 310, 347, 350, 456
アラキドン酸　21, 354, 430
アラビアガム　372, 411
アリストロキア酸　151, 153, 389
アルコール飲料　iii, 113, 223, 302
ルゼンチン　38, 40, 44
アルツハイマー病　89, 165
アルテミシニン　387
α-トコフェロール　356
α-リノレン酸　21, 364
αリポ酸　261
アレルゲン除去食品　iv, 266
アロイン　388
アロエ　41, 346, 350, 354, 372, 378, 386-388, 406, 409-411
アロエベラ抽出物　152
アロマセラピー製剤　285
アンジオテンシン変換酵素　247
暗示的クレーム　116-117
安全性データ　85, 91-92, 227, 278, 373-374, 415
安全性評価　147, 154, 197-198, 202, 214-215, 225-228, 249, 353, 373, 398, 404
安全性モニタリング　24, 190
安息香酸　306, 471
アンダーメット・ニーズ　6-7
安定性　28, 42, 51, 58, 64, 184, 226, 264-265, 268, 294, 373, 439
安定性試験　42, 51, 64
アントシアニン　17, 363
アンプル　195, 215, 256
安寧　15, 49, 221, 295-296, 299, 382, 427, 451, 463
アンメット・ニーズ　6-7

【い】

異議なし証明書　327
医師の指示　162-163, 165-168, 205
イスラム教　14, 417, 441
イソフラボン　77, 221, 246-247, 255, 269, 271, 310, 346, 372, 410, 424
イソマルトオリゴ糖　271
イタリア　40-41, 216-217, 389
1日当たり推奨摂取量　69, 370
1日推奨量　81, 85, 316
イチョウ　145, 147-148, 155, 372
イチョウ抽出物　148, 151
イチョウ葉　351, 505
イチョウ葉抽出物　151, 372
1回摂取量　99, 105, 130, 400, 404, 429
逸脱　62-63, 482-485
一般的機能ヘルスクレーム　212, 233-234
一般的な健康状態の改善　81
一般に安全と認められる　xi, xxii, 23, 38, 71, 74, 86, 90, 471
一般に認められた科学的エビデンスに基づくヘルスクレーム　229, 233
一般薬理試験　265, 267
一般用医薬品　130, 217
遺伝子組換え　225, 297, 306, 309, 316, 321, 326-327, 337, 382-384, 403-404, 407, 453, 472
遺伝子組換え食品規則　225
遺伝毒性　xxv, 143, 151-154, 227-278
イヌリン　18, 41, 72, 354, 372, 411, 421
イノシトール　224, 303, 364, 424
医薬製品　285
医薬品　ii, vi-ix, xxi-xxii, xxv-xxvii, 4, 7, 13-14, 18, 23-25, 28-29, 37-39, 41, 43-44, 52, 55, 57-58, 65, 69, 70-75, 80, 82-84, 86, 89-90, 92, 95-96, 99-100, 108, 113-115, 120-121, 128, 130, 133, 143, 146-151, 153, 161-162, 164, 167-169, 171-172, 175, 179, 187-190, 194-196, 205-208, 211-214, 217, 219-220, 238, 245-246, 250, 253-254, 256-261, 266-268, 272, 276-277, 282, 285-292, 296-297, 299, 309, 313-314, 317, 319, 325, 336-337, 346-347, 357, 362, 370, 374, 381, 385, 387, 389-392, 396, 400-404, 406-409, 414, 416-417, 422-424, 427, 431-432, 438, 440, 442-443, 460, 470, 472, 477-478, 485-488, 491-495, 506
医薬品管理機関　438, 442
医薬品業界　7, 25, 57, 65, 385, 392
医薬品クレーム　128
医薬品コード　167
医薬品成分　108, 256-257, 261, 266, 276
医薬品代謝遺伝子　148
医薬品（定義）　28, 70-71, 80, 113-114, 194, 213, 396
医薬品の安全性試験の実施に関する基準　150, 268
医薬品の臨床試験の実施に関する基準　268
医薬品リスト　259-261, 267, 272, 277, 282
医薬部外品　255, 258, 266
イリドイド配糖体　387
医療資源　170
医療用品局　xxvii, 39, 44, 286, 292, 493
医療用品広告規則　289
医療用品法　285-286, 289
医療用品法施行規則　286
いわゆる健康食品　ii, v, xi, 28, 246, 250, 252, 254-255, 266, 271, 276, 278, 280-282
インスリン抵抗性　21
インド　i, xxiii, xxvii, 14, 21, 23, 38, 187, 309-325, 327, 330, 335-338, 351, 381, 415, 424-425, 439-441, 446
インド式医療およびホメオパシー庁　324, 336
インド商工会議所連合会　325
インド食品基準　327
インドネシア　xxiii, xxvii, 415, 424-425, 446
インドネシア医薬品食品監督庁　424
インド訪問販売協会　325
インパクトファクター　7

【う】

ウガンダ　383-384, 386, 388, 392
う歯　123-125, 138
ウスベニタチアオイ　186
うつ病　388
梅抽出物　372, 410
ウルシ　385-386
運転時適格性評価　478-479, 483

【え】

英国　xi, xxii, xxv, xxvii, 58, 187-188, 198, 216-217, 221-222, 297, 456
エイコサノイド　21
エイコサペンタエン酸　21, 364, 425
衛生規則・規準　296-298, 301
衛生署　396, 402-403, 405-406
衛生と植物防疫の措置の適用に関する協定　452, 458-459, 461
衛生部　341, 353
衛生福利部　396
衛生プログラム　51, 63
栄養安全性監視　494
栄養価　3, 80, 82, 95, 118, 130, 133, 202, 225-226, 264, 297, 301-302, 305, 307, 332, 403, 426
栄養改善法　28, 262
栄養学的な支持の文言　80
栄養機能食品　i-ii, 246-248, 253, 255, 266-267, 270, 273-278

栄養強化	139, 346, 427	
栄養欠乏症	81, 128	
栄養産業界	3, 9	
栄養障害	22, 71, 294	
栄養上の価値	81, 95	
栄養成分表	116, 133, 268, 276	
栄養素等表示基準値	274	
栄養素補充剤	342-344, 355, 357-360, 365	
栄養的価値	120-121, 136, 328, 415	
栄養・特殊用途食品	26-27	
栄養表示	18, 25, 96, 114, 118, 130, 162-163, 172, 262, 321, 404, 416-419, 425, 427, 429-432, 438, 443	
栄養表示基準値	417, 427	
栄養不足による疾患	166-167	
栄養の表示と教育に関する法律	24, 73, 76, 94, 114, 123, 133, 162, 321, 397	
栄養療法食品	193-194, 203-205, 214-215, 220, 224, 294-295, 300, 302-307	
栄養療法食品指令	193, 203-205, 214, 224	
エキナセア	151, 177	
エクアドル	492	
エジプト	309, 383	
エシャロット	310	
エチオピア	391	
エナジードリンク	179, 190, 334, 444-445	
エビデンス総体の強さ	375	
エビデンスの重み	76, 91	
エビデンスの重みづけ基準	126	
エビデンスの総合性	iii, 115, 232	
エビデンスの評価過程	15	
エフェドリン	80, 181, 261	
エフェドリンアルカロイド	80, 95, 154	
エルゴカルシフェロール	356	
えん下困難者用食品	iv-v, 266	
塩酸シブトラミン一水和物	261	

【お】

オウギ	351, 360-365	
黄金基準	76, 94	
欧州委員会	39, 196-200, 202-203, 207-208, 213, 216-217, 220, 222-226, 228-231, 233-236, 470, 473	
欧州委員会指令	198, 224	
欧州医薬品審査庁	149	
欧州医薬品庁	208	
欧州栄養評議会連合	197	
欧州議会	196, 200-201, 203, 224, 234	
欧州司法裁判所	194-195, 198, 206, 208, 214	
欧州食品安全機関	41, 194, 197, 212, 327	
欧州植物由来品フォーラム	226	
黄斑変性症	310	
オーストラリア	i, xi, xxii-xxiii, xxv, xxvii, 38-39, 44, 187-188, 285-287, 289-292, 338, 440, 445, 493	
オーストラリア医療用品目録	287	
オーストラリア・ニュージーランド医療用品局	292	
オーストラリア・ニュージーランド食品基準機関	327	
オーストラリア補完医薬品ガイドライン	287-288, 493	
オーストラリア補完保健医療協議会	289	
オーストリア	43, 216	
オートミール	13, 18	
オート麦	117, 123, 372, 421, 445	
オオバコ	310, 349, 411	
オオバコ種皮	123, 411	
オーファンドラッグ法	162	
オーファンメディカルフード	171	
オオムギ	310, 347	
オールトランスβカロテン	356	
オールトランスレチノール	356	
オールブラン	74	
オステオカルシン	247, 249	
汚染物質検査	99, 105	
オタネニンジン	349, 360-365	
オトギリソウ	148, 385-386	
オミックス	9, 90, 380	
オメガ-3 脂肪酸	ii, 5, 78, 123, 125, 127, 139, 372, 410, 425, 429	
オメガ-6 脂肪酸	425, 429, 469	
オリゴセラピー	186	
オリゴ糖	18-19, 72, 246-248, 269, 271, 310, 354, 372, 411, 421, 445	
オリゴフルクトース	18	
オレストラ	72, 84	
オンライン調査	7	

【か】

ガーナ	384, 388, 391	
ガーリック	385	
壊血病	71, 81, 88, 121, 128	
回収	4, 51, 59, 65, 86, 91, 93, 101, 153, 179, 189-190, 205, 218, 289, 314, 330, 491, 503	
階層的ブランド構築	508	
ガイダンス	57, 71, 75, 80, 86, 104, 126, 130, 137, 139, 166-171, 176, 181-184, 189, 202, 227, 230, 493, 495, 503	
ガイドライン	ii-iii, viii, xii, 26-27, 51, 57-58, 105, 124, 126, 133, 144, 164-165, 252, 275-277, 280-281, 287-288, 321, 325, 335-336, 390, 443, 458, 472-473, 477, 485, 492-493, 495, 502-504	
科学・高度技術国際センター	389	
化学的フィンガープリント	145-146	
カキノキ	385-386	
加水分解コラーゲン	186	
ガスクロマトグラフィー	105, 146	
カゼインカルシウム	355	
カゼインホスホペプチド	246, 247	
過体重	14, 171, 406	
価値連鎖	9, 10	
脚気	88	
カッコウアザミ	385-386	
カッシア	388	
活性マーカー	145	
カテキン	221, 246-247, 272, 310, 354	
カナダ	i, xxiii, xxvi, 38-39, 44, 175-177, 179-181, 185-191, 297, 390, 409, 413, 417, 420-421, 440, 469-473, 485, 492-494	
カナダ警戒プログラム	189	
カナダ保健省	44, 175-181, 183, 185-191, 395, 493	
可能性がある（may）	79, 139	
カバ抽出物	148, 151	
カバノキ	19	
カバラクトン	148	
カフェイン	10, 179, 190, 334	
カフェイン含有飲料	334	
カプセル	28, 49, 59, 171, 195, 212, 215, 221, 253, 256, 265, 281, 324, 364, 406-407, 409, 444, 488	
カプセル剤	3, 6, 254-255, 274, 276-277, 280, 295, 316, 370, 423, 500	
カプリル酸トリグリセリド	165	
カメルーン	384, 386-388	
かもしれない（might）	139	
可溶性繊維	18, 421, 426	
可溶性トウモロコシ繊維	18	
カラギーナン	104, 356	
ガラクトオリゴ糖	18, 271, 354	
カラスムギ	18-19, 23, 310, 411	
カリウム	81, 125, 138, 273-275, 356-357, 372, 429-430, 471	
カルシウム	76-78, 81, 88, 97, 105, 115, 118, 122, 128, 136-140, 246-248, 253, 269, 271-275, 293, 303, 354-355, 357-358, 372, 402, 404-405, 409, 411, 413, 418, 420, 425-427, 429-430, 432	
ガルシニアエキス	372	
ガルシニアカンボジア抽出物	410	
カルニチン	224, 260-261, 303, 424	
カレワラ	14	
がん	18-19, 21, 37, 74, 77-78, 88, 122-123, 125-127, 138-140, 151, 153, 155, 251-252, 310, 369, 385-387, 405, 426-427, 431, 437, 440	
がん原性	147-148	
韓国	i, vi, xxiii, xxvii, 369, 372, 376, 378-379, 406-409, 413, 415, 493-494	
韓国食品医薬品庁	xxvii, 406-407, 493	
丸剤	195, 215, 370, 400, 406-409, 423	
換算係数	119	
がん腫	152	
関税および貿易に関する一般協定	456, 460	
関税同盟技術規則	304-306	

関節リウマチ	181, 250
冠動脈性心疾患	21, 77-78, 89, 124-125, 127, 138-139, 399, 402, 406, 415, 426, 428
カンペステロール	421
γ-アミノ酪酸	246-247, 354
関与成分	ii-iii, xxi, 76, 220, 267-272, 342, 509
管理手段	461-462

【き】

機械設備	50-52, 60-61, 63
規格	26-27, 42, 50-51, 58-59, 62-64, 100, 104-106, 147, 226, 253, 263-264, 297, 330, 334, 363, 373, 376, 379, 398, 407, 412, 414, 452, 457, 460, 477, 479, 487-488, 508
規格基準	97-99, 103, 105, 370-371, 494
規格基準型特定保健用食品	246, 248, 253-255, 266, 269-271, 273, 280-281
機器適格性評価	487
キク	310, 348, 351, 354, 372, 385-387, 411, 439
キクイモ	310
キクラゲ	372, 411
擬似回収	51
希少疾病	7
キシリトール	19, 77, 124, 269
キシロオリゴ糖	271, 354
北カレリアプロジェクト	16
北ナイジェリア	386
キトサン	77, 246, 269, 346, 372, 406, 411
ギニア	391
キニーネ	385
機能性飲食料品	3, 70, 442, 444-445
機能性がある	221, 381
機能性クレーム	88, 343-345, 355, 370, 371, 375-376, 379, 444
機能性食品	i, xi, xxi-xxvii, 3, 10, 13-21, 23, 28-29, 37-39, 69-73, 87, 90, 92-95, 113, 118, 150, 175-176, 179, 193-194, 212-214, 219-221, 226, 237, 245-246, 250, 252-253, 294-295, 299-304, 309-316, 318, 321-325, 327, 334, 337-338, 342, 369, 372, 382, 390-392, 395-396, 399-403, 405-409, 412, 415-417, 419, 421, 423-429, 431-432, 437-447, 497, 500-501, 508
機能性食品成分	13, 295, 300-301, 303, 310, 372, 438
機能性食品(定義)	221
機能性表示食品	i-iii, xii, 255
機能要求仕様書	478
キノコ	41, 400
キャリブレーション	61, 481-483
給水システム	60
急性中耳炎	19
強化食品	xxiii, xxvii, 193-198, 212-213, 215, 219-220, 222-223, 226, 238, 294-295, 300-304, 321, 324, 402, 406, 493-494
強化食品規則	193, 196-198, 215, 222-223, 238
供給源	21, 27, 122, 182, 197-198, 222, 296, 382, 418-423, 425, 427, 429-430, 432
キョウチクトウ	352-353, 388
経典	14
強皮症	7
共役リノール酸	310, 354, 410
許可制	28, 85, 183, 201, 205, 228, 247, 267, 280, 286-287, 338, 438, 470
魚食	21
魚油	21, 72, 97, 105, 310, 354, 400-401, 438
許容上限安全摂取量	197-198, 274
行政院衛生署	396
キリスト教	14, 24
記録管理	52, 63
記録の保存	150
キンググラス	385
ギンゴライド	145
近赤外分光光度計	103

【く】

グアーガム分解物	271
グアバ	272
グアバ葉抽出物	372
空調処理装置	59
クオリティ・バイ・デザイン	57
ククルビタシン	389
クコの実	360-365
苦情解決委員会	289
グッタペルカノキ	272
クミスクチン	439
グラウンデッド・セオリー	441
クラス1	180-181
クラス2	180-181
クラス3	181
グランドファザー成分	40
クランベリー	87, 310
クリーニングバリデーション	486
グリコイリドイド	388
グリセミック指数	4, 17, 140, 303
グリフォニア	388
グループマーカー	145
クルクミン	21
グルコサミン	104, 372, 400, 406, 410
グルテン	4, 5, 19, 89, 172, 403, 439, 472
グルテン過敏性	4, 89
グルテンフリー	4, 5, 472
くる病	88
クレームの科学的実証	219, 228, 230-231, 233
クローン動物	203
クローン病	89
クロム	22, 139, 273, 303, 346, 356, 372, 505
クロレラ	354, 372, 406, 409-410
クロロゲン酸	246-247

【け】

警告状	40, 86, 101-103, 107, 166, 169-171, 217
経腸栄養法	170-171
経腸的に摂取	162, 164-168
景品表示法	257-258, 263-264, 280
ケープアロエ	387-388
化粧品	71, 83, 149, 194, 205, 215, 258, 312, 388
血中トリアシルグリセロール値	250, 424
血中トリグリセリド	21, 246, 249
解毒作用	87, 148
ケトン体	165
ゲニステイン	310
ゲニポシド酸	247
ケニヤ	383, 388
ゲノミクス	9, 17, 87, 90, 382
ケルセチン	147, 151
ケロッグ社	10, 74
権威ある意見	74, 115, 124-125, 138
権威ある意見に基づくヘルスクレーム	125, 138
健康機能食品	369-372, 374, 406-409, 412-415, 493-494
健康機能食品公典	407-409, 412
健康機能食品に関する法律	369-370, 406, 409, 493-494
健康機能食品に関する法律施行規則	414
健康機能食品に関する法律施行令	414
健康食品管理法	396
健康信条	16
健康製品・食品監視局	485
健康増進法	vii, 257-258, 262-263, 266, 280
健康的	13, 16, 26, 29, 69, 73, 81, 116-118, 133-134, 136, 141, 248, 251, 272-273, 294, 309, 318, 400, 430-431
健康的な食	24, 117, 141
健康的ニュートリエント含有クレーム	118
健康被害	258, 261-262, 280, 282
原材料供給業者適格性検査	103-104
限定的リスト	40-41
減量した	116, 134
減量のためのエネルギー制限食に用いられる食品	204

【こ】

抗がん剤	387
抗がん作用	501
公共衛生および市政に関する条例	401-404
抗菌薬	23

高血圧	77-78, 88-89, 121, 123, 125, 127, 138-139, 249, 251-252, 268, 385-386, 389, 402, 426, 430, 440	
抗原性試験	265, 267
交叉汚染	59-60, 63
抗酸化活性	118, 155, 410
抗酸化作用	20, 137, 275, 440
抗酸化特性	19, 440
抗酸化ニュートリエント含有クレーム	118
抗酸化ニュートリショナルサプリメント	155
抗酸化ビタミン	20, 78, 122-123, 125-127, 139
抗酸化物質	20-22, 118-119, 128, 137, 155, 230, 344, 469, 506
抗酸化療法	20
公衆衛生	6, 15, 26, 97-99, 115, 122, 124, 138, 150, 251, 292, 297, 301, 306, 315, 424, 428, 447, 454, 457, 462-463, 491
合成エフェドリン	80
合成コンジナー	80
厚生省	28, 73, 245, 396
公正取引委員会	263
高性能微粒子除去フィルター	59
合成ビタミンE	104
合成品	80, 260
抗生物質耐性遺伝子	249
厚生労働省	iv, ix, xxi, 73, 245, 248, 253, 255, 258-262, 272-273, 276-277, 280-282
構造・機能クレーム	71, 79-81, 85, 94, 115, 128-130, 136-137, 141, 208, 320, 506
構造設備	50, 51
高速液体クロマトグラフィー	105, 146
公定書	53
高度機能表示	15
抗マラリア剤	385, 387
合理的な期待	84-85, 93-94, 171
合理的な消費者	96
香料	82, 215, 264, 304-306, 329, 332, 471, 472
高齢者	73, 75, 121, 123, 168, 170, 249, 251-252, 369, 432
コーデックス委員会	26-27, 29, 248, 270, 272, 297, 301, 304, 318, 370, 403-404, 417-419, 422, 427, 430, 432, 442-443, 457, 460, 463
コーデックス委員会栄養・特殊用途食品部会	27
ゴートウィード	385
コートジボワール	386, 388, 391
コーヒーマンノオリゴ糖	247
コーラン	14
ゴールデンシール	148, 151
国際医薬品査察協定・医薬品査察共同スキーム	58
国際機能性食品会議	401
国際サプリメント業界団体連合会	v, 28, 495
国際獣疫事務局	460
国際食品規格委員会	26, 270, 272, 297, 403, 457
国際植物防疫条約	460
国際飼料産業協会	473
国際生命科学研究機構	15, 197, 221, 415
国際製薬技術協会	58, 478
国際標準化機構	330
告示型健康機能食品	370-372, 412
国立医薬品管理局	417, 423, 438, 442
国立衛生研究所	29, 74, 138, 151
国立栄養研究所	312
国立スマート政府研究所	332
国立毒性研究センター	147, 151
ココア	310
国家衛生監督局	41
国家衛生和計画生育委員会	341, 353
国家規格	64, 100, 294, 296-301, 303-304
国家工商行政管理総局	343
国家質量監督検験検疫総局	342-343
国家食品薬品監督管理局	44, 150, 341
国家食品薬品監督管理総局	150, 341
骨粗鬆症	76-77, 88, 123, 136, 138, 248, 272, 343, 397, 426-427, 430, 437
コハク酸第一鉄	356
個別申請が必要なヘルスクレーム	229
個別評価型健康機能食品	370-372, 376-379, 412
コミッショニング	478, 481-483
コムギ	310
小麦アルブミン	77, 246
小麦アレルゲン	4
小麦ふすま	310
小麦繊維	372, 411
コリン	74, 87, 138-139, 224, 286, 303, 356-357, 424
コリン塩	286
コルンバミン	388
コレカルシフェロール	356
コレステロール	6, 17-19, 21-23, 72-73, 77, 82-83, 89, 116-118, 120-121, 123-124, 134-136, 138-139, 246, 268-269, 271, 303, 310, 382, 387, 397, 399, 410-411, 413, 418-419, 421-422, 426, 428-430, 445, 501
コレステロールフリー	419
コロハ種子	372, 411
コロンビア	38, 40, 44, 125
コロンボ	388
コンカレントバリデーション	486-487
コングリシニン	246
コンゴ	384, 386, 388
混合ミセル	247
コンドロイチン硫酸	104
コンニャクマンナン	411
コンフリー	148, 151, 153
【さ】	
ザイール	388
催奇形性試験	264, 267
サイザルアサ	388
最小投与量	41
菜食主義	18, 22
最大許容キャリーオーバー	486
在日米国商工会議所	253
細胞伝達物質	20
サイリウム種皮	372
酢酸	23, 246, 356
酢酸亜鉛	356
酢酸カルシウム	355
酢酸ビタミンA	356
査察	58, 65, 101-102, 150, 288, 290, 313-314, 319, 396
差し迫った危害要因	84-85
砂糖の代用品	123
砂糖無添加	116
サニタイゼーション	481
サネブトナツメ	348, 365
サプライチェーン	xi, xxii-xxiii, xxvi, 41, 104-105, 258, 383, 451-453, 455, 461-464
サプリメント成分表	99, 133
サポニン	363-364, 387, 389
サルオガセ類地衣類	151
酸化亜鉛	356
酸化還元	20
酸化ストレス	19
酸化促進	19, 20, 155
^{32}P ポストラベリング・HPLC 法	152-153
参照量	116, 130, 134, 197, 198, 425
酸素ラジカル吸収能	119
ザンビア	382, 392
サンプル	51, 53, 64, 104, 144, 168, 184, 190, 290, 326, 330, 333, 376, 389
山薬	361, 364-365
残留農薬	146, 263, 316, 460
【し】	
ジアシルグリセロール	72, 77, 354
シアン化グルコシド	389
ジェモセラピー	186
ジオスゲニン	387
ジギタリスステロール配糖体	387
シグナル伝達	20-21
脂質代謝酵素	247
紫芝	145
ジシバリ	385
システマティックレビュー	iii-vi, viii, 236, 248
システム機能仕様書	483
自然健康食品	xxv, 25, 401, 443-444
自然健康製品	13, 39, 44, 49, 175, 395,

406, 493	406-409, 444, 488, 500	食品製造業等取締条例 257
自然健康製品管理局　xxiii, xxvi, 175, 395	硝酸チアミン 356	食品成分　13-14, 17, 19, 71-72, 80, 84, 86, 90, 93, 114, 120, 130, 134, 137, 188, 200, 202-203, 207, 211-212, 214, 221, 225-228, 231, 233, 236-237, 245, 249, 270, 294-295, 300-301, 303, 306, 310-311, 316-317, 324, 329, 342, 353, 370, 372, 380, 397, 403, 405, 417, 419, 423, 428, 437-438, 442-444, 447, 453, 501, 506
	少子高齢化 252	
自然製品同業組合 105	照射食品 316, 327-328	
自然療法薬 384-385	消費期限　42, 263, 268, 299, 302, 305-307, 328, 400, 403, 412-413, 417	
実質的同等性 353		
疾病管理予防センター 97, 138	消費者権利保護・福利監督庁 296-297	
疾病クレーム 128, 137	消費者庁　ii-iv, viii-ix, xi, 73, 246, 250, 252, 254, 258, 262-263, 265-267, 269, 273	
疾病（または健康に関係する状態） 120, 121		食品タンパク質由来ペプチド 246
疾病リスク低減　ii, 15, 94, 115, 122, 221, 232, 246, 248, 253-254, 265, 269-270, 272, 305, 318, 370, 376	消費者保護　26, 150, 201, 203, 205, 225, 229, 235, 252, 336, 447, 492, 493	食品（定義） 113, 194, 221
		食品添加物に関するFAO/WHO合同専門家委員会 327
	商標　336, 500, 505, 508, 510	
疾病リスク低減クレーム　200-201, 208, 229, 234, 330, 332, 334, 370, 405, 416, 423, 426, 430, 443	賞味期限　83, 263, 268, 328, 403	食品添加物ルール 38-39
	正味炭水化物量 140	食品販売法施行規則 428, 430
	静脈栄養法 171	食品表示　113-116, 119-120, 127-128, 133-134, 147, 149, 162, 222, 399, 403-404, 407, 412, 427
疾病リスク低減表示型特定保健用食品 246, 248, 255	使用目的　50, 61, 114, 121, 163, 181, 199, 305, 403, 480	
実用的定義 15	生薬 143, 150, 381	食品表示ガイド 119
ジテルペン 389	使用歴　202, 207, 214, 219, 225	食品表示基準　15, 399, 407, 412
自動化製造実践規範 478	除外規定 82-83	食品表示クレーム 114, 128
シトステロール 77, 83, 421	食経験　249, 260, 296, 346, 373-374	食品表示に関する省令 427
シナタラノキ 365	食事管理用 205	食品表示法　15, 255, 262
自発的有害反応モニタリングプログラムおよびデータベース 189	食事指導 140-141	食品の品質と安全性に関する連邦法律 295-296, 299
	食事代替品 204, 224	
市販後健康製品局 189	食事療法用食品 425	食品の容器ラベル調査 141
市販後調査　44, 189, 261, 282, 491-492, 494-496	食品安全委員会　249, 258, 261, 266, 271, 276	食品レギュレーション部 428, 430
		食品を除く　iii, xxv, 71, 130
脂肪酸エステル 22	食品安全基準管理局　312, 316, 324	植物一覧表 41
脂肪酸結合タンパク質 247	食品安全基本法　257-258, 276, 280	植物化学物質　14, 105, 152, 384, 440
ジャケツイバラ 385	食品安全現代化法　90, 105, 108	植物起源オリゴセラピー 186
13条1項ヘルスクレーム 233-237	食品安全白書 194	植物・植物抽出物　197, 216, 225
13条5項ヘルスクレーム 234, 236	食品安全の標的 461, 463-464	植物スタノールエステル　72, 77, 123, 354
重酒石酸コリン 357	食品安全・品質部 442	
重曹 114, 130	食品安全法　338, 342, 456	植物ステロール　22-23, 77, 83, 120, 123-124, 246, 269, 310, 354, 399, 410, 415, 421-422, 425, 428-429
集団訴訟 8	食品医薬品安全処　370, 406, 493-494	
重篤な有害事象　106, 150, 314, 493	食品-医薬品境界製品の分類委員会 442-443	
自由販売証明書 42		植物製剤　205-206, 217, 226-227, 390
十分な科学的合意　71, 74-77, 87, 133, 273	食品医薬品法　175, 179, 187-188, 313, 391	植物性サプリメント 143
		植物の安全性 156, 226
十分な科学的同意に基づくクレーム 137	食品・医薬品の成分および表示に関する規則 403-404	植物の有効性 144, 228
		植物・ハーブ薬 143
重要管理点での危害要因分析　50, 453, 460, 462	食品衛生法　i-vii, 256-258, 262-266, 280, 342, 370, 408	植物薬　xxiii, xxvii, 58, 144, 381, 384-385, 389-390, 392
重要製造工程パラメータ 487	食品回収手続 330	
14条ヘルスクレーム 234, 236	食品改良剤 202, 215	植物由来成分　149, 201, 205-208, 212-213, 215-220, 222-223, 226, 228, 231, 233, 235-238, 346, 417
主催者 5	食品科学委員会 197, 226	
出版バイアス 5	食品加工産業省 312	
授乳中の女性　204, 334, 399, 422, 429	食品環境労働衛生安全庁 493-494	植物由来フードサプリメントの品質ガイド 226
睡瘍形成性　147-148, 151-152, 154, 156	食品管理法 399	
遵守ルール 456	食品関連規則 425-426	食物環境衛生署 403, 405
条件付き特定保健用食品　246, 248, 253-255, 269-270, 281	食品規格　26-27, 29, 326, 329, 418, 443	食物繊維　6, 17-18, 70, 81, 84, 88, 94, 115, 117-118, 122-123, 125, 128, 246, 269, 293, 299-300, 310, 371-372, 378, 409, 411, 415, 418, 421-422, 424, 427, 429, 430-431, 438-439, 445
	食品基本法規則　193-195, 199, 205, 214, 224, 228	
条件付きヘルスクレーム　71, 76, 78, 87-88, 91, 115, 123, 125-127, 138-139, 232	食品検査庁 470	
	食品公典 407-409, 412	
錠剤　3, 6, 28, 49, 59, 70, 171, 195, 212, 215, 221, 253-256, 265, 274, 276-277, 280-281, 295, 316, 324, 364, 370, 400,	食品事業者　198-199, 201, 205, 229, 238, 280, 318-319, 326-327	食物繊維仮説 17
		食薬区分 213
	食品施設登録 168, 470	食糧農業機関　18, 26, 248, 272, 337,

517

419, 460		
処方せん	23, 37, 148, 150, 167, 188, 213, 288, 299, 438, 492-493	
処方薬	57, 70, 82, 99, 217, 282, 287, 387, 491	
署名原簿	63	
飼料産業協会	473	
シロバナムシヨケギク	388	
侵害警告	8	
シンガポール	xxiii, xxvii, 15, 428, 429-430	
新規医薬品	82	
新規成分	39, 226, 260, 309, 372, 414, 477	
新規ダイエタリー成分	40, 43, 84-85, 96	
新規ダイエタリー成分届出	85, 96	
新規治験薬	83	
新規である	39, 41, 202, 225	
新規でない	39, 220	
神経管欠損	78, 123, 126-127, 138-139, 426	
神経管閉鎖障害	248, 273	
心血管系疾患	20-22, 78	
心血管系疾病リスク	20, 250	
心血管疾患	16-17, 121-123, 127, 169, 251, 293, 310, 369, 382	
審査目標期間	180-181	
心疾患	21, 74, 78, 89, 115, 120, 123-125, 138-139, 310, 386-388, 399, 402, 406, 415, 426, 428	
シンバイオティクス	6, 295	
ジンバブエ	383, 387-388	
信頼性のあるエビデンス	76, 91	

【す】

睡眠時無呼吸	89	
水溶性食物繊維	77, 122, 310	
膵リパーゼ	247	
スウェーデン	23, 43, 188, 216, 440	
スーダン	386-388	
据付時適格性評価	478-479, 481	
スクワレン	372, 406, 409, 424	
スタノール	22-23, 72, 123, 138, 310, 354, 421-422, 425, 428	
スチグマステロール	421	
ステロイド	18, 103, 147, 387-388	
ステロイドサポニン	387	
ステロイドホルモン	18	
スピルリナ	365, 372, 410	
スポーツサプリメント	100, 109	
スポーツ食品	204, 215	
スポーツフード	303-307	
スミレ	388	
3クラスシステム	180	
スルフォラファン	87, 94, 501	
スロベニア	217	
スワジランド	384	

【せ】

生活習慣病	245, 252, 262, 318, 323	
生活の質	10, 17, 23, 143, 294, 312, 469	
聖書	14, 19	
製造許可	177-178, 180, 183-185, 190, 286, 296, 320, 337, 345	
製造記録原本	52, 106	
製造区域	59-60, 63	
製造工程	xxii, 26, 50-52, 60, 63, 65, 82, 106, 144, 204, 214, 226, 256, 278, 280-281, 371, 373, 389, 398, 412, 423, 444, 477-482, 484-488	
清掃・洗浄	59-63, 65	
製造日誌	61	
性能適格性評価	478-479, 484	
製品記録	51	
製品検査	103, 105-106	
製品審査許可委員会	327	
製品認証	103, 108, 315	
生物学的活性を持つフードサプリメント	294-295, 300	
生物学的製剤	82-84, 325, 337	
生物学的利用能	299, 373	
生物資源探査	500-504	
生物の多様性に関する条約	502	
成分表示パネル	25	
精油	286	
セイヨウオトギリソウ	148	
セイヨウニンジン	360-362, 364-365	
西洋薬	14, 143-144, 147	
セイヨウワサビ	385	
生理学的機能性食品	14, 396	
生理学的物質	39-40	
世界がん研究基金	232	
世界知的所有権機関	503	
世界貿易報告書	452, 454, 464	
世界保健機関	18, 26, 58, 146, 184, 248, 272, 337, 381, 419, 460, 477	
設計時適格性評価	478	
接触面	50	
説明責任	108, 291, 502	
ゼリービーンルール	118, 122	
セルフケア	4, 186-187, 190, 447	
セルラーゼ	19	
セルロース	19, 286	
セレン	22, 78, 118, 127, 137, 139, 273, 293, 303, 346, 356, 358, 372	
全インド食品加工業者協会	312	
センキュウ	145, 349	
1983年食品法	417, 442	
1985年食品規則	416-417, 419, 423, 442-443	
先決判決	198	
全国処方サービス	291	
センシンレン	439	
先天性神経管欠損症	78, 123, 126, 139	
センナ	261, 351, 388	
センノシド	261	
全米科学アカデミー	74, 115, 124, 138	

前立腺がん	78-79, 127, 310	
前立腺肥大症	121, 388	
戦略・国際問題研究所	383	
全粒粉	17	

【そ】

臓器セラピー	186	
相互作用	99, 147-148, 151, 190, 280, 282, 302, 389	
相互承認規則	196	
相互承認協定	187	
相互承認の原則	195, 206, 218	
痩身用食品	204, 215, 224, 401	
ソフトゼラチンカプセル	256	
ソルビン酸	306	
ソルビン酸カリウム	471	

【た】

ターゲット機能	221	
タイ	i, xxii-xxiii, xxvi-xxvii, 415, 431-432, 445-446	
第一リン酸カルシウム	355	
ダイエタリーガイダンスクレーム	71	
ダイエタリーサプリメントおよび非処方せん薬に対する消費者保護法	149, 492-493	
ダイエタリーサプリメント業界	28-29, 99, 311	
ダイエタリーサプリメント健康教育法	iii, 23-25, 73, 80, 84, 114, 137, 149, 213, 311, 337, 408, 510	
ダイエタリーサプリメント製品認証	108	
ダイエタリーサプリメント製品の表示	99	
ダイエタリーサプリメント(定義)	79	
ダイエタリーサプリメントの安全性基準	84	
ダイエタリーサプリメントのクレーム	81, 93	
ダイエタリーサプリメント部	96, 151, 156	
ダイエタリー成分	40, 43, 49, 71, 80-81, 84-85, 95-96, 105, 128, 149, 314	
第三者認証	98, 108	
代謝酵素	147-148, 151, 247	
大豆イソフラボン	247, 255, 269, 271, 346, 372, 410	
大豆オリゴ糖	271	
大豆繊維	372, 411	
大豆タンパク質	123-124, 138, 246, 269, 271-372, 409, 411, 421-422, 426	
大豆発酵エキス	246	
ダイゼイン	310	
大腸がん	17, 125, 127, 310	
第二リン酸カルシウム	355	
台湾	xxiii, xxvii, 44, 396-400	
台湾食品医薬品局	44	
タウリン	224, 303	

多価アルコール甘味料	19	
タキソール	387	
多国籍種子企業	383	
タバコ	113, 154, 194	
玉ねぎパウダー	310	
単回投与試験	264	
短鎖オリゴ糖	18	
短鎖脂肪酸	18	
タンザニア	386, 388, 392	
炭酸亜鉛	356	
暖房・換気・空調	59	

【ち】

チアミン	88, 356, 418, 420, 471
地域健康管理に関する法律	493
チェコ共和国	40
チオクト酸	261
治験申請	177, 178
知的財産	xi, xxii, xxiv, xxvi-xxvii, 10, 321, 499-501, 503, 510
知的財産権	5, 10, 291, 499, 501, 503, 510
知的財産戦略	10
チトクローム P450 代謝酵素	151
茶カテキン	246-247
茶ポリフェノール	246-247, 272, 363, 425
中央食糧技術研究所	312, 318
中国	i, xxiii, xxvii, 14, 29, 38-39, 44, 82, 143, 145-146, 148-150, 154-156, 176, 187, 261, 291, 309, 341-343, 346, 353, 355, 357, 359, 365, 381, 395, 398-401, 403, 423, 438-441, 469-473
中国社会科学院	341
中国保健協会	341
中薬条例	401-402
長期腫瘍形成性バイオアッセイ	147, 151
長期発がん性バイオアッセイ	151
長鎖 n-3 系 PUFA	21
チョウセンニンジン	148, 155
朝鮮人参	151, 354, 371-372, 378, 406, 410
腸内細菌叢	18-19, 23, 293, 300, 303-304, 310, 343-344, 411, 421
チョコレート	310, 445
チリ	38, 40, 44, 283, 351
治療的アプローチ	24
治療量以下の成分	181-183

【つ】

通常摂取参照量	116, 130, 134
月見草種子抽出物	372
ツヨン	151

【て】

低アレルゲン米	246
低たんぱく質食品	iv, 266
低糖	116
低トランス脂肪	74
低分子化アルギン酸ナトリウム	246
低リンミルク	246
データ隠蔽	5
適格性の評価	104
適格性評価	60-61, 478-479, 481-487
適合性調査	288
適正衛生基準	65
適正衛生規範	463
適正試験規範	414
適正製造規範	42, 49, 58, 65, 100, 102, 144, 149, 168, 183, 226, 252, 288, 314, 329, 379, 398, 444, 463, 477, 495, 508
適正清掃・洗浄基準	65
適正農業規範	144, 226, 277, 337
適切にデザインされた臨床試験	75
鉄	22, 25, 122, 136, 247, 273-275, 293, 356, 358, 372, 418, 420, 422, 425
鉄欠乏性貧血	22, 344
鉄分	118, 139
デビルズクロー	387
デフェリーチェ	14, 211, 313
テルペノイド	385, 387
添加物	18, 26, 29, 38-39, 41, 58, 71-72, 79-80, 82, 86, 120, 172, 194, 215, 257, 259, 262-265, 304-305, 311, 319, 326-329, 334, 342, 374, 403, 407-408, 417, 428, 459-460, 471
電子流	21
伝統医薬品	41, 43
伝統中国医学	143, 186
伝統的医療用食品	439
伝統的使用	206-207, 213, 219, 236
伝統的食品	16, 382, 424
伝統的中医学	154-155, 345-346
伝統的中国ハーブ	146, 148, 154
伝統的中国薬	146, 176
伝統的ハーブ医薬品	206-208, 213, 219, 238, 288
伝統薬	150, 154, 176, 384-385, 389-390, 392
天然と同一	80, 295
天然ビタミン E	104, 356
デンマーク	40

【と】

ドイツ	27, 41, 187-188, 297, 387
銅	22, 247, 273-275, 303, 356, 372
糖アルコール	19, 77, 124, 140, 246, 424, 426
同一性	51, 64, 104, 106, 383, 453
同一性確認検査	103, 106
同一性保持システム	383, 453
統一認証取得済みマーク	307
投資収益	8, 10, 88, 91, 499, 507, 509
投資収益率	8, 499, 507, 509
トウダイグサ	385-386
冬虫夏草	354-355, 365
糖尿病	8, 17, 21, 57, 78, 83, 127, 139, 166-167, 169, 182, 215, 249, 251, 293, 305, 323, 360, 369, 382, 386-387, 402, 406, 440
トウヒ	19
動物試験	44, 227, 267, 344, 375, 399
動物薬センター	472
トウモロコシふすま	372, 411
登録制	5, 37-38, 42-44, 206, 219, 390, 416, 495
トーゴ	384, 391
ドーピング	100, 103, 306
特殊医療用食品	204-205, 215, 224
特殊栄養用途食品	203, 214, 223-224
毒性試験	144, 148, 151-152, 155, 220, 264, 267-268, 278, 371, 373
毒性バイオアッセイ	147, 152, 156
毒性マーカー	145
独占期間	88, 91
特定商取引に関する法律（特定商取引法）	257, 263, 264
特定の保健の用途	28, 73, 267
特定保健用食品	i-ii, iv, xi, xxi, xxiii, xxvii, 14-15, 19, 28, 38, 73, 76-77, 220, 245-250, 253-254, 265-273, 276, 278-281, 396
特別用途食品	28, 71-72, 87, 161-165, 171, 220, 262, 265-266, 295, 300, 302-307, 316, 322, 327, 337, 370, 405, 419
特別用途食品の科学的審査のためのガイドライン	164
独立国家共同体	295
ドコサヘキサエン酸	354, 425, 430
トコトリエノール	21
杜仲茶エキス	247
特許	8-9, 437, 500-501, 503-510
特許権侵害訴訟	8-9
届出制	ii-iii, 37-38, 42, 44, 88, 90-91, 201, 205, 216, 495
ドライウッドマホガニー	385
ドラムスティック	385
トランス脂肪	25, 72, 74, 138, 140, 419, 424, 431
トランス脂肪酸	306, 404, 444
トランス脂肪ゼログラム	140
トリグリセリド	21, 89, 165, 246, 249, 354, 410-11
トレーサビリティ	xxvi, 51, 65, 300, 453
トレンド報告	63
トローチ	195, 215, 295

【な】

ナイアシン	167, 247, 273-275, 372, 418, 420
ナイアシンアミド	273
ナイジェリア	383-388, 391
内部告発者	330, 338
ナガエカサ	439
ナノテクノロジー	xxvi, 203

ナミビア 382, 387-388
難消化性デキストリン 246-248, 269, 271
難消化性マルトデキストリン 372, 411

【に】
ニコチンアミド 357
ニジェール 384, 391
ニシキギ 385, 386
二次代謝物 151
二重盲検 24, 84, 248, 267-268, 375
2000年食品強化法 427
2006年食品安全基準法 311, 315, 319, 321, 324, 326, 337-338
2007年FDA修正法 82-84
2011年食品安全基準法施行規則 319, 322, 326, 338
ニチニチソウ 352, 385, 387
日米欧医薬品規制調和国際会議 57-58, 477
日本 i-ix, xi-xii, xxi, xxiii, xxvii, 14-15, 17, 21, 27-29, 38, 73, 76-77, 149, 220-221, 245-247, 249-254, 258, 261, 264, 271-274, 276-281, 311, 338, 347-353, 359, 369, 395-396, 398, 406, 438, 456, 503
日本健康・栄養食品協会 29, 250, 277
日本健康食品規格協会 277
乳塩基性タンパク質 246-247
乳果オリゴ糖 271
乳がん 79, 127, 310
乳酸亜鉛 356
乳酸カリウム 356
乳酸カルシウム 355
乳酸菌 18, 23, 246, 265, 269, 310, 438
乳酸鉄 356
乳酸マグネシウム 355
ニュージーランド xxv, xxvii, 291, 327, 334, 338
乳児用調製粉乳と乳児用調製補乳粉乳 204, 224
乳タンパク分解物 246
ニュートラシューティカル i, xi, xxi-xxvii, 3, 10, 14, 37, 38, 44, 55, 57-60, 65, 70-71, 73, 92, 94, 113, 179, 194-195, 211-214, 228, 294-295, 309, 311-324, 326-327, 334, 337-338, 381, 390-391, 396, 401, 409, 415, 439, 442-443, 469, 477-478, 485-486, 497, 499-501, 505, 507-510
ニュートラシューティカル市場 xxi, 312-313, 318-319, 324, 507
ニュートラシューティカル（定義） 211, 500
ニュートリエント含有クレーム 25, 71, 74, 81, 115-119, 124, 128, 130, 133-136, 138, 141, 162, 172, 318, 404-405, 413, 416, 418-419, 425-426, 432, 443

ニュートリエント機能クレーム 405, 416, 419-422, 426, 430, 432, 444
ニュートリエントサプリメント 71, 342
ニュートリエント比較クレーム 318, 330, 404-405, 416, 419-420, 425, 432, 444
ニュートリエント・プロフィール 198, 200, 223, 228
ニュートリゲノミクス 87, 382
ニュートリショナルサプリメント 108, 155, 285, 371-372, 406, 409
ニュートリションクレーム xxi-xxii, xxvi, 141, 194, 196, 200-201, 204, 207, 215, 228-231, 330, 332, 334, 338, 404-405, 409, 418-419, 422, 427, 429-430, 432-443
ニュートリションクレーム・ヘルスクレーム規則 xxi, 193, 196-200, 203-204, 207, 212, 215, 219, 221-223, 228, 230-233, 237-238
乳幼児用加工穀物食品とベビーフード 204, 224
乳幼児用食品 204, 224, 305, 419
ニュートリションクレーム・ヘルスクレームの使用に関する指針 304
妊娠 78, 166-167, 170-171, 328, 422
認知機能 9, 78, 127, 139, 165
ニンニク 87, 221, 385, 438

【ぬ】
抜き取り 168-169, 320

【ね】
ネガティブマーカー 145
ネガティブリスト 38-42, 206, 216-217, 296
ネギ 385-386

【の】
農業部 470, 473
農場から食卓まで 453
農務省 18, 113, 141, 313, 470
農林物資の規格化及び品質表示の適正化に関する法律 256, 263
農林物資の規格化等に関する法律 256
ノーベルフード 39-41, 193, 196, 201-203, 214, 218, 220, 224-226, 317, 321, 326-327, 353-354
ノーベルフード規則 196, 202-203, 214, 220, 224-226
ノーベルフード成分 202-203, 214, 220, 224-225, 353-354
ノコギリヤシ抽出物 121, 372
ノルエフェドリン 261

【は】
ハードゼラチンカプセル 256
ハーブ植物抽出物 147

ハーブ製品 143-144, 146-150, 154-155, 180, 188, 213, 309, 408
ハーブ・ダイエタリーサプリメントの品質管理 144, 155-156
ハーブ・ダイエタリーサプリメントの品質保証と安全性 143
ハーブティー 177
ハーブ薬 143-144, 150-151, 155-156, 188, 384-385, 389-392
ハーブ薬用植物 143-144
バイオアッセイ 147, 151-152, 156
バイオテクノロジー産業協会 504
バイオマーカー 88-90, 94, 232, 344, 375, 380
バイオメトリックスプロファイリング 9
薄層クロマトグラフィー 146
白糖 13
パクリタキセル 387
ハチミツ 348, 364-365
発がん性 143, 151-154, 249, 262, 265, 267
発がん性試験 265, 267
発がん性バイオアッセイ 152
発がん物質 152, 154, 278
発酵食品 23, 324
発酵乳 3, 13, 23, 439
バッチ 51-52, 62-64, 106, 184, 328, 481, 485-488
バッチ記録 51-52, 62-63, 106
花のエッセンス 186
バナバ葉抽出物 372
パパイヤ 385-386
パフォーマンスの判定 461-462
パフォーマンスの標的 461
ハマビシ 385-386
ハラール 442
バラニテス 385-386
バリデーション xi, xxii, xxiv, xxvi, 28, 58, 61, 106, 321, 373, 477-481, 483, 485-488
バリデーションプロトコル 480, 485
バリデーションマスタープラン 479
バルサム 19
ハルパゴシド 387
ハルパゴフィツム 388
パルマチン 388
パルミチン酸レチノール 356
繁殖試験 264, 267
パントテン酸 247, 273-275, 357, 372
反復投与毒性試験 264, 267
バンレイシ 385, 387
判例法 289

【ひ】
非医薬品リスト 259-261, 272, 277, 282
ビオチン 87, 247, 273-275, 357, 372
光照射発がん性 152
非関税措置 452, 464

非経口薬協会	58
ビスコトキシン	389
微生物学的リスク評価	460, 463
ビターリーブス	385
ビタミンA欠乏	22
ビタミンC	20, 81, 88, 118, 122, 128, 136, 139-140, 167, 182, 274-275, 293, 357-358, 365, 372, 418-420, 471
ビタミンE	20, 22, 104, 118, 274-275, 300, 356, 358, 372, 418, 471
ビタミンとミネラルの最大量	27, 197, 218, 222-223
ビタミン・ミネラル強化食品	301
ビタミン・ミネラルサプリメント	27, 29, 372
必須栄養素	95, 121, 167, 182, 293-296, 301, 303-304, 323, 403, 408
非でんぷん性多糖類	18
人が用いる医薬品に関する域内規約指令	194
ヒト肝ミクロソーム	153
ヒドロキシメチルグルタリル補酵素	82
ビフィズス菌	18, 269, 300, 421, 426
ヒポクラテス	xxv, 14, 73, 133
肥満	14, 17, 21, 72, 169, 251-252, 268, 303, 323, 382, 387-388, 406, 410
肥満指数	303
ビャクシン	388
表現の自由	72, 77-78, 87, 91, 121
病者用食品	246, 266
標準作業手順	52, 63, 107, 184, 480, 482
標準物質	103-104
標準モノグラフ	41
ピリドキサミン二塩酸塩	83
微量栄養素	22, 90, 167, 299, 301-302
微量栄養素欠乏	22, 90
比例原則	198, 201
ピレスリン	388
ピロバライド	145, 147
ピロリジンアルカロイド	148, 151, 152-153, 389
ピロリジンアルカロイド中毒	152
ピロリン酸第二鉄	356
ビンクリスチン	385
品質管理システム	53-54, 62, 184, 463
品質保証	50, 55, 62, 64, 143-146, 163, 168, 183, 262, 280, 390, 480
ビンブラスチン	385

【ふ】

ファントムマーカー	145
フィトスタノール	421
フィトステロール	372, 421, 429
フィトナジオン	356
フィリピン	xxiii, xxvii, 415, 426, 427
フィンガープリント	103-104, 145-146
フィンランド	14, 16, 19, 21, 23, 440
フードサプリメント	xxiii-xxiv, xxvii, 19, 26-27, 29, 39, 103, 136, 194-198, 205-208, 212-223, 225-228, 236-238, 294-300, 303, 324-325, 327, 338, 370, 416, 493-494
フードサプリメント指令	193, 195-199, 206, 212-216, 219, 222, 228
フードサプリメント（定義）	195
フードサプリメントに使用されるビタミン・ミネラル以外の物質	196
フーリエ変換赤外分光光度計	103
フェリヘム	356
フェルラ酸	145
ブクリョウ	348-349, 361-362, 364-365
フクロノリ抽出物	269
賦形剤	38-39, 298, 346
不純物含有	84, 86, 94-95, 146-147, 313-315, 319, 321, 325, 330-332, 334-335
不純物含有医薬品	313
不純物含有食品	84, 313, 319, 330, 332, 335
不純物含有食品防止法	314-315, 319, 321, 325, 334
フッ化物	74
ブッコ	386-387
フッ素	125, 138, 293
不当景品類及び不当表示防止法	257-258, 263-264, 280
フトモモ	385-386
フノラン	246
不飽和脂肪酸	21, 78, 125, 139, 204, 246-247, 293, 299, 346, 424-425
フラクトオリゴ糖	18, 72, 271, 310, 372, 411, 421, 445
ブラジル	xxv, xxvii, 38, 40-41, 44
プラスミド転移	249
プラセボ	5, 84, 248, 267-268, 270, 375
ブラックコホシュ	190
フラノクマリン	389
フラボノイド	137, 147, 363, 365, 501
フラボノイド含有量	147
フランス	187-189, 216-217, 387, 493-494
フリーラジカル	20, 137, 155, 310
ブルキナファソ	383, 388
ブルネイ	415
フルフラール	151
プレゴン	151
プレバイオティクス	6, 17, 19, 77, 295-296, 310, 430, 444-445
ブレンド品	105
プロアントシアニジン	87, 310
プロセスバリデーション	479, 485
プロテオミクス	9, 87, 90
プロバイオティクス	9-10, 17, 19, 23, 77, 176, 235, 295-297, 310, 324-325, 337, 372, 378, 400, 411, 426, 430, 444-445
プロポリス	286, 351, 361, 365, 372, 410
文書作成基準	65
分析証明書	42, 51, 104-106
分析マーカー	145
粉乳	78, 168, 204, 215, 224, 266, 305, 419, 444
粉末入り小袋	195, 215

【へ】

米国	i-vi, viii, xxi-xxiii, xxv-xxvi, 4, 23, 26-27, 29, 38, 40, 43, 49, 52, 58, 60, 70, 73, 75, 81-82, 97-98, 100-101, 105, 113-114, 121, 130, 133, 141, 143-144, 146-147, 149-151, 156, 161-162, 164, 167, 169-171, 175, 179, 184, 187-188, 190-191, 213, 221, 232, 253, 261, 274, 278, 296-297, 311, 313-314, 317, 321, 337, 359, 369, 383, 385, 390, 397, 406, 408-409, 413, 417, 421, 425, 432, 438, 440, 445, 456, 469, 470-473, 477, 491-495, 502-504, 506
米国医学研究所	141, 167, 311
米国栄養評議会	xxi, xxv, 105
米国国家規格協会	64, 100
米国獣医学会	472
米国消費者ヘルスケア製品協会	105
米国飼料検査官協会	471
米国生物実験科学連合	164
米国毒性プログラム	147, 151
米国ハーブ製品協会	143
米国防疫センター	16
米国薬局方協会	317
β-カロテン	20, 118-119, 155, 273-275, 293, 310, 372
β-グルカン	18, 123, 310, 354, 421, 445
β-グルカン繊維	123
β-シトステロール	83, 421
ヘコゲニン	388
ペットフード	xxiii, 469-472
ペットフード産業	469-470, 472
ペットフード成分	469-472
ベナン	384, 391
紅麹	82-83, 208, 346, 372, 411
ベネズエラ	40
ベビーフード製品	294, 302-303
ペプチド	246-247, 269, 272, 354, 424
ヘマトコッカス抽出物	372
ヘミン	356
ヘム鉄	356
ペルー	492-494
ベルギー	41, 216-217
ヘルシンキ宣言	268, 270
ヘルスクレーム	xxi-xxiii, xxvi-xxvii, 15, 24-25, 29, 70-79, 84-85, 87-88, 92-95, 114-116, 119-128, 130, 136-141, 162-163, 172, 181-182, 193-194, 196-201, 203-204, 207-208, 212-213, 215-216, 219, 221-223, 228-238, 246-247, 249, 255, 270, 303-304, 318-320, 330, 332, 334, 338, 341, 371-372, 377, 395-400, 402, 404-407, 409-410, 413, 422,

425-430, 432-443, 472-473
ヘルスクレーム（定義） 71, 120, 137, 422
ヘルスクレームの一般原則 120
ヘルスクレームの妥当性基準 119
ヘルスサプリメント xxiv, 41, 43, 316, 322, 324, 327, 334, 371, 439
ベルベリン 151
変異原性試験 265, 267
変更管理 63, 487
ベンゾフェナントレンアルカロイド 389
扁平細胞がん 151

【ほ】
ボアカミン 388
貿易の技術的障壁 452, 458
防虫・防鼠 60
豊富な栄養源 116-117, 134
飽和脂肪 21, 25, 78, 116-117, 120-121, 125, 134, 136, 138-139, 200, 204, 246-247, 293, 299, 346, 397, 404, 413, 418-419, 424-426, 431
補完医薬品 39, 44, 285-290, 493-494
補完代替医療 285, 391, 499
保健衛生・消費者保護総局 229, 235
保健衛生・食の安全総局 229
保健機能食品 i-ii, 220, 246-248, 252-256, 262-263, 265-266, 269-270, 274, 278-280, 282
保健省 4, 44, 175-181, 183, 185-191, 286, 296, 299, 315, 395, 417, 419, 423, 425, 427, 429, 430-431, 493
保健食品 341-347, 349, 351, 353-355, 357-365
保健福祉省 75, 81, 84, 161
保健福祉部 408-409, 414
保護の適切なレベル 461, 464
ポジティブリスト 38-42, 196, 198-199, 206, 216-217, 222-223, 229, 232, 234, 257, 263, 296
ホスファチジルセリン 78, 127, 139, 354, 372
ボツワナ 387-388
ボトル 195, 215
ホメオパシー 176, 186, 188, 285-288, 324, 336-337
ホモシステイン値 89
ポリ-γ-グルタミン酸 246
ポリサッカライド 363-364
ポリデキストロース 18, 271, 372, 411
ポリフェノール 18-20, 221, 246-247, 269, 272, 363, 385, 425
ポリフェノール重合体 246
ポルフィリン第一鉄 356
ホルモン様機能 22
ボン・ガイドライン 502-503
香港 xxiii, xxvii, 146, 187, 359, 400-405
本草綱目 155

【ま】
マーガリン 23, 72, 83, 247, 302
マーケティング xi, 7, 14-15, 91-92, 113, 281, 289, 312, 321, 324, 391, 499-500, 506, 509-510
埋葬 5
マオウ 146, 199
マオウ属 199
マクロミネラル 22
マスターファイル 91-92
マダガスカル 384, 387-388
マツ 19, 348-349, 355
マッカードル病 7
マリアアザミ抽出物 151, 372
マルラ 386-387
マレーシア i, xxiii, xxvii, 415-419, 421-424, 437-447
マレーシア・イスラム開発局 442
マンガン 22, 273, 303, 356, 372

【み】
ミカン 348, 350, 385, 386
ミクロミネラル 22
ミケラミンB 388
未承認薬 74
ミックストコフェロール 356
南アフリカ共和国 169, 382-383, 386-388, 391
ミネラル代謝 22

【む】
無害であるとの合理的な確実性 86, 93
無害であるとの合理的な期待 84, 85, 93
ムコ多糖類 286
無差別原則の後 454-455
無承認無許可医薬品 276
無糖 6, 116, 404, 439
無乳糖食品 iv, 266, 305
ムフル 385

【め】
明示的クレーム 116-117
メキシコ 29, 38, 41, 44, 87, 169
メキシコ農産食料衛生安全品質サービス機構 470
メタアナリシスデータ 248
メタボリック症候群 14, 21, 24
メタボリックシンドローム 169, 252
メタボロミクス 9, 17, 87, 90
メチオニン 356, 471
メディカルフード xxiii, 71, 87, 95, 161-172, 224, 391
メディカルフード遵守プログラム 168-169
メディカルフード（定義） 162-163, 169
メナキノン 271, 356
免責事項 130, 137, 273

【も】
モーリシャス 384, 386
モザンビーク 383, 388, 391
モノグラフ 39, 41, 180-181, 184, 186, 390-391
モノグラフ概要 180, 186
モノグラムシステム 40
モノクロタリン 148
モリブデン 22, 273, 303, 356, 372
文部科学省 253

【や】
薬事法 vii, 254, 256-259, 261, 263, 266, 278, 280
薬品管理法 150
薬用ハーブ 144, 146, 151, 154, 156, 217
薬局方 53, 58, 60, 184, 258, 317, 321, 336, 346, 353, 390-392, 407
ヤテオリジン 388
ヤブコウジ 439

【ゆ】
有害作用 20, 39, 143, 227, 389
有害事象 v, xxiv, 24, 42, 102, 106, 150-151, 227, 255, 261, 276, 280, 283, 289, 314, 345, 389, 460, 462, 491-496
有害事象報告 xi, xxii, xxiv, 42, 102, 289, 314, 491-496
有害反応 57, 89, 99, 181, 189-190, 491-492, 494-495
有機JASマーク 263
有効成分 39, 99-100, 130, 144-145, 147, 151, 260, 280, 286, 291, 319, 373, 388
ユーザー要求仕様書 478, 480, 484
誘導結合プラズマ 105
有毒植物 151
ユダヤ教 14
輸入業者 51, 187, 260, 263, 320, 328, 332, 390, 406
ユリグルマ 388

【よ】
葉酸 78, 89, 123, 125, 127, 138-139, 247-248, 253, 272-275, 293, 357-358, 372, 405, 418, 420, 426, 432
葉酸欠乏症 89
ヨウ素 22, 88, 273, 293, 372, 418
ヨウ素欠乏 22
ヨーロッパ機能性食品科学 15
抑止ルール 456
ヨヒンビン 388
ヨヒンベ 199, 425
予防的アプローチ 24
予防的保守管理 61
より良い栄養摂取のための消費者情報イニシアティブ 78

【ら】
ライムギ 310

ライ麦パン 18, 23
ラクトバチルス・カゼイ・シロタ株 445
ラクトフェリン 72
ラシオカルピン 151
ラテンアメリカ 44, 469-473
ランダム化比較試験 5, 233

【り】
リグナン 18, 310
リコピン 117, 137, 221, 310, 364
理事会 196, 200, 203-204, 222, 224, 304-305
リスク評価 27, 59, 63, 154, 195, 197-199, 203, 222, 258, 276, 460, 462-464, 482, 484, 486
リソセラピー 186
リデリイン 148, 151-154
リトアニア 216
リピッドミクス 9
リボフラビン 356, 418, 420
良性前立腺肥大症 121
療法 166, 182, 384
緑茶 78-79, 139, 151, 247, 272, 355, 372, 410
緑茶カテキン 247
リン酸一水素カルシウム 269
リン酸水素二カリウム 356
リン酸マグネシウム 355
臨床試験登録制度 viii, 5
臨床データ 90, 227, 248

【る】
ルイボス茶 387
ルーマニア 217
ルチン 147
ルテイン 137, 310, 354, 372, 410
ルワンダ 384, 388

【れ】
霊芝 145, 365, 372, 411
レギュラトリーサイエンス 29
レクチン 389
レスベラトロール 21, 151, 501
レセルピン 388
レッドブック 86
レッドリスト 169
レドックス 20, 21
レトロルシン 148, 152
連鎖販売取引 318, 325, 334
連邦衛生リスク対策委員会 41
連邦規則 114, 116, 123
連邦食品医薬品化粧品法 xxv, 24-25, 70-71, 73-75, 80, 82, 84, 96, 113-115, 120, 128, 130, 147, 149, 153, 161-162, 164, 168-169, 172, 297, 313-314, 337, 472-473
連邦取引委員会 xxvi, 24, 87, 95, 113, 506

【ろ】
老化現象 89
ローズマリー 471
ローヤルゼリー 286, 371, 400
ロシア i, xxiii, xxvii, 38, 40, 293-301, 303-305
ロシア医科学アカデミー栄養研究所 293
ロスポトレブナドゾル 296
ロット 4, 51, 63-65, 103-104, 147, 168, 328, 453
ロバスタチン 82, 83

【わ】
和食 251
ワニナシ 385
ワンプラスセブン 404

【A】
active marker 145
active principle 145
adulteration 313
Adventist 24
adverse effect 39, 143
adverse event 102, 106, 150, 491
Agência Nacional de Vigilância Sanitária 41, 44
air-handling unit 59
Aloe ferox 387-388
Aloe vera 151, 354
ALOP 461
Althaea officinalis 186
American National Standards Institute 64, 100
American Veterinary Medical Association 472
analytical marker 145
Ancistrocladus abbreviatus 388
ANSI 64, 98-100, 102-103, 108, 508
antioxidant 118
AOAC インターナショナル 18, 53, 427
ASEAN 38, 41, 43, 445
Aspalathus linearis 387
Association of American Feed Control Officials 471
Association of Official Analytical Chemists International 18, 53, 427
Astragalus membranaceus 360
ATP結合カセットトランスポーター遺伝子 148
Australia New Zealand Therapeutic Products Agency 292
Australian Register of Therapeutic Goods 287
Australian regulatory guidelines for complementary medicines 287
Australian Self Medication Industry 289
authoritative statement 74
AYUSH 324, 336

【B】
bandwagon effect 8
batch record 52, 106-107
Bifidobacterium 269, 421
bioavailability 299
biologically active food supplement 295-299
bioprospecting 501
Biotechnology Industry Organization 504
Black cohosh 190
BMI 268, 303
botanicals 206, 212
botanicals compendium 41
Byzantine wording 93

【C】
calibration 61, 482
CAM 285, 290-291
Canada Vigilance Program 189
Canadian Food Inspection Authority 470-471, 473
Center for Veterinary Medicine 472-473
Centers for Disease Control and Prevention 16, 97
Certificate of Analysis 104
certificate of free sale 42
CFDA 150, 341
CGMP xxii, xxvi, 58, 65, 102, 149, 168-169, 477, 495
CFR 58, 71, 75, 81-82, 85, 95-96, 101, 114, 116-118, 120, 128, 130, 134, 136, 138-139, 171-173, 471
change control 487
Chemical Abstract 278
chemical fingerprint 145
cholesterol free 419
cholestin 82
cleaning validation 486-487
class action 8
clinical trial application 178
CoQ_{10} 255, 260-261, 346, 363, 372, 400, 410
Codex Alimentarius 39
Codex Alimentarius Commission 26, 297, 301, 304, 316, 370, 403, 457
Codex Committee on Nutrition and Foods for Special Dietary Uses 27
Commission Directive 198
common law 289
Commonwealth of Independent States 295
compendial monograph 41
Compendium of Materia Medica 155
Complementary Healthcare Council of Australia 289
complementary medicines 39, 285-292, 493-494
complex proprietary blends 105
compliance rule 456

concurrent validation	487	
Consumer Affairs Agency	254	
Consumer Health Information for Better Nutrition Initiative	78, 115, 126, 138	
Consumer Healthcare Products Association	105	
continuous monitoring	478	
control measures	461-462	
control point	106	
Convention on Biological Diversity	502	
Council for Responsible Nutrition	xxi, 105	
credible evidence	76, 91	
critical control point	50, 453, 461	
critical process parameter	487	
cross contamination	59	
CYP2D6	148	
CYP450 酵素活性	148	
Cytellin	83	

【D】

D カルボン	151
daily recommended allowance	81
data suppression	5
Defelice	211
Department of Ayurveda, Yoga and Naturopathy, Unani, Siddha, and Homoeopathy	324
Department of Health	161, 396-398, 402, 405
Design Qualification	478-479, 481, 484
deterrence rule	456
DG SANCO	229
DG SANTE	229
DHA	139, 269, 310, 354, 364, 430, 445
DHP	152-153
dietary ingredient	49, 84, 149
Dietary Supplement and Nonprescription Drug Consumer Protection Act	149
dietetic food	203, 214, 294
Directive 2001/83	194, 213-214, 219
Directive 2002/46	193, 195, 215, 219, 228
Directive 2004/24	206, 214, 219
Directive 2009/39	193, 203, 214, 220, 224
disease claim	15, 128, 137
disease risk reduction claim	330
Drug Administration Law	150
Drug Control Authority	438, 442
drug claim	128
DSHEA	iii, 23, 25, 27, 73, 79-86, 93, 95, 114-115, 128-129, 137, 149, 213, 311, 313-314, 317, 408, 510

【E】

EFSA	xxi, 41, 197-204, 207-208, 212-215, 219, 226-227, 230, 232-238, 240, 327
electron flow	21
EPA	139, 269, 310, 445
Ephedra spp.	199
equipment qualification	487
EU	i, viii, xxiii, xxvii, 38-42, 58, 187, 193-195, 200, 202-203, 205-207, 212-214, 217, 219-223, 225-229, 232, 278, 369, 409, 428, 469-473, 477, 485
EU 機能条約	218
EU 法	195, 198, 205-206, 216, 218-219, 221-222, 224, 235, 238
Eucommia ulmoides Oliv.	272
European Botanical Forum	226
European Commission	39, 196, 470
European Medicines Agency	208
European Responsible Nutrition Alliance	197
excipient	298

【F】

factory acceptance test	478, 480
FAO	18, 26, 29, 327, 337
FDA 医薬品評価研究センター	89
FDA 現代化法	73-74, 114, 138
FDAMA クレーム	75, 138
Federal Commission for the Protection against Sanitary Risk	41
Federal Food and Drug Administration Amendments Act of 2007	83-84
Federation of Indian Chambers of Commerce and Industry	325, 336
fiber hypothesis	17
Fibersol-2	18
Food Administration Act	399-400
Food and Drugs (Composition and Labelling) Regulations	403
Food and Environmental Hygiene Department	403
Food and Nutrition Board	311
food business operator	326-327, 330-334, 338
Food Facility Registration Module	470
Food for Specified Health Use	ii, 14, 28, 73, 120, 245, 253, 396
food ingredients	14
food label package survey	141
Food Safety Commission	258
Food Safety Modernization Act	90, 105
Food Safety and Quality Division	442-443
Food Safety and Standard Act 2006	311
Food Safety and Standards Authority	316, 318-321, 324-325, 327, 329-332, 334, 338
Food Sanitation Act	408
Food with Functional Claim	ii
Food with Health Claim	246, 252
Food with Nutrient Function Claim	246, 253

foods for particular nutritional uses	203, 214, 224
Foods for Special Dietary Use	27, 161, 262
fortification	139
fortified food	198, 212, 294, 301
Fourier transform infrared	103-104
French Agency for Food, Environmental and Occupational Health & Safety	493-494
from farm to fork	453
front of pack	141
FSO	461-462
FTC	24, 95, 113, 130
Functional Food Science in Europe	15
functional claim	88
functional food and beverage	3
functional requirement specification	478
functional specification	483

【G】

Ganoderma lucidum	145
GAP	144, 146, 148-150, 154, 226-277, 337
GATT	454, 456, 458, 460
GCP	268
GHP	461, 463
Ginkgo biloba	145, 148
G. japonicum	145
GLP	150, 268, 415
Glorisa superba	388
glycemic index	4, 17, 140, 303
GMO	225, 306, 453, 472
GMP	viii, xxii, xxvi, 42, 44, 49-50, 52-55, 58-60, 65, 99-108, 144, 146, 148-150, 168-169, 183-184, 188, 190, 226, 252, 277-278, 280, 281, 288, 314, 329, 337, 379, 398, 412, 424, 444, 461, 463, 477-479, 485, 495
GMP 不適合	107
GMP 登録	103, 106-108
GMP 監査	99, 100, 277
gold standard	76, 94, 375
Good Automated Manufacturing Practice	478
good cleaning practice	65
good documentation practice	65
good personal sanitization practice	65
good source	116-117, 134
GOST-R	296, 298, 300, 303-304
grandfathered ingredients	40
GRAS	xxii, xxvi, 23, 38-40, 71-72, 74, 82, 86-87, 90, 94, 172, 471
GRAS 成分	40
grounded theory	441
group marker	145
GST 遺伝子	148

【H】

HACCP　　50, 52-54, 453, 457, 460-464
Halal　　442
Health Canada　　44, 493
Health Food Control Act　　396-400
health/functional food　　369-379, 408-409, 412, 414-415
Health/Functional Food Act　　369-371, 406, 409, 412, 414-415
Health Functional Food Code　　407
Health Products and Foods Branch Inspectorate　　485
health supplement　　41
Helicobacter pylori　　6
Herbal Medicine　　58, 392
herbal medicinal plant　　143
herbal medicine　　143, 150, 213
high efficacy particulate air filter　　59
high potency　　118
HMG-CoA 還元酵素阻害物質　　82
HPLC-ES-MS/MS 法　　153
H.procumbens　　388
Hydrastis canadensis　　148
Hypoxis hemerocallidea　　385, 387

【I】

IADSA　　v, 28-29, 495
ICH　　57-58, 477
identity preservation system　　383, 453
ILSI　　15, 197, 221, 231, 415
imminent hazard　　85
IND　　83
in vitro　　xxv, 20, 119, 153, 227, 267, 278, 375
in vivo　　xxv, 20, 119, 153, 227, 249, 267
Indian Direct Selling Association　　325, 335
inductively coupled plasma　　105
inspection　　101, 473, 479
Installation Qualification　　478-485, 487-488
intended for use　　114
International Functional Food Conference　　401
International Office of Epizootics　　460
International Society Pharmaceutical Engineering　　58
International Society for Pharmaceutical Engineering　　58, 478, 486-487
IOM　　141
IQ　　22
ISO　　330, 461, 484

【J】

Jabatan Kemajuan Islam Malaysia　　442
Japan Health and Nutrition Food Association　　250, 277
Japanese Agricultural Standards　　263
Japanese Institute for Health Food Standards　　277
JAS 法　　vii, 256-257, 263
Jateoriza palmate　　388

【K】

KFDA　　406-409, 412, 414-415, 493
Khaya senegalensis　　385

【L】

L-アスコルビン酸カルシウム　　355
label　　130, 413
labeling　　130
Lacteol　　10
Lactobacillus　　269
Lactobacillus acidophilus　　9, 354
Lactobacillus casei Shirota　　445
layers of branding　　508
LD_{50}　　260, 264, 486
Ligusticum chuanxiong　　145
log books　　61
low sugar　　116
LSRO/FASEB　　164-165
Lycium barbarum　　360

【M】

Marketed Health Products Directorate　　189-190
master manufacturing record　　52, 106
maximum allowable carry over　　486
MedEffect Canada　　189-190
medicinal product　　146, 206, 214, 285
metabolic syndrome　　252
microbiological risk assessment　　460
Ministry of Agriculture　　470
Ministry of Food and Drug Safety　　370-376, 379, 406, 493
Ministry of Health　　341-344, 346, 353, 355, 358-363, 408, 417, 425, 427, 429
Ministry of Health and Welfare　　408-409
mock recall　　51
Moringa oleifera　　354, 385
multi-level marketing　　325, 334-336
multinational seed company　　383
mutual recognition agreement　　187-188, 191

【N】

n-3 系脂肪酸　　21, 250, 267, 273-275
n-3 系多価不飽和脂肪酸　　21, 246, 247
n-6 系脂肪酸　　14
n-6 系多価不飽和脂肪酸　　21
National Agency of Drug & Food Control　　424-425
National Center for Toxicological Research　　147, 150-152, 156
National Health and Family Planning Commission　　341
National Institute of Smart Government　　332
National Pharmaceutical Control Bureau　　417, 423-424, 438, 442-444
National Prescribing Service　　291
National Toxicology Program　　147, 151-154, 156
Natural Health Products Directorate　　xxiii, 175-191, 395
Natural Health Products Online Solution　　187
natural identical　　80
natural remedy　　384
NDI　　40, 43, 84-85
NDIN　　85-86, 93
near-infrared　　103-104, 145
negative marker　　145
net carbs　　140
NFx　　3-10
NHP　　39, 44, 49-52, 175-191, 395, 493
NHP 規則　　175-176, 179-180, 182-183, 185, 187-190
NHP レギュレーション　　179, 188, 190
NIH　　v, 151, 156
no added sugar　　116
No objection Certificate　　327
Non-tariff measures　　452-453, 455, 464
notification　　37, 325-326, 333
novel food　　39, 41, 193, 202, 214, 346
novel food catalog　　41
NSF インターナショナル　　xxii, 97-99, 103, 107-109
NSF 認証マーク　　98, 103, 108
NSF/ANSI Standard 173　　98-100, 102-103, 108
NSF-GMP 登録　　107-108
nutraceutical　　3, 500
nutragenomics　　90
nutrient comparative claim　　330, 404, 416
nutrient content claim　　75, 115, 404, 416
nutrient function claim　　405, 416
nutrient reference value　　274, 417
Nutrilab v. Schweiker　　95, 130
Nutrition Labeling and Education Act　　24, 73-74, 76-77, 94, 114-116, 119-124, 133-134, 137-138, 141
nutrition fact　　133
nutritional value　　81
nutritive value　　80, 82, 95, 121
nutritional vigilance　　494

【O】

OAU/STRC　　384
omics　　9, 90
Operational Qualification　　479-481, 483-485, 487-488
ORAC　　119
OTC 薬　　82, 90, 282

【P】

Panax ginseng　　148, 354, 360

Panax quinquofolium L	360	
PARNUTS	203-204, 214, 224	
Parenteral Drug Association	58	
particular nutritional use	203-204, 214, 224	
PASSCLAIM	15, 231	
patent infringement	8	
Pausinystalia yohimbe	199	
Pearson 判決	126	
Pearson v. Shalala	78, 125	
Pentadesma butryracea	388	
Performance Qualification	478-479, 484-485	
Persea americana	385	
phantom marker	145	
photo-co-carcinogenicity	152	
physiologic substance	39	
physiologically functional foods	14	
phytochemicals	14, 105	
PIC/S	58	
plant preparation	205	
PO	461-462, 503	
polyunsaturated fatty acid	21, 246-247	
post-market surveillance	491	
post-nondiscriminatory	454-455	
preventive maintenance	61	
principle of mutual recognition	195, 218	
Process for the Assessment of Scientific Support for Claims	15	
Process Validation	479, 485, 488	
processed sugar	13	
Product Approval and Screening Committee	327	
product certification	103	
product license application	177-178, 180, 185, 187	
provisional NOC	327	
Prunus africana	387-388	
Psidium guajava L	272	
PubMed	278	
Pyridorin	83	

【Q】

Q9	57-58
Q10	57-58
QbD	57
QHC	71, 78-79, 87-88, 91-92, 115, 126, 138-139, 232
QOL	10, 17, 23, 143, 312, 469

【R】

RACC	116-119, 121-122, 130, 134, 136
Rauvolfia vomitoria	388
RCT	5-8, 10, 233, 270
RDA	316, 370, 418-419
RDI	69, 94, 418
reasonable certainty of no harm	86
reasonable expectation of no harm	85
Red List	169
Regulation 178/2002	193-194, 206, 214, 224, 228
Regulation 1829/2003	225
Regulation 1924/2006	xxi, 193, 196, 198-199, 207, 215, 219, 228
Regulation 1925/2006	193, 196, 198, 215, 222
Regulation 258/1997	196, 202, 214, 224
Regulation 764/2008	195-196, 206, 218
ROI	88, 91, 92
RTECS	278
riddelliine	148, 151
Rx only	167

【S】

SAGARPA-SENASICA	470, 473
SanPiN	296-298, 301
sanitization	65, 481
Scientific Committee on Food	197-198, 226-227
Sclerocarya birrea	387
serving size	99, 130
SFC	71, 81-82, 85, 95
SFDA	44, 150, 341-346, 355, 358-363
SISPQC	50
site license application	178
so-called health foods	28, 252
SOP	52-53, 63, 107, 480-483
special health use	73
sponsor	5
SPS 協定	454-455, 457-460
SPS 措置	460
SSA	71, 74, 76, 78, 87, 115, 119-120, 122, 124-126, 137-139, 316, 318-321, 324-325, 327, 329-332, 334, 338
SSA 基準	74, 76, 78, 115, 119, 122, 125-139
SSA 基準によって認められたヘルスクレーム	138
statement of nutritional support	80
strength of the total body	375
substantial equivalence	226, 353
subtherapeutic ingredient	181
sugar free	116
Supplement Facts panel	25
supplement fact	99, 133
synthetic congeners	80

【T】

TBT 協定	454-455, 458
TCM	146, 186, 345-347, 349, 351, 360, 362, 365
TCM 成分	346-347, 349, 351, 362, 365
Technical Protocol of Health Food Detection and Evaluation	343
TFDA	44
Therapeutic Goods Regulations	286
Therapeutic Goods Act	285
Therapeutic Goods Administration	xxvii, 39, 286-291, 493
Therapeutic Goods Advertising Code	289
tolerable upper safe intake level	197, 274
totality	75, 115, 130, 182
toxic marker	145
traditional herbal medicinal product	206, 214
traditional medicines	41
Treaty on the Functioning of the European Union	218
tumorigenicity	147

【U】

undermet needs	6
United Natural Products Alliance	105
unmet needs	6
unprocessed product license applications regulation	177-178, 180, 185
upper tolerable safe intake level	197
USDA	313-314, 470, 473
user requirement specification	478, 480, 484
Usnea lichen	151
USP	317-318, 508

【V】

V モデル	478
Validation Master Plan	479
validation protocol	488
value chain	9
Vermonia amyglalina	385
Vitex doniana	385
Voacanga africana	387-388
V.thouarsii	388

【W】

weight of evidence	76, 91
well-being	15, 221, 382
well-designed studies	75
Whitaker v. Thompson	121, 126
WHO	18, 26, 29, 58, 146, 149, 184, 201, 327, 337, 381, 389-392, 477
WIPO	503
working definition	15

原著の著者一覧

サンジヴ・アガルウォル
 ニュートリサイエンスLLC　イーストノリトン，ペンシルヴェニア州，米国

F・アーマッド
 F-34　オクラ，ニューデリー，インド

アンソニー・L・アルマダ
 ヴィタルゴ・グローバルサイエンスLLC　デイナポイント，カリフォルニア州，米国

オケジー・I・アローマ
 アメリカ健康科学大学　シグナルヒル，カリフォルニア州，米国

池田秀子
 日本健康食品規格協会　文京区，東京都，日本

チャンドラ・S・イーヴァニー
 アポテックス社　トロント，オンタリオ州，カナダ

エドワード・ヴィズミアラ
 NSFインターナショナル　アンアーバー，ミシガン州，米国

ローレンス・J・ウデル
 ウデル・アソシエイツ　カストロヴァレー，カリフォルニア州，米国

大濱宏文
 日本健康食品規格協会　文京区，東京都，日本

ピーター・ベリー・オタウェイ
 ベリー・オタウェイ＆アソシエーツ社　ヒアフォード，英国

ジ・イェオン・キム
 ソウル科学技術大学食品化学工学部　ソウル，韓国

セオン・ジュ・キム
 食品医薬品安全処　忠清北道，韓国

イオアナ・G・キャラビン
 アイランドENT　キーウェスト，フロリダ州，米国

デブ・クマール・ナス
 アポテックス社　トロント，オンタリオ州，カナダ

オム・P・グラティ
 ホーファーグ・リサーチマネジメントSA，レギュラトリーサイエンス部　ジュネーブ，スイス

アルリ・V・クリシュナラジュ
 ライラ・ニュートラシューティカル社　アンドラプラデシュ州，インド

ラジ・K・ケセルヴァニ
 ラジーヴ・ガンディー工業大学大学院薬学研究科　ボーパール，インド

ディリップ・ゴーシュ
　　ニュートリコネクト社　シドニー，オーストラリア
アラ・A・コチェツコヴァ
　　ロシア医科学アカデミー栄養研究所　モスクワ，ロシア
パトリック・コペンズ
　　EAS戦略アドバイザリー　ブリュッセル，ベルギー
トリムルトゥル・ゴラコチ
　　ライラ・ニュートラシューティカル社　アンドラプラデシュ州，インド
ジェルジー・ザヴィストースキー
　　ブリティッシュコロンビア大学資源食糧学部食品・栄養・健康学科　バンクーバー，ブリティッシュコロンビア州，カナダ
チンスー・シァ
　　国立毒性研究センター　ジェファーソン，アーカンソー州，米国
スヴェトラーナ・A・シェヴェレヴァ
　　ロシア医科学アカデミー栄養研究所　モスクワ，ロシア
清水誠
　　東京大学　文京区，東京都，日本
アンドリュー・シャオ
　　ハーバライフ・インターナショナル社　ロサンゼルス，カリフォルニア州，米国
ミッシェル・C・ジャクソン
　　ヴェナブルLLP　ワシントンDC，米国
アニル・K・シャーマ
　　ラジーヴ・ガンディー工業大学大学院薬学研究科　ボーパール，インド
ボリス・P・スハノフ
　　ロシア医科学アカデミー栄養研究所　モスクワ，ロシア
エレーナ・A・スミルノヴァ
　　ロシア医科学アカデミー栄養研究所　モスクワ，ロシア
チャンダン・K・セン
　　オハイオ州立大学メディカルセンター，デービス心肺研究所外科部　コロンバス，オハイオ州，米国
クリシャヌ・セングプタ
　　ライラ・ニュートラシューティカル社　アンドラプラデシュ州，インド
バーナード・W・ダウンズ
　　ウデル・アソシエイツ　カストロヴァレー，カリフォルニア州，米国
アミタヴァ・ダス
　　オハイオ州立大学メディカルセンター，デービス心肺研究所外科部　コロンバス，オハイオ州，米国

ディガンバール・チャハル
　　　規制関連コンサルタント　ミシサガ，オンタリオ州，カナダ
ライトン・K・チョン
　　　ウデル・アソシエイツ　カストロヴァレー，カリフォルニア州，米国
ヴィクトル・A・トゥテリャン
　　　ロシア医科学アカデミー栄養研究所　モスクワ，ロシア
マユリ・ドゥノー
　　　モーリシャス大学生命医学生物資源研究ANDI上級センター　レデュイ，モーリシャス共和国
ヴィドゥシ・S・ニールギーン-ブジュン
　　　モーリシャス大学生命医学生物資源研究ANDI上級センター　レデュイ，モーリシャス共和国
アール・R・ネストマン
　　　健康科学コンサルティング　ミシサガ，オンタリオ州，カナダ
ジョージ・A・バードック
　　　バードック・グループ　オーランド，フロリダ州，米国
ティーシャン・バホルン
　　　モーリシャス大学生命医学生物資源研究ANDI上級センター　レデュイ，モーリシャス共和国
ジョン・R・ハリソン
　　　JRH毒性学コンサルティング　メトカーフ，オンタリオ州，カナダ
チュン・フー
　　　ニュートリライト健康研究所　ブエナパーク，カリフォルニア州，米国
キラン・ブパティラジュ
　　　ライラ・ニュートラシューティカル社　アンドラプラデシュ州，インド
ピーター・P・フュ
　　　国立毒性研究センター　ジェファーソン，アーカンソー州，米国
ミズラ・E・ベーグ
　　　ファイザー株式会社　ハリヤーナー州，インド
サイモン・ペットマン
　　　EAS戦略アドバイザリー　ブリュッセル，ベルギー
グレタ・ホウラハン
　　　NSFインターナショナル　アンアーバー，ミシガン州，米国
ジェームズ・E・ホードリー
　　　EASコンサルティンググループ　アレクサンドリア，バージニア州，米国
シュタイン・ホルドヴィック
　　　ホルドヴィック・コンサルティング　エルクホーン，ネブラスカ州，米国
ニキタ・マッギ
　　　AFBインターナショナル　セントチャールズ，ミズーリ州，米国
サンドラ・モラール
　　　マックグラス・ノース・ムリン&クラッツ PC LLO　オマハ，ネブラスカ州，米国

森山浩義

    日本健康食品規格協会　文京区，東京都，日本

テクチャイ・ラウ

    トゥンク・アブドゥル・ラーマン大学国際ビジネス学部　セランゴール州，マレーシア

ジェニファー・ラドセヴィッチ

    AFBインターナショナル　セントチャールズ，ミズーリ州，米国

ヒュオン・ジョー・リー

    国立ソウル大学校農業生命科学大学農業生命工学部　ソウル，韓国

クラウディア・A・ルイス

    ヴェナブルLLP　ワシントンDC，米国

ナンシー・E・ローソン

    AFBインターナショナル　セントチャールズ，ミズーリ州，米国

J・クレイグ・ローランズ

    ダウ・ケミカル社毒性・環境コンサルティング部　ミッドランド，ミシガン州，米国

バグチ博士略歴

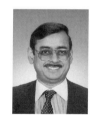
ドゥバシス・バグチ博士（Debasis Bagchi, Ph.D, MACN[#1], CNS[#2], MAIChE[#3]）は1982年、医薬品化学において博士号を取得し、現職はヒューストン大学薬学部薬学科（テキサス州ヒューストン市）の教授である。また、テキサス・サザン大学薬学健康科学部（同市）の客員教授、セファム社（ニュージャージー州ピスカタウェイ市）の最高科学研究責任者でもある。1998年から2011年2月までインターヘルス・ニュートラシューティカルズ社（カリフォルニア州ベニシア市）の研究開発担当上席副社長、2011年2月から2013年6月までイオベート・ヘルスサイエンス・リサーチ社（オークヴィル市、カナダ）の新規臨床研究部長を務めた。

2010年10月に米国栄養学会会長賞を受賞。米国栄養学会（American College of Nutrition: ACN）前会長、食品技術者協会（International Food Technologist: IFT）ニュートラシューティカル・機能性食品部門の元部長であり、現在は国際ニュートラシューティカル・機能性食品学会（International Society of Nutraceuticals and Functional Foods: ISNFF）の会長を務めている。また、一般社団法人日本健康食品規格協会（東京都、日本）の特別顧問でもある。

これまでに研究論文299報を査読のある専門誌に発表し、著作は24冊を数え、多数の特許も取得している。国内外のさまざまな科学会議、研究組織、集団討論会で招聘講演を行った。米国毒性学会会員、ニューヨーク科学アカデミー会員、栄養研究アカデミー特別研究員、ライト・パターソン空軍基地トリクロロエチレン利害関係者委員会委員の他、*Journal of Functional Foods*、*Journal of the American College of Nutrition*、*Archives of Medical and Biomedical Research* の編集者、*Antioxidants & Redox Signaling*、*Cancer Letters*、*Toxicology Mechanisms and Method*、*The Original Internist* 等、数々の査読のある専門誌の編集委員でもあり、また、米国国立衛生研究所（National Institute of Health: NIH）の研究部門査読委員会の委員である。

米国空軍科学研究局、ネブラスカ州保健福祉局、NIH生物医学研究支援助成金、米国国立がん研究所（National Cancer Institute: NCI）、ヘルス・フューチャー財団（Health Future Foundation）、プロクター・アンド・ギャンブル社、アボット・ラボラトリーズ社など、さまざまな国家機関や企業から研究助成を受けた経歴を持つ。

[#1] MACN: Master of American College of Nutrition（米国栄養学会特別会員）
[#2] CNS: Certified Nutrition Specialist（公認栄養専門士）
[#3] MAIChE: Member of American Institute of Chemical Engineers（米国化学技術者協会会員）

訳者一覧

監訳　　津谷喜一郎　　東京有明医療大学保健医療学部　特任教授
　　　　　　　　　　　東京大学大学院薬学系研究科　客員教授
　　　　池田　秀子　　一般社団法人日本健康食品規格協会　理事長
　　　　長澤　道行　　東京大学大学院薬学系研究科医薬品評価科学　特任研究員

翻訳　　朝比奈泰子　　独立行政法人医薬品医療機器総合機構　審査専門員
　　　　　　　　　　　　　　　　　　　　　　　　　　　　　　第12, 17章
　　　　安藤　進　　　バイオヘルスリサーチリミテッド　シニアマネージャー
　　　　　　　　　　　　　　　　　　　　　　　　　　　　第18, 22, 23, 27章
　　　　池田　秀子　　一般社団法人日本健康食品規格協会　理事長
　　　　　　　　　　　　　　　　　　　　　　　　　　　　　　　第16, 28章
　　　　小出　宏　　　東京大学大学院薬学系研究科医薬政策学　研究員
　　　　　　　　　　　　　　　　　　　　　　　　　　　　　第19, 20, 25章
　　　　寺岡　章雄　　東京大学大学院薬学系研究科医薬政策学　大学院研究生
　　　　　　　　　　　医薬情報センターあさひ　代表　　　　第8, 9, 10, 29章
　　　　滕　麗達　　　国立医薬品食品衛生研究所生薬部　研究員
　　　　　　　　　　　　　　　　　　　　　　　　　　　　　　　　第14章
　　　　唐　文涛　　　東京大学大学院薬学系研究科医薬政策学　博士課程大学院生
　　　　　　　　　　　　　　　　　　　　　　　　　　　　　　　　第21章
　　　　長澤　道行　　東京大学大学院薬学系研究科医薬品評価科学　特任研究員
　　　　　　　　　　　　　　　　　　　　　　　　　　　　　第11, 26, 30章
　　　　浜野　弘昭　　特定非営利活動法人国際生命科学研究機構（ILSI Japan）
　　　　　　　　　　　特別顧問　　　　　　　　　　　　　第13, 15, 24章
　　　　堀　里子　　　東京大学大学院情報学環　准教授
　　　　　　　　　　　同大学院薬学系研究科育薬学　特任准教授　　第1章
　　　　森山　浩義　　一般社団法人日本健康食品規格協会　理事
　　　　　　　　　　　　　　　　　　　　　　　　　　　第2, 3, 4, 5, 6, 7章

監訳者略歴

津谷喜一郎（つたに　きいちろう）

- 1972 年　東京工業大学工学部経営工学科卒業
- 1979 年　東京医科歯科大学医学部卒業
  　　　　北里研究所付属東洋医学総合研究所にて内科学・漢方医学研修
- 1983 年　東京医科歯科大学大学院（臨床薬理学）修了　医学博士
- 1984 年　WHO 西太平洋地域事務局（マニラ）　初代伝統医学担当医官
- 1990 年　ハーバード大学公衆衛生大学院・武見国際保健プログラム　フェロー
- 1992 年　同・難治疾患研究所・情報医学研究部門（臨床薬理学）　助教授
- 2001 年　東京大学大学院薬学系研究科医薬経済学　客員教授
- 2008 年　東京大学大学院薬学系研究科医薬政策学　特任教授
- 2015 年　東京有明医療大学保健医療学部　特任教授
  　　　　東京大学大学院薬学系研究科　客員教授

WHO 医薬品評価専門家パネル委員（2006-2014）、日本臨床薬理学会監事、日本東洋医学会理事、国際東洋医学会理事、日本薬史学会会長

［主な著・訳書］世界伝統医学大全（訳，平凡社，1995）．医学統計学の活用（共訳，サイエンティスト社，1995）．EBM のための情報戦略（共編，中外医学社，2000）．薬の歴史・開発・使用（共編，放送大学教育振興会，2000）．一般薬と伝統薬の臨床評価（共編，デジタルプレス，2001）．くすりとエビデンス（共編，中山書店，2005）．いろいろな分野のエビデンス（編著，ライフサイエンス出版，2015）など

池田秀子（いけだ　ひでこ）

- 1974 年　北里大学薬学部薬学科卒業（薬剤師・臨床検査技師）
- 1974 年　東京田辺製薬株式会社入社（研究開発本部開発部，探索研究所）
- 1998 年　株式会社ソフィアテック東京田辺　取締役
- 2003 年　有限会社バイオヘルスリサーチリミテッド　取締役
- 2013 年　有限会社バイオヘルスリサーチリミテッド　取締役社長

日本健康食品規格協会理事長、日本臨床栄養協会理事・情報部長、食品安全協会理事、日本健康科学学会評議員、国際サプリメント業界団体連合会科学者会議委員・技術委員会委員

［主な著・訳書］ビタミン・ミネラルの安全性（第 2 版）（共訳，第一出版，2007）．エビデンスに基づくハーブ＆サプリメント事典（共編訳，南江堂，2007）．健康食品学（共著，日本食品安全協会，2007）．機能性食品の GMP ガイドブック（共著，サイエンスフォーラム，2008）．学名で引く食薬区分－健康食品・医薬品に区分される成分－（共編著，薬事日報社，2014）など

長澤道行（ながさわ　みちゆき）

- 1998 年　東京大学大学院法学政治学研究科修士課程修了

東京大学大学院薬学系研究科医薬品評価科学特任研究員

［主な著・訳書］日本の医療と法 インフォームドコンセント・ルネッサンス（訳，勁草書房，2002）．エビデンスに基づくヘルスケア（共訳，エルゼビア・ジャパン，2005）．くすりをつかう エビデンスをつかう（共著，中山書店，2007）など

Functional Food Regulations in the United States and Around the World, Second Edition
Translated by Kiichiro Tsutani, Hideko Ikeda, Michiyuki Nagasawa
Published by YAKUJI NIPPO, LTD.
Copyright©2015 by Association for Health Economics Research and Social Insurance and Welfare of Japan
ISBN978-4-8408-1326-6
Cover design by Miwa Ohama
Typeset and printed in Japan by SHOWA JOHO PROCESS CO,. Ltd.

食品の機能性表示と世界のレギュレーション（第2版）

2015年11月29日

編　著	ドゥバシス・バグチ
監　訳	津谷喜一郎　池田秀子　長澤道行
翻訳企画	一般財団法人医療経済研究・社会保険福祉協会
発　行	株式会社薬事日報社　http://www.yakuji.co.jp/
	東京都千代田区神田和泉町1番地　電話03-3862-2141
表　紙	大濱美和
印　刷	昭和情報プロセス株式会社

ISBN978-4-8408-1326-6